Ralf Vogt (Hg.)

Körperpotenziale in der traumaorientierten Psychotherapie

edition psychosozial

Ralf Vogt (Hg.)

Körperpotenziale in der traumaorientierten Psychotherapie

Aktuelle Trends in körperorientierter
Psychotraumatologie, Hirnforschung
und Bewegungswissenschaften

Überarbeitete Beiträge des Kongresses
Körperpotenziale – Leipzig 2007

Psychosozial-Verlag

Bibliografische Information der Deutschen Nationalbibliothek
Die Deutsche Nationalbibliothek verzeichnet diese Publikation in der
Deutschen Nationalbibliografie; detaillierte bibliografische Daten
sind im Internet über <http://dnb.ddb.de> abrufbar

Originalausgabe
© 2008 Psychosozial-Verlag
Walltorstr. 10, D-35390 Gießen,
Tel.: 0641/969978-18, Fax: 0641/969978-19
E-Mail: info@psychosozial-verlag.de
www.psychosozial-verlag.de
Umschlagabbildung: © Ralf Vogt
Umschlaggestaltung nach Entwürfen des Ateliers Warminski, Büdingen.
Satz: Nicolas Reichelt
Printed in Germany
ISBN 978-3-89806-791-1

Danksagungen

An erster Stelle möchten meine Frau und ich als Veranstalter des Kongresses Körperpotenziale in der Psychotherapie uns nochmals bei den vielen aufopferungsvollen Kongresshelfern bedanken, weil ohne sie dieser breit angelegte Kongress mit so vielen Referenten und Teilnehmern nicht durchführbar und atmosphärisch nicht so gelungen gewesen wäre!

Allen Textautoren dieses Buches möchte ich nochmals herzlich danken. Sie haben den Sammelband durch Ihre geschätzten Namen und Manuskripte aufgewertet und möglich gemacht.

Besonderer Dank gilt außerdem den mutigen KlientenautorInnen für ihre Selbstberichte und den WorkshopleiterInnen des Trauma-Institut-Leipzigs für ihre anschaulichen Veranstaltungen und ihre Texte.

Bei der Kongressdurchführung und Herstellung des Buches hat Frau Pötzsch hervorragende selbstständige und zuverlässige Arbeit geleistet.

Frau Bruns hat im Management viel organisatorische Kreativität und Beharrlichkeit bewiesen.

Herr Reichelt und Frau Schnurpfeil waren technisch-künstlerische Vorbereiter. Herr Reichelt hat den schönen Drucksatz bewerkstelligt.

Ihnen Allen gilt unser großer Dank.

Irina und Ralf Vogt im August 2007, Leipzig

Vorwort

Der Kongress Körperpotenziale fand zum ersten Mal in der Sportwissenschaftlichen Fakultät der Universität Leipzig in der Zeit vom 29.05. bis 31.05.2007 in Leipzig statt. Veranstalter waren die o. g. Sportwissenschaftliche Fakultät als auch die Klinik für Psychosomatik und Psychotherapie der Universität Leipzig sowie das Trauma- Institut-Leipzig mit seiner übergeordneten Mutterstruktur der Akademie für Ganzheitliche Psychotherapie Leipzig.

Dieser Kongress war ein interdisziplinärer Start einer wissenschaftlichen Tagung, welcher erstmals in dieser Breite in Ostdeutschland Hirnforscher, Sportwissenschaftler, Körpertherapeuten verschiedener Couleur, Körperpsychotherapeuten aus dem Bereich der Psychoanalyse, Tiefenpsychologie und Verhaltenstherapie sowie Psychotraumatologen aus dem Kinder- und Erwachsenenbereich zusammenführen konnte. Hauptziel war es für die Veranstalter, dass über den Gegenstand der verschiedenen Potenziale des Körpers die Wissenschaftsbereiche in eine öffentliche interdisziplinäre Diskussion kommen, die sonst eher nebeneinander am Thema arbeiten und forschen. Wir waren dabei als Veranstalter interessiert sowohl die Avantgarde in der jeweiligen Fachbranche nach Leipzig zu holen als auch die gestandenen Praktiker anzusprechen. Es waren dabei Kollegen eingeladen, die kontroverse Ansichten vertreten, welche aber dennoch bereit sind, miteinander ins Gespräch zu kommen. Dieser Kongressband wurde erst durch die Fülle und die Qualität der eingereichten Beiträge von namhaften Fachleuten, jungen Praktikern sowie mutigen Klienten möglich.

Ein Plenum zum Erlebten des Tages stand dabei sowohl den Fachleuten als auch den zahlreichen Teilnehmern offen, zu denen auch ehemalige KlientInnen aus unserem Praxisalltag gehörten. Dadurch entstand meines Erachtens eine Atmosphäre von gegenseitigem Interesse, Respekt und Wertschätzung, was letztlich der Kongressidee gut tat.

Denn gerade mit zwei Klientenforen, auf welchem ehemalige PatientInnen ihre Sicht zu einer als hilfreich erlebten Psychotherapie einbrachten, betrat das Trauma-Institut-Leipzig als Initiator Neuland (vgl. auch Vorwort der Selbstberichte unten im Kapitel 3). Es geht uns als Fachleuten u. a. darum, dass die Psychotherapie aus ihrem „Recyclingmilieu" heraustritt und gesellschaftlich offensiver ihre therapeutischen Aufträge überprüft und in breiterem Maße wahrnimmt. Wir meinen, dass moderne Psychotherapie nicht nur dazu da ist, Arbeits- und Funktionstüchtigkeit von Individuen wieder herzustellen, sondern letztlich dazu entworfen sein sollte, unsere zwischenmenschliche Lebensqualität insgesamt zu verbessern. Dazu gehört demzufolge, seelische Erkrankungen und Deformationen bereits in ihrer Entstehung prophylaktisch anzugehen und auf systemische Missstände unseres Zusammenlebens durch eine komplexere Therapieauffassung mit gesellschaftlich mitgestaltenden Klienten hinzuwirken. Wenn Klienten hier aber eine gemeinschaftlich bewusstere und mündigere Rolle spielen sollen, so musste das selbstverständlich auch in der Kongressstruktur zu spüren sein. Diesen Part versuchten wir also durch die Workshops mit Selbstberichten von Klienten einzubauen. Das warf für manchen Fachkollegen die alte analytische Abstinenzdiskussion in der therapeutischen Beziehungsgestaltung wieder auf (vgl. unten Kapitel 3). Wir schließen uns da einem modernen Lager von Psychotherapeuten an, die Abstinenz in der Psychotherapie nicht in einzelnen sich widersprechenden Vorschriften von Distanzregeln sehen, sondern letztlich die systemische Sicht von dem zu vermeidenden neurotischen Zweck für die Patientinnen und Therapeutinnen sowie dem anzusprechenden Schaden für die Gesamtentwicklung des Klienten als obersten Abstinenzprinzip ausgehen. Fatal ist nach unserer Lesart der Abstinenz nun, dass eine Reihe von klassischen Therapiebeziehungsgestaltungen und auch das klassische psychoanalytische Therapiesetting gar nicht mehr durchweg als abstinent angesehen werden können. Dieses dialektische Prinzip zu begreifen war ein Diskussionspunkt auf dem Kongress, weil eine Reihe Kollegen gerade diesen alten »Schulenzöpfen« zum Teil noch unkritisch nacheifert und von einer körper- und traumaorientierten Psychotherapie nicht (wirklich) viel wissen will.

Der Kongress gab jedenfalls die Podien für solche Diskussionen. Höhepunkte dieser Offenheit waren deshalb auch Behandlungsberichte von TherapeutInnen über die schwierige Psychotherapie von bspw. KlientInnen mit Dissoziativer Identitätsstörung, die durch das System von Leistungssport und ein System von Kinderprostitution geschädigt wurden. Das Schwierige und Neue an diesem Thema war, dass die grundsätzlichen Bedingungen für solche Schädigungen zum Teil heute noch bestehen und nicht im gesellschaftlichen Ansatz als Problem gesehen werden. Die betroffenen KlientInnen waren natürlich (auf freiwilliger Basis) zur Beobachtung (oder Teilnahme) an der Diskussion eingeladen. All diese potenziellen Kontroversen wurden von den Kongressteilnehmern sehr interessiert aufgenommen.

Es entstand aber der Eindruck, dass mit diesem klientenoffenen Vorstellungskonzept, der gleichberechtigten Vorstellungszeit aller Fachleute sowie dem gesellschaftspolitischen Akzent der Diskussionen, eher die interdisziplinären Fachleute der verschiedenen Therapeuten- und Wissenschaftlergenerationen ein Problem hatten als die Mehrzahl der Kongressteilneh-merInnen.

Wenn man diesen Eindruck hypothetisch pointiert deuten möchte, so könnte man zu der Auffassung gelangen, dass bzgl. einer therapeutischen Reform der Behandlungskonzepte eher wir uns als Kollegen selbst als andere Gruppen behindern könnten. Ich schreibe diese kritischen Zeilen mit einem Seufzer, weil mir bewusst ist, dass auf diesem Kongress einnurhin eher der fortschrittliche Teil der TherapeutenkollegInnen anwesend war und weil demzufolge die Diskussion mit der abwesenden bzw. diesbezüglich uninter-essierten Kollegenschaft unendlich schwerer werden dürfte.

Einig waren sich aber alle anwesenden Psychotherapeuten in dem Punkt, dass eine moderne Psychotherapieentwicklung ohne eine bessere, kom-plexere und tiefgründigere Körper- und Psychotraumaorientierung nicht mehr möglich ist und sein wird.

In diesem Sinne äußerten die Mehrzahl der Kollegen und Teilnehmer, dass sie sich auf der Fortsetzung dieser Tagungsreihe freuen und eventuell in zwei Jahren in Leipzig den entwickelten Stand ihrer Erfahrungen austauschen wollen. In diesem Sinne wünsche ich den Lesern dieses Kongresssammel-bandes einen vorausblickenden Profit durch die Vielzahl der angebotenen Themen. Damit ihre »Leserpotenziale« auch für die Autoren nutzbar wer-den können, sind die Mail-Adressen für sie abgedruckt worden, um Ihnen die Kontaktaufnahme zu erleichtern.

Aufgrund des Seitenlimits des Buches sind die Mehrzahl der langen Bei-träge gekürzt und ein einheitliches Literaturverzeichnis angelegt worden. Die Originalskripte können bei den Verfassern individuell angefordert werden. Die Originalliteraturverzeichnisse sowie die herausgeschnittenen Passagen können Sie auf der Homepage *www.koerperpotenziale.de* nachlesen. Hier besteht auch für Sie die Möglichkeit sich an einem Leserforum zu beteiligen, wenn Sie Ihre Ansichten zu einzelnen Artikeln oder zum Buch per E-Mail mitteilen (*info@koerperpotenziale.de*). Das Team und ich freuen uns auf den Austausch mit Ihnen.

Ralf Vogt, Leipzig im August 2007

Inhaltsverzeichnis

1 Interdisziplinäre und schulenüber- greifende Beiträge zur körperpsycho- therapeutischen Forschung und Praxis

1.1 Joachim Bauer
Der Körper als Zeichengeber. Das System der Spiegelneurone als neurobiologisches Korrelat für intuitives Verstehen

Warum können Menschen intuitiv verstehen?

Neurobiologische Beobachtungen haben das Verständnis der Seele – sowohl ihrer gesunden Funktionen als auch ihrer Störungen – in den letzten Jahren entscheidend vertieft. Trotz einer beeindruckenden Ansammlung neurobi- ologischen Wissens blieb eine entscheidende Frage unbeantwortet: Wie ist es möglich, daß das, was ein Mensch aktuell fühlt oder was sein Handeln leitet, von anderen Menschen *schnell und spontan* erfasst werden kann? Wo- durch stellt sich in uns, ohne daß wir dies in einem langen Reflektionsprozess »ausrechnen« müssen, ein spontanes, intuitives Wissen darüber ein, was an- dere Menschen um uns herum fühlen oder im Sinn haben? Warum können wir darauf verzichten, einen Menschen erst in die Röhre eines Kernspinto- mographen zu legen, um zu wissen, daß er guter Stimmung ist oder dass er Angst hat, dass er sich angeekelt fühlt oder rettungslos verliebt ist? Warum sind wir über die »inneren Zustände« anderer Personen intuitiv informiert, auch ohne dass die Betroffenen uns darüber mündlich Auskunft gegeben ha- ben (manchmal sind wir sogar entgegen einer anders lautenden Auskunft in- tuitiv richtig informiert). Warum brauchen wir nicht jedesmal eine neurobio- logische Studie, um uns als Menschen gegenseitig zu verstehen, um mitfühlen und empathisch Anteil aneinander nehmen zu können?

Die Neurobiologie von intuitivem Verstehen und Empathie, diese viel- leicht letzte große Frage der Hirnforschung, scheint vor ihrer Aufklärung zu stehen. Grund ist die Entdeckung der so genannten Spiegelnervenzellen. Spiegelneurone wurden mittlerweile in allen – eingangs bereits genannten – Zentren des Gehirns gefunden, in denen Erleben und Verhalten gesteuert wird. Entdeckt wurden sie dort, wo zielgerichtete Handlungen geplant und gesteuert werden (in der unteren prämotorischen Hirnrinde). Hier beschäf- tigte sich die Arbeitsgruppe von Giacomo Rizzolatti von der Universität Parma beim Affen mit Zellen, welche den Plan für spezifische zielgerichtete

Handlungen des Tieres haben. Eine der vielen, von ihm mit feinsten Meß-
fühlern versehenen Nervenzellen »feuerte« z. B. dann – und sie feuerte *nur*
dann! –, wenn der Affe mit seiner Hand nach einer auf einem Tablett liegenden Nuss griff. Was Rizzolatti 1996 an einer solchen Zelle entdeckte, war:
Das handlungssteuernde Neuron feuerte nicht nur dann, wenn das Tier die
Handlung selbst ausführte, sondern auch dann, wenn der Affe *zusah*, wenn
einer der Untersucher nach der Nuss griff. Durch Kontrollexperimente, die
u. a. sicherstellten, daß es sich hier nicht etwa um eine verirrte Nervenzelle
der Sehrinde handelte, konnte Rizzolatti sichern, daß er eine Nervenzelle
entdeckt hatte, die nicht nur ein spezifisches eigenes Verhalten steuerte, sondern auch dann aktiv wurde, wenn das gleiche Verhalten bei einem anderen
Individuum beobachtet wurde. Nervenzellen dieser Art wurden von Rizzolatti als Spiegelzellen bezeichnet (im englischen werden sie »mirror neurons«
genannt).

Dein Schmerz wird zu meinem Schmerz: Zellen für Empathie

Spiegelzellen gibt es, wie eine beachtliche Serie von Untersuchungen inzwischen zeigen konnte, nicht nur in den handlungssteuernden Netzwerken der
prämotorischen Hirnrinde, und sie lassen sich überdies nicht nur beim Affen,
sondern auch beim Menschen nachweisen. Wenn Menschen zuschauen, wenn
jemand anderes eine zielgerichtete Aktion ausführt, kommt es im Beobachter
zu einer stillen Mit-Aktivierung prämotorischer Nervenzellen, jener Neu-
rone, die in der Lage wären, die beobachtete Handlung selbst zu veranlassen.
Prämotorische Handlungsneurone kodieren dabei die *Gesamtsequenz* einer
zielgerichteten Handlung. Sie treten – als Spiegelneurone – beim Beobachten
einer Handlung bereits dann in Aktion, wenn hinreichende Hinweise vorliegen, worauf eine begonnene beobachtete Aktion hinauslaufen wird. Daher vermitteln Spiegelzellen dem Beobachter einen schnellen, spontanen und
vorausschauenden Eindruck davon, was das Ergebnis einer beobachteten
Handlung sein wird. Spiegelneurone fahren im miterlebenden Beobachter
also nicht nur ein stilles inneres Simulationsprogramm, sondern sie informieren ihn auch über den – aufgrund bisheriger Erfahrungen – wahrschein-
lichen Ausgang einer Handlungssequenz. Spiegelzellen vermitteln uns somit
das, was wir meinen, wenn wir sagen, daß wir das Handeln eines anderen
Menschen – intuitiv und ohne langes Nachdenken – *verstehen*. Spiegelzellen
ermöglichen intuitives Verstehen jedoch nicht nur dann, wenn es um Handlungen geht.

Am eigenen Körper erlebter Schmerz kommt dadurch in unser Bewusstsein, daß im Gehirn Schmerz verarbeitende Zentren – die so genannte »Schmerzmatrix« – aktiviert werden, darunter zwei bereits erwähnte Strukturen: die Insula (»Körperkarte der inneren Organe«) und das oberste affektive Zentrum im vorderen Teil der Gürtelwindung (Anteriorer Cingulärer Cortex, ACC). Auch Zentren der zentralen Schmerzverarbeitung besitzen, wie als erster William Hutchison und kürzlich nochmals Tanja Singer zeigen konnten, Spiegelzellen. Sie feuern nicht nur dann, wenn Schmerz am eigenen Körper erlebt wird, sondern auch dann, wenn wir »nur« beobachten, wie einem anderen Menschen Schmerz zugefügt wird. Was sich hier zeigte, war nicht mehr und nicht weniger als: Wir besitzen Nervenzellen für Empathie und Mitgefühl. Am Beispiel des beobachteten Schmerzes wird eine weitere, wichtige Eigenschaft der Spiegelzellen deutlich: Sie ermöglichen uns nicht nur, das Erleben oder Verhalten eines anderen Menschen zu verstehen, sondern sie haben darüber hinaus eine Tendenz, im Beobachter das *wirksam* werden zu lassen, was er sieht. Zusehen zu müssen, wie sich jemand anderes aus Versehen einen größeren Holz- Spreissel unter den Fingernagel gestoßen hat, kommt einem Gefühl nahe, welches sich auch dann eingestellt hätte, wenn wir selbst der Unglücksrabe gewesen wären.

Spiegelneurone: Die »Eintrittskarte« des Kindes in die Welt

Spiegelneurone begünstigen eine – meist unbewusste bzw. spontane – Imitationstendenz. Beim Kleinkind zeigt sich diese Tendenz noch ganz ungebremst. Dass wir bereits bei der Geburt einen »Start-Kit«, also eine Grundausstattung von Spiegelzellen haben, ergibt sich aus bereits vor Jahren durchgeführten Untersuchungen von Andrew Meltzoff sowie von Mechthild und Hanus Papousek. Sie konnten zeigen, daß Säuglinge bereits kurz nach der Geburt in der Lage sind, bestimmte ihnen gezeigte Gesichtausdrücke zu imitieren. Diese Beobachtungen lassen den Kern dessen sichtbar werden, was Spiegelneurone bedeuten: Sie sind das neuronale Format für eine frühe, basale Form der Kommunikation und wechselseitigen sozialen Einstimmung, ohne die es nicht nur für Säuglinge keinen Zugang zur Welt, sondern auch später kein intuitives Gefühl der zwischenmenschlichen Verbundenheit geben könnte. Die Tendenz, gesehenes Verhalten zu imitieren, bleibt auch im Erwachsenenalter erhalten, wenn auch in weniger auffälliger Art und Weise. Erwachsene zeigen, dies lässt sich in Studien nachweisen, eine unbewußte Tendenz, Gesichtszüge, Stimmungen und Körperhaltungen ihres Gegenübers zu imitieren. Spiegelneurone sind es auch, die den Effekt vermitteln, daß wir Aufgaben besser ausführen können, wenn wir beobachten können, wie sie ausgeführt werden. Eine jüngst unter Beteiligung der Düsseldorfer Neurobiologen Zilles und Freund vorgelegte Studie zeigt: Spiegelneurone sind die neurobiologische Basis für das Lernen am Modell.

»Use it or lose it«: Spiegelzellen müssen »eingefahren« werden

Das bei Geburt vorhandene, zur genetischen Grundausstattung gehörende »Start- Kit« an Spiegelneuronen bedeutet keinesfalls, daß wir über eine angeborene Fähigkeit zur Empathie verfügen. Es ist davon auszugehen, daß die neurobiologische Grundregel, dass neuronale Schaltkreise benützt werden müssen, um in Funktion bleiben zu können (»use it or lose it«), auch im Falle der Spiegelzellen Gültigkeit hat. Hinzu kommt: Angst auslösende Stimuli und Stress, dies konnte gezeigt werden, bringen die Spiegelzellen zum Verstummen. Dies bedeutet, daß Säuglinge und Kleinkinder empathische Anteilnahme und Zuwendung erleben müssen, um ihre Spiegelsysteme entwickeln zu können. Die zurück gespiegelten Resonanzen, die das Kind von seinen Bezugspersonen erlebt, sind jedoch nicht nur ein »Trainingsprogramm« und haben insofern nicht nur Einfluss auf die Entwicklung der Empathiefähigkeit des Kindes. »Being mirrored involves a message about oneself« bedeutet: Die Summe der Resonanzen, die das Kind von seinen Bezugspersonen erhält, leisten einen beachtlichen Beitrag zur Selbst- und Identitätsbildung des Kindes.

Spiegelungsvorgänge in der Psychotherapie

Die Fähigkeit, die Empfindungen, Motive und Absichten anderer Menschen intuitiv verstehen zu können, wird als die Fähigkeit zur »Theory of Mind«, abgekürzt TOM, bezeichnet. Emotionale Resonanzvorgänge sind ein zentrales Thema in der Psychotherapie, und zwar in zweifacher Hinsicht. Zum einen sind sie *Gegenstand der Therapie*, zum anderen kommen sie von Therapeutenseite als *Arbeitsmethode* ins Spiel. Probleme im Umgang mit Gefühlen gehören zu den wichtigsten Motiven, warum Patienten psychotherapeutischen Rat suchen. Mit Blick auf die Spiegelungsfähigkeit kann das Problem eines Patienten in einem »Zu wenig«, in einem »Zu viel« oder in einer unausgewogenen Balance der emotionalen Spiegelungsfähigkeit liegen. Menschen mit einem Defizit bei Einfühlung und intuitiver Wahrnehmung tun sich nicht nur beim Spüren der Gefühle anderer, sondern auch im Verhältnis zur eigenen Emotionalität schwer. Bei einem Teil dieser Patienten können sich seelische Spannungen nur in körperlichen, psychosomatischen Beschwerden äußern. Andere Patienten gehen heftige und extrem intensive, spiegelnde emotionale Verbindungen ein, erleben dann aber – in einer für sie nicht beeinflussbaren Weise -, dass ihre Beziehungen keinen Bestand haben und gleichsam »abstürzen«. Wiederum andere Patienten berichten, daß sie sich regelmäßig in Beziehungen wiederfinden, in denen das Sich-in-den-anderen-Einfühlen nur von ihnen, nicht aber vom Partner geleistet wird. In solchen Beziehungen ist die Aufgabe, die Bedürfnisse des jeweils anderen Partners zu erfühlen und sich darauf einzustimmen, unbalanciert verteilt: Einer der beiden Partner ist in der emotionalen Geberposition, ohne selbst etwas für sich zu empfangen.

Die Frage einer angemessenen und gut balancierten emotionalen Resonanzfähigkeit stellt sich jedoch nicht nur für den Patienten. Psychotherapeutinnen und -therapeuten können dem Patienten nur dann wirklich hilfreich sein, wenn sie über eine hinreichende intuitive Wahrnehmung verfügen, mit der sie die innere Situation der Patientin bzw. des Patienten »lesen« können. Die vom Patienten im Therapeuten ausgelöste innere Resonanz lässt den Therapeuten spüren, was den Patienten bewegt und welche Wünsche, Ängste oder sonstigen Gefühle ihn beseelen. Die im Therapeuten ausgelöste Spiegelung geht über diese – als »konkordant« zu bezeichnende – Einfühlungsarbeit jedoch hinaus. Der Therapeut spürt – und auch hier dürften die Spiegelsysteme eine entscheidende Rolle spielen – auch ein Stück dessen, was der Patient selbst manchmal noch nicht fühlen kann, z. B. weil Ängste, Verbote oder traumatische Erfahrungen dies unmöglich gemacht haben. Auf Seiten des Therapeuten kommt in jeder Psychotherapie daher auch ein »ergänzendes« – als »komplementär« zu bezeichnendes Einfühlungsvermögen ins Spiel. Im Therapeuten kommt es im Verlauf einer Therapie also zu einer parallelen Wahrnehmung der Gefühle des Patienten *und* der eigenen Gefühle. Dies macht deutlich, warum es von überragender Bedeutung ist, daß Therapeuten während ihrer Ausbildung – im Rahmen einer Selbsterfahrungstherapie – ihre eigenen Gefühle »in Ordnung« gebracht haben.

Spiegelzellen in vielen Lebenslagen: Vom Flirt bis zum philosophischen Disput

Durch Spiegelneurone vermittelte Kommunikationsprozesse spielen in zahlreichen weiteren Bereichen ein bedeutende Rolle, u. a. in der Medizin (Arzt-Patienten-Beziehung), in der Kinderpsychologie (das Problem des Autismus), in der Pädagogik (Lernen am Modell, Einfluss des Medienkonsums) und in der Schulerziehung (Handlungs- und erfahrungsbasiertes Lernen). Auf diese durchweg bedeutsamen Aspekte kann hier nicht eingegangen werden, auch nicht auf die bedeutende Rolle, welche die Spiegelneurone beim Flirt und bei der Liebe spielen. Ihr Interesse an den Spiegelneuronen hat neuerdings sogar die Philosophie entdeckt, da diese Zellen die neurobiologische Bestätigung dessen sind, was einige Vertreter der Philosophie schon länger vermutet haben: dass intuitive Verstehensprozesse auf der Basis einer inneren Simulation des verstehenden Menschen ablaufen. Es scheint, daß sie damit Recht behalten haben.

1.2 Karl-Heinz Brisch
Bindung und Trauma – Diagnostik und Anwendung der Bindungstheorie in der Psychotherapie von traumatisierten Kindern und Erwachsenen

Einleitung
Grundlagen für eine gesunde Bindungsentwicklung

Die Bindungsforschung hat durch eine Vielzahl von Längsschnittstudien grundlegende Erkenntnisse und Zusammenhänge aufgedeckt, die für die gesunde, sichere Bindungsentwicklung eines Kindes eine entscheidende Rolle spielen (Karl Heinz Brisch, 1999; K. H. Brisch, Grossmann, Grossmann & Köhler, 2002; K. E. Grossmann et al., 1997; Spangler & Zimmermann, 1995).

Zusammengefasst lassen sich diese auf folgende Ergebnisse zentrieren:

Eine sichere innere Bindungsrepräsentation der Eltern verhilft diesen dazu, eine stabile, von gegenseitiger Wertschätzung und Empathie getragene Partnerschaft zu gestalten, die auf längere Zeit stabil und für beide Seiten befriedigend ist. Wird in dieser Partnerschaft ein Kind geboren, können sich diese Eltern in der Interaktion mit ihrem Säugling feinfühlig auf das Verhalten ihres Kindes einstellen. Sie erkennen rasch seine Signale, interpretieren sie meistens richtig und reagieren angemessen, ohne Über- oder Unterstimulierung, und in einem entwicklungsfördernden Zeitfenster, das weder zu übergroßer Frustration noch zu übermäßiger, altersunangemessener Verwöhnung führt (Karin Grossmann, Grossmann, Spangler, Suess & Unzner, 1985). Diese Feinfühligkeit drückt sich auch in ihrer Sprache aus. Während der Interaktion mit ihrem Säugling können sie etwa in Ammensprache das mit ihrer Empathie wahrgenommene Fühlen und Handeln des Säuglings sowie seine Intensionen des Handelns mit Worten kommentieren. Auf diese Weise geben sie dem Handeln, Denken und Fühlen ihres Kindes eine Begrifflichkeit und ermöglichen ihm, seine Affekte und inneren Bilder zu benennen. Dies führt im Laufe des ersten und zweiten Lebensjahres auch zur Entwicklung von mentalen Repräsentationen, die eine Voraussetzung für die Symbolbildungen sind [Brisch, 1997; Grossmann, 1999]. Die Eltern-Kind-Interaktionen erfolgen in einem wechselseitigen Dialog, sowohl auf der Sprach- als auch auf der Handlungsebene, so dass Eltern und Kind sich wechselseitig aufeinander beziehen, kleine Missverständnisse korrigieren, aber der Dialog weder abreißt noch durch zeitsynchrones Sprechen oder Handeln verwirrend und irritierend wird (Beebe et al., 2002).

Unter diesen optimalen Bedingungen entwickelt ein Kind eine sichere emotionale Bindung an seine Eltern, die ihm als Schutzfaktor in seiner weiteren Entwicklung dient und es bei emotionaler Belastung durch ängstigende Ereignisse »widerstandsfähig« machen wird. Die Eltern sind für das Kind zu einem »sicheren emotionalen Hafen« geworden. Bei Aktivierung des Bindungssystems etwa durch Trennung von den Eltern, Angst und Gefahr wird das Kind seine Eltern aufsuchen und aktiv körperliche Nähe zu ihnen herstellen. Auf diese Weise wird seine emotionale Erregung wieder beruhigt (M. D. S. Ainsworth & Witting, 1969).

Eine solche sichere Bindung ist auch eine optimale Voraussetzung für ein von der Neugier geleitetes Explorationsverhalten. Solange die Bindungspersonen real anwesend sind und dem Säugling Schutz und Sicherheit vermitteln können, wird ein sicher gebundenes Kind seine Umwelt ebenso wie neue Personen interessiert und freundlich untersuchen, Kontakte herstellen und neue Beziehungen knüpfen, die wiederum die innere Entwicklung des Kindes fördern (M. D. S. Ainsworth & Witting, 1969; Klaus E. Grossmann, Grossmann & Zimmermann, 1999; Schieche, 2001).

Sind die Eltern selbst aber unsicher-vermeidend oder unsicher-ambivalent (verstrickt) in ihrer eigenen Bindungshaltung, wird bereits die Partnerschaft spannungsreicher sein, weil die Vermittlung von Distanz- und Nähewünschen schwieriger ist. Dies wird durch die Geburt eines Kindes noch komplizierter und spannungsreicher, da ein Säugling Nähe und Versorgung einfordert. Werden diese aus seinem entwicklungsbiologisch angelegten Bindungsbedürfnis gesteuerten Verhaltensweisen von seinen Eltern eher zurückgewiesen und unvorhersehbar oder widersprüchlich beantwortet, entwickelt sich auch beim Säugling mit großer Wahrscheinlichkeit eine unsicher-vermeidende oder unsicher-ambivalente Bindungsqualität (Steele, Steele & Fonagy, 1996). Der Säugling wird sich sowohl gegenüber seinen Eltern als auch gegenüber anderen Personen entweder distanzierter verhalten oder auch ambivalent. Er überträgt sein Bindungsmuster auf andere Beziehungsgestaltungen, denn sein Verhalten wird von einer inneren Bindungsrepräsentation, einem »inneren Arbeitsmodell von Bindung« gesteuert (Bretherton, 2002). Dies macht sein Verhalten für andere vorhersehbar und führt zu einer wesentlichen Verhaltenskonstanz in bindungsrelevanten Situationen, wie sie durch Trennungserfahrungen oder angstvolle Situationen insgesamt ausgelöst werden (Bretherton & Munholland, 1999). Diese unsicheren Bindungsmuster sind eher ein Risikofaktor in belastenden Situationen, da die Bewältigungsmöglichkeiten eingeschränkt sind und sich solche Kinder nur zögerlicher Hilfe holen können, oder aber andere Personen in hoher Ambivalenz in Autonomie-Abhängigkeits-Konflikte verstricken (E. E. Werner, 2000).

Desorganisation und Trauma

Unverarbeitete traumatische Erfahrungen der Eltern spiegeln sich in inkohärenten Sprachstilen, Gedankenabbrüchen, absence- oder tranceartigen dissoziativen Zuständen, wenn man mit ihnen ein sogenanntes »Erwachsenen-Bindungs-Interview« (George, Kaplan & Main, 1984; George, Kaplan & Main, 1985) durchführt. Sobald unverarbeitete Erfahrungen von Trennungen, Verlusten, Gewalterfahrung, Unfällen zum Thema werden, die von zwischenmenschlichen Erlebnissen wie auch von natürlichen Katastrophen herrühren können, können diese desorganisierten Verhaltensweisen im Interview beobachtet werden (Lyons-Ruth, Melnick & Bronfman, 2002; Main, 2002; Main & Hesse, 1990). Die Interviewten halten etwa im Sprachfluss manchmal für mehrere Sekunden inne, vermeiden Blickkontakt, zeigen in den weiteren Sätzen Gedankenabbrüche, unlogische Kombinationen und Verwechslungen von Raum, Zeit und Personen. Diese durch sprachliche Analysen von Main (»Attachment and Developmental Psychopathology – Sonderheft der Zeitschrift ›Development and Psychopathology‹«, 1991) gewonnenen Erkenntnisse sind auch aus der Psychotraumatologie bekannt und sprechen dann für das Vorhandensein einer posttraumatischen Belastungssymptomatik oder sogar einer –störung, wenn die Erlebnisse schon länger als 6 Monate zurückliegen.

Das innere Arbeitsmodell von Bindung solcher Eltern, dass durch Traumata erschüttert wurde, weil etwa eine bedeutende Bindungsperson, wie der eigene Vater, die Bindungssicherheit durch sexuelle und/oder körperliche Gewalt zerstört hatte, ist nicht integriert und kohärent, sondern besteht aus widersprüchlichen Anteilen (Lyons-Ruth et al., 2002). Wenn die Bindungsperson selbst durch ihre Bedrohung die Bindungssicherheit des Kindes zerstörte, bleibt ein irritierbares, desorganisiertes Bindungsarbeitsmodell zurück, so dass sich das Kind auf kein sicheres Bindungsgefühl verlassen kann.

Oftmals waren Eltern, die ihre Kinder misshandeln, selbst in ihrer Kindheit Opfer von Gewalterfahrungen in der Beziehung mit ihren Eltern. Solche Eltern mit Traumaerfahrung müssen ständig auf der Hut sein, dass ihre traumatischen Bindungserfahrungen nicht aktiviert werden. Durch Vermeidung entsprechender Themen, Aktivitäten oder Personen versuchen sie, diese Erfahrungen mit den unangenehmen Gefühlen von Ohnmacht, Angst und Desorientierung zu vermeiden (K. H. Brisch, 2002a).

Wenn solche Eltern einen Säugling bekommen, besteht die Gefahr, dass dieser Säugling mit hoher Wahrscheinlichkeit auch ein desorganisiertes Bindungsmuster entwickeln wird. Inzwischen gibt es zunehmend Forschungsergebnisse, die auf den Mechanismus der Weitergabe von elterlichen Traumaerfahrungen auf die Kindergeneration schließen lassen. Traumatisierte Eltern verhalten sich in der Interaktion mit ihrem Kind eher aggressiv-feindlich, sie machen ihrem Kind Angst, oder sie werden durch ihr Kind geängstigt (Schuengel, van IJzendoorn, Bakermans-Kranenburg & Blom, 1996). Manche Eltern geraten auch in einen Zustand von Ohnmacht und Hilflosigkeit, wenn sie mit ihrem Kind spielen oder es pflegen (George & Solomon, 1989). Der Säugling macht daher in der Beziehung zu seiner Bindungsperson keine konstante verlässliche Erfahrung von emotionaler Sicherheit, da Eltern mit ängstigendem, ängstlichen oder hilflosem Verhalten ihrem Säugling nicht ein Gefühl von »sicherem emotionalen Hafen« vermitteln können. Die Interaktion mit der Mutter oder dem Vater, im Extremfall mit beiden Elternteilen, wird für den Säugling zu einer unvorhersehbaren Quelle von Angst und potentieller Sicherheit gleichzeitig, allerdings weiß er nie genau, worauf er sich verlassen soll (Eric Hesse & Main, 1999; Erik Hesse & Main, 2002).

Hieraus entsteht vermutlich ein desorganisiertes multiples inneres Arbeitsmodell von Bindung beim Säugling. In bindungsrelevanten Situationen zeigt der Säugling daher widersprüchliche motorische Verhaltensweisen, indem er sich etwa der Bindungsperson annähert und kurz darauf wieder von ihr wegläuft, sich mit motorischen Stereotypien bewegt und in tranceartige Zustände gerät, so wie wir sie von seinen Eltern aus dem Bindungsinterview kennen (Main & Solomon, 1990).

Etwa 80% der Kinder von traumatisierten Eltern zeigen ein desorganisiertes Bindungsmuster mit solchen Verhaltensweisen. Sie können in bindungsrelevanten Situationen auch in anderen Beziehungen, etwa zwischen Kleinkind und Erzieherin, auftreten und sehr irritierend und verunsichernd auf die Betreuungsperson wirken (Cicchetti & Toth, 1995; Crittenden, 1981).

Bindungsstörungen und Trauma

Wenn Kinder besonders in den ersten Lebensjahren über einen längeren Zeitraum traumatisierende Erfahrungen gemacht haben, entwickeln sie nicht nur eine desorganisierte Bindung sondern vielmehr eine Bindungsstörung (Karl Heinz Brisch, 1999). Diese kann sich sehr unterschiedlich in ihrer Symptomatik auswirken und nach außen zeigen. Den unterschiedlichen Mustern der Bindungsstörung liegt eine schwerwiegende Fragmentierung bis Zerstörung des inneren Arbeitsmodells von Bindung zu Grunde. Das Kind entwickelt daraufhin andere Verhaltens- und Überlebensstrategien, die oft den Bindungskontext nicht mehr erkennen lassen. Solche schwerwiegenden Traumatisierungen entstehen in der Regel durch die bedeutungsvollen Bindungspersonen des Kindes selbst, und sie wirken über einen längeren Zeitraum ein. Hierzu gehören etwa Formen der schweren emotionalen und körperlichen Verwahrlosung und Deprivation. Bei dieser Form der Bindungsstörung mit einem Rückzug in eine eigene innere Welt, Zeichen von körperlichem Verfall und Marasmus, stereotypen Bewegungsmustern, die der Selbststimulation dienen, bis hin zu selbstverletzendem Verhalten mit Bisswunden. Diese schwerwiegenden Formen der Deprivation, wie man sie auch heute noch in rumänischen und russischen Kinderheimen finden kann, führen zu einer Form der Bindungsstörung, die beim Kind keine Bevorzugung von Bindungspersonen und Bindungsverhalten mehr erkennen lassen, wenn bindungsrelevantes Verhalten etwa in Trennungssituationen erwartet würde. Diese Kinder scheinen jegliche Erwartung an eine emotional hilfreiche und verfügbare Beziehung verloren zu haben, so dass sie auf äußere Reize auch nicht mehr positiv, sondern eher ängstlich erschrocken und abwehrend reagieren (s. Studien von Spitz, und Beitrag von Hellbrügge in diesem Buch). Die Traumatisierung besteht bei diesen Kindern nicht in einer oder mehreren abgrenzbaren Einzelereignissen, sondern in einer sequentiellen permanenten Traumatisierung durch die emotionale Isolation und nicht Verfügbarkeit einer Bezugsperson, die entsprechend dem Konzept der Feinfühligkeit auf die Kinder eingehen könnte.

Eine weitere schwerwiegende Traumatisierung, die zu Bindungsstörungen führt, sind wiederholte Verluste von Bindungspersonen in den ersten Lebensjahren, etwa durch natürlichen Tod, Unfälle, Suizid, Naturkatastrophen. Besonders dramatisch ist dieses Form der Traumatisierung, wenn mehrere Bezugspersonen auf einen Schlag etwa durch einen katastrophalen Unfall verloren gehen und das Kind einzige Überlebende ist.

Es ist leicht nachvollziehbar, dass sich diese einschneidenden Trennungserfahrungen schädlich auf die psychische Entwicklung des Kindes auswirken. In Tierversuchen konnte man aber auch zeigen, dass selbst kürzere Trennungen von der Mutter in der frühen Entwicklungszeit langfristige Folgen für die Entwicklung haben können. Eine täglich 15minütige Herausnahme von jungen Ratten aus dem Nest verbunden mit einer Trennung von der Mutter während der ersten 3 Wochen nach der Geburt führte zu langfristigen

Veränderungen in den Reifungsprozessen des zentralen Nervensystems sowie zu langfristigen Veränderungen in der basalen Cortisolregulation, die für die allgemeine Stressantwort verantwortlich ist. Besonders eindrücklich ist, dass diese Effekte in der neuro-humoralen Regulation des Cortisols in der nächsten Generation ebenfalls auftraten, obwohl diese Kindergeneration keine Trennungserfahrungen durchgemacht hatten (Francis, Diorio, Liu & Meaney, 1999; M. Meaney, Aitken, Berkel, Bhatnagar & Sapolsky, 1988; Spitzer, 2000). Diese Ergebnisse sind extrem bedeutungsvoll, weil sie auf die langfristigen Folgen und eine nicht-genetische Weitergabe von Auswirkungen früher Trennungserfahrungen auf die nächste Generation hinweisen, die sich auch in einer Störung der neuro-humoralen Regulationsmechanismen widerspiegeln.

Auch Naturkatastrophen und Krieg sind Ereignisse, in denen Kinder mit der Trennung von ihren Bindungspersonen und teilweise auch mit ihrem Verlust konfrontiert werden. Manchmal werden sie durch die Ereignisse unfreiwillig von ihren Bezugspersonen getrennt und bleiben jahrelang im Ungewissen, ob ihre Eltern noch leben oder schon gestorben sind. Unter diesen Umständen kann keine Form der Trauerbearbeitung erfolgen, so dass der traumatische Affekt eingefroren bleibt und bei unbedeutenden anderweitigen alltäglichen Trennungsereignissen getriggert werden kann. Hierzu zählen auch die bewusste Verleugnung des erlebten Verlustes, der durch eine entsprechende Tabuisierung der Erwachsenen noch verstärkt werden kann, wenn diese über die Verluste nicht sprechen in dem besten Glauben, das Kind mit der grausamen Realität nicht belasten zu müssen. Dabei geht es oft aber auch um einen Selbstschutz, wenn die Realität selbst für einen Erwachsenen kaum aushaltbar und verarbeitbar ist (van der Kolk, McFarlane & Weisaeth, 2000).

Ereignet sich das Trauma durch eine Ursache, die außerhalb der Beziehung zu den Bindungspersonen liegt, wie etwa durch einen Unfall, so ist die Verarbeitung aber insgesamt wesentlich leichter und ermöglicht es dem Kind, sich auch bei Bindungspersonen Hilfe und Unterstützung zu holen.

Auf diesem Hintergrund werden auch die Ergebnisse diskutiert, dass Kinder, die im Konzentrationslager ihre Eltern verloren hatten, dieses Trauma nicht an ihre Kinder und Enkelkinder weitergegeben haben, wie eine enorm aufwendige Studie belegt. Trennungserlebnisse in Israel selbst, nachdem der Holocaust überlebt war, wirkten dagegen sehr einschneidend, weil wichtige hilfreiche Bindungspersonen, wie etwa Geschwister verloren gingen. Die äußere Hilfestellung und emotionale Unterstützung nach dem Holocaust und auch die Erfahrung und Hoffnung auf einen »sicheren Ort« für ein neues Leben in Israel wirkten sehr stabilisierend. Dies ist ein gutes Beispiel dafür, dass die nachweislich traumatischen Erfahrungen der Großmütter, die im Konzentrationslager noch Kinder waren, als sie ihre Eltern verloren, nicht unbedingt zwangsläufig weitergegeben und zur Bindungspsychopathologie in der nächsten Generation führen müssen (M. van IJzendoorn, 2002).

Eine der traumatisierensten Erfahrungen für ein Kind ist das Erleben von sexueller Gewalt durch eine Bindungsperson oder eine Person, die durch ihre Fürsorgestellung in einer solchen Position ist, wie etwa Lehrer, Erzieher, Pfarrer, Gruppenleiter (Tinker & Wilson, 1999; Tschan, 2001).

Wenn etwa der Vater oder ein nahestehender männlicher Verwandter das Kind sexualisierter Gewalt aussetzt, so führt dies nachweislich zu einer schwerwiegenden Traumatisierung. Geschieht dies in den ersten Lebensjahren, so ist die Entwicklung einer Bindungsstörung wahrscheinlich. Diese ist ohne therapeutische Hilfe kaum zu verarbeiten und hat erhebliche psychopathologische Auswirkungen auf die Bindungssicherheit. In der Regel bleibt bis zum Erkennen der sexuellen Misshandlung der Bindungskontext erhalten. Diese bedeutet, dass das Kind durchaus etwa den Vater als Bindungsperson für sich selbst und seine Geschwister erleben kann, während es in der Misshandlungssituation den Vater als jemanden erlebt, der seine Position als Vertrauensperson für die eigenen Bedürfnisse ausnutzt und für die Signale der Abwehr und des Widerstandes von Seiten des Kindes nicht empfänglich ist. Eine in diesem Kontext ausgesprochene Morddrohung, das Kind beim Nichteinhalten des Schweigegebots umzubringen, hinterlässt eine kaum integrierbare innere Spannung aus Angst, Panik, Ausgeliefertsein und Schmerzen in einem Kontext, der gleichzeitig aber durch körperliche Nähe und Berührung mit der vertrauten Bindungsperson beinhaltet. Während außerhalb der Missbrauchssituation etwa der Vater als hilfreich, unterstützend und in Gefahrensituationen auch als sichere Basis erlebt wird oder sich als solche anbietet, wird er in der Missbrauchssituation als unfeinfühlig, gewalttätig und bedrohlich erlebt. Bindungsstörungen mit Hemmung können die Folge sein, denn wenn das Kind sich etwa dem Vater in einer angstmachenden Situation annähert und das Angebot des Vaters von Schutz und Hilfe annimmt, wird gleichzeitig auch seine Angst vor Übergriffen des Vater und dessen Drohung in dem inneren Arbeitsmodell von Bindung aktiviert. Dies hinterlässt beim Kind einen unlösbaren Bindungskonflikt (Cicchetti & Toth, 1995). Dieser kann sich darin äußern, dass sich das Kind sich gegenüber dem Vater wie auch gegenüber anderen Personen gehemmt fühlt, seine Bindungswünsche zu äußern und sein Bindungsverhalten zu zeigen. Typischerweise zeigen diese Kinder gegenüber fremden Personen eher Bindungsverhalten als zur elterlichen Bindungsperson. So wollen sie etwa länger in der Klinik bleiben, wenn sie dort zur Abklärung ihrer Bauchschmerzen aufgenommen wurden, suchen den Kontakt und die Nähe zur Kinderkrankenschwester, wenn sie schmerzhafte Untersuchungen erleben müssen. Dagegen verstummen sie und ziehen sich gehemmt in Anwesenheit des Vaters zurück. Das geschilderte Szenario der sexuellen Misshandlung durch den Vater verschärft sich noch, wenn das Kind erlebt, dass die Mutter von den Übergriffen des Vaters weiß und etwa das Kind auch noch dem Vater für seine sexuellen Handlungen zur Verfügung stellt, oder wenn das Kind mit Einverständnis der Mutter zur Prostitution gezwungen wird. In dieser Situation geht auch die Mutter als emotional sichere Basis verloren, die dem Kind immer noch als Schutz und »sicherer Hafen« hätte zur Verfügung stehen können. Unter diesen Umständen ist das Kind mit allen Affekten von Angst und Bedrohungserleben alleine und hat nur noch die Chance, etwa außenstehende Personen als sichere Basis zu nutzen, indem es sich etwa einer Erzieherin oder einer Lehrperson anzuvertrauen versucht, die mit dem familiären System nicht korrumpiert und verstrickt ist und daher nicht in Loyalitätskonflikte gegenüber den Eltern kommt (Karl Heinz Brisch, 1999; Pearce & Pezzot-Pearce, 1997).

Ähnlich traumatisierend wirken körperliche Gewalt und Misshandlung des Kindes durch eine Bindungsperson. Allerdings ist es für das Kind leichter, sich räumlich oder körperlich zu distanzieren oder auch zu kämpfen, obwohl es in der Regel hierin beschränkt ist, weil es in jungen Jahren in jeder Hinsicht auf die physische Versorgung, die emotionale Betreuung und den sozialen Schutz durch seine Eltern angewiesen ist. Manchmal laufen jedoch auch kleine Kinder weg und suchen in fremden Personen, denen sie zufällig begegnen, einen Hafen der Sicherheit. Sie entwickeln auch Strategien, der Gewalterfahrung zu entgehen, indem sie auf die Eltern sorgend und feinfühlig ihrerseits eingehen. Diese Form der Bindungsstörung wird als Rollenumkehr bezeichnet, weil die Kinder ihre eigenen Bindungsbedürfnisse zu Gunsten der Eltern aufgeben. Dieses Verhalten kann internalisiert werden und dazu führen, dass im Erwachsenenalter sich solche Menschen in Beziehungen nur dann sicher fühlen, wenn sie andere versorgen. Es ist ihnen ganz unmöglich, sich selbst versorgen zu lassen, weil sie in der Übertragung fürchten, der andere könnte, – ähnlich wie früher der Misshandler –, unberechenbar zuschlagen oder anderweitig verletzend werden.

Wenn die körperliche Misshandlung des Kindes in eine ritualisierte Form der sadistischen Gewalt eingebettet und mit sexualisiertem Erleben auf der Seite des Peinigers gekoppelt ist, gleichzeitig dem Kind suggeriert wird, dass diese Erfahrung gut ist und eine besondere Form der stabilen verlässlichen Beziehung darstellt, für die es dankbar sein müsse, entsteht ein inneres Arbeitsmodell, in dem Bindungserfahrung und Gewalt sehr eng mit Aggressivität und Sadismus verknüpft werden. Dies kann dazu führen, dass ein Kind in der Wiederholung des Erlebten mit dem geliebten Plüschtier oder auch realen Haustier spielt und aus dieser Situation heraus, in der es selbst eine Bindungs- und Fürsorgeperson für sein Haustier ist, anfängt, dieses zu schlagen, mit Rasierklingen zu verletzen, anzuzünden und nicht mehr nachvollziehbar zu quälen. Bindungssicherheit und sadistische Gewalt sind jetzt eng miteinander verbunden und stellen eine höchst pathologische Inszenierung von »Sicherheit« dar. Durch die sadistische Gewalt erlebt der Täter emotionale »Sicherheit«, indem er über den anderen bestimmt, ihn mittels Gewalt quälen und damit gefügig, berechenbar und verfügbar machen kann. Die Erfahrung, von einer Bezugsperson unter Androhung und Ritualisierung von Gewalt abhängig und für diese verfügbar zu sein, wird mit umgekehrten Rollen mit dem Haustier reinszeniert. Auf diese Weise werden Sadismus und Masochismus zwei Verhaltensweisen, die für alle Beteiligten mit einem hohen Maß an Sicherheit und Verlässlichkeit verbunden sind und so emotionale Stabilität erfahren lassen, wenn auch um den Preis von Gewalterfahrung und Verletzung, Demütigung und Scham (Pearce & Pezzot-Pearce, 1997).

Unter gesunden Beziehungsbedingungen bedeutet »Feinfühligkeit« in der Eltern-Kind-Interaktion, dass die Eltern sich auch mit einem hohen Maß an Verlässlichkeit der körperlichen Fürsorge des Säuglings widmen, so dass seine grundlegenden Bedürfnisse nach Essen, Trinken, Wärme und Schutz vor Verletzung befriedigt werden. Diese Bedürfnisse werden entsprechend wahrgenommen sowie angemessen und prompt befriedigt. Es ist naheliegend, dass Gewalterfahrung und auch Missachtung der physiologischen Bedürfnisse, wie dies bei grober Vernachlässigung vorkommt, indem der Säugling nicht gepflegt wird, nicht ausreichend gefüttert, gewindelt oder auch mit warmer Kleidung versorgt wird, zu einer schweren Beeinträchtigung des Körperselbsterlebens führt. Normalerweise baden Eltern ihren Säugling, pflegen sein Haut mit Eincremen und Massage. Auf diese Weise befriedigen sie auch sein Bedürfnis nach sexuell-sensueller Stimulation. Fehlt diese Form der Kommunikation, wie sie in Variationen bei allen Primaten beobachtet werden kann, werden bedeutungsvolle grundlegende Körpererfahrungen nicht gemacht.

Beim Erleben eines Traumas kann es selbst bei früher positiver integrierter Körperselbsterfahrung zu einer typischen Abwehr der intensiven angsterfüllten Affekte im Zusammenhang mit dem Trauma kommen, indem die Körperwahrnehmung durch Dissoziation abgeschaltet wird (Kolk et al., 1996). Dieser Schutzmechanismus erklärt, warum körperliche Schmerzen, die mit dem Trauma – wie etwa körperlicher Misshandlung – verbunden sind, nicht wahrgenommen werden. Dissoziation ist ein Schutzmechanismus, der aber weit über die traumatische Erfahrung und Situation hinaus erhalten bleiben kann. Unter diesen Umständen sind auch angenehme körperliche Gefühle in anderen positiven Beziehungskontexten nicht mehr erlebbar, so dass der Körper des Kindes von ihm wie »tot«, gefühllos, abgespalten wahrgenommen wird, aber nicht mehr als ein Teil des eigenen positiven Selbsterlebens.

Traumatische Erfahrungen zerstören die Bindungssicherheit und wirken sich besonders zerstörerisch auf die gesunde psychische Entwicklung aus, wenn das Trauma durch Bindungspersonen ausgeübt wird. Schwerwiegende psychopathologische Entwicklungen mit Bindungsstörungen als einer grundlegenden Hauptsymptomatik sind die Folge, die ein Teil einer umfassenden schweren Persönlichkeitsstörung sind, wie dies von Borderline-Persönlichkeitsstörungen und schweren narzisstischen Persönlichkeitsstörungen bekannt ist. Bei Kindern sehen wir schwere emotionale Entwicklungsstörungen, die sich auf die kognitive und somatische Entwicklung negativ auswirken können und sowohl zu Wachstumsretardierungen wie auch zu Schulversagen mit Zeichen einer Pseudo-Demenz führen können.

Somit sind traumatische Erfahrungen die gravierenste Ursache für psychopathologische und psychosomatische Entwicklungen, die in den Symptomen von Bindungsstörungen die schwerwiegenste Form der emotionalen Störung widerspiegeln.

Entstehung von Posttraumatischen Belastungsstörungen

Unter den oben geschilderten traumatischen Bedingungen nach einem Trennungserlebnis kann die körperliche Übererregung für längere Zeit bestehen bleiben und zu charakteristischen Symptomen einer posttraumatischen Belastungsstörung führen. Diese sind charakterisiert etwa durch sich aufdrängende Gedanken und Erinnerungen an die traumatische Verlustsituation, einschießende Bilder mit großer Erregung, Schlafstörungen mit sich wiederholenden Alpträumen (Brisch, 2007d), Schreckhaftigkeit, Konzentrationsstörung, emotionale Übererregung mit emotionaler Taubheit, Vermeidungsverhalten für die Orte und Situationen, die an den Verlust erinnern, bis hin zur Dissoziation von Gefühlen und Gedanken und zur Amnesie für das traumatische Ereignis.

Posttraumatische Belastungsstörungen bei Kindern:

Wenn Kinder nach traumatischen Trennungs- und Verlustsituationen eine posttraumatische Belastungsstörung entwickeln, zeigen sie kindspezifische Symptome, wie etwa wiederholendes Durchspielen der traumatischen Situation, verschiedenste Verhaltensauffälligkeiten (von aggressivem bis depressivem Verhalten, Aufmerksamkeits- und Hyperaktivitätsstörungen), einem raschen Wechsel von Affekten, Verstummen, Sprachlosigkeit, Lernstörungen mit Entwicklungsrückschritten, Wachstumsstillstand, psychosomatische Symptome etwa mit Einnässen, Einkoten, Schlafstörungen, Essstörungen. Weitere Diagnosen, die im Rahmen von posttraumatischen Belastungsstörungen auftreten können, sind Depressionen, Panikstörungen und Suchterkrankungen sowie somatoforme Störungen, die durch körperliche Beschwerden ohne organischen Befund gekennzeichnet sind, wie etwa Schmerzen (Bauchschmerzen, Kopfschmerzen). Auch dissoziative Störungen, die früher als »Konversionsneurosen« bezeichnet wurden, werden diagnostiziert, etwa mit Störungen in der Motorik, in der Sensibilität oder den Wahrnehmungsfunktionen (psychogene Lähmungen, psychogene Sensibilitätsstörungen, psychogene Visusverschlechterung bis zur Blindheit).

Entstehung und Folgen von Bindungsstörungen

Häufige, wiederholte, nicht vorhersehbare oder willkürliche Trennungs- und Verlusttraumata in der frühen Kindheit können zu Bindungsstörungen führen, denn durch das Trauma wird in der Regel die sichere emotionale Basis für das Kind zerstört oder erst gar nicht aufgebaut, so dass die emotionale Sicherheit und das Gefühl eines Urvertrauens verloren gehen.

Die Folgen von Bindungsstörungen bedeuten eine schwerwiegende Gefährdung des Kindeswohls, denn sie sind gekennzeichnet durch mangelnde Beziehungsfähigkeit, weniger pro-soziales Verhalten im Konflikt, geringe Stresstoleranz bei Belastungen, ein Risiko für die Entwicklung von psychosomatischen Störungen und ein Risiko für dissoziative Erkrankungen. Oftmals werden Bindungsstörungen an die nächste Generation weitergegeben, weil auf dem Boden von unverarbeiteten Trennungstraumata der Eltern eine Gefahr besteht, dass diese mit den Kindern der nächsten Generation wiederholt werden, indem den Kindern auch unnatürliche Trennungs- und Verlusterlebnisse zugemutet werden, so dass diese ebenfalls Bindungsstörungen entwickeln könnten.

Aus vielen Längsschnittstudien ist bekannt, dass ein sicheres Bindungsmuster ein Schutzfaktor für die weitere kindliche Entwicklung ist (K. Grossmann, Grossmann & Waters, 2005; Emmy E. Werner, 2001). Sicher gebundene Kinder reagieren mit einer größeren psychischen Widerstandskraft (»resilience«, Resilienz) auf emotionale Belastungen, wie etwa eine Scheidung der Eltern. Eine unsichere Bindungsentwicklung dagegen ist ein Risikofaktor, so dass bei Belastungen es leichter zur Entwicklung von psychischen Symptomen kommt oder Konflikte in einer Beziehung weniger sozial kompetent geklärt werden (K. H. Brisch et al., 2002; Opp & Fingerle, 1999).

So zeigen etwa Kinder mit unsicheren Bindungsmustern schon im Kindergarten weniger pro-soziale Verhaltensweisen und eher aggressive Interpretationen des Verhaltens ihrer Spielkameraden (Karl Heinz Brisch, 2002; Gerhard J. Suess, 1987). Im Jugendalter sind sie eher isoliert, haben weniger Freundschaftsbeziehungen und schätzen Beziehungen insgesamt als weniger bedeutungsvoll für ihr Leben ein (Becker-Stoll, 2002).

Bindung, Genetik und Neurobiologie

An einer nichtklinischen Stichprobe ergab sich ein Zusammenhang zwischen desorganisierter Bindung und einer strukturellen Auffälligkeit des D4-Dopamin-Rezeptors (Lakatos et al., 2003; Lakatos et al., 2002; Lakatos et al., 2000). Dabei wurde eine Interaktion zwischen dem Polymorphismus im Dopamin D4 Rezeptorgen DRD4 (exon III 48 basepair repeat polymorphism 7 repeat allele und – 521 C/T single nucleotide polymorphism (regulatorische Einheit des Rezeptors)) beobachtet, welche das Risiko für die Entwicklung einer desorganisierten Bindung um das 10-fache erhöht (Lakatos et al., 2002).

Es wurden auch Untersuchungen durchgeführt, welche einen direkten Zusammenhang zwischen desorganisierter Bindung und ADHD, sowie zwischen dopaminergen Auffälligkeiten und ADHD fanden (Brisch, 2002, 2005).

Im Rattenversuch schlugen sich Unterschiede mütterlicher Fürsorge bei den Jungen im Verhalten und in der endokrinen Antwort auf Stress nieder. Fürsorgliche Rattenmütter hatten weniger ängstlichen Nachwuchs, der in Stresssituationen angemessenere Reaktionen der hormonellen Regulation zwischen Hypothalamus, Hyophyse und Nebennierenrinde (HPA-Achse) zeigte. Zudem zeigte sich der gut umsorgte weibliche Rattennachwuchs seinen eigenen Jungen gegenüber ebenfalls fürsorglich. Die Studie zeigte, dass die Art der Aufzucht und nicht die Abstammung das spätere Fürsorgeverhalten der weiblichen Ratte und die Stressregulation determiniert. Die Effekte blieben über drei Generationen hinweg beobachtbar (Francis et al., 1999).

Es wurde beobachtet, dass eine »Behandlung« (kurzes Streicheln der Tiere) das Fürsorgeverhalten der weniger fürsorglichen Rattenmütter positiv beeinflusste (M. J. Meaney et al., 1990).

Sogar die molekulargenetischen Strukturen der behandelten Nachkommen haben sich während der Behandlung so stark verändert, dass sie sich von denen der nicht behandelten Nachkommen der stark fürsorglichen Rattenmütter nicht mehr signifikant unterscheiden ließen (Francis et al., 1999).

Die Autoren interpretieren diese Ergebnisse auch so, dass das Fürsorge-verhalten sowie die Stressregulation auf die nächste Generation durch einen Interaktionseffekt aus genetischer Vulnerabilität und unterschiedlicher Fürsorge (*Umweltfaktor*) vererbt werden.

Bisherige Studien an Menschen legen auch offen, dass frühe Erfahrungen der weiblichen Säuglinge mit ihren Müttern einen großen Einfluss auf ihr späteres Fürsorgeverhalten gegenüber ihrem Nachwuchs haben. Sie stellen fest, dass dieser psychobiologische Mechanismus für die intergenerationelle Übertragung des Fürsorgeverhaltens und der Feinfühligkeit der Mutter auf die Töchter verantwortlich ist (Fleming, O'Day & Kraemer, 1999; Silverman & Lieberman, 1999).

Die Interaktion zwischen ›nature‹ und ›nurture‹ findet auf der Bindungs-ebene statt (Lehtonen, 1994), wobei die primäre Bindungsperson als psycho-biologischer Regulator bzw. Dysregulator der Hormone des Kindes wirkt, welche die direkte Gentranskription steuern. Der Spiegel des Cortisols im Säuglingsgehirn, das für die Stressbereitschaft verantwortlich ist, wird signi-fikant durch die Mutter-Kind-Interaktion beeinflusst (M. Meaney et al., 1988; Schore, 1997). Aus all diesem geht hervor, dass Neurotransmitterstörungen nicht angeboren sein müssen, sondern durch Einflüsse psychologischer Va-riablen auf die frühe Entwicklung beeinflusst werden können (Katharina Braun, 1996; K. Braun, Lange, Metzger & Poeggel, 2000, Brisch 2005).

Der Einfluss von traumatischen Erfahrungen auf Funktion und Struktur des Gehirns

Forschungsergebnisse der vergangenen Jahre öffnen die Tür zu einem Den-ken, welches das Erleben eines seelischen Traumas mit der Entwicklung von Struktur und Funktion des menschlichen Gehirns verknüpft. Teicher (2002) kam in seinen Studien an der Harvard Medical School zu neuen Forschungs-ergebnissen: Opfer von Missbrauch und Vernachlässigung in der Kindheit wiesen im Erwachsenenalter im Vergleich mit nicht missbrauchten Kontroll-probanden strukturelle Veränderungen mit Volumenverminderungen im Hip-pocampus, dem Corpus Callosum und der Amygdala auf. Perry et al. (2001; 1995) stellten bei der Schilderung ihrer Untersuchungen die gebrauchsab-hängige Entwicklung des Gehirns dar. Das sich entwickelnde Gehirn orga-nisiert und internalisiert neue Informationen in einer gebrauchsabhängigen Art und Weise. Je mehr das Kind sich in einem Zustand des Hyperarousals oder der Dissoziation befindet, umso mehr wird es nach einer Traumaerfah-rung neuropsychiatrische Symptome in Richtung einer posttraumatischen Belastungsstörung (posttraumatic stress disorder – PTSD) entwickeln. Der momentane Zustand der neuronalen Aktivierung und der humoralen Stress-reaktion kann als Anpassung an die überfordernden traumatisierenden Situ-ationen persistieren und in eine Eigenschaft der Fehlanpassung übergehen. Als Folge kann das Individuum auf spezifische Erfordernisse der sozialen Umwelt nicht adäquat reagieren. Im sich entwickelnden Gehirn hängen die noch undifferenzierten neuronalen Systeme von Schlüsselreizen der Umwelt und der Mikroumwelt ab (etwa von Neurotransmittern und Neurohormo-nen, zu denen auch das Cortisol und das neuronale Wachstumshormon zäh-len), um sich von ihren undifferenzierten, unreifen Formen zu ihren vorge-sehenen Funktionen zu entwickeln. Das Fehlen oder eine Störung innerhalb dieser sensiblen Phasen oder dieser kritischen Schlüsselreize kann etwa zu anormalen neuronalen Teilungen und Synapsenentwicklungen führen. Nach Perry et al. (1995) ist die Wirkung früher kindlicher Interaktionserfahrungen in einem Entwicklungsmodell der gebrauchsabhängigen Ausformung neu-ronaler und organischer Hirnstrukturen zu konzeptualisieren (vgl. auch G. Hüther, 1996, 1998; Gerald Hüther, 1999; Liu et al., 1997; M. Meaney et al., 1988; M. J. Meaney et al., 1990; Spitzer, 2000). Ein ähnlicher Einfluss insbe-sondere auf die Reifung der orbito-frontalen Hirnregion, die für die Steue-rung, Integration und Modulation von Affekten zuständig ist, kann auch für andere traumatische Erfahrungen im Kindesalter während der Reifungszeit des kindlichen Gehirns angenommen werden (Schore, 1996, 1997; Schore, 2001a, 2001b). Misshandlung bzw. Trauma in der frühen Kindheit verändern auch stark die Entwicklung der rechten nonverbalen Gehirnhälfte, die für verschiedene Aspekte der Bindung und Affektregulation verantwortlich ist (Schore, 2001a).

Risikoschwangerschaft und Trauma

Eine besondere Risikokonstellation für das Entstehen von Bindungsstö-rungen liegt vor, wenn die Schwangerschaft und Geburt in ihrem norma-len Verlauf durch Komplikationen gefährdet sind, etwa durch vorzeitige Wehen, Blutungen, pathologische Befunde aus der pränatalen Diagnostik. Auch überwältigende Ängste auf Seiten der Mutter können die Bindungs-entwicklung bereits pränatal sehr behindern, wenn sich die Mutter durch die nahe Verbundenheit mit dem Fetus bedroht und fremdbestimmt fühlt und ihre eigenen psychopathologischen Anteile aktiviert werden, die mit zerstörerischen und ablehnenden Phantasien gegenüber dem Feten einher-gehen (Schleske, 2007). Solche überwältigenden Ängste können durch eine mütterliche Psychopathologie ausgelöst werden, aber auch durch erhebliche äußere Bedrohungen, etwas durch Gewalt von Seiten des Partners, massive soziale Bedrohungen, wie Verlust der sicheren materiellen Basis durch Arbeitslosigkeit, Flucht und Vertreibung, Folter, Vergewaltigung, Zerstörung und Verlust von Schutz und Wohnraum, Trennungen und Tod des Partners. Ist die Schwangerschaft durch Vergewaltigung und sexuellen Missbrauch entstanden, so wird der Fetus zu einem ständigen Auslöser für die traumatische Erfahrung mit den dazugehörigen Affekten von Hilflosigkeit, Ohnmacht, Ausgeliefertsein, Scham und pathologischen Schuldgefühlen sowie mörderischer Wut. Durch die Schwangerschaft wird es nicht mehr möglich, dem Auslöser »Fetus« davonzulaufen und auf diese Weise durch Vermeidung die traumatischen Affekte zu verhindern. Dies gilt ebenso für die Interaktion mit dem Säugling nach der Geburt. Allen Erfahrungen im Kontext von Schwangerschaft ist gemeinsam, dass die Mutter für sich selbst keine emotional sichere Basis erlebt, sondern durch die Traumatisierung oder die Re-Traumatisisierung mit ihren heftigen Affekten so überschwemmt ist, dass sie sich emotional nicht auf die Bindungsentwicklung zu ihrem Kind einstellen kann (Brisch, 2007a). Dieses erlebt bereits intrauterin eine emotionale Ablehnung sowie eine hohe affektive Erregung der Mutter. Diese wird durch die Kopplung der physiologischen Verbindung zwischen mütterlichem und fetalem Kreislauf unmittelbar auf den Fetus übertragen. Bei hohem Angsterleben der Mutter werden vermehrt kreislaufwirksame Hormone ausgeschüttet (wie etwa Adrenalin und Noradrenalin). Dies bewirkt unmittelbar auch im fetalen Kreislauf und in der Durchblutung der Plazenta eine Engstellung der Gefäße und damit eine Minderdurchblutung (Teixeira, Fisk & Glover, 1999). Dies kann zu einer Sauerstoffminderversorung des Feten führen, die wiederum eine Stressaktivierung auslösen könnte. Wahrscheinlich wird es nur eine unspezifische Stress-Erregungssituation bewirken, die von dem Feten noch nicht als Angst oder Lebensbedrohung erlebt wird, weil eine solche Affektdifferenzierung des Kindes erst im Laufe der postpartalen Entwicklung während der ersten Lebensjahre entsteht. Dagegen wird ein akuter Sauerstoffmangel von Erwachsenen mit dem Gefühl von panischer Angst assoziiert.

Allerdings könnte auf diesem Wege verstanden werden, warum Säuglinge, die als Feten einen erheblichen mütterlichen Stress während der Schwangerschaft intrauterin erfahren haben, nach der Geburt als irritabler und für Reizüberflutungen empfänglicher und in ihren Selbstregulationsfähigkeiten instabiler erlebt werden. Für die Mütter ist es schwieriger, sich auf durch eine feinfühlige Interaktion mit einem irritablen Säugling einzulassen, weil dessen Signale oft widersprüchlich gesendet werden, und die Frustrationsspanne, sowie die Ablenkbarkeit größer ist (Mary D. S. Ainsworth, 1977; De Wolff & van IJzendoorn, 1997; Fitzpatrick, Goldberg & Clarke-Stewart, 1996; Lohaus, Keller, Ball, Elben & Völker, 2001; Stack & LePage, 1996).

Risikogeburt und Trauma

Die erwartete Geburt ist mit vielen positiven Emotionen und Ängsten behaftet, die in der Phantasie dieses Ereignis für die Schwangere und den werdenden Vater zu einem Jahrhundertereignis werden lassen sollen. Aus Kursen und Gruppenabenden mit Schwangeren konnte ich lernen, wie viele idealisierte Vorstellungen und Glücksphantasien für die werdenden Eltern mit diesem Ereignis verbunden sind. Da viele Eltern heute nur noch ein einziges Kind bekommen, muss dieses Ereignis für die meisten Eltern gelingen, denn es gibt oft keine weitere Chance für eine korrigierende Zweiterfahrung.

Schon während der Schwangerschaft kann im Rahmen der routinemäßigen Fehlbildungsdiagnostik mit Ultraschall ein Risiko oder ein tatsächlich festgestellter Befund die Eltern emotional enorm belasten. Hierbei steht die Angst vor einem Kind mit Fehlbildung und Behinderung ganz im Vordergrund und übertrifft etwa die Angst vor der Geburt und Geburtsschmerzen bei weitem. Selbst bei einer normalen Schwangerschaft steigt die Angst während des Verlauf kontinuierlich an, wenn es in Vorschwangerschaften Tot- und Fehlgeburten gab (K H. Brisch, Heinemann, Betzler & Bechinger, in press). Dieses Ergebnis ist überraschend, weil Schwangeren nach einer Totgeburt von Geburtshelfern oft gesagt wird, dass sie noch jung seien, noch viele Kinder bekommen könnten und sie möglichst bald wieder schwanger werden sollten. Wenn eine neue Schwangerschaft tatsächlich innerhalb der folgenden Monate nach der Totgeburt eintritt, ist die Schwangere einerseits noch im Trauerprozess um ihr verlorenes Kind, das für sie bereits mit vielen Gefühlen positiv besetzt war. Dies gilt auch für Fehlgeburten in der Frühschwangerschaft, die oft in ihrer emotionalen Bedeutung für eine Trauerreaktion unterschätzt werden, weil die Schwangeren noch keine so intensive Bindung zu dem Fetus aufgebaut hätten und auch noch keine Kindsbewegungen gespürt hätten. Da aber die Bildung einer inneren Repräsentation vom Kind bereits vor der Konzeption und der eigentlichen Schwangerschaft beginnt und sich mit Feststellen der Schwangerschaft weiter verfestigt, ist die notwenige Trauerarbeit beim Abschied von dem verlorenen imaginären Kind größer und heftiger als dies auf Grund der Schwangerschaftsdauer angenommen werden könnte. Grundsätzlich aber gilt, dass die Intensität der Trauerarbeit von der emotionalen Besetzung einer inneren Repräsentation einer geliebten – auch nur phantasierten – Person abhängt und nicht von der realen Beziehungserfahrung (M. Beutel, 1995; M. Beutel, Arenz & Weiner, 1997; M. Beutel, Deckardt, Schaudig, Franke & Zauner, 1992; Manfred Beutel, Will, Völkl, Rad & Weiner, 1994).

Für ca. 7% aller Eltern kommt die Geburt aber zu früh, oftmals unerwartet und die Schwangerschaft endet abrupt, im Extremfall etwa schon in der 22. oder 23. Schwangerschaftswoche. Dies ist der früheste Zeitpunkt, zu dem heute in Deutschland Frühgeborene wiederbelebt und mit den Möglichkeiten der Frühgeborenen-Intensivmedizin (Neonatologie) gerettet werden. Dieser Zeitraum hat sich durch die enormen technischen und medizinischen Fortschritte in der Neonatolgie in den vergangenen Jahren kontinuierlich zu früheren Schwangerschaftswochen hin verschoben, so dass heute auch Frühgeborene mit einem so niedrigen Geburtsgewicht von 300 Gramm überleben können. Der Schock der Eltern ist groß, wenn ihr Kind unerwartet etwa 20 Wochen vor dem errechneten Geburtstermin zur Welt kam, oft unter dramatischen akut lebensbedrohlichen Bedingungen mit intensivmedizinischen Maßnahmen für Mutter und Kind, die das Überleben von beiden gesichert haben. Für viele Eltern ist diese Erfahrung neben der Lebensbedrohung ein akutes psychisches Trauma: die Erfahrung lässt sie mit einem Gefühl von großer Ohmacht, Hilflosigkeit, Ausgeliefertsein, Lebensbedrohung zurück und auch in den Wochen nach der Geburt und manchmal viele Jahre später noch haben die Eltern Alpträume von diesem Erlebnis, einschießende intensive Erinnerungen und Gefühle (flash backs und Intrusionen), die sie nicht kontrollieren können. Kleine unbedeutende Anknüpfungen an das Thema »Frühgeburt«, wie etwa ein Fernsehfilm über Frühgeborene, die zufällige Begegnung mit einem behinderten Kind, das Ertönen eines Martinshorns, können das ganze Ereignis mit allen unverarbeiteten Gefühlen aus der Vergangenheit wachrufen, ohne dass diese Gefühle unterdrückt werden könnten. Sie sind überwältigend und ängstigend wie in der ursprünglich lebensbedrohlichen Situation und können ohne Vorwarnung erneut zu einem Gefühl von Lähmung, Todesangst, Panik und Hilflosigkeit führen. Andere Eltern müssen zeitlebens bestimmte Orte (etwa Friedhof, wenn ein Kind gestorben ist) oder Themen (Behinderung, Schwangerschaft, Geburt) oder Handlungen (Sexualität) vermeiden, weil sie sonst von ihren Gefühlen überrannt werden. Aber auch diese Form der Bewältigung mit Vermeidung von Triggern (in der Psycho-Traumatologie auch als »Konstriktion« bezeichnet) hat ihren Preis mit einer gewissen Lebenseinschränkung in einem bestimmten Gebiet.

Nach der Frühgeburt ist die größte Sorge der Eltern, ob sich ihr Kind normal und gesund entwickeln wird, sowohl in Bezug auf seine körperliche, geistige wie auch emotionale Entwicklung. Zunehmend stellen die Eltern auch die Frage nach der emotionalen Entwicklung oder auch Schädigung ihres Kindes, wenn das Frühgeborene manchmal bis zu 3 Monaten und in Ausnahmefällen auch länger in der unnatürlichen Umgebung eines Brutkastens auf der Intensivstation aufwächst und gleichzeitig vielen schmerzvollen Reizen, manchmal auch erneuten Wiederbelebungen, Operationen ausge-

setzt ist. Obwohl viele Eltern bereit sind, täglich für viele Stunden bei ihrem Kind auf der Intensivstation zu sein, ihr Kind auch mit der »Känguruh-
Pflegemethode« Haut-zu-Haut auf ihrer Brust zu wärmen und dadurch ihre
eigene Beziehungsentwicklung zu ihrem Kind zu fördern, bleibt oft eine in
der Intensität wechselnde Grundangst, die je nach dem Bedrohtsein des Kindes variiert. Auch nach der Entlassung ist dieser Stresszustand nicht zu Ende.
Die Versorgung der kleinen Kinder, die manchmal mit Sauerstoffversorgung
und Überwachungsgeräten für die Atmung nach Hause gehen, ist von der
pflegerischen Seite sehr anstrengend und verantwortungsvoll, und auch mit
einer konstanten großen emotionalen Belastung verbunden. Der befürchtete
große Alptraum der Eltern ist ein plötzlicher Herz- oder Atemstillstand, so
dass sie ihr Kind nach all den Strapazen des Überlebenskampfes der ersten
Wochen doch noch verlieren könnten. In der Realität gibt es tatsächlich auch
neue Erkrankungen, Infektionen, Operationen, die eine Wiederaufnahme in
die Klinik erfordern und die Eltern auch erneut ängstigen. Mit hoher Sen-
sibilisierung überwachen die Eltern die Entwicklung ihres Kindes und sind
sehr beunruhigt, wenn sie feststellen, dass es zu einer Entwicklungsverzöge-
rung kommt oder sich sogar eine Behinderung abzeichnet. Diese Erfahrung
bewirkt, dass das Frühgeborene selbst ein permanenter Auslöser (»Trigger«)
für die traumatische Erfahrung der Eltern sein kann, so dass das Trauma
der Frühgeburt nicht verarbeitet werden kann, sondern vielmehr im Hintergrund ständig aktiviert bleibt, manchmal über Jahre (Jotzo, 2001). Diese
ständige tägliche »kleine Traumatisierung« der Eltern wird in der Terminologie der Psycho-Traumatologie auch als »small-t-Trauma« bezeichnet. Früher
lag der Focus der Psycho-Traumatologie auf dramatischen Ereignissen, die
die Psyche erschütterten. Heute weiß man, dass auch ständige kleine Traumatisierungen einen erheblichen Schaden auf die Psyche auswirken können
im Sinne einer sich ständig anhäufenden Traumatisierung. Diese Form der
chronischen Traumatisierung ist wesentlich schwieriger und langwieriger
psychotherapeutisch zu behandeln als ein akutes Monotrauma, das durch
eine Psycho-Traumatherapie etwa mit den modernen Methoden des EMDR
in der Regel relativ rasch zu verarbeiten ist.

Die akute Traumatisierung der Eltern durch die Frühgeburtserfah-
rung sowie die langwierige chronische Traumatisierung durch die ständige
Konfrontation mit den Entwicklungsdefiziten dieser Kinder kann die Eltern Kind- Interaktion beeinträchtigen. Selbst Mütter und Väter mit einer
sicheren Bindungsrepräsentation und einer feinfühligen Verhaltensweise
ihrem Frühgeborenen gegenüber sind durch die Belastungen der Entwick-
lungsverzögerungen und in etwa 30% auch durch beeinträchtigende Behin-
derungen ihres Kindes überfordert und können offenbar eine sichere Bin-

dungsentwicklung nicht herbeiführen. Unsere Forschungsergebnisse zeigen, dass eine Beeinträchtigung in der neurologischen Entwicklung mit Behinderung signifikant häufiger mit einer unsicheren Bindungsentwicklung des Kindes zusammenhängt, dagegen Kinder mit einer gesunden neurologischen Entwicklung eher eine sichere Bindungsentwicklung zeigen (Berman, 1997; K. H. Brisch, 2002b). Diese statistischen Zusammenhänge bilden zwar keine Kausalität ab, aber sie sind bewerkenswert, weil in allen Längsschnittstudien mit Reifgeborenen weltweit der Zusammenhang zwischen einer sicheren Bindungsrepräsentation der Eltern und einer sicheren Bindungsqualität des Kindes repliziert werden konnte, ein ebensolcher Zusammenhang fand sich auch für die unsichere Bindungsrepräsentation der Eltern und eine unsichere kindliche Bindungsqualität (M. J. van IJzendoorn & Kroonenberg, 1988).

Dieser Zusammenhang war in unserer Frühgeborenenstudie aufgehoben, dagegen fanden sich die beschriebenen Zusammenhänge mit der neurologischen Entwicklung der Kinder. Dieses Ergebnis könnte dafür sprechen, dass bei Risikokindern die Bindungsentwicklung nicht nur oder nicht vorrangig durch die Feinfühligkeit der Eltern beeinflusst wird, sondern gerade die neurologischen zerebralen Faktoren eine Rolle spielen. Weiterhin wäre es denkbar, dass auch Eltern mit einer sicheren Bindungsrepräsentation ihr Potential an feinfühligen Verhaltensweisen gegenüber ihrem Kind nicht so voll entfalten könnten, weil sie durch die Frühgeburt und die nachfolgenden Belastungen wegen der drohenden Entwicklungsdefizite traumatisiert sind. Dagegen hatten Eltern mit einer unsicheren Bindungsrepräsentation einen unerwartet hohen Prozentsatz an sicher gebundenen Kindern. Dieses interessante Ergebnis könnte dadurch erklärt werden, dass Eltern mit einer unsicheren Bindungsrepräsentation traumatische Belastungen besser bewältigen könnten als solche mit einer sichern Bindungsrepräsentation, weil sie über Abwehrmechanismen verfügen, um mit extremen stressvollen, affektiven Belastungen umzugehen. So ist bekannt, dass Palästinenser mit einer unsicheren Bindungsrepräsentation die traumatischen Belastungen durch Folter besser bewältigen konnten als solche mit einer sicheren Bindungsrepräsentation. Menschen mit einer sicheren Bindungsrepräsentation können sich zwar bei durchschnittlichen Belastungen eher Hilfe holen und sich anderen anvertrauen. Diese Fähigkeit könnte aber unter einer traumatischen Belastung zusammenbrechen, da entsprechende Abwehrmechanismen zum Schutz vor affektiver Überflutung bisher nicht entwickelt werden konnten. Auch wenn diese Abwehrmechanismen unter Alltagsbedingungen ohne stressvollen Hintergrund für den Aufbau von Beziehungen hinderlich sein können, sind sie unter traumatischem Stress vielleicht ein Vorteil für das psychische Überleben. Es könnte diesen Eltern mit einer unsicheren Bindungsrepräsentation helfen, trotz der traumatischen Belastung der Frühgeburt in ihrem Bindungs-arbeitsmodell kohärent zu bleiben und auf diese Weise auch mit ihren Kin-dern strukturierter und eindeutiger umzugehen und den elterlichen Stress nicht in der Interaktion auf ihr Kind zu übertragen.

Psychotherapie

Die Herstellung einer sicheren Bindungsbeziehung zwischen Patient und Therapeut ist eine Grundvoraussetzung für die erfolgreiche psychothera-peutische Arbeit (Karl Heinz Brisch, 1999; Orlinsky, Grawe & Parks, 1994). Dabei überträgt der Patient, dessen Bindungssystem angstvoll erregt ist, sei-ne Bindungserwartungen und Hoffnungen auf den Therapeuten, von dem er sich erhofft, dass dieser für ihn eine sichere emotionale Basis sein möge, wie es die Mutter für das ängstlich verunsicherte Kind ist. Diese Voraussetzung gilt in besonderem Maße für traumatisierte Patienten, da durch die trauma-tische Erfahrung das innere Arbeitsmodell von Bindung total erschüttert, fragmentiert, desorganisiert, oder sogar zerstört ist. Dies bedeutet, dass der Patient in sich selbst kein verinnerlichtes Gefühl mehr von emotionaler Si-cherheit hat, auf das er zur Selbstberuhigung und emotionalen Stabilisie-rung zurückgreifen könnte. Er ist wie ein Schiff in stürmischer See, dass die Orientierung verloren hat und dessen Heimathafen nicht nur weit entfernt ist, vielmehr wurde dieser zerstört und ermöglicht keine Rückkehr mehr, um dort Sicherheit und Schutz vor den Wellen zu suchen. Das Ausmaß der Angst, die daraus resultiert, ist enorm groß und kann in der Regel von den Patienten selbst nicht mehr ausreichend verarbeitet werden. Panikanfälle, so-matoforme Störungen etwa mit Kopfschmerzen, Bauchschmerzen, Verdau-ungsbeschwerden, Schlafstörungen, Kollapszuständen und Symptomen aus dem gesamten Spektrum der dissoziativen Störungen sind häufig die Folge, weil die vegetative Übererregung sehr groß ist (K. H. Brisch, 2002).

Für den Aufbau der sicheren therapeutischen Beziehung ist eine enorme Feinfühligkeit des Therapeuten notwendig, weil die Patienten sich mit allen Symptomen von bizarren Bindungsmustern bis zur psychopathologischen Ausprägung der Bindungsstörungen in die therapeutische Beziehung ein-bringen. Ist der Therapeut mit den Bindungsmustern und ihren Störungen sowie deren Ursachen vertraut, kann er entsprechend bindungsorientiert darauf eingehen. Er kann etwa auf traumatische Trennungs- und Verluster-lebnisse einen besonderen Schwerpunkt legen, weil diese so zerstörerisch auf die Bindungssicherheit eingewirkt haben. Die Anerkennung der pathogenen Wirkung eines Traumas ist für viele Patienten eine große Entlastung. Die Einordnung ihrer Angst machenden Symptome als normale Reaktionsfolge auf ein unnatürliches Ereignis (Trauma) entlastet sie von der Angst, verrückt zu sein oder zu werden. Die Bindungstheorie ermöglicht es dem Therapeuten, die zerstörerische Macht des Traumas auf die Bindungssicherheit auch dem Patienten verständlich zu machen. Weil die Angst des Patienten weder durch das innere Bindungsarbeitsmodell noch durch äußere sichernde Bindungsbeziehungen aufgefangen und gehalten wird, kommt es zur Symptombildung, die dem Patienten auf diese Weise erklärbar und nachvollziehbar gemacht werden kann. Sobald der Patient in der Übertragung eine sichere emotionale Bindung zum Therapeuten erlebt, verringert sich bereits seine Angst und damit auch die Intensität der Symptome. Er kann beginnen, seine traumatischen Erfahrungen zu explorieren und auch Erinnerungen zulassen, die zuvor verdrängt und abgespalten waren. Für die Bearbeitung der traumatischen Erfahrungen kommen vielfältige therapeutische Techniken aus allen therapeutischen Schulen in Betracht. Die Methode des EMDR kann offensichtlich sowohl in der Behandlung des Monotraumas als auch für die Bearbeitung von komplexen chronischen Traumatisierungen sehr erfolgreich eingesetzt werden (Greenwald, 2001; Hofmann, 1999; Hofmann & Besser, 2003; Lamprecht, 2002). Ohne sichere therapeutische Beziehung und die Herstellung eines inneren emotional sicheren Ortes, zunächst in der aktiven Imagination, später in der psychischen Repräsentation des Patienten ist aber auch diese Methode nicht erfolgreich einsetzbar. Es käme nur zu einer Retraumatisierung des Patienten, weil dieser von traumatischen Affekten überschwemmt würde, ohne dass diese in der therapeutischen Beziehung noch in der psychischen Bindungsrepräsentation des Patienten ausgehalten und integriert werden könnten. Daher haben alle modernen traumatherapeutischen Methoden eine Stabilisierungsphase am Anfang der Behandlung, die der Herstellung einer sicheren therapeutischen Beziehung und eines »sicheren Ortes« in der Imagination des Patienten dient. Diese Phase der Stabilisierung kann aber bei schweren Traumatisierungen viele Monate und länger dauern. An diesem Punkt treffen sich die Bindungstheorie und die Traumapsychotherapie, sowohl im psychopathologischen Verständnis als auch im Therapieansatz (Lovett, 2000; Perkins & Rouanzion, 2002).

In Auswertung der umfangreichen Forschungsresultate zur Bindungsforschung sowie unserer jahrelangen Praxiserfahrungen haben wir in München ein breitangelegtes Präventionsprogramm mit dem Titel SAFE® ins Leben gerufen, in welchem Eltern von Beginn der Schwangerschaft bis zur späteren Betreuung ihrer Kleinkinder gesunde Bindungs- bzw. Interaktionsmodelle zum Umgang mit dem Ungeborenen bzw. den Säuglingen etc. gegeben werden. Falls notwendig werden von dieser Basisgruppenberatung ausgehend Therapieplätze für die Hilfesuchenden durch geschulte TrainerInnen und Fachleute vermittelt (SAFE®-Programm, Inhalte, Module – s. entsprechenden Text unter *www.koerperpotenziale.de* – die Readaktion).

1.3 Michael Geyer, Beate Bergmann, Thomas Villmann, Antje Gumz
Veränderungspotenziale psychophysiologischer und sprachlicher Interaktion – Ergebnisse empirischer Prozessforschung

Unser Beitrag bezieht sich auf die psychotherapeutische Prozessforschung. Wir gehen der Frage nach, wie in der Psychodynamischen Psychotherapie Wirkungen zustande kommen. Die von unserer Arbeitsgruppe verfolgten Forschungsstrategien haben den Vorteil, dass sie sich – allerdings auf eine sehr aufwendige Art – mit »richtigen« Patienten und Therapien, wie sie in der Alltagsversorgung vorkommen, befassen. Daher sollte nach unserer Überzeugung auch der in der Versorgung tätige Arzt oder Psychotherapeut von einigen Ergebnissen unserer Arbeit profitieren können.

Wenn wir von psychodynamischen Therapiekonzepten sprechen, meinen wir einige neuere Ansätze, die der Dramatik psychotherapeutischer Prozesse gerecht werden, mit der tiefgreifende Veränderungen im Organismus einhergehen. Schließlich geht es immer auch um körperliche, neurobiologische Veränderungen, also die Veränderung oder doch zumindest Neujustierung neuronaler Muster.

Die ursprünglich psychoanalytische Sicht, Veränderung werde durch Bewusstmachung unbewusster Konflikte in einer regressiven Übertragungsbeziehung hergestellt und der Königsweg zu diesem Ziel sei die Deutung, ist bereits in der Mitte des 20.Jahrhundert durch Konzepte ergänzt worden, die die Bedeutung der affektiven Interaktion betonten (Alexander & French 1946). Krause (1997) hat diese Bemühungen zusammengefasst und festgestellt, dass die vermutlich für den Erfolg wesentliche Funktion von Psychotherapie emotionales Training sei. Somit sei die Veränderung der affektiven Interaktion in der Psychotherapie, genauer gesagt, die Verbesserung der Fähigkeit, Bedürfnisse unmissverständlich, d. h. mit dem passenden Affekt zu kommunizieren, das eigentliche Ziel psychodynamischer Psychotherapie. Einige dieser Konzepte, die empirisch gut fassbar und überprüfbar sind, werden in unserem Ansatz genutzt. Sie sind deshalb ausgewählt, weil sie inzwischen auch in Deutschland klinische Verbreitung gefunden haben und im Hinblick auf ihre Veränderungskonzeption gut mit der allgemeinen

Veränderungsvorstellung dynamischer Systemtheorien übereinstimmen, die zunächst kurz vorgestellt wird.

1 Das übergreifende Veränderungsmodell

Therapeutische Veränderungsprozesse lassen sich aus verschiedenen Perspektiven mit unterschiedlichen Modellen beschreiben. Wir betrachten im Folgenden Veränderungsprozesse im Rahmen der bereits angedeuteten psychodynamischen Vorgehensweisen, verwenden jedoch ein übergreifendes integrierendes synergetisches Modell, das es uns ermöglicht, die Therapeut-Patient-Beziehung innerhalb des psychotherapeutischen Prozesses als selbstorganisierendes System aufzufassen (Caspar 1998; Ciompi 1982, 1997; Geyer & Reihs 2000; Villmann et al. 2001, 2003; Haken 2000; Honermann 2002; Kowalik et al. 1997; Krause 1997, 2000; Prigogine 1981; Schiepek 1999; Schiepek et al. 1994, 1997, 2001, 2003; Haken und Schiepek 2006; Strunk und Schiepek 2006; Tschacher und Grawe 1996; Tschacher und Schiepek 1997; Villmann et al.).

Warum verbinden wir psychodynamische Konzepte mit dem synergetischen Modell?

Psychodynamische Therapieprozesse sind komplexe Geschehen, die nicht in Einzelkomponenten zerlegt werden können. Zu Beginn einer Therapie sind Verlauf und Erfolg im Einzelfall nicht vorhersehbar, selbst bei umschriebenen Diagnosegruppen oder unter Einsatz standardisierter Therapiemanuale. Mögen bestimmte Vermutungen, beispielsweise zu Übertragungsbereitschaften nach Erhebung einer biographischen Anamnese oder eines Beziehungsepisodeninterviews, auch mit einer hohen Wahrscheinlichkeit zutreffen, so bleibt es letztlich doch abhängig von verschiedenen Einflüssen und Wechselwirkungen, wie sich das spezifische Muster der therapeutischen Beziehungsgestaltung entwickelt und verändert. Im Rahmen der Therapie kommt es zu einer Interaktion zwischen zwei verschiedenen Individuen, deren Persönlichkeiten das Miteinander bestimmen, und die zusätzlich durch professionelles Wissen des Therapeuten und die Anwendung von Techniken gestaltet wird. Rein kausale Beschreibungen von Ursache-Wirkungs-Prinzipen zwischen therapeutischen Interventionen und Veränderungen von psychischen oder körperlichen Symptomen beim Patienten werden der Komplexität eines therapeutischen Prozesses nicht gerecht. Eine gute Intervention, z. B. eine aus Sicht des Therapeuten gelungene Deutung, oder ein sogen. bestandener Beziehungstest (Albani et al. 1999, 2000; Weiss & Sampson 1986), führen, wie die Praxis zeigt, nicht zwingend in jedem Fall zu einer positiven Veränderung.

Es scheint auch nicht so zu sein, dass sich der Patient mit jeder Intervention, Schritt für Schritt ein Stückchen mehr, in die Richtung der gewünschten Veränderung bewegt. Eher lassen sich »kritische Therapiephasen« ausmachen, in welchen schließlich eine bestimmte Intervention zum »kritischen Therapieereignis« wird und Veränderung herbeiführt. Dabei ist es selten konkret auszumachen, welche Intervention letztendlich den Ausschlag zu einer entscheidenden Veränderung gab. Diese praktischen Beobachtungen lassen sich mit synergetischen Modellauffassungen am besten erklären. Weiterhin eignen sich synergetische Erklärungsansätze gut, um verschiedene psychodynamische Theorien zu integrieren und Inkonsistenzen aufzuheben.

Auch das Äquivalenzparadox kann mit einem synergetischen Modell erklärt werden: Der Begriff geht zurück auf die metaanalytische Studie von Wampold (2001). Wampold zeigte, dass es hinsichtlich der Wirksamkeit verschiedener Therapieverfahren lediglich geringe Unterschiede gibt und leitete daraus die Hypothese ab, dass Psychotherapie im Wesentlichen auf Grund genereller Wirkfaktoren wirksam ist. Vom »Äquivalenzparadox« sprechen Vertreter der Hypothese, dass spezifische Wirkfaktoren für verschiedene Therapieverfahren existieren, auch wenn ein spezifischer Wirksamkeitsnachweis bisher nicht möglich war. Aus der Perspektive der Theorie selbstorganisierender Systeme erscheint es weniger überraschend, dass unterschiedliche Therapieverfahren mit jeweils spezifischen Interventionsformen ähnliche Wirkungen entfalten können.

Synergetische Konzeptgrundlagen im Überblick:

Eine ausführliche und anschauliche Darstellung synergetischer Grundbegriffe findet sich bei Haken (1981) sowie Haken & Schiepek (2006). Die Elemente eines Systems sind veränderliche Größen, die miteinander in Wechselwirkung stehen. Systeme, welche offen sind für einen Austausch von Energie mit ihrer Umwelt und welche sich dadurch fern vom thermodynamischen Gleichgewicht halten, sind zur Selbstorganisation fähig.

Ein für ein dynamisches System über die Zeit relativ stabiles Verhaltensmuster kann man, im Sinne eines attraktiven dynamischen Zustands, als *Attraktor* bezeichnen. Es ist dabei zu beachten, dass sowohl Ruhezustände, als auch komplexes periodisches oder chaotisches Verhalten stabil sein können. Attraktoren sind also raumzeitlich stabile (dynamische) Muster, die möglicherweise durch äußere Parameter determiniert sind. Die Stabilität solcher Muster (in Abhängigkeit dieser Parameter) wird oft durch sogenannte Potentiallandschaften veranschaulicht. Stabile Muster befinden sich in (Potential-)Mulden, instabile auf den Bergspitzen. Der Übergang von einem stabilen Muster zu einem anderen kann nur durch eine Durchschreitung eines instabilen Bereichs erreicht werden (*Destabilisierung*). Selbstorganisierende (dissipative) Strukturen sind dynamische Systeme, die unter ständiger Energiezufuhr gehalten werden und dadurch stabile dynamische Muster herausbilden. Für diese Systeme kann also die Energiezufuhr als äußerer Parameter aufgefasst werden. Für dissipative Systeme werden diese äußeren Parameter auch Kontrollparameter genannt. Sobald ein Kontrollparameter eine bestimmte Grenze überschreitet, kann das Systemverhalten schlagartig in ein anderes Muster kippen. Das Kippen wird in der Physik als Phasenübergang, in der Mathematik als Bifurkation, in der Synergetik als Symmetriebrechung bezeichnet. An diesem Umschlagpunkt wird das System instabil, mikroskopische, nicht vorhersagbare Fluktuationen bestimmen über sein weiteres Schicksal (Strunk und Schiepek 2006). Diese kleinsten Fluktuationen mit starkem Einfluss auf das Systemverhalten werden in der Synergetik als *kritische Fluktuationen* bezeichnet.

Ab einer bestimmten gegebenen Kontrollparametereinstellung bildet das System also eine ihm jeweils eigene Prozessgestalt im Sinne eines Ordnungsparameters aus. Ordnungsparameter beschreiben die Phänomenologie des Attraktors. Im Allgemeinen sind beim Phasenübergang viele Strukturalternativen möglich. Der neue stabile Zustand wird durch einen oder einige wenige Ordnungsparameter determiniert, die die anderen Ordnungsparameter (Moden) unterdrücken (versklaven). Welche Moden sich durchsetzen, ist durch die zufällige Fluktuation des Systems während des Phasenübergangs bestimmt und daher selbst zufällig.

In zahlreichen Studien der Psychotherapieprozessforschung wurden nichtlineare Dynamiken bzw. Ordnungsübergänge im Erleben und kommunikativen Verhalten von Patienten identifiziert (Beirle & Schiepek 2002; Bergmann et al. 2006, 2007; Honermann 2002; Kowalik et al. 1997; Schiepek 1999; Schiepek & Kowalik 1994; 1997; Schiepek et al. 2001; 2003; Tschacher & Grawe, 1996). Schiepek et al 2001 und Honermann 2002 zeigten bei täglich erhobenen subjektiven Einschätzungen von Befindlichkeit und therapiebezogenen Kognitionen innerhalb dreimonatiger stationärer Psychotherapie eine vorübergehende Intensivierung von Fluktuationen und Komplexität der Messreihen, wobei diese Intensivierung mit dem Therapieerfolg in korrelativem Zusammenhang stand. Beirle und Schiepek (2002) nutzten die Methode der Konfigurationsanalyse von Horowitz, um zu zeigen, dass sich »States of Mind«, also affektiv-kognitive Verarbeitungs- oder Erlebniszustände (Ordnungszustände), im Laufe einer Therapie nach dem Prinzip der Selbstorganisation veränderten.

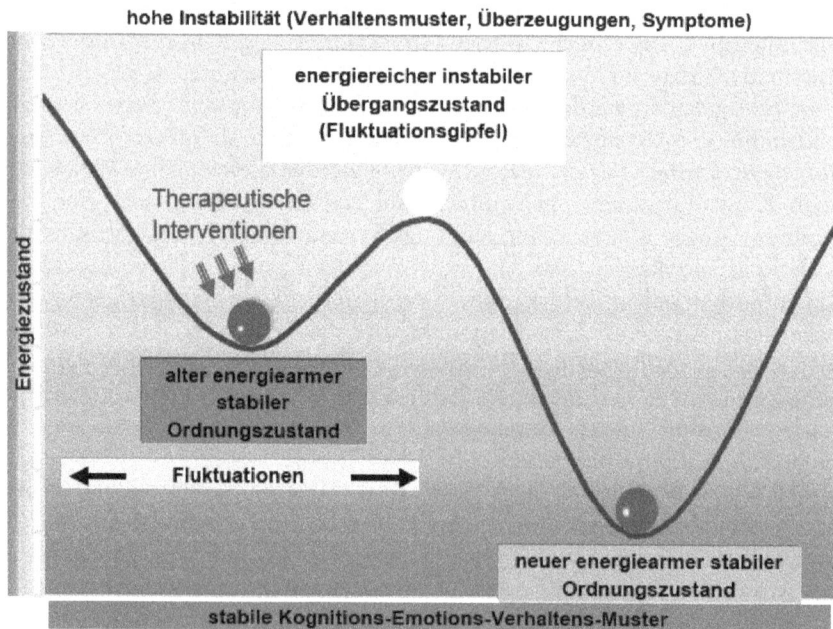

Abbildung 1: Energiemodell (nach Caspar), Psychotherapie als dynamisches selbstorganisierendes System (Chaostheorie, Synergetik)

2 Theoretische Bausteine eines psychodynamischen Veränderungsmodells

An dieser Stelle sollen die für unsere Herangehensweise wesentlichen therapietheoretischen Bausteine unserer Therapiekonzeption kurz skizziert werden.

Ein umfassenderes Konzept – die »Control Mastery Theory« – stammt von Joseph Weiss (Albani et al 1999, 2000; Weiss and Sampson 1986). Weiss geht von der Annahme aus, dass pathogene Überzeugungen, die sich aus Erfahrungen mit den Bezugspersonen der Kindheit entwickeln, normale, wünschenswerte Entwicklungen und Ziele verhindern. Nach dieser Theorie testen Menschen in sozialen Beziehungen unbewusst, ob die gegenwärtigen Sozialpartner sich ebenso verhalten wie die frustrierenden früheren Bezugspersonen. Patienten haben somit eine unbewusste Motivation, ihre pathogenen Überzeugungen in der Beziehung zum Therapeuten zu widerlegen. Sie prüfen, ob korrigierende emotionale Erfahrungen möglich werden.

Krause (1997) sowie Krause et al. (2006 a, b) unterlegen die Theorie mit neuen Ergebnissen emotionspsychologischer Forschungen. Sie weisen auf empirische Forschungsergebnisse der Saarbrücker Arbeitsgruppe hin, wonach sich gesunde Erwachsene in Alltagssituationen an den mikroaffektiven Stil psychisch kranker Personen anpassen und postulieren, dass dies sowohl die Ursache für die Aufrechterhaltung psychischer Störungen als auch die entscheidende Stelle für die Möglichkeit therapeutischer Beeinflussung sei (Krause 1981, Steimer-Krause 1996, Krause 1997, 2006). Erfolgreiche Therapeuten können demnach Beziehungsangebote aufnehmen, die durch das Beziehungsangebot ausgelösten Gefühle jedoch als fremdinduziert wahrnehmen und eine affektiv und sprachlich andere Antwort als die eigentlich erzwungene geben (Krause 2002).

Ein weiterer therapietheoretischer Baustein unserer psychodynamischen Therapiekonzeption ist die Multiple-Code-Theorie (Bucci 1985, 1997). In dieser, von der Kognitionswissenschaft ausgehenden Theorie werden drei informationsverarbeitende Systeme unterschieden: ein symbolisches sowie ein subsymbolisches nonverbales Informationssystem und ein verbales System. Die im subsymbolisch nonverbalen System gespeicherten Emotionsschemata können durch perzeptive Reize stimuliert werden, im symbolisch nonverbalen bildhaft ausgedrückt und über den Prozess der referentiellen Aktivität mit dem verbalen System verknüpft werden, das Kommunikation und assoziative Verarbeitung ermöglicht. Eine vollständige, d. h. störungsfreie Verarbeitung emotionaler Informationen wird erst durch eine Vernetzung der verschiedenen Kanäle möglich, die während der Entwicklung in Auseinandersetzung mit Bezugspersonen zustande kommt. Eine fehlende Vernetzung und/oder Überaktivierung einzelner Kanäle ist eine Grundlage für Störungen (z. B. ausgedrückt durch eine Alexithymie).

Psychotherapie korrigiert die vorhandenen Vernetzungsdefizite. Sie ermöglicht die Aktivierung subsymbolisch repräsentierter emotionaler Schemata und des dazugehörigen emotionalen Erlebens innerhalb der Übertragungsbeziehung. Über den Prozess der Referentiellen Aktivität kommt es zur Verbalisierung und Rekonstruktion maladaptiver Schemata. Die korrigierende Erfahrung innerhalb der therapeutischen Beziehung fördert dann die Entstehung von Einsicht, die über emotional – kognitive Verarbeitungsprozesse zur Neuformulierung der maladaptiver Schemata führt.

Eine Anwendung dieser Theorie auf den therapeutischen Prozess erfolgte durch Mergenthaler (2002). Mit dem Modell des Therapeutischen Zyklus entwickelt Mergenthaler ein eigenes Prozessmodell auf der Grundlage der Multiple-Code-Theorie und den Ergebnissen seiner Textanalyse. Nach Mergenthaler (2002) besteht die therapeutische Arbeit des Patienten darin,

Zugang zu negativer emotionaler Erfahrung zu finden, die zugehörigen Beziehungserfahrungen zu erinnern und zu verbalisieren, positive Aspekte emotionaler Erfahrung zu identifizieren und in zeitlicher Übereinstimmung darüber zu reflektieren. Momente, in denen sowohl ein emotionaler als auch kognitiv-reflexiver Zugang zu konflikthaften Themen besteht, werden dabei als emotionale Einsicht bezeichnet. Sie gelten als Indikator für Veränderungsprozesse im therapeutischen Prozess (Mergenthaler, 2002).

3 Konzeptualisierung kritischer Therapiephasen (Fluktuationen)

Was sind Kriterien für Fluktuation (Instabilität, Phasenübergänge etc.) in der Psychotherapie?

Wie lassen sich affektive und kognitive Instabilitäten konzeptualisieren und erfassen?

Ausgehend von den oben skizzierten Veränderungskonzepten haben wir zwei Hypothesen geprüft.

3.1 Die Darstellung von Phasen hoher Variabilität mit Hilfe psychophysiologischer Parameter

Unter der Annahme, dass sich affektive Prozesse nicht zuletzt in der Variabilität psychophysiologischer Messwerte von Hautleitfähigkeit, Muskelspannung oder Pulsfrequenz zeigen, prüften wir die erste Hypothese:

»*Hohe psychophysiologische Variabilität (Entropie) geht mit klinisch nachweisbaren Veränderungen einher.*«

Dazu wählten wir folgende Versuchsanordnung.

Es wurden sowohl bei Patienten als auch Therapeuten simultan folgende psycho-physiologischen Parameter während 12 Therapien zwischen 15–40 Stunden abgeleitet[*]:

---

[*] Zur Erfassung wurde das Biosignalerfassungsgerät PAR-PORT/M mit der Software PARON V2.3 der Firma PAR-Elektronik GmbH Berlin verwendet. Die Ableitungspunkte wurden entsprechend der Empfehlung in (Handbuch zum System 1996) gewählt. Die Abtastfrequenz war ≥10Hz. Die Werte wurden über ein Zeitintervall von 30s gemittelt.
Um unabhängig vom Niveau der Daten zu sein und einen Vergleich zwischen Therapiestunden zu ermöglichen, wurden die Werte als Differenz zum Vorwert betrachtet, d. h. es werden nur Veränderungen betrachtet. Im Ergebnis dieser Vorüberlegungen erhalten wir für jedes 30s-Intervall in jeder Therapiestunde 4 Werte jeweils für Patientin und Therapeut. Diese Werte wurden getrennt für jeden Parameter so transformiert, dass der Mittelwert gleich 0 und die Varianz gleich 1 ist. Damit haben alle betrachteten Größen die gleiche Wichtung, was einer üblichen Vorgehensweise in der Mustererkennung entspricht (Duda et al. 2001).

- Herzfrequenz
- Muskelspannung (EMG)
- Hautleitfähigkeit als skin conductance response – SCR
- Hautleitfähigkeit als skin conductance level – SCL

Zur Analyse der Daten wurde aufgrund der Nichtlinearität der erzeugten Daten ein künstliches neuronales Netz eingesetzt.

Der hier verwendete Typ war eine Variante der *Self-Organizing Maps* (SOM) (Kohonen 1997). Kurz gefasst kann man sagen, dass SOMs eine adäquate Datenrepräsentation in einem möglichst niedrig-dimensionalen Modell (Hyperkubus) erzeugen, so dass die wesentlichen strukturellen und statistischen Eigenschaften der Daten auf das neue Modell übergehen. Es entspricht damit einer nicht-linearen Hauptkomponentenanalyse (Villmann et al. 2000).

Die Anwendung der oben beschriebenen SOM auf die Daten generiert einen 3-dimensionalen Hyperkubus mit dem Kantenlängenverhältnis von 7:5:5, d. h. die Daten sind nichtlinear korreliert und lassen sich nichtlinear auf einen dreidimensionalen Vektor projizieren (3 wesentliche nichtlineare Hauptkomponenten). Interpretiert man nun die 3 Werte des Projektionsvektors als Farbintensitäten der Farben Rot, Grün und Blau, kann man jedem Datenvektor mittels seines Projektionsvektors eine Farbe zuordnen. Die Topologieerhaltungseigenschaft der SOM zusammen mit der Kontinuität des Farbspektrums garantiert nun, dass ähnliche psychophysiologische Veränderungen (d. h. ähnliche Datenvektoren) ähnlichen Farben entsprechen und umgekehrt. In dieser Art und Weise kann man also jedem Zeitpunkt der Therapie (30s-Intervall) jeweils eine Farbe für Patient und Therapeut zuordnen und somit eine Farbdarstellung des Therapieverlaufs erhalten. Dabei kodiert jede Farbe ein ganz bestimmtes Änderungsmuster der Parameter. Durch weitere Operationen kann die Wahrscheinlichkeitsdichte der Farben für eine bestimmte Therapiestunde betrachtet werden.

Für die Farbwahrscheinlichkeitsdichte berechnen wir die Entropie. Die Entropie ist maximal, wenn die Farben gleich verteilt sind (maximale Variabilität) und gleich 0, wenn nur eine Farbe auftritt.

Die jeweils bei Patient und Therapeut berechneten Entropiekurven in den von uns dargestellten 12 Therapieverläufen lassen beim jetzigen Stand der Auswertung vermuten, dass Phasen hoher Entropie auf veränderungsrelevante Therapiekonstellationen hinweisen können.

In weiteren Berechnungen zeigte sich, dass die psycho-physiologischen Reaktionen von Patientin und Therapeut in ihrer Variabilität korrelieren, was vermutlich mit der Intensität der Übertragungsbeziehung zusammenhängen dürfte (Web-Abbildung 1 und Text im Internet unter *www.koerperpotenziale. de*).

3.2 Die Darstellung von Phasen hoher Komplexität durch textanalytische Parameter (Emotionale Tönung und Abstraktion)

In der folgenden Studie gehen wir von der Annahme aus, dass sich die Charakteristik psychotherapeutischer Verläufe anhand der textanalytischen Variablen Emotionale Tönung und Abstraktion abbilden lässt.

Durch eine Beschreibung sowohl des theoretischen Prozessmodells von Bucci und Mergenthaler als auch des synergetischen Veränderungsmodells mittels dieser textanalytischen Parameter an einer Stichprobe überprüften wir die zweite Hypothese:

»Es existiert ein zeitlicher Zusammenhang zwischen Emotionaler Einsicht als Indikator therapeutischer Veränderung nach dem Modell des Therapeutischen Zyklus (angezeigt durch das Sprachmuster des Connecting mit hoher Emotionaler Tönung und Abstraktion) und Phasen kritischer Fluktuation dieser textanalytischen Parameter als veränderungssensible Phasen des synergetischen Veränderungsmodells.«

Die computergestützte Textanalyse nach Mergenthaler

Computergestützte Textanalysen analysieren Texte im Hinblick auf das Vorkommen definierter Wortformen.

Die Textanalyse nach Mergenthaler quantifiziert das Konstrukt der (positiven und negativen) Emotionalen Tönung (Wortformen, die geeignet sind, Affekte auszudrücken, aber nicht unbedingt einen Affekt repräsentieren), das der Abstraktion (Anzeigen des Reflektierens eines Gefühls oder eines Sachverhalts) und die sogen. referentielle Aktivität (Erzählen von Beziehungsepisoden – Verbindung zwischen verbalen und nonverbalen Kodierungssystemen im Langzeitgedächtnis) (Mergenthaler, 1997, 2002).

Das Modell des Therapeutischen Zyklus nach Mergenthaler

Mergenthaler beschreibt sein theoretisches Prozessmodell (siehe oben) ausschließlich anhand der Ergebnisse seiner Textanalyse.

Über das quantitative Zusammenspiel der textanalytischen Parameter Emotionale Tönung und Abstraktion bildet er vier Emotions-Abstraktionsmuster (Abb. 2) (Mergenthaler 2002).

46

Relaxing	Experiencing	Reflecting	Connecting
Emotion u. Abstraktion _unter_ d. Mittelwert	Emotion _über_, Abstraktion _unter_ d. Mittelwert	Emotion _unter_, Abstraktion _über_ d. Mittelwert	Emotion u. Abstraktion _über_ d. Mittelwert

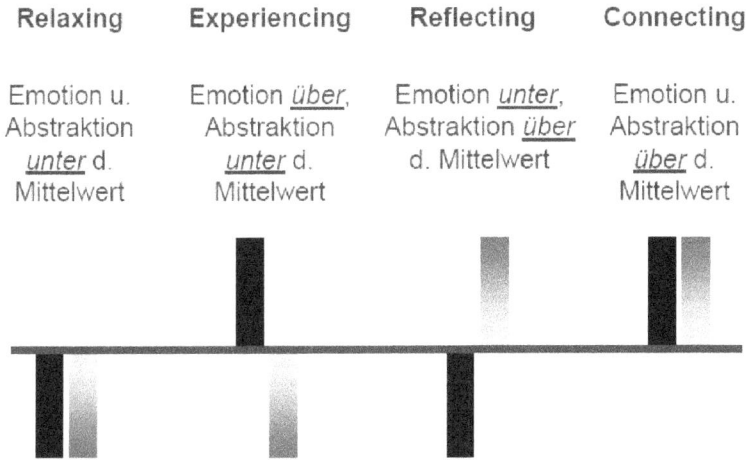

Beispiel für graphische Darstellung nach z-Transformation am Mittelwert

■ Emotionale Tönung
■ Abstraktion

Abbildung 2: Die vier Emotions-Abstraktionsmuster nach Mergenthaler

Im idealen Therapieverlauf wird die Abfolge der Emotions-Abstraktionsmuster entsprechend dem theoretischen Prozessmodell vom zyklischen Verlauf der zugrunde liegenden Variablen bestimmt. Der therapeutische Prozess beginnt mit einer Relaxing-Phase. Die zu Beginn einer Therapiestunde häufig vorherrschenden negativen Emotionen (negatives Experiencing) wecken Erinnerungen an Beziehungsepisoden, die erzählt werden (erhöhte Referentielle Aktivität), wodurch eine stärkere positive Emotionale Tönung (Experiencing) entstehen kann. Dies bringt das Neue hervor. Das Sprachmuster des Connecting mit einer überdurchschnittlich hohen Ausprägung der Variablen Emotionale Tönung und Abstraktion gilt nach Mergenthaler (1997, 2002) als Operationalisierung der emotionalen Einsicht und damit als textanalytischer Marker für Veränderungsprozesse im Therapieverlauf (Abbildung 3).

Ermittlung der lokalen Komplexität

Um veränderungssensible Momente entsprechend des synergetischen Therapiemodells in dieser Untersuchung zu kennzeichnen, ist es notwendig, kritische Fluktuationen der textanalytischen Parameter Emotionale Tönung und Abstraktion zu bestimmen. In der vorliegenden Untersuchung wurde dafür die zeitliche Änderung der Variablen Emotionale Tönung und Abstraktion innerhalb einer Therapiestunde erfasst. Die Zeitreihen dieser Variablen innerhalb einer Stunde (über Wortblöcke von je 500 Wörtern) wurden hinsichtlich ihrer mathematischen Komplexität untersucht. (Die lokale Komplexität C ist das Produkt aus der Fluktuationsintensität F und der Messwerteverteilung D über die zur Verfügung stehende Skala (C = F x D).

Die Komplexität der Interaktionen ist dabei hohen Fluktuationen unterworfen (Web-Abbildung 2 und Text im Internet unter *www. koerperpotenziale.de*).

Unter der Modellannahme, dass während einer Therapie überwiegend ein stabiler Zustand herrscht, können überdurchschnittlich hohe Komplexitätswerte der Zeitreihe einer Therapiestunde als Indikatoren für instabile Zustände der betreffenden Variable während dieser Stunde gelten. Als Schwellwert definieren wir hier in Anlehnung an Schiepek et al. (2003) die Abweichung von mehr als einer Standardabweichung vom Patientenmittelwert der Komplexität.

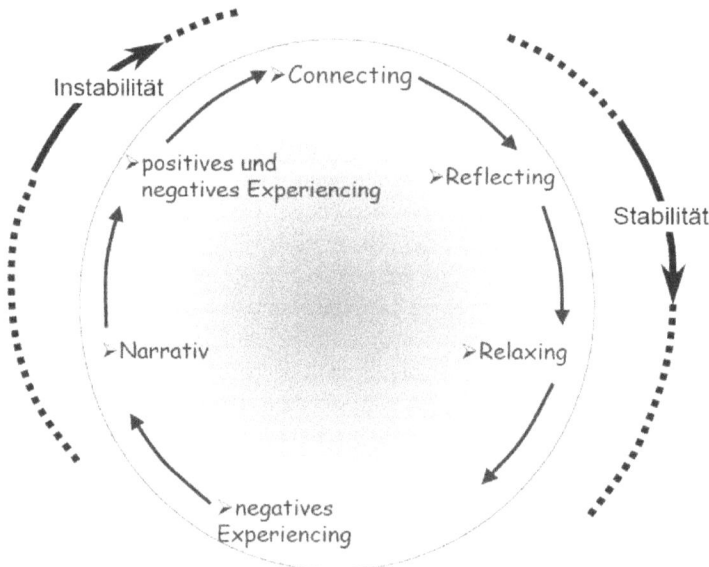

Abbildung 3: Der Therapeutische Zyklus (Mergenthaler) und das synergetische Veränderungsmodell

Stichprobe und Methoden

Untersucht wurden insgesamt 10 tiefenpsychologisch fundierte Einzelkurzzeitpsychotherapien von Patientinnen mit einem Durchschnittsalter von 28,9 Jahren (Bereich: 21–42, SD: 6,7). Alle Patientinnen befanden sich in einer stationären oder teilstationären multimodalen Psychotherapie und durchliefen im Rahmen des Projektes eine Phase hochfrequenter Einzeltherapie von 15–38 Sitzungen mit drei bis fünf Einzelgesprächen pro Woche unter Ausschluss aller anderen therapeutischen Interventionen. Sämtliche Gespräche aus der Einzeltherapiephase wurden vollständig videographiert und transkribiert.

Mit Hilfe der computergestützten Textanalyse nach Mergenthaler wurden die Emotions-Abstraktionsmuster pro Stunde bestimmt. Für die Bestimmung kritischer Fluktuationen wurden Zeitreihen der relativen Häufigkeiten von Emotionaler Tönung und Abstraktion innerhalb jeder Stunde gebildet und darüber die Komplexität und ihre kritischen Schwellwerte ermittelt.

Ergebnisse:

Das Ergebnis bestätigt unsere Hypothese eines überzufälligen zeitlichen Zusammenhanges des Emotions-Abstraktionsmuster Connectings mit dem Auftreten kritischer Fluktuationen der textanalytischen Parameter Emotionale Tönung und Abstraktion (Abbildung 4).

Zuordnung der Emotions-Abstraktions-Muster zu Stunden mit kritischer Instabilität

	insgesamt	in kritisch instabilen Stunden		außerhalb kritisch instabiler Sunden	
Stunden	206	66		140	
Relaxing A	52	13	19,7%	39	27,9%
Reflecting B	49	12	18,2%	37	26,4%
Experiencing C	50	11	16,6%	39	27,9%
Connecting D	55	30	45,4%	25	17,9%

Abbildung 4: Emotions-/Abstraktionsmuster und kritisch instabile Stunden
Dies spricht für eine Konsistenz beider Therapiemodelle und unterstreicht die Bedeutung sowohl des Emotions-Abstraktionsmusters Connecting als auch des Auftretens kritischer Fluktuationen im Zusammenhang mit therapeutischer Veränderung. Zukünftig wird zu untersuchen sein, ob mit dem

zeitlichen Zusammentreffen von Connecting und kritischen Fluktuationen wirklich klinische Veränderungen einhergehen und ob sich Connectingstunden durch das Auftreten kritischer Fluktuationen in ihrem Veränderungspotential differenzieren lassen.

4 Ein klinisches Beispiel

Ich möchte Ihnen anhand einer Einzelfallstudie einen Einblick in unsere aktuelle Forschungsarbeit geben. Es soll die *komplexe psychophysiologische Interaktion* von Patient und Therapeut im Zusammenhang mit Sprachmustern während einer psychodynamischen Einzeltherapie dargestellt werden. Auf die psychologische Verlaufsdiagnostik werde ich nicht eingehen.

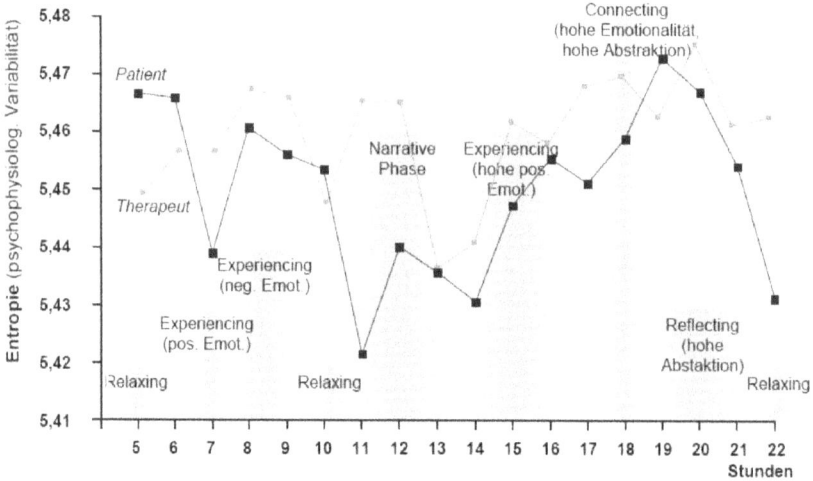

Abbildung 5: Entropiekurven (psychophysiologische Variabilität) von Patientin und Therapeut sowie Sprachmuster der Patientin (Therapieausschnitt 5. – 22. Stunde)

Unsere Studie betrachtet die Therapie (manualisierte panikfokussierte psychodynamische Psychotherapie (PFPP) nach Milrod, Busch, Cooper, Shapiro) einer 23-jährigen Frau mit Angst und phobischen Störungen und einer Borderline-Persönlichkeitsstörung. Jede der 37 Stunden wurde videographiert und psychophysiologisch mit der obengenannten Technik aufgezeichnet. Klinisch gingen wir folgendermaßen vor. Als erstes haben wir versucht, Therapiestunden zu identifizieren, in denen neue Einsichten oder bis dahin nicht beobachtete Übertragungswünsche aufgetreten sind, die auf stattgehabte Veränderungsprozesse hindeuten. Auf diese Weise wurden 2 Abschnitte (10./11. sowie 22. Stunde) als besonders bemerkenswert gekennzeichnet. In einem zweiten Schritt wurden sämtliche Stunden zunächst verschriftet und im Computer sprachanalytisch ausgewertet. In den einzelnen Stunden wurde jeweils das dominante Sprachmuster bestimmt und danach der Nachweis des von Mergenthaler beschriebenen sogenannten therapeutischen Zyklus über die gesamte Therapie hinweg versucht. In der folgenden Abbildung sehen Sie eine Charakterisierung des uns besonders interessierenden Therapieausschnittes zwischen 5. und 22. Stunde, in dem die Stunden 10/11 und 22 den oben beschriebenen neuen Qualitäten der Therapeut-Patient-Beziehung und der Einsichtsbildung entsprechen. Diese beiden Abschnitte sind eindeutig durch das Sprachmuster des Relaxing gekennzeichnet, also geringe emotionale Tönung und geringe Abstraktion. Hier ist also ein Prozess zu einem vorläufigen Abschluss gekommen. Es drückt sich lediglich eine stattgehabte Veränderung aus.

Betrachten wir den Verlauf über den gesamten Therapieausschnitt, sehen wir folgende Reihenfolge jeweils dominierender Sprachmuster. Nach der 1. Phase des Relaxing werden im Therapieprozess nacheinander Sprachmuster mit emotionaler Tönung ohne wesentliche Reflexion emotionaler Inhalte deutlich. Nur kurz unterbrochen durch eine vorübergehende Relaxing-Phase in Stunde 10 schließt sich – wie Mergenthaler meint, induziert durch das negative Experiencing – eine längere Phase narrativen Sprachstils an, gefolgt von einer positiven emotional getönten Experiencing-Phase. Diese längere Phase des Erlebens und sprachlichen Ausdrucks mehr positiver als negativer Emotionen (Experiencing) mündet schließlich in Stunde 18 in eine sogenannte Schlüsselstunde nach Mergenthaler, in der zusätzlich zur emotionalen Tönung die Fähigkeit zur sprachlichen Abstraktion des Erlebten tritt, also das Sprachmuster des Connecting. Dieser Zustand des Connecting wird – rein sprachlich betrachtet – schon in der nächsten Stunde durch das Muster des 3 Stunden währenden Reflecting abgelöst, also des Vorherrschens eines abstrahierenden Sprachstils, womit eine Art »kognitiver Verankerung« der emotionalen Neuerfahrung einhergeht. In der anschließenden »Relaxingstunde« finden sich, wie bereits erwähnt, sowohl eine neue Qualität der Therapeut-Patient-Beziehung als auch neue Einsichten und Wünsche.

Versuchen wir nun, diese, dem Kliniker eher zugänglichen Aspekte sprachlichen Verhaltens zu ergänzen um die Betrachtungsweise der psychophysiologischen Veränderungen in diesem Prozess. Zunächst soll der Verlauf der Entropie, bzw. die psychophysiologische Variabilität getrennt nach Patientin und Therapeuten dargestellt werden. Es ist unschwer zu erkennen, dass beide Kurven insgesamt hochsignifikant korreliert sind, obwohl es mehrere Ausnahmen gibt, wo sich beide Kurven gegenläufig verhalten. Betrachten wir zunächst die Kurve der Patientin.

Das Ausmaß der Variabilität korreliert im Allgemeinen positiv mit der sprachlichen Ausprägung hoher emotionaler Tönung, folgt jedoch nicht in jedem Fall ihrer Verringerung in den Relaxing-Episoden. Relaxing-Phasen im Anschluss an solche mit hoher emotionaler Tönung zeigen hinsichtlich der psychophysiologischen Variabilität keinen Gleichklang. Nur im Falle der bereits erwähnten Relaxing-Stunde 22, die erst 3 Stunden, in denen die Patientin bei geringer emotionaler Tönung reflektiert, nach dem Connecting folgt, gibt es eine solche Übereinstimmung niedriger emotionaler Tönung mit psychophysiologisch geringer Variabilität. D. h. auf der somatischen Ebene scheint sich nach einer Schlüsselstunde, die zu einer deutlichen Veränderung der Beziehung führt, noch etwas im Sinne hoher Erregung abzuspielen, dessen Charakter und Funktion aufklärungsbedürftig ist.

Betrachten wir die zwei Relaxing-Episoden der 5. und 10./11. Stunde, scheint die Zeitspanne des Reflektierens zu fehlen, während der sich die hohe psychophysiologische Variabilität dämpfen könnte, so dass wir auf sprachlicher Ebene unterdurchschnittliche emotionale Erregung, auf somatischer Ebene dagegen anhaltende Variabilität beobachten können.

Unter Berücksichtigung klinischer, somatischer und sprachlicher Merkmale wäre also der Zustand in Stunde 22 am ehesten als qualitativ ganzheitlich anderer Zustand insgesamt niedriger Entropie zu bezeichnen.

Lassen sich diese Beobachtungen innerhalb einer Veränderungstheorie verstehen, die der Komplexität und Nichtlinearität von Veränderungsprozessen in der Psychotherapie Rechnung trägt?

Versuch der Integration unserer Beobachtungen anhand einer Theorie dynamischer Systeme

Versuchen wir eine Betrachtung des Geschehens, indem wir den psychotherapeutischen Prozess als Veränderung von Ordnungszuständen eines dynamischen Systems beschreiben, als dass wir das Therapeut-Patient-Interaktionssystem zweifellos verstehen können. Zwangsläufig auftretende Ordnungszustände, die wir bei Patienten in Form von repetitiven, maladaptiven Beziehungsmustern als Folge der Übertragung sehen, werden als Attraktoren bezeichnet. Attraktor deshalb, weil er viele Subsysteme des Patienten »anzieht« und pathologisch ordnet und andererseits durch ein spezifisches Verhaltensmuster – nämlich die Inszenierung der Übertragung – auch den Sozialpartner in das System hineinzieht. Krause betrachtet einen solchen Attraktor (also die Übertragung bzw. deren Inszenierung) selbst als eigentliche Störung und dessen Veränderung als Therapie. Dieser zwangsläufige Ordnungszustand oder Attraktor ist so lange stabil, als sich der Sozialpartner dessen Zwangsläufigkeit beugt.

Im Falle sogenannter Fluktuationen können ähnliche Ursachen unterschiedliche Wirkungen haben. Das Verhalten bewegt sich zwar in bestimmten Grenzen, ist aber innerhalb dieser Grenzen nicht vorhersehbar. Relevante Veränderungen des Gesamtsystems ergeben sich dann, wenn Fluktuationen so stark werden, dass diese Grenzen überschritten werden und das System einen neuen Ordnungszustand erreicht.. Es gibt inzwischen eine beträchtliche, empirisch gestützte Evidenz, dass eine solche Fluktuation nur entsteht, wenn im Rahmen einer sicheren und sichernden therapeutischen Beziehung eine ungewohnte emotionale Erfahrung ermöglicht wird, wie es der Fall ist, wenn ein Übertragungsmuster – der Attraktor – durch ein nicht der Erwartung des Patienten entsprechendes Verhalten des Therapeuten seine problematische Funktionalität einbüßt und ein beträchtlicher Regulierungsbedarf, d. h. auch eine Zunahme der manipulativen Beziehungen, entsteht. In unserem analytischen Vokabular würde dies heißen: der Therapeut verlässt seine bisherige, dem Übertragungsangebot komplementäre, Rolle (- er widersetzt sich dem Attraktor -) und ermöglicht so eine neue Beziehungserfahrung.

In der bisherigen Psychotherapieforschung werden solche Phasen in unterschiedlicher Weise beschrieben. So ist von Neubeginn die Rede, wenn ein kollusives Beziehungsmuster beendet und durch eine direktere paritätische Kommunikationsform ersetzt worden ist. Weiss et al. nennen diese entscheidenden Stellen in jeder Behandlung »vom Therapeuten bestandene Bewährungsproben oder Tests«, die empirisch nachweisbar zu qualitativen Veränderungen der emotionalen Reaktionsweise des Patienten und des Interaktionssystems führen.

Vermutlich können Phasen des Connecting nach Mergenthaler den Beginn eines Veränderungsprozesses anzeigen.

Psychophysiologisch scheint eine hohe Entropie, also ein Zustand beträchtlicher Variabilität der vegetativen Prozesse, ebenfalls auf einen bestehenden Veränderungsprozess des Gesamtsystems hinzuweisen, wobei wir vielleicht von der Dauer der hohen physiologischen Entropie auf die Dauer des eigentlichen Veränderungsprozesses schließen können. Zumindest scheinen in der Entropievariablen Informationen enthalten zu sein, die nicht sprachanalytisch erschlossen werden können, jedoch durchaus klinisch nachvollzogen werden können.

53

Therapietechnische Aspekte des Veränderungsprozesses

Für unsere therapeutische Praxis wäre natürlich einerseits die Frage wichtig, wie jene Bewegung entsteht, die einer relevanten Fluktuation des Systems entspricht und welche therapeutische Technik diesen Prozess unterstützt. Andererseits wäre Wissen darüber notwendig, wie eine Veränderung in einen stabilen neuen Zustand überführt werden kann. Betrachten wir die erste Frage: Wie kommt der Veränderungsprozess in die kritische Phase. Zunächst möchte ich versuchen, aus den Sprachmustern von Patientin und Therapeut Rückschlüsse auf die Technik zu ziehen. Als Bezugspunkt dient uns wiederum die Stunde 18 mit dem dominierenden Sprachmuster des Connecting, das in unseren Augen den Beginn einer Veränderung markiert. Wir müssen also die davor liegenden Stunden betrachten, wenn wir verstehen wollen, warum in dieser Stunde ein qualitativ anderer Zustand eintritt. In den Stunden 15–17 lässt sich die Patientin intensiver auf das Thema ihres jahrelangen Missbrauchs durch einen im alkoholisierten Zustand gewalttätigen Vater ein und bemüht sich zu verstehen, warum sie, ihre Mutter und ihre Schwester sich einerseits nicht gewehrt haben und andererseits ihr Körper von ihr bis heute nicht als zu sich gehörig wahrgenommen und empfunden werden kann.

Selbstverständlich können wir zur Frage der hier bedeutsamen therapeutischen Technik – ebenso wie bei allen anderen Parametern – nur fallbezogene Vermutungen anstellen. Sicher führen mehrere Wege nach Rom, in unserem Fall scheint jedoch eine Technik eine große Rolle zu spielen, die ein komplementäres Angebot zur Kompensation eines Defizits der Patientin enthält und einer Hilfs-Ich-Funktion des Therapeuten entspricht.

Das Sprachmuster des Connecting, also das gemeinsame Auftreten einer hohen emotionalen Tönung (Experiencing) mit hoher Abstraktion der Sprache (Reflecting), lässt sich nämlich bereits vor der 18. Stunde in den Stunden 15–17 in gleicher Intensität ausmachen, wenn wir aus den Sprachmustern von Patientin und Therapeuten ein gemeinsames Muster produzieren. Immer dann, wenn die Patientin ein überdurchschnittliches Experiencing zeigt, tritt der Therapeut mit seinem Reflecting hinzu und gibt der emotionalen Äußerung der Patientin eine begriffliche Struktur. Projiziert man die beiden Sprachmuster übereinander, erkennt man bereits in diesen Stunden eine hohe Connecting-Aktivität. Analysiert man diese Stunden mit den herkömmlichen Mitteln der klinischen Betrachtung der Patient-Therapeut-Interaktion anhand der Videoaufzeichnung und der Verbatimprotokolle, findet man im Wesentlichen drei durchgängige therapeutische Strategien. Zum einen bestätigt sich eine durchgängige Hilfs-Ich-Funktion des Therapeuten nicht nur in der zur Verfügungstellung der Funktion des Reflecting sondern auch in der Annäherung an negative Affekte wie Wut. Zum anderen baut sich ein Übertragungs-Gegenübertragungs-Muster auf, das Aspekte der pathogenen Familienbeziehung enthält. Auf Seiten der Patientin steht ihre gefühlsmäßige Ambivalenz, ihr Angewiesensein und ihre Ohnmacht im Vordergrund. Mutter und Schwester schauen in Gestalt meiner Mitarbeiter dem Geschehen passiv zu. Der Therapeut hat Mühe, die anfängliche Gegenübertragungseinstellung der übermäßigen Vorsicht und die Angst vor einer kompromittierenden Öffentlichkeit zu überwinden und die Patientin direkt zu berühren. Schließlich gelingt es jedoch, konsequent die aktuellen konfliktträchtigen Beziehungen innerhalb, aber auch außerhalb der Therapie zu fokussieren.

Zur zweiten Frage, wie kann eine Veränderung etabliert, d. h. in einen stabilen neuen Zustand überführt werden.

Nach unserem ersten Eindruck ist das Connecting der Stunde 18 der Beginn eines Prozesses, der sich mit der sprachanalytischen Methode von Mergenthaler nicht abbilden lässt. Allerdings deutet der Verlauf der psychophysiologischen Variabilität auf die Existenz von Prozessen hin, die in beiden Interaktanden ablaufen und auch im Verbatimprotokoll der folgenden Stunden nachvollziehbar sind. Dieser Prozess lebhafter Interaktion mit hoher Ausprägung der physiologischen Reagibilität strebt einem Höhepunkt in Stunde 21 zu, in der die Patientin ihre Hilflosigkeit im Zuge einer sehr direkt geführten Auseinandersetzung überwindet, sich einerseits klar abgrenzt und andererseits ihre Ansprüche artikuliert. Erst danach ergibt sich in der 22. Stunde ein Zustand, in dem die Entropie schlagartig niedrigste Werte erreicht und gleichzeitig erstmalig Erkenntnisse über den Zusammenhang zwischen frustrierenden Situationen und dem Auftauchen von Angst und phobischen Erscheinungen an Stelle der Somatogenietheorie auftauchen.

Es scheint so, als ob erst die Realisierung der bis dahin abgewehrten Impulse in der therapeutischen Situation selbst die Etablierung des bereits in der Phantasie antizipierten autonomen Verhaltens bewirkt.

5 Zusammenfassung

Die von uns verwendeten physiologischen und sprachanalytischen Parameter ermöglichen Rückschlüsse auf relevante emotionale Prozesse in psychotherapeutischen Beziehungen. Hohe Entropie physiologischer Parameter und hohe Komplexität sprachanalytischer Variablen indizieren mit ziemlicher Sicherheit eine Instabilität des Systems, die Grundlage für Veränderung sein kann. Ein synchroner Verlauf hoher psychophysiologischer Variabilität (Entropie) bei Patient und Therapeut weist ebenso wie eine bestimmte sprachanalytische Konstellation auf kritische Therapiephasen hin und bildet somit Aspekte der Dramatik des psychotherapeutischen Prozesses ab.

Für die Forschungspraxis ergibt sich die Möglichkeit, weitere Beschreibungsebenen, d. h. andere Systemvariablen auf Phasen erhöhter Fluktuation mit den beschriebenen Methoden zu untersuchen sowie Kontrollparameter und Phasenübergänge genauer zu charakterisieren.

1.4 Gerald Hüther
Das Gehirn denkt, der Körper lenkt – Embodiment und die Wiederentdeckung des Körpers

Dass körperliche Veränderungen zentralnervöse Auswirkungen haben und deshalb auch zu psychischen Veränderungen führen können, ist banal und gehört zur Alltagserfahrung eines jeden Menschen. Dass uns dieser Zusammenhang normalerweise immer nur dann bewusst wird, wenn es zu spürbaren Störungen körperlicher Prozesse kommt, ist ebenso banal. Er leitet sich zwangsläufig aus der Funktionsweise zentralnervöser Verarbeitungsmechanismen ab: Damit ein Aktionspotential in peripheren Nervenzellen aufgebaut und als Impuls zum Gehirn weitergeleitet werden kann, muss es zu einer hinreichend starken Verschiebung des bisherigen Zustandes (des intra- und extrazellulären Ionengleichgewichtes) an der Außenmembran dieser Nervenzellen kommen. Wenn die Erregung das Hirn erreicht, kommt es zur Aktivierung bestimmter neuronaler Netzwerke und damit zum Aufbau eines charakteristischen Reaktions- oder handlungsleitenden Erregungsmusters. Wird die sich ausbreitende Erregung so intensiv, dass sie auch subkortikale, limbische und hypothalamische Hirnbereiche erfasst, so kommt es zur Aktivierung sog. Notfallreaktionen (Erstarrung, Flucht etc.). Hierzu zählen auch die neuroendokrinen Stress-Reaktionen (Übersicht Hüther 1996, 1997).

Eine länger andauernde Störung körperlicher Prozesse führt zur Anpassung zentralnervöser Verarbeitungsmechanismen. Das ist nicht ganz so banal und auch nicht immer offensichtlich. Es kommt dann zu neuroplastischen Umformungs- und Reorganisationsprozesse all jener neuronalen Netzwerke und synaptischen Verschaltungsmuster, die von der körperlichen Störung direkt oder indirekt betroffen sind. Besonders gut untersucht sind solche Reorganisationsprozesse im sensomotorischen Kortex nach Extremitätenamputationen.

Aber auch alle akuten Veränderungen der Anflutung unterschiedlichster chemischer Stoffe beeinflussen die Funktion des Gehirns als Gesamtes oder

der einzelnen Hirnbereiche auf mehr oder weniger spezifische Weise. Dazu zählen Nährstoffe und Metaboliten, Sauerstoff und Spurenelementen, die durch Funktionsstörungen peripherer Organe (Darm, Leber, Nieren, Pankreas, Lunge) bedingt sind oder hormonelle, durch veränderte Drüsenfunktionen hervorgerufene Inbalancen. Auch diese körperlichen Veränderungen führen zu entsprechenden Anpassungen der davon betroffenen neuronalen Regelkreise und synaptischen Verbindungen, wenn sie über längere Zeit fortbestehen. Wie dramatisch diese Auswirkungen werden können, machen die z. T. massiven Hirnentwicklungsstörungen bei Kindern mit angeborenen oder erworbenen Stoffwechselstörungen deutlich (z. B. unbehandelte Phenylketonurie).

Die Liste der Einflussmöglichkeiten körperlicher Veränderungen auf zentralnervöse Leistungen ist in den letzten Jahren immer länger und umfassender geworden. Relativ neu ist beispielsweise die Erkenntnis, dass es bei immunologischen Reaktionen zur Bildung einer ganzen Reihe von Signalstoffen kommt, die ihrerseits im ZNS exprimierte Rezeptoren aktivieren und auf diese Weise bestimmte zentralnervöse Leistungen modulieren können. Auch erst in den letzten Jahren ist bekannt geworden, dass wichtige, im Hirn gebildete und als Modulatoren freigesetzte Peptidhormone auch im Darm und von anderen inneren Organen produziert werden. Diese gelangen als humorale Signalstoffe zum Hirn und können dort die Aktivität spezifischer neuronaler Netzwerke und damit psychische Zustände beeinflussen. Es ist davon auszugehen, dass in Zukunft noch eine ganze Reihe derartiger neuroaktiver Signalstoffe entdeckt werden, die aus dem Körper stammen und als Folge der veränderten Funktion einzelner Organe und Organsysteme vermehrt oder vermindert gebildet werden. Es ist auch absehbar, dass künftig noch viel besser und genauer beschreibbar wird, wie bestimmte körperliche Veränderungen über sensorische Afferenzen in ganz bestimmte Hirnbereiche weitergeleitet und miteinander verknüpft werden, wie es zur Entstehung spezifischer Erregungsmuster in einzelnen Neuronenverbänden kommt, und wie dadurch psychische Prozesse beeinflusst werden. All dieses neu hinzukommende Wissen wird dazu beitragen, dass sich noch detaillierter beschreiben lässt, welche psychischen Auswirkungen bestimmte körperliche Veränderungen haben.

Das Gleiche gilt auch umgekehrt für die Folgen und Auswirkungen psychischer Veränderungen auf den Körper. Dass Stimmungen, Intentionen, psychoaffektive Zustände oder emotionale Reaktionen körperliche Prozesse beeinflussen, ist ebenfalls eine banale und tagtägliche, am eigenen Leib spürbare Erkenntnis. Auch hier gilt die Regel, dass diese Auswirkungen immer dann besonders deutlich – und meist auch erst dann bewusst – werden, wenn es zu einer massiven Störung des seelischen Gleichgewichtes, d. h. zu einer Aktivierung der sog. emotionalen Zentren, des limbischen Systems, im Gehirn kommt. Das ist immer dann der Fall, wenn eine Wahrnehmung gemacht wird, die nicht zu dem passt, was die betreffende Person in dieser Situation erwartet. Wird die betreffende Wahrnehmung beim Vergleich mit den bisherigen Erfahrungen als bedrohlich bewertet, so kommt es zur Aktivierung einer ganzen Kaskade von Notfall-Reaktionen, deren körperliche Auswirkungen allzu offensichtlich sind. Fällt die Bewertung der betreffenden Wahrnehmung (oder einer eigenen Leistung) deutlich besser aus als die aufgrund eigener Vorerfahrungen abgeleiteten Erwartungen, so kommt es zur Aktivierung insbesondere solcher Bereiche des limbischen Systems, die zur Stimulation des ventralen Tegmentum und des dort lokalisierten dopaminergen (Belohnungs-) Systems (Nc. accumbens) führen.

Jede Aktivierung emotionaler Bereiche des Gehirns hat spürbare körperliche Auswirkungen. Im Fall der Tränendrüsen führt die subjektive Bewertung eines Ereignisses zum gleichen Effekt, und zwar unabhängig davon, ob ein bestimmtes Erlebnis als bedrohlich für die eigene Stabilität (Verlust) oder als unerwartet positiv (Zuwachs an eigener Stabilität) eingeschätzt wird: Tränen fließen, entweder aus Trauer und Verzweiflung oder aber vor Freude und Rührung. Andere körperliche Reaktionen, etwa die Veränderung des Muskeltonus fallen eindeutiger aus: Es kommt zur Anspannung, bis hin zur Verspannung, bei Bedrohung und Angst, und zur Entspannung und Lockerung bei Zufriedenheit und Wohlgefühl. Alle großen peripheren, integrativen Regelsysteme, i. e. das autonome Nervensystem, das kardiovaskuläre System, das Immunsystem und das endokrine System, werden von neuronalen Regelkreisen im Hirnstamm bzw. im Hypothalamus gesteuert und sind in ihrer Aktivität durch Afferenzen des limbischen Systems leicht beeinflussbar. Deshalb führt die mit jeder subjektiven, positiven oder negativen Bewertung einhergehende Aktivierung des limbischen Systems zu sehr komplexen körperlichen Reaktionen. Das dopaminerge Belohnungssystem ist nur kurzzeitig aktivierbar. Die vermehrte Dopaminfreisetzung hat aber eine stabilisierende, bahnende Wirkung auf all jene neuronalen (kognitiven und affektiven) Verschaltungsmuster in den Projektionsgebieten dopaminerger Afferenzen (neurotrophe Wirkung), die zur erfolgreichen Lösung eines Problems aktiviert werden. Bei Ereignissen, die subjektiv als bedrohlich bewertet werden, wird das HPA-System aktiviert. Dauert diese subjektiv empfundene Bedrohung über längere Zeiträume an, bleibt das System dementsprechend aktiviert. Unter diesen Bedingungen kommt es zu langfristigen adaptiven Veränderungen in all jenen Organen und Organsystemen (adrenale Hyperplasie, Osteoporose), deren Funktion durch Glukokortikoide moduliert wird.

Das Gleiche gilt auch für die fortgesetzte Aktivierung archaischer Notfallreaktionen (Furcht, Erstarrung, Angriff) und die damit einhergehenden Veränderungen von Körperhaltung und Muskeltonus (chronische Verspannungen).

Häufige psychische Belastungen sind mit wiederholter Aktivierung des SAM-Systems verbunden. Die damit einhergehende übermäßig häufige Ausschüttung von Katecholaminen führt zu langfristigen Veränderungen der Funktion und der Struktur einzelner Organe (chronisch entzündliche Erkrankungen). All diese Beispiele machen deutlich, wie stark psychische, insbesondere negative emotionale Bewertungen und die dadurch in Gang gesetzten Reaktionen in der Lage sind, körperliche Prozesse, die Aktivität, die Funktion und letztlich auch die Struktur einzelner Organe und Organsysteme nicht nur akut, sondern auch langfristig zu verändern. Auch das ist im Grund eine banale Erkenntnis. Interessanter ist es, die Mechanismen dieser gegenseitigen Beeinflussung etwas genauer zu betrachten.

Weil das Gehirn über efferente und afferente Nervenbahnen und über den Blutkreislauf mit dem Rest des Körpers verbunden ist, können Signalstoffe vom Gehirn entweder über die Blutzirkulation oder über die Nervenzellfortsätze zu den jeweiligen peripheren Zielzellen gelangen. Umgekehrt erreichen Signale aus dem Körper das Gehirn bzw. bestimmte Bereiche des Gehirns ebenfalls entweder über den Blutweg oder über sensorische Afferenzen. Am Ende dieser verschiedenen Signaltransduktionswege kommt es durch den jeweils abgesonderten Signal- oder Botenstoff (Mediatoren interzellulärer Kommunikation: Hormone, Modulatoren, Wachstumsfaktoren, Transmitter) zur Aktivierung entsprechender Rezeptoren, die an der Zellmembran der jeweiligen Zielzellen exprimiert sind. Im einfachsten Fall führt diese Rezeptoraktivierung zur Öffnung bestimmter Ionenkanäle und verändert durch den Einstrom von K^+- oder Na^+-Ionen lediglich das Membranpotential und damit die Erregbarkeit der nachgeschalteten Zellen, ohne deren Funktion nachhaltig zu beeinflussen. Tiefgreifender und nachhaltiger sind die Auswirkungen der Aktivierung solcher Rezeptoren, die an intrazelluläre Signaltransduktionswege gekoppelt sind. Das ist bei der Mehrzahl der rezeptorvermittelten Wirkungen von Hormonen und Transmittern der Fall. Hier führt die Anbindung des betreffenden Signalstoffes an seinen Rezeptor zur Aktivierung von Enzymen im Zellplasma, die ihrerseits andere Enzyme so verändern (z. B. phosphorylieren), dass sie entweder aktiviert oder inaktiviert werden. Auf diese Weise wird die betreffende Zelle in die Lage versetzt, bestimmte Leistungen stärker und effektiver als bisher zu erbringen und andere dafür zu verringern. Diese Art der Rezeptoraktivierung hat also zur Folge, dass die betreffenden Zielzellen ihre Leistungen an die Veränderung anpassen, die entweder im Körper oder im Gehirn stattgefunden hat. Noch interessanter ist die Wirkung all jener Signalstoffe, die eine rezeptorvermittelte Änderung der Genexpression in ihren jeweiligen Zielzellen auslösen. Hierzu zählen bestimmte Neurotransmitter (z. B. Dopamin), Hormone (z. B. Kortisol) und die sog. Wachstumsfaktoren (z. B. NGF). Diese Signalstoffe wirken als Regulatoren der Genexpression und können auf diese Weise ihre jeweiligen Zielzellen dazu bringen, neue Genprodukte (Enzym- und Strukturproteine) aus bisher nicht exprimierten DNA-Sequenzen herzustellen, und dafür andere Gene stillzulegen. Auf diese Weise werden völlig neue Potentiale in den betreffenden Zellen freigelegt. Diese neuen Fähigkeiten können dann zu tief greifenden und nachhaltigen Veränderungen der bisherigen Struktur und Funktion der betreffenden Zellen führen (Übersicht in Rossi, 2000).

Ähnlich wie wir die Sprache, so benutzen also auch die Zellen unseres Körpers und unseres Gehirns Signale, um sich wechselseitig über ihren jeweiligen Zustand, ihr »Befinden« zu informieren, Veränderungen weiterzumelden, Gefahren und Notlagen zu signalisieren und Unterstützung einzufordern. Und so ähnlich wie wir können auch schon Zellen solche Signale aussetzen, die andere Zellen quasi nur oberflächlich beeinflussen. Sie können aber auch stärkere Signale verwenden und auf diese Weise andere Zellen zu einer Intensivierung bestimmter Leistungen veranlassen. Und schließlich sind auch schon Zellen in der Lage solche Signale auszusenden, die andere Zellen dazu bringen, ihr bisheriges Leistungsspektrum nachhaltig umzugestalten, bisher ungenutzte Potenzen freizulegen, und dafür auf andere Möglichkeiten zu verzichten.

Diese letzte, besonders nachhaltig wirksame Strategie der interzellulären Kommunikation wird während der embryonalen Entwicklung besonders intensiv genutzt, um die während dieser Phasen erforderlichen somatischen und neuronalen Differenzierungsprozesse zu lenken und zu steuern.

Jede Zelle besitzt in ihrem Zellkern gespeichertes Wissen, das sie benutzt, um die Reaktionen, die in ihr ablaufen, zu lenken, und auf das sie zurückgreift, wenn sie in Situationen gerät, die sie zu bestimmten Reaktionen zwingen. Dieser zelluläre Schatz an Erfahrungen besteht aus einer Vielzahl in spezifischer Weise angeordneter Nukleinsäurebausteine (DNA-Sequenzen). Sie dienen bei Bedarf als Matrix, um bestimmte Eiweiße herzustellen. Diese werden anschließend für bestimmte Reaktionen oder für den Aufbau bestimmter zellulärer Strukturen genutzt. Alle embryonalen Zellen haben diesen genetischen Code bei jeder Zellteilung von ihren jeweiligen »Elternzellen« übernommen. Der Ausgangspunkt dieses zellulären Wissens ist das Genom der befruchteten Eizelle. Es wird bei jeder Zellteilung an die jeweiligen Tochterzellen weitergegebenen und ist deshalb für alle Zellen des Embryos identisch.

Im Verlauf der Embryonalentwicklung geraten die durch Zellteilungen neu gebildeten Tochterzellen in unterschiedliche Bereiche des Embryos. Die dort herrschenden lokalen Bedingungen zwingen die betreffenden Zellen dazu, bestimmte Gene intensiver abzuschreiben als andere und bestimmte Leistungen stärker zu entwickeln als andere. Dadurch beginnen sich die Zellen zu spezialisieren, und dabei passen sich auch die im Inneren dieser Zellen ablaufenden Reaktionen immer besser an die jeweiligen Anforderungen an. Auf diese Weise entwickeln sich die verschiedenen Zellen zunehmend zu speziellen, differenzierten Zellen; z. B. zu Haut-, Darm-, Leber-, Muskel-, Drüsen- oder Nervenzellen. Indem nun diese verschiedenen Zellen auf ihrem jeweiligen Entwicklungsweg ganz bestimmte Bereiche ihres mitgebrachten Erfahrungsschatzes (des Genoms) besonders intensiv nutzen – und dafür andere Bereiche ungenutzt lassen – erwerben sie zunehmend spezieller werdende Fähigkeiten. Einer solchen spezialisierten Zelle ist es dann nicht mehr möglich, auf alle von der ursprünglichen befruchteten Eizelle übernommenen Gensequenzen zurückzugreifen. Sie kann fortan nur noch Tochterzellen hervorbringen, die nun ihrerseits bereits von Anfang an darauf festgelegt sind, sich als Haut-, Darm-, Leber-, Muskel-, Drüsen- oder Nervenzellen weiterzuentwickeln. Durch die spezifischen Umgebungsbedingungen hat sich die Zelle also radikal verändert. Sie hat »gelernt«, eine Zelle mit einer bestimmten Funktion zu sein, hat sich an die Erfordernisse ihrer jeweiligen »Lebenswelt« angepasst.

Die wichtigste Voraussetzung für die Ausbildung derartiger Spezialisierungen und die Entstehung eines Beziehungsgeflechtes voneinander abhängiger, einander ergänzender Leistungen innerhalb des embryonalen Zellverbandes ist eine fortwährende wechselseitige Abstimmung der Zellen. Ebenso wie sich Kinder, die in eine Gemeinschaft hineinwachsen, fortwährend über alles informieren, was dort geschieht und worauf es dort ankommt, tauschen auch embryonale Zellen ständig Informationen darüber aus, wie es ihnen geht, was sie gerade machen oder zu tun beabsichtigen. Sie lernen voneinander durch Interaktion und Kommunikation. Dazu benutzen sie die bereits beschriebenen Wirkungen spezifischer Signalstoffe. Anfangs findet dieser ständige Informationsaustausch zwischen den sich immer weiter spezialisierenden Zellen des sich entwickelnden Embryos noch unmittelbar zwischen direkt benachbarten Zellen statt. Später, wenn die ersten Gewebe und Organanlagen entstanden und über ein funktionierendes Blutkreislaufsystem miteinander verbunden sind, gelangen die freigesetzten Botenstoffe über die Blutversorgung auch in weiter entfernte Bereiche des Embryos. Auf diese Weise können auch die Wachstums- und Differenzierungsprozesse, die in den verschiedenen Organen stattfinden, weiterhin sehr genau aufeinander abgestimmt werden

Nach der Gastrulation, die zur Entstehung der drei Keimblätter (Ektoderm, Mesodern und Endoderm) führt, werden bereits früh Zellen (aus denen später die Wirbelsäule entsteht),dazu veranlasst, sich zunächst zu einem rinnenförmigen Gebilde, der Neuralleiste, zusammenzulagern. Diese Zellen sind ekodermalen Ursprunges und werden durch Signalstoffe der Chordazellen, die aus dem Mesoderm abstammen, beeinflusst. Die so entstandene Rinne sinkt dann ein und schliesst sich zum Neuralrohr. Dabei differenzieren sich die ehemaligen Ektodermzellen zu den Vorläufern aller späteren Nervenzellen. Sie heißen jetzt »Neuroblasten«. Durch weitere Zellteilungen entstehen daraus das Rückenmark und das Gehirn. Aus auswandernden Zellen werden später die peripheren Ganglienzellen und die chromafinen Zellen des APUD-Systems. Der entscheidende Schritt während der Entwicklung des Nervensystems ist jedoch nicht die Bildung von Nervenzellen, sondern die Verbindungen, die diese Nervenzellen über die nun auswachsenden Fortsätze mit anderen Nervenzellen und mit den Körperzellen knüpfen.

Etwa ab der 7. Schwangerschaftswoche lässt sich beobachten, wie der in der Fruchtblase schwimmende Embryo erste, noch sehr unkoordinierte Bewegungen ausführt. Das sind eher Zuckungen, die durch die Kontraktion bestimmter Muskeln des Rumpfes und der Extremitäten ausgelöst werden. Zu diesem Zeitpunkt beginnen die Nervenzellfortsätze, die vom Rückenmark und vom Gehirn aussprossen, mit diesen Muskelzellen in Kontakt zu treten. Durch Erregungen können sie zur Kontraktion veranlasst werden. Diese wird durch bestimmte Nervenzellen erzeugt und durch die Wirkung des abgegebenen Signalstoffes (Azetylcholin) übermittelt, der an den Enden ihrer Fortsätze ausgeschüttet wird. Die Muskelspindeln können nun ihrerseits über sensorische Nerven den Dehnungszustand des Muskels an das Rückenmark und das Gehirn zurückmelden. So entstehen die ersten Verknüpfungen zwischen den motorischen und den sensorischen Bahnen: zunächst im Rückenmark, später in den übergeordneten Schaltzentralen im Gehirn, die für die Bewegungskoordination zuständig sind. Hier werden aus einem bereitgestellten, zunächst viel zu großem Angebot an synaptischen Verbindungen allmählich diejenigen Verschaltungsmuster stabilisiert und gebahnt, die regelmäßig aktiviert werden, wenn die Bewegungsabläufe zunehmend komplexer und koordinierter werden. Von Anfang an findet also Lernen durch Nutzung und Übung der entsprechenden Körperfunktionen statt. Im Verlauf dieses langwierigen und komplizierten Lernprozesses wird der Embryo in die Lage versetzt, seinen Rumpf, seine Beine und seine Arme in zunehmend koordinierter Weise zu bewegen, regelmäßige »Atembewegungen« durch die Kontraktionen von Zwerchfell und Rippenmuskulatur auszuführen oder seinen Daumen gezielt in den Mund zu stecken. All diese Bewegungsabläufe müssen »eingeübt« und »erlernt« werden. Fehlt dem Embryo die Möglichkeit dazu – beispielsweise, weil eine Extremität nicht ausgebildet ist –, so können auch die neuronalen und synaptischen Verschaltungsmuster, die sich im Gehirn nutzungsabhängig herausbilden, für die Koordination dieser Bewegungen nicht entstehen. Im sich entwickelnden Gehirn wird dann kein »inneres Bild« (Repräsentanz) der betreffenden Extremität und der ihre Bewegungen steuernden Muskelkontraktionen angelegt.

Was für die zentralnervöse Steuerung der Körpermuskulatur gilt, trifft in gleicher Weise, wenngleich weniger deutlich sichtbar oder messbar, für die Herausbildung all jener neuronalen Verschaltungen und synaptischen Netzwerke zu, die an der Steuerung und Koordinierung aller anderen Körperfunktionen beteiligt sind.

Dazu zählen auch all jene Regelkreise, die zuständig sind für die Regulation der Funktion innerer Organe, peripherer Drüsen, von Blutkreislauf und Atmung, aber auch für die des Blutzuckerspiegels oder der Sauerstoffversorgung (bzw. der Kohlehydratsättigung) im Blut. Auch die Erregungsmuster, die über Drucksensoren in der Haut von der Körperoberfläche zum Gehirn weitergeleitet werden, führen dort zur nutzungsabhängigen Stabilisierung entsprechender Verschaltungsmuster. Die im Gehirn auf diese Weise herausgeformten inneren Repräsentanzen stellen gewissermaßen ein Bild von der Beschaffenheit der Körperoberfläche dar. Aufbau und Stabilisierung dieser Körperrepräsentanzen sind vollkommen unbewusst ablaufende Prozesse, denn all das geschieht zu einem Zeitpunkt, wo jene Bereiche des Gehirns, in denen später die so genannten bewussten Wahrnehmungen und Reaktionen miteinander verknüpft werden, noch sehr unreif und daher noch nicht funktionsfähig sind. Dennoch entsteht aber bereits im Gehirn des ungeborenen Kindes ein inneres Bild über die Beschaffenheit seines Körpers und über Prozesse, die in diesem Körper ablaufen und vom Gehirn selbst wieder beeinflusst werden. Dieses Bild wird immer vollständiger und komplexer.

Diese Erkenntnisse machen deutlich, daß die aller erste und zeitlebens wichtigste Aufgabe des Gehirns nicht das Denken, sondern das Herstellen, Aufrechterhalten und Gestalten von Beziehungen ist und daß die ersten Beziehungen, die ersten Verbindungen, die im Gehirn entstehen und geknüpft werden, sind einfache Regelkreise zur Steuerung von Prozessen sind, die im

Körper ablaufen, und zur Koordination von Organfunktionen dienen. Je häufiger diese einfachen Verschaltungsmuster zur Aufrechterhaltung oder zur Wiederherstellung eines bestimmten Kontraktionsmusters einzelner Muskelgruppen oder zur Steuerung bestimmter Leistungen einzelner Organe und Organsysteme benutzt werden, desto fester und stabiler werden die dabei jeweils aktivierten Nervenzellverschaltungen miteinander verbunden und gebahnt. Aus den anfangs noch sehr labilen und deshalb recht störanfälligen Verbindungen werden auf diese Weise immer perfekter, immer automatischer, immer reflexartiger funktionierende Regelkreise für die Steuerung einzelner Teilfunktionen.

Das ist jedoch nur der erste Schritt, sozusagen die unterste Ebene der Stufenleiter, auf der das Gehirn lernt, indem es Beziehungen knüpft. Anschließend werden diese einfachen Regelkreise, die zuerst entstanden sind, von Nervenzellfortsätzen, die weiter aussprossen, innerhalb des Gehirns miteinander verbunden und in ihren Aktivitäten aufeinander abgestimmt. Auf diese Weise entstehen die ersten für die Integration und Koordination von primitiven Regelkreisen zuständigen, nun schon komplizierter aufgebauten, übergeordneten neuronalen Netzwerke. Auch diese komplexen Verbindungen und Verschaltungsmuster sind anfangs noch sehr labil und leicht störbar. Aber auch sie werden umso fester herausgeformt und gebahnt, je häufiger sie aktiviert werden.

Die auf diese Weise entstehenden übergeordneten Netzwerke sind ihrerseits in der Lage, die Aktivität der in den älteren Schichten bereits angelegten, einfacheren Netzwerke und Regelkreise zu koordinieren und aufeinander abzustimmen. All das geschieht, bevor die ersten Sinnesorgane ausreifen und die Signale über Veränderungen der äußeren Welt zum Gehirn des Kindes, weitergeleitet werden. Deshalb sind die ersten komplexen Verschaltungsmuster, die im Gehirn entstehen, quasi »innere Bilder« der im Körper ablaufenden Prozesse und Reaktionen, die sich schrittweise vervollständigen.

Dieser Prozess setzt sich noch lange nach der Geburt fort und kann, wie inzwischen mit Hilfe bildgebender Verfahren deutlich geworden ist, sogar noch im Alter dazu führen, dass bestimmte somatomotorische Bereiche des Kortex an neue Nutzungsbedingungen angepasst werden (z. B. beim Erlernen der Braille-Schrift nach Erblindung, beim Umlernen von Bewegungsmustern nach Infarkten des motorischen Cortex oder nach Extremitätenamputationen).

In den älteren, bereits vor der Geburt weit gehend ausgereiften Bereichen des Gehirns (Hirnstamm und Hypothalamus) sind neuronale Netzwerke zur Kontrolle und zur Aufrechterhaltung des inneren Körpermilieus lokalisiert. Über diese Regelkreise erhält das Gehirn einen nie versiegenden Informationsfluss über alle im Körper ablaufenden Prozesse. Das Ergebnis aus diesem noch völlig unbewussten Informationsfluss lässt sich als »Protoselbst« bezeichnen: »Das Protoselbst besteht aus einer zusammenhängenden Sammlung von neuronalen Mustern, die den physischen Zustand des Organismus in seinen vielen Dimensionen fortlaufend abbilden« (Damasio, 2001, Seite 187). Aus diesem Protoselbst entsteht das, was Damasio das gefühlte Kernselbst nennt. Es entwickelt sich, in dem auf den später entstehenden übergeordneten Ebenen des Gehirns (limbisches System, assoziative Bereiche des Cortex) Erregungsmuster erzeugt werden, die ihrerseits wieder repräsentieren, wie der eigene Körper davon beeinflusst wird, dass er mit einer bestimmten Antwort auf eine Veränderung der äußeren Welt reagiert. Dieses Kernselbst ist noch nicht an Sprache gekoppelt. Es wird als Körpergefühl repräsentiert, und zwar auch dann, wenn eine Reaktion des Körpers nicht durch einen äußeren Reiz, sondern nur durch eine Erinnerung an eine solche Reizantwort ausgelöst wird. Mit »Kernselbst« ist in etwa das gemeint, was auch Daniel Stern als Kern-Selbst bezeichnet, also jene Stufe der Selbstentwicklung, die etwa ab der 8. Lebenswoche einsetzt, noch bevor sich mit etwa 8 Monaten das »intersubjektive Selbst« herausbildet. Vereinfacht lassen sich Protoselbst und Kernselbst in dem Begriff »Körper-Selbst« zusammenfassen. Dieses Körperselbst bildet die Grundlage für die weitere Konstruktion des »Ichs«. Es ist bereits bewusstseinsfähig und bildet die unterste Ebene für die Verankerung selbst gemachter Erfahrungen und dient als inneres Referenzsystem für die Bewertung von eigenen Erfahrungen (somatische Marker). Diese somatischen Marker signalisieren, ob angesichts einer bestimmten Situation oder einer bestimmten Wahrnehmung, auch einer bloßen Vorstellung, entweder eine Störung oder aber eine Stabilisierung der inneren Organisation des Organismus zu erwarten ist (Signale für Vermeidungs- oder Annäherungsverhalten). Dieses Körper-Selbst hat immer eine individuelle Geschichte und wird in hohem Maß durch Erfahrungen geformt, die von der regulierenden Aktivität der Mutter bestimmt, gelenkt und ermöglicht werden (Bohleber, 1997). Diese aus Interaktionserfahrungen mit der Mutter herausgebildeten Repräsentanzen hat Stern (1992) »Representations of Interactions that have been Generalized (RIG's)« genannt. Sie sind unbewusst entstanden und vorsprachlich, d. h. auf Körperebene als emotionale Reaktionsmuster verankert. Erst im Verlauf der weiteren Entwicklung des assoziativen Cortex, der Herausbildung kognitiver und selbstreflektiver Fähigkeiten kann sich darauf aufbauend auch das entwickeln, was wir als ein zunehmend differenzierter werdendes Selbstbild und in seiner bewusst reflektierten Form als Ich-Bewusstsein bezeichnen.

Für die Herausbildung der Vorstellungen dessen, was man selbst ist, spielt mit der einsetzenden Sprachentwicklung die Bewertung des eigenen Denkens, Fühlens und Handelns durch andere wichtige Bezugspersonen eine zunehmend stärker werdende Rolle. Die das Selbstbild eines Menschen prägenden inneren Repräsentanzen werden auf diese Weise ganz wesentlich durch erfahrene und verinnerlichte Zuschreibungen und Bewertungen anderer Menschen herausgeformt (Fuhrer et al. 2000). Aus diesem Grund enthält das Selbstbild oft Komponenten, die nicht mit dem ursprünglichen, durch eigene Körpererfahrungen entstandenen Körperselbst übereinstimmen, dieses sogar partiell überlagern, überformen und unterdrücken können. Die Verbindung und damit auch der Zugang zum eigenen Körper sind dann mehr oder weniger stark blockiert.

Das Entscheidende an den hier dargestellten neurobiologischen Erkenntnissen ist nicht ihre unmittelbare Nutzbarkeit oder gar Verwertbarkeit zur Steigerung–der Effizienz psychotherapeutischer Interventionen oder zur Verbesserung körperorientierter Handlungsmethoden. Auch der inzwischen möglich gewordene Einsatz neurobiologischer, insbesondere bildgebender Verfahren zur »neurobiologischen Validierung« der Reorganisationsprozesse, die im Verlauf einer Behandlung im Gehirn stattfinden, wird seine Attraktivität in dem Maß verlieren, wie durch solche Messungen letztlich nur deutlich wird, dass sich diese Aktivierungsmuster immer dann nachhaltig verändern, wenn ein Patient neue Bewältigungsstrategien anzuwenden oder bisher verschüttete Ressourcen wiederzuentdecken gelernt hat.

Wirklich spannend und für beide Seiten fruchtbar ist nicht die direkte Nutzbarkeit von Erkenntnissen der Neurobiologie für die (körperbezogene) Psychotherapie, sondern die sich abzeichnende Verbindung der in der Vergangenheit noch separat von Neurobiologen und Psychotherapeuten entwickelten Denkmodelle, also all jener Theorien und Vorstellungen, die bisher zur Erklärung der Entstehung psychoaffektiver und psychosomatischer Störungen und zur Begründung bestimmter psychotherapeutischer Maßnahmen zugrunde gelegt worden sind.

Wie immer, wenn sich bisher Getrenntes (wieder) annähert und miteinander verbindet, eröffnen sich dadurch neue Denk- und Handlungsspielräume. Was das für die Neurobiologie bedeutet, hängt davon ab, wie gut es ihr gelingt, den reichen, von Psychotherapeuten bei der Arbeit mit ihren Patienten bisher gesammelten Erfahrungsschatz als wichtige Erkenntnisquelle für die Weiterentwicklung ihrer Ideenwelt, zur Generierung neuer Hypothesen und zu deren Überprüfung durch geeignete experimentelle Messanordnungen zu erschließen. Umgekehrt bieten die neueren Erkenntnisse der

Neurowissenschaften den psychotherapeutisch orientierten Disziplinen die Möglichkeit, ihre bisher zumeist intuitiv gefundenen Therapieformen – und hierzu zählten insbesondere die körperorientierten Verfahren – nun auch »naturwissenschaftlich« zu begründen, indem sie Folgerungen aus der Arbeitsweise und der Strukturierung des menschlichen Gehirns ableiten und die Tragweite ihrer Interventionen (strukturelle Reorganisation neuronaler Verschaltungen und Veränderung der Gen-Expression im Gehirn ihrer Klienten) verdeutlichen. Bisher nur schwer begründbare, aber für eine effektive Therapie in der Praxis als essentiell erkannte Aspekte werden dabei ebenfalls »neurobiologisch« erklärbar: Die Bedeutung des »therapeutischen Settings«, die Notwendigkeit der Schaffung einer sicheren Vertrauensbasis, die Rolle emotionaler Beteiligung des Therapeuten und nicht zuletzt die subjektive Bewertung des therapeutischen Geschehens und der therapeutischen Beziehung durch den Klienten.

Neue Möglichkeiten zur Untersuchung des therapeutischen Prozesses und zur Erleichterung der dabei angestrebten Reorganisation neuronaler Verschaltungsmuster bietet dabei u. U. auch der Einsatz von bestimmten, in ihrer Wirkung inzwischen besser verstandenen Psychopharmaka (medikamentöse Begleittherapie, vgl. Übersicht in Hüther und Rüther 2003).

Am interessantesten jedoch ist die ebenfalls neurowissenschaftlich begründbare psychotherapeutische Unterstützung bei der Wiederentdeckung und Stärkung eigener Ressourcen. Gerade hier liegt die eigentliche Stärke der sog. körperorientierten Therapieformen, weil sie eine ganzheitliche Verknüpfung zwischen Körper und Seele wiederherstellen und einer Behandlung zugänglich machen.

1.5 Peter Joraschky, Angela von Arnim, Karin Pöhlmann
Diagnostik des Körpererlebens am Beispiel traumatisierter Patienten

In den Internationalen Klassifikationssystemen zur Diagnostik psychischer Störungen (ICD-10, DSM IV) kommt das gestörte Körpererleben, das z. B. bei Patienten mit Borderline-Störungen in der Psychotherapie eine zentrale Rolle spielt, nicht vor. Nachdem in den 60er Jahren die extreme Auffälligkeit der gestörten Körperwahrnehmung bei Patientinnen mit Anorexia nervosa den Blick der Kliniker auf das Körpererleben richtete, fand es bei anderen psychischen Störungsbildern kaum Beachtung.

In den letzten zwanzig Jahren rückten weitere klinische Phänomene in den Blickpunkt, z. B. Körpermanipulationen bei artifiziellen Störungen, offene und verdeckte Dysmorphophobien im Zusammenhang mit plastischen Operationen, Akzentuierung bis hin zur Automutilation des Körperäußeren (»Körpermodifikation«) durch Piercing und Tatoos. Vor diesem Hintergrund ergab sich für die empirische Forschung die Aufgabe, differenzierter das bewusste Körpererleben in Form von Körperkonzepten empirisch zu erfassen, die Körperkonzepte als Teil des Selbstkonzeptes zu differenzieren, die Körperwahrnehmung psychometrisch zu erforschen und unbewusste Determinanten des Körpererlebens mit Hilfe projektiver Verfahren zu untersuchen.

Die Körperbilddiagnostik, angestoßen durch Hilde Bruchs (1962) Beschreibung der Körperschemastörung als Grundstörung bei der Anorexia nervosa, wird in der Mehrheit der empirischen Studien vor allem von zwei Richtungen bestimmt: In der angloamerikanischen Literatur dominieren vor allem sozialpsychologische Untersuchungen über kulturelle Einflussfaktoren auf das Körperbild. Hierher gehören gesellschaftlich akzentuierte Körperideale, der mediale Körper, die Möglichkeit des »Bodyshaping« durch Fitness oder plastische Operationen. Zum anderen führte die hohe Diskrepanz zwischen äußerem körperlichen Erscheinungsbild und innerem Selbsterleben zur Untersuchung der Körperkonzepte als einen Teil des Selbstkonzeptes, das auf die globale Selbstakzeptanz einen großen Einfluss hat.

Definitionen

Körperbild
Das Körperbild beschreibt den subjektiv phänomenalen Funktionsbereich, als körperbezogene Empfindungen, Gefühle, Vorstellungen, die in unterschiedlichem Maß bewusstseinsfähig sind. (Dolto, 1985)

Tabelle 1

Körperzufriedenheit
Persönlichkeitsmaß, das die Einstellung zum eigenen Körper, beispielsweise durch Attribute oder Eigenschaften, die dem Körper zugeschrieben werden, beschreibt.
Körperzufriedenheit ist eng mit der Selbstakzeptanz verbunden.

Tabelle 2

Körperselbst
psychoanalytisches Konstrukt, das einen Teil des Selbstkonzepts darstellt
Körpererfahrungen und -phantasien, d. h. unbewusste Gefühle und Phantasien über den Körper
Die Körpererfahrung ist aus der Sichtweise psychoanalytischer Theorien in eine Beziehungsentwicklung eingebettet. Daraus folgt, dass das Körperselbst immer intersubjektiv ist.

Tabelle 3

(Joraschky, 1996)

Die Differenzierung von Körperkonzepten (Tab. 1–3) als Teil des Selbstkonzeptes wird insbesondere durch Selbsteinschätzungsverfahren in für das Bewusstsein zugänglichen Kategorien erfasst. Das z. B. bei Traumatisierten häufig vorzufindende schwer beschädigte Körpererleben kann dann auf bewusster Ebene z. B. mit Hilfe von Screeninginstrumenten heute besser auf verschiedenen Ebenen diagnostisch erfasst werden. Diese »Oberflächenstruktur« des Körpererlebens spiegelt dann die Summe der positiven und negativen Erfahrungen, die das Körperselbst im Rahmen eines intersubjektiven Konstruktions- und Integrationsprozesses konstituieren.

1 Das Körperselbst als entwicklungspsychologisch bedeutsame Komponente der Selbstkonzepte und Identitätsbildung

Der Prozess der Konstituierung des Körperselbsts wird seit ca. dreißig Jahren vor allem von der empirischen Säuglingsforschung und Entwicklungspsychologie untersucht. Psychodynamische Theorien zeigen im Rahmen der Identitätsentwicklung die verschiedenen Ebenen der Integration vor allem unter entwicklungspsychologischen Aspekten auf: die Bedeutung der Emotionsregulation für die Entwicklung des Selbst im Zusammenhang mit dem Bindungserleben; die Bedeutung der Motivationssysteme »Erkundungsverhalten« und »Sexualität«, die sich alle im impliziten Gedächtnis niederschlagen und Grundschemata für das Verständnis von Handlungsdialogen sind.

Die entwicklungspsychopathologische Stressforschung zeigt, dass die meisten frühkindlichen Belastungen direkt Beschädigungen des Körpererlebens in Form von körperlicher Vernachlässigung und Gewalt, taktiler Deprivation und/oder Überstimulation, Verletzung der körperlichen Schamgrenzen u. a. m. sind, die mit frühen emotionalen Vernachlässigungen meist Hand in Hand gehen. Die Modulation negativer Affekte wie Angst oder Schmerz findet in der frühen Entwicklung durch Beruhigung oder Überstimulation am Körper statt. Die Emotionsregulation, die intersubjektiv im körperlichen Austausch zwischen Eltern und Kind vermittelt wird, steht im engen Zusammenhang mit der Etablierung eines integrierten Körperselbstgefühls. Das beschädigte Körpererleben stellt in diesem Sinne eine Grundstörung, d. h. eine basale Vulnerabilität für spätere Selbstgefühlstörungen, dar.

Traumatische Erlebnisse wie Gewalterfahrungen und Verluste in der Frühkindheit beeinträchtigen die Herausbildung eines integrierten Körperbildes; z. B. später in der Pubertät stattfindende körperbezogene Hänseleien in der Schule mit Ausgrenzungserfahrungen in Gruppen »testen« den Grad der erreichten Affekttoleranz, wie sie in der frühen Kindheit entwickelt wurde. Johnson et al. (2005) geben, abgeleitet aus ihren prospektiven Untersuchungen, folgende Kriterien für entwertende Umgebungen an: sie seien gekennzeichnet durch Hauptbezugspersonen, die

- unberechenbar und inadäquat auf persönliche emotionale Erfahrungen reagieren,
- unsensibel für emotionale Zustände ihrer Mitmenschen sind,
- dazu neigen, auf emotionale Erfahrungen über- oder unterzureagieren,
- negative Emotionen besonders kontrollieren müssen und
- dazu neigen, schmerzhafte Erfahrungen zu trivialisieren und/oder solche Erfahrungen negativen Einstellungen (z. B. Mangel an Motivation oder Disziplin) zuzuschreiben.

Die Wechselwirkung zwischen emotionaler Vulnerabilität und entwertender Umwelt führt dazu, dass Emotionen nicht benannt und moduliert werden können, emotionaler oder interpersoneller Distress nicht toleriert und persönliche Erfahrung nicht als zutreffend erkannt werden kann. Alle diese Entwertungen belasten durch stressreiche Körpererfahrungen die Entwicklung eines kohärenten, stabilen Körperbildes.

2 Biografisches Interview zum Körpererleben und die Körperbild-Liste (KB-L)

Der Hauptzugangsweg zu den subjektiven Dimensionen des Körpererlebens sind die Handlungsdialoge im psychoanalytisch orientierten biografischen Interview. Die individuelle Körperlandkarte bei Patienten mit Mangel- und Überstimulierungserfahrungen ist jedoch häufig sprachlicher Erkundung schwer zugänglich. Hierfür können nur hypothetisch verschiedene Aspekte erörtert werden, die alle noch empirischer Bestätigung bedürfen. Mehrere Faktoren tragen zu einer geringen Differenzierung von Körpererleben und Emotionswahrnehmung bei und machen daher das Körperselbst potenziell desintegrierbar: Bei Patienten mit Somatisierungen fanden wir ein hoch signifikantes deutliches Überwiegen von vermeidendem Bindungsstil im Erwachsenenbindungsinterview sowie in 70% zusätzlich die Kategorie »unresolved trauma«. Beide Faktoren tragen dazu bei, dass Körpererleben nicht expressiv gemacht werden kann (Alexithymiekomponente), wenig wahrgenommen und durch die verhinderte Selbstreflexion kaum verbalisierbar wird. Diese Faktoren von Affektvermeidung, Alexithymie und mangelnde Symbolisierungskompetenz sind zentrale Themen der Beziehung von Körper und Emotion.

Küchenhoff (2007) beschreibt differenziert anhand einer Falldarstellung, wie sich in den verschiedenen Körpersymptomen einer Patientin im Grad von individueller Performanz vs. Wiederholungsneigung (Mimesis) verschiedene Formen von sog. Körperinszenierungen zeigen und wie anhand genauer Differenzierung von Körperinterview-Items Entwicklungsstörungen und Traumatisierungen systematisiert werden können – dadurch könnten in der Zukunft durch Querverweise auch OPD-spezifische Strukturkompetenzen gefunden und dabei spezifisch auf den Integrationsgrad des Körperbildes übertragen werden.

Das Körperbild kann anhand der sechs Dimensionen der Strukturachse des OPD (Selbstwahrnehmung, Selbststeuerung, Abwehr, Objektwahrnehmung, Kommunikation, Bindung) eingeschätzt werden. Mit Hilfe der sog. Körperbild-Liste (KB-L) können die Ausprägungsgrade der Körperinszenierungen in den vier Integrationsniveaus (gut, mittel, gering, desintegriert) eingeschätzt werden.

Küchenhoffs OPD-Entwurf für einen Köperbildinterviewleitfaden wird inzwischen mit viel Aufmerksamkeit bei psychosomatischen Forschern, Klinikern und z. B. auch in Arbeitskreisen von Körperpsychotherapeuten diskutiert.

3 Erfassung von Körperschemastörungen

Die Körperwahrnehmungs-Forschung wird vor allem beherrscht von der Diagnostik der Körperschemastörungen von Patientinnen mit Anorexia nervosa. Sie erreichte von 1970 bis 1985 großes klinisches Interesse, in den 90er Jahren erfolgte durch die Entwicklung von technischen Erhebungsinstrumenten eine Renaissance.

Die Akkuratheit der Körpermaße als Zielkriterium wurde angestoßen durch die Studien von Slade und Russell als eine der meisten untersuchten Körperbilddimensionen. Verschiedene Apparaturen wurden konstruiert, Videokonfrontationen mit verzerrten Aufnahmen des Körpers, visuelle Abstandsmessgeräte u. a. Es wird bei den Wahrnehmungsuntersuchungen auch zwischen sensorischen Stimulationstechniken und Vorstellungstechniken unterschieden. Obwohl die Messungen präziser geworden sind, die Einflussfaktoren kontrollierbarer, blieb als Ergebnis, dass die zunächst als stabil angesehene Fehleinschätzung sich durch eine Vielzahl von Kontextfaktoren als beeinflussbar erwies. Es ergaben sich unterschiedliche Ergebnisse, ob der Proband gefragt wurde, wie er die Ausmaße eines Körperteils fühlt oder ob er nach der Wahrnehmung gefragt wurde. Die Variation der Messanordnung, der Kleider, der Instruktionen veränderten die Wahrnehmungsmessungen. Die Retestreliabilität war nicht sehr hoch. Die Messung der Region und Körperteile stand in geringem Zusammenhang mit der Messung des Gesamtbildes. Diese Faktoren schränkten die Ergebnisse der Wahrnehmungsmessungen ein. Weiterhin bleibt auch die Bedeutung der Wahrnehmungsstörung für die Therapie unklar, da sich auch bei günstigem Behandlungsverlauf der Anorexie die Wahrnehmungsverzerrungen meist kaum zurückbilden.

4 Projektive Verfahren zur Messung des Körperbildes

Mit projektiven Methoden können Motivation, Interessen und Bedürfnisse, also Aspekte der Persönlichkeit gemessen werden, die meist unbewusst sind. In der Klinik werden am häufigsten Zeichnungen des Körperbildes angefertigt oder eine Geschichte über ein bestimmtes Bild erzählt. Hierzu gehören die Human-Figure-Drawings (HFDs) und der TAT. Machover (1953) war der Erste, der Probanden eine Freihandzeichnung der eigenen Gestalt zeichnen ließ. Dabei werden strukturelle Aspekte der Zeichung, Größe und Form eingeschätzt. Dann werden bestimmte Konfliktbereriche reflektiert. Trotz der häufigen Verwendung z. B. des Rohrschachtests und Holzman-Inkblot zur Messung der Selbst-Körpergrenzen (Fisher 1970) bleiben Reliabililtätsprobleme bei der Interpretation projektiver Verfahren bestehen. Durch die projektiven Verfahren öffnet sich eine klinische Evidenz, eine vielfältige interpretative Welt; Körpererfahrungen werden angestoßen und thematisiert und klinische Hypothesen gewonnen. Naturgemäß ist immer der Wert des Verfahrens proportional zu den Fertigkeiten, die ein erfahrener Kliniker einsetzen kann. In den letzten zehn Jahren wurden jedoch kaum Arbeiten über Untersuchungen mit projektiven Verfahren veröffentlicht.

5 Fragebogenmethoden zur Körperbild-Diagnostik

Selbsteinschätzungsinstrumente haben das Ziel, die kognitiven und affektiven Einstellungsanteile abzubilden und die Ausprägung des Vermeidungsverhaltens für Situationen zu messen, die negative körperbezogene Gefühle auslösen. Zwischen den kognitiven und affektiven Dimensionen des Körperbilds und Wahrnehmungsmaßen bestehen nur geringe Korrelationen (Cash & Brown, 1987; Cash & Green, 1986; Denniston, Roth & Gilroy, 1992; Fabian & Thompson, 1989; Keeton, Cash & Brown, 1990). Eine weitere Differenzierung von Verfahren, die auf Selbsteinschätzungen basieren, ist die zwischen Zustands- und Dispositionskomponenten des Körperbilds. Im folgenden werden einige Verfahren beschrieben, die die Einstellungen der Person zu ihrem eigenen Körper messen. Als Beispiel für die Unterscheidung zwischen kognitiven und affektiven Einstellungskomponenten wird der Body-Self Relations Questionnaire (BSRQ, Brown, Cash & Mikulka, 1990) beschrieben, der sehr gut normiert ist und mehreren amerikanischen Repräsentativuntersuchungen eingesetzt wurde.

5.1 Kognitive und affektive Komponenten des Körperbilds

Im englischen Sprachraum wird zwischen kognitiven und affektiven Komponenten der Einstellungen zum eigenen Körper differenziert. Kognitive Einstellungsdimensionen beschreiben, wie viel Bedeutung die Person ihrem Aussehen zumisst und in welchem Maß ihre Aufmerksamkeit und ihre Gedanken und Handlungen auf die körperliche Erscheinung gerichtet sind. Die affektiven Komponenten des Körperbildes beinhalten Bewertungen des eigenen Körpers, die Zufriedenheit mit dem Körper und das Ausmaß seiner Akzeptanz. Ein im englischen Sprachraum sehr häufig eingesetzter mehrdimensionaler Fragebogen, ist der Multidimensional Body-Self Relations Questionnaire (MBSRQ, Brown, Cash & Mikulka, 1990), der drei Arten von Unterskalen enthält: den Body-Self Relations Questionnaire (BSRQ, 54 Items), die Body Areas Satisfaction Scale (BASS, 9 Items), die misst, wie zufrieden die Probanden im Durchschnitt mit einzelnen Körperregionen (Gesicht, Unterkörper) oder Körperattributen (Größe, Gewicht) sind, und die Weight Attitude Scales, die anhand von sechs Items abbilden, wie viel Aufmerksamkeit die Probanden ihrem Gewicht widmen und z. B. Diät halten, ihr Essverhalten kontrollieren oder Angst haben zu dick zu sein. Der Body-Self Relations Questionnaire ist ein mehrdimensionaler Fragebogen, der kognitive und affektive Körperbildkomponenten bezogen auf die körperliche Erscheinung, die körperliche Fitness, sowie Gesundheit und Krankheit erfasst.

Beispiel für die Messung der Körperzufriedenheit:
Die in den Medien präsentierten unrealistischen Bilder vom idealen Körper lösen bei vielen Mädchen und Frauen Unzufriedenheit mit dem eigenen Körper aus. Experimentelle Studien (z. B. Hargreaves & Tiggemann 2003) konnten kumulative und langfristige negative Effekte dieser Medienbilder auf das eigene Körperbild zeigen. Repräsentative Untersuchungen aus den USA (Cash & Henry 1995) zeigen, dass fast die Hälfte (48%) der befragten Frauen ihr Aussehen negativ bewerteten und sich zu dick fanden. Im Vergleich zu einer zehn Jahre vorher durchgeführten Untersuchung (Cash et al. 1986) zeigt sich ein deutlicher Anstieg dieser negativen Körperbewertung über einen Zeitraum von ca. 20 Jahren (Web-Abbildung 1 und Text im Internet unter *www.koerperpotenziale.de*).

Zusammengefasst kann festgestellt werden, dass zwischen äußerer Attraktivität, sozialer Resonanz und innerer positiver Körperakzeptanz kein Zusammenhang besteht. Dies macht es für die therapeutische Arbeit verständlich, wie wichtig es ist, den Blick nach innen zu richten, d. h. die Möglichkeiten auch der Menschen mit negativer Körperakzeptanz zu bearbeiten.

5.2 Deutsche Instrumente zur Erfassung des Körperbilds

Drei im deutschen Sprachraum häufig verwendete mehrdimensionale Fragebögen, die generelle, situationsübergreifende Einstellungen der Person zu ihrem eigenen Körper messen, sind der Fragebogen zum Körperbild (FKB-20, Clement & Löwe, 1996), der Fragebogen zur Bewertung des eigenen Körpers (FBeK, Strauß & Richter-Appelt, 1996) und die Frankfurter Körperkonzept Skalen (FKKS, Deusinger, 1998). Im FKB-20 werden die einzelnen Dimensionen des Körperbilds als subjektive Aspekte des Körpererlebens verstanden; im FBeK werden sie als »differentielle Aspekte des Körpererlebens..., die für den einzelnen subjektiv beurteilbar sind« (S. 7), definiert, dazu gehören Aufmerksamkeit, Bewusstsein und Einstellung gegenüber dem Körper, die Identifikation mit dem Körper und die Bewertung der eigenen Attraktivität. Deusinger (1998) verwendet in der Beschreibung der FKKS den Begriff Körperkonzepte; sie »... werden als Selbstkonzepte verstanden, die sich auf verschiedene Aspekte des Körpers beziehen: Auf das körperliche Befinden, die körperliche Effizienz, auf Aspekte der Ästhetik der äußeren Erscheinung der Person insgesamt oder einzelner Teile des Körpers... Es handelt sich um Einstellungen... des Individuums gegenüber dem eigenen Körper«. Alle drei Instrumente sind für einen breiten Einsatzbereich in klinischen und nicht-klinischen Stichproben konzipiert.

5.3 Fragebogen zum Körperbild (FKB-20).

Der Fragebogen zum Körperbild (FKB-20, Clement & Löwe, 1996) erfasst die Dimensionen ablehnende Körperbewertung, die die Bewertung des äußeren Erscheinungsbildes abbildet (z. B. »Mit meiner Figur bin ich unzufrieden«), und vitale Körperdynamik als energetischen und bewegungsbezogenen Aspekt des Körperbildes (z. B. »Ich fühle mich voller Kraft«). Die beiden Skalen werden von den Autoren als Kerndimensionen des Körperbilds aufgefasst. Sie werden anhand von je zehn Aussagen erfasst, die anhand einer Fünf-Punkte-Skala von »trifft nicht zu« bis »trifft völlig zu« beantwortet werden. Das Testmanual enthält die Perzentilwerte verschiedener Stichproben als Vergleichswerte.

5.4 Fragebogen zur Bewertung des eigenen Körpers (FBeK).

Der Fragebogen zur Bewertung des eigenen Körpers (FBeK, Strauß & Richter-Appelt, 1996) besteht aus 52 Items, für die eine Drei- und eine Vier-Skalen-Auswertung möglich ist. Die Drei-Skalen- Auswertung differenziert zwischen Unsicherheit / Missempfinden (19 Items, »Ich kann mich auf meinen Körper verlassen«), Attraktivität / Selbstvertrauen (13 Items, »Ich bin mit meinem Aussehen zufrieden«) und Akzentuierung des Körpers / Sensibilität (20 Items, »Wenn mich etwas beunruhigt, greift es stark auf meinen Körper über«).

5.5 Frankfurter Körperkonzept Skalen (FKKS).

Die Frankfurter Körper Konzept Skalen (FKKS, Deusinger, 1998) bestehen aus 64 Items, die folgende neun Körperkonzepte erfassen: (1) Gesundheit und körperliches Befinden, (2) Pflege des Körpers und der äußeren Erscheinung und Beachtung der Funktionsfähigkeit, (3) Körperliche Effizienz, (4) Körperkontakt, (5) Sexualität, (6) Selbstakzeptanz des Körpers, (7) Akzeptanz des Körpers durch andere, (8) Aspekte der äußeren Erscheinung und (9) Dissimilatorische Körperprozesse. Zusätzlich kann aus den einzelnen Skalen ein Gesamtwert für das Körperkonzept gebildet werden.

5.6 Der Dresdner Fragebogen zum Körperbild (DKB-35)

Der Dresdner Körperbildfragebogen ist ein neu entwickeltes, mehrdimensionales Selbsteinschätzungsverfahren zur Erfassung des Körperbilds. Der Fragebogen besteht aus mit 35 Aussagen, die fünf Komponenten der Einstellungen zum eigenen Körper erfassen: Selbstakzeptanz, Vitalität, Körperkontakt, Sexualität, Körper und Selbstwert.

In einer Vorstudie wurden eine gemeinsame Dimensionsanalyse von drei häufig eingesetzten deutschsprachigen Körperbildfragebögen – die Frankfurter Körperkonzeptskalen (FKKS, Deusinger, 1998), der Fragebogen zur Bewertung des eigenen Körpers (Strauß & Richter-Appelt, 1996) sowie der Fragebogen zum Körperbild (FBK-20, Clement & Löwe, 1994) -- durchgeführt. Auf der Basis des Itempools dieser drei Selbsteinschätzungsinstrumente, die insgesamt 103 Aussagen über Einstellungen zum eigenen Körper enthalten, wurden faktorenanalytisch sieben voneinander unabhängige Faktoren identifiziert: Attraktivität, Vitalität, Sexualität, Körperkontakt, Körperhaltung, Erotik sowie Aussehen und Wohlbefinden. Auf der Basis der in der Voruntersuchung identifizierten Dimensionen wurden neue Items formuliert, um einen neuen mehrdimensionalen Körperbildfragebogen zu entwickeln.

Für die sieben in der Vorstudie identifizierten Dimensionen wurden insgesamt 89 Items formuliert. Auf der Basis der psychometrischen Kennwerte der Items und Skalen sowie von Faktorenanalysen wurden fünf Körperbildkomponenten differenziert: Selbstakzeptanz (acht Items, »Ich mag meinen Körper«, »Ich wünsche mir einen anderen Körper«), Vitalität (acht Items, »Ich bin körperlich leistungsfähig«, »Ich komme körperlich schnell an meine Grenzen«), Sexualität (sechs Items, »Ich bin mit meinem sexuellen Erleben sehr zufrieden«), Körperkontakt (sechs Items, »Körperkontakt ist mir wichtig, um Nähe auszudrücken«, »Ich mag es nicht, wenn man mich anfasst«), Körper und Selbstwert (sieben Items, »Ich setze meinen Körper ein, um Aufmerksamkeit zu erlangen«, »Wenn jemand meinem Körper Aufmerksamkeit schenkt, fühle ich mich aufgewertet«). Die 35 Aussagen des Fragebogens werden anhand einer fünfstufigen Skala (1 = gar nicht, 5 = völlig) bewertet. Der Fragebogen weist sehr gute psychometrische Kennwerte und eine hohe Konstruktvalidität auf. Erste Analysen belegen die Sensitivität der Skalen.

6 Der Körperbild-Skulptur-Test

Im Sinne eines projektiven Verfahrens haben wir seit ca. 20 Jahren im stationären und ambulanten Bereich den Körperbild-Skulptur-Test als ideographisches, intraindividuelles Verlaufsinstrument eingesetzt. In Zusammenarbeit mit Wadepuhl (1994) wurde dabei ein Instrument entwickelt, welches die strukturell formale Analyse des Körperbild-Skulptur-Tests quantitativ möglich machte und gleichzeitig die Kombination mit interpretativen Verfahren erlaubt. Durch die anschließende Besprechung der Körperbild-Skulptur wird ein zusätzliches narratives Element eingeführt. Einzelne Körperteile können mit eigenen Worten und subjektiven Erfahrungen verknüpft werden. Hierdurch kann Gespürtes, Wahrgenommenes in eigener Sprache symbolisiert werden (v. Arnim et al. 2007).

Im Körperbild-Skulptur-Test modelliert der Proband mit geschlossenen

Augen aus Ton eine menschliche Figur. Er kann ohne Zeitdruck so lange formen, bis es subjektiv zu einem für ihn optimalen Ergebnis gekommen ist. So fließen in das freie, spontan geschaffene Werk Empfindungen und Konflikte unterschiedlicher Art wortlos ein. Durch das Verbinden der Augen ist es möglich, dass ein projektiver Raum geöffnet wird; hierdurch können unbewusste Anteile des Körpererlebens zum Ausdruck gebracht werden (Abb. 4).

Bestandteile des Tests:	
1	Plastizieren einer menschlichen Figur mit geschlossenen Augen
2	freie Gestaltung der Skulptur (Zeit, Materialmenge)
3	halbstrukturiertes Interview im Anschluss zum Selbstrating durch die Patientin
4	Auswertung von Figur und Interview durch Fremdrating

Tabelle 4

Die Dreidimensionalität des Tests macht andere Aussagen möglich als Körperzeichen-Tests. Es lassen sich z. B. Aspekte der Bewegtheit, Verbindungen der Körperteile untereinander, Vor- und Rückseite sowie Körperhaltungen einschätzen. In der klinischen Anwendung hat die Besprechung der Figur auch therapeutischen Charakter. Hier ist es möglich, assoziativ unbewusste Körperphantasien, Ängste oder Erinnerungen anzusprechen. Es lassen sich unbewusste Impulse mobilisieren, die dann sekundär sprachlicher Symbolisierung zugänglich werden.

Kathartische Reaktionen können ausgelöst werden, der körperliche Raum kann entfaltet und schließlich symbolisiert werden. Der Körperbild-Skulptur-Test wird von uns als Verfahren zur Messung des Körper-Selbsts der ganzheitlichen Erfahrung des Körpers und indirekt als Maß für Ich-Identität und Ich-Konsistenz eingesetzt.

6.1 Quantitative und qualitative Auswertung der Körperbild-Skulpturen

Mit Hilfe eines Erfassungsbogens (in der 2003 überarbeiteter Form: »KBKB«, Erlanger »Körperbild-Kodierungsbogen«, s. u.) wird die Körperbild-Skulptur getrennt nach siebzehn anatomischen Elementen (Kopf, Auge, Nase, Mund, Ohr, Haar, Hals, Rumpf, Oberkörper, Arm, Hand, Finger, Geschlechtsmerkmale, Unterkörper, Bein, Fuß, Zehen) dichotom codiert

(0–1 codierte Variablen). Dazu kommen Angaben zur Haltung (mit Geste, gestreckt, liegend, sitzend), zur Körperlängsachse (geneigt, versetzt) und den Accessoires (Hut, Kleidung, anderes). Auffälligkeiten werden nach Art (Delle, Wulst, Beule), Lokalisation und Anzahl pro Element inklusive ihrer möglichen Zuordnung zu bekannten Symptomen erfasst. Schließlich stehen für die Verbundenheit der Elemente elf Typen zur Verfügung. Aufgrund der Durchschnittswerte von Normalprobanden sind Standardmaße (nach Alter und Geschlecht differenziert) entwickelt worden, da die anatomischen Relationen der Körperteile zueinander nicht den Gestaltmaßen beim Skulptur-Test entsprechen.

• Die Proportionalität der Figur
• Die Vollständigkeit der Figur
• Die Verbundenheit der Figur

Tabelle 5: Die drei Dimensionen des Körperbild-Skulptur-Tests

Entsprechend den Störungsgraden in den drei Dimensionen können Skulpturen auf niederem, mittlerem und hohem Strukturniveau differenziert werden.

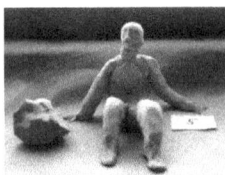

Abb. 1:
Reifes
Strukturniveau

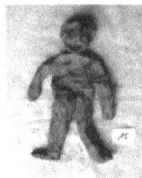

Abb. 2
Mittleres
Strukturniveau

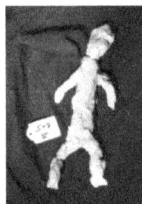

Abb. 3
Niedriges
Strukturniveau

Darüber hinaus verwenden wir zur Diagnostik das Körperbildstruktur-Interview (KST-Fragebogen in Web-Abbildung 2 unter *www.koerperpotenziale. de*).

6.2 Qualitative Analyse des Körperbild-Skulptur-Interviews

Neben der Auswertung der Körperbildskulpturen wurden in allen klinischen Anwendungen auch die dazugehörigen Interviews eingeschätzt. Dazu wurden zum einen die verwendeten Metaphern (z.B. »ein malträtiertes Unfallopfer«, »ein Buddha«, »ein Engel«, »eine Mumie«) untersucht und zum anderen Kategorien gebildet, in die die Aussagen der Patientinnen eingeordnet wurden (v. Arnim et al. 2007). Die Beschreibungen der Figuren wurden z. B. in »menschliche vs. nicht menschliche Figur« oder »lebendige vs. nicht lebende Figur« eingeteilt. Bei den Erlebnissen der Figuren in den Narrativen der Patienten wurden z. B. »hoffnungsvolle« und »aussichtslose« Situationen unterschieden. Außerdem wurden die »Affekte« und der »Spannungszustand«, der den Skulpturen von den Patienten zugeschrieben wurde, festgehalten. Des Weiteren wurde erfasst, ob die Patientinnen ihr Werk akzeptieren konnten, wie unzufrieden sie damit waren, und ob und wie sie sich selbst damit identifizieren konnten.

7 Zusammenfassung und Ausblick

Die Körperbilddiagnostik hat sich – trotz weiterhin bestehender »babylonischer Sprachverwirrung« auf der theoretischen Ebene – in den letzten zwanzig Jahren differenziert und verfeinert, wurde genauer empirisch untersucht und operationalisiert und ist inzwischen nicht nur im klinisch-universitären, sondern auch im ambulanten Bereich, z. B. im Rahmen von Aus- und Weiterbildung oder Supervisionszusammenhängen, in der verbalen analytischen und auch in der Körperpsychotherapie zunehmend besser einsetzbar.

Auch auf der neurobiologischen Ebene ist die Bedeutung des »embodiment«, der »Verkörperung« der emotionalen und der kognitiven Lebensbewegungen in letzter Zeit mehr beforscht und u. a. auch von »verbalen« Psychoanalytikern zunehmend erkannt und gewürdigt worden.

Es sollte allerdings bei der Anwendung der diagnostischen Instrumente darauf geachtet werden, dass diagnostische Verfahren, die mit dem unbewussten Körperausdruck umgehen, nicht einfach intuitiv, sozusagen mit einem »common-sense-Augenschein« verwendbar sind, sondern gründlich gelernt und geübt werden müssen.

1.6 Alfred Köth
Diagnose und Veränderung von »Gefühlsverwirrungen« durch Standort-Aufstellungen

1 Einleitung

Vorbemerkungen zum »Aufstellen«
Wenn im psychotherapeutischen Kontext das Stichwort »Aufstellung« auftaucht, assoziiert fast jeder »Hellinger« und je nach Vorerfahrung und Ein-

stellung erntet man zustimmendes bis begeistertes Kopfnicken oder skeptisches bis entsetztes Stirnrunzeln (vgl. Goldner 2003). Diese polarisierende Einschätzung des Aufstellens war allenfalls in den 80er und 90er Jahren noch angemessen. Spätestens seit der »Potsdamer Erklärung« der Systemischen Gesellschaft im Juli 2004 müsste jedoch klar sein, dass sich Aufstellungsarbeit »jenseits von Hellinger« als therapeutisches Instrument weiterentwickelt hat und die enge Verbindung mit seinem Namen heute nicht mehr aufrechtzuerhalten ist. (vgl. Weber/Schmidt/Simon 2005). In den verschiedensten therapeutischen Ansätzen (Gestalt, Psychodrama, NLP), selbst in »Richtlinienverfahren« wie Verhaltenstherapie (vgl. Langlotz-Weis 2003) und Psychoanalyse (vgl. Grosse-Parfuß 2003) wurde die Technik des Aufstellens adaptiert. Dabei wurden auch Aufstellungen mit Hilfe »beseelbarer Objekte« (Vogt 2004) praktiziert und neuerdings auch experimentell eine abgewandelte Form von »Introjektaufstellungen« erprobt. (Vogt 2007)

Im Zusammenhang mit der Frage nach »Körperpotenzialen in der Psychotherapie« lässt sich Aufstellungsarbeit als eine psychotherapeutische Technik begreifen, bei der die durch die Anordnung von Personen im Raum ausgelösten körperlichen Reaktionen und Assoziationen von »Repräsentanten« (vgl. Schlötter 2005) genutzt werden, um »Gefühlsverwirrungen« der aufstellenden Klienten zu klären und therapeutisch zu bearbeiten. Im folgenden wird eine Technik dargestellt, die zwar aus der Tradition der systemischen Strukturaufstellungen (vgl. Varga von Kibéd 1995, Sparrer/Varga von Kibéd 2000, Sparrer 2001, Baxa/Essen/Kreszmeier 2002, Döring-Meijer 2004, Weber/Schmidt/Simon 2005) entwickelt wurde, m. E. aber mit tiefenpsychologischen Interpretationen verknüpft werden kann und muss. Dabei ergeben sich veränderte Sichtweisen auf unhinterfragte Selbstverständlichkeiten der tiefenpsychologischen Theoriebildung. Während in der tiefenpsychologischen Praxis oft bereits durch das Setting versucht wird, die Probleme des Klienten in die aktuelle *Beziehungs*dynamik zwischen Therapeut und Klient zu übertragen und dort therapeutisch zu bearbeiten, schaffen Aufstellungen eine sichtbare Gestalt in Form der *räumlichen* Anordnung von Repräsentanten bestimmter innerpsychischer Entitäten. Während in der inzwischen durch Neurobiologie und Säuglingsforschung angereicherten Tiefenpsychologie die Konzeptualisierung des therapeutischen Geschehens meist als *interpersonelles* Phänomen im Sinne eines »maladaptiven Beziehungsmusters« thematisiert wird, fokussiert die Technik der »Standort-Aufstellung« (Köth 2004) die *intrapersonelle* Struktur des Klienten im Sinne einer »Werterangordnung« oder, wie der 1928 verstorbene Philosoph Scheler es mit einem Begriff von Augustinus nannte, eines »ordo amoris«. In einer kontrastierenden Gegenüberstellung der Ordnungsbegriffe von Scheler und

Hellinger im Kontext der modernen Psychotherapie wurde herausgearbeitet (Köth 2006b), dass Hellinger »Werterangordnungen« und »Beziehungsrangordnungen« miteinander vermischt und versucht, dem Klienten die richtigen, heilsamen, *interpersonell* verstandenen »Ordnungen der Liebe« (Hellinger 1994) nahe zu bringen, indem er »Verstrickungen« auflöst und »den Eltern die Ehre geben« lässt. In meinem Verständnis geht es stattdessen darum, die biographischen Hintergründe der »Gefühlsverwirrungen« oder, wie Scheler sagen würde, »Vergaffungen« zu klären, um damit die natürliche, gesunde *intrapsychische* »Werteordnung« des Klienten (wieder-)herzustellen.

2 Hauptteil

Räumliche Darstellung psychischer Probleme

Die psychotherapeutische Anwendung von räumlichen Darstellungen psychischer Probleme, Prozesse und Inhalte ist nicht neu. In der Geschichte der Psychotherapie wurden diverse Methoden entwickelt, um psychische Konflikte, systemische Konstellationen, familiäre Dynamiken und die sich in ihnen vollziehenden Wechselwirkungen mit Hilfe räumlicher Darstellungen zu erfassen, ihnen einen Sinn zu geben und sie zu beeinflussen (vgl. Weber 2000, S. 7). Sie erlauben eine Externalisierung psychischer Inhalte sowie einen Perspektivenwechsel, der es sowohl dem Therapeuten als auch dem Klienten selbst ermöglicht, Psychisches aus einem neuen Blickwinkel zu erfahren. Dabei fließen immer diagnostische und therapeutische Elemente zusammen, beide sind nur analytisch zu trennen.

Die Technik der »Standort-Aufstellung« lässt sich in die Geschichte der psychotherapeutischen Anwendungen räumlicher Darstellungen (Psychodrama, Tanz- und Bewegungstherapie, Skulpturarbeit, Familienstellen) und in die Kontroversen innerhalb der systemischen Therapie einordnen (vgl. auch Weber/Schmidt/Simon 2005, Grochowiak 2006). Während auf der philosophiegeschichtlichen Ebene die begriffliche Polarität zwischen *Phänomenologie* und *Konstruktivismus* problematisiert werden kann (vgl. Köth 2005b), lässt sich auf der Ebene der Interpretation der Wirkphänomene des Aufstellens zwischen dem »konstruktivistischen Lager« und der »phänomenologischen« Sicht- und Vorgehensweise Hellingers (Hellinger 1996, 1998a, 1998b) und seiner Anhänger unterscheiden (siehe Sparrer 2004, Köth 2005a,b). Ich verstehe die therapeutischen Prozesse in Aufstellungen weder als Manipulation und Suggestion (Schlee 2002, 2003, Bauriedl 2003, Haas 2005, Schneider 2005) noch als Wirken eines übersinnlichen »wissenden« Feldes (Ulsamer 2000, Mahr 2003, Hoelscher 2004), sondern als Resonanzphänomen, das sich in psychodynamischen (Jellouschek 1999, Heinzmann 1999,

Grosse-Parfuß 2003, Ingwersen 2004, Rabenbauer 2004), aber besser noch in leibphänomenologischen Termini (vgl. Fuchs 2000, Baxa/Essen/Kreszmeier 2002, Stey 2003, Varga von Kibed 2004, Sparrer 2004, König 2004, Schlötter 2005) beschreiben lässt.

Die Technik der Standort-Aufstellung

Die Technik der »Standort-Aufstellung« wurde von mir ab ca. 1997 entwickelt, ausgehend von der Technik der »Problemaufstellung« (Varga von Kibéd 1995). Der verwendete Terminus »Standort« hat in verschiedenen Bereichen (Militär, Botanik, Zoologie, Wirtschaftswissenschaften, Schiff- oder Raumfahrt, Hausbau, Politik und Philosophie) unterschiedliche Konnotationen. Im Zusammenhang mit den Veränderungen des Menschen im Laufe seines Lebens lässt sich die räumliche Metapher des Standorts zeitlich als »Momentaufnahme« in einem »Lebensfluss« oder einem »Lebensweg« sehen.

Als »Koordinaten« des Standorts eines Menschen dienen dabei zwei *interne Bereiche*, die jeder Mensch in unterschiedlicher Weise hat und die ich »Stärken« und »Schwächen« nenne, wohl wissend, dass sich manchmal »Stärken« auch als Schwächen zeigen können und umgekehrt. Dazu kommen drei *externe Bereiche*, die zentral im Leben eines jeden Erwachsenen sind: Beruf, Liebesbeziehung und Freunde. Weitere Bereiche können im Einzelfall die Herkunftsfamilie, die Politik, Spiritualität, Hobbies u. a. sein. Der »Standort« beschreibt in diesem Koordinatensystem das emotionale Verhältnis des Klienten zu diesen 5 Bereichen im Sinne von Nähe-Distanz, Ablehnung-Annahme, Akzentuierung-Nivellierung, Konflikt-Fokussierung usw.

Damit sind z. Bsp. objektive soziologische Merkmale wie Alter, Geschlecht, Religion, Familienstand usw. nicht *Teil* des Koordinatensystems, wohl aber beeinflussen sie die *Interpretation* der Werte bzw. Positionen, die die jeweilige Person innerhalb des Koordinatensystems einnimmt. Im auf den Bereich Psychotherapie übertragenen Sinne lassen sich Standort-Aufstellungen als eine Form der »Diagnostik« (vgl. Köth 2006a) dessen verstehen, was Scheler den »faktischen ordo amoris« nannte: »*Wer den ordo amoris eines Menschen hat, hat den Menschen.... Er durchschaut den Menschen so weit, wie man einen Menschen durchschauen kann. Er sieht vor sich die hinter aller empirischer Mannigfaltigkeit und Kompliziertheit stets einfach verlaufenden Grundlinien...*« (Scheler 2000, S. 71). Gleichzeitig lässt sich durch therapeutische Interventionen der »ideale ordo amoris« erfahrbar machen. »*Er ist eine »Wertgestalt«, durch welche die (»Wert«-) Richtung vorgegeben wird, auf die sich das Werden der Person ausrichtet und in der die idealen Seinsmöglichkeiten einer Person verkörpert sind.*« (Sander 2001, S. 72).

So wie sich die Standorttheorien in der Wirtschaftswissenschaft mit der optimalen räumlichen Lokalisation von Wirtschaftstätigkeiten beziehungsweise Unternehmen (unter Berücksichtigung von Transportkosten, Rohstoff- und Arbeitskräfteverteilung) sowie mit dem Einfluss des Standorts auf Absatz und Gewinn befassen, kann man die durch die Standort-Aufstellung eines Klienten gewonnenen Informationen auf die optimale Konstellation zwischen internen Aspekten und Lebensbereichen befragen. So wie in der Botanik und Zoologie sich Standortfaktoren begünstigend oder erschwerend auf die optimale Entwicklung der Organismen auswirken, können auch beim Menschen bestimmte durch die Standort-Aufstellung erfahrbar gemachte Konstellationen die Persönlichkeitsentwicklung erschweren oder erleichtern. So wie beim Hausbauen die geologische Sicherheit des Standortes eine hohe Priorität haben muss, wird beim Standort eines Menschen das Kriterium der emotionalen Sicherheit eine hohe Priorität haben. So wie in Philosophie und Politik die Weltsicht und Argumentationsweise von der Position abhängt, so ergibt sich aus dem Standort eines Menschen seine Erlebens- und Denkweise, sein für ihn charakteristisches Fühlen und Handeln.

Beschreibung der Technik

Die *allgemeine* Vorgehensweise bei der Aufstellungsarbeit braucht an dieser Stelle nicht näher erläutert werden (siehe dazu Schäfer 1998, Ulsamer 2001); ich skizziere nur kurz den Ablauf und die einzelnen Schritte bei den von mir entwickelten »Standort-Aufstellungen« in meinen Therapiegruppen. (vgl. Köth 2004)

1. Der Klient wählt Vertreter für bestimmte »Rollen«:

- Stellvertreter für sich selbst /«Protagonist« (gleichgeschlechtlich) (**P.**)
- Beruf (**Ber.**)
- Beziehung (in der Regel gegengeschlechtlich) (**Bez.**)
- Freunde (**F.**)
- Stärken (**St.**)
- Schwächen (**Sch.**)

2. Positionierung/Aufstellung des Ausgangsbildes durch den Klienten

Diese 6 Personen werden vom aufstellenden Klienten ohne weitere Erläuterungen an einen Platz im Raum gestellt. Im Unterschied zu Aufstellungstechniken aus dem Psychodrama oder den Familienskulpturen von Satir werden keine Gesten und keine Körperhaltungen vorgegeben, sondern in Anlehnung an Hellingers minimalistische Aufstellungstechnik spielt nur der Platz im Raum und die Blickrichtung eine Rolle. Der Klient selbst sucht sich dann einen Platz außerhalb dieser aufgestellten Szene und betrachtet den weiteren Ablauf von außen.

3. Befragung der Aufgestellten durch den Therapeuten

Ich befrage einzeln und knapp die Aufgestellten, indem ich sie mit ihrem »Rollennamen« anspreche (»Wie geht es dem Stellvertreter von X, der ›Beziehung‹, dem ›Beruf‹, den ›Schwächen‹ usw. im Moment an diesem Platz, was nimmst du wahr?«). Durch die Art der Ansprache und durch steuerndes Eingreifen (vgl. Eberspächer 1998) versuche ich zu verhindern, dass die Aufgestellten zu sehr von ihrem Denken beeinflusst werden und ihr Wissen über den Klienten einfließen lassen. Dies ist m. E. zwar nie völlig zu verhindern und wird in den Diskussionen über die Herkunft dieser Wahrnehmungen (»wissendes Feld« oder »höheres Wissen«, vgl. Ulsamer 2000, Beaumont 2000, Schneider 2001) oft unterschlagen. Dennoch lässt sich feststellen, dass die Repräsentanten in der Regel, wenn sie sich auf rein körperliche Wahrnehmungen (Anspannung, Kälte-/Wärmegefühl oder ähnliches) oder auf räumliche und beziehungsorientierte (Blickrichtung, Blickkontakt) Ideen beschränken, Sätze formulieren, die manchmal sehr eindeutig, manchmal allerdings auch mehrdeutig sind und von dem außensitzenden Klienten mit Überraschung, Betroffenheit, zum Teil auch Scham und Erschrecken »verstanden« und intuitiv als zutreffende Beschreibung seines Problems interpretiert werden. Insofern würde ich aufgrund meiner Erfahrungen Schlee nicht recht geben, der annimmt, dass diese Äußerungen suggestiv und manipulativ vom Therapeuten »auf Passung« gebracht werden. (vgl. Schlee 2002, 2003).

4. Stellungs- und Prozessarbeit:

Aus dem räumlichen Bild im Zusammenhang mit den Äußerungen der Aufgestellten lässt sich eine »Dynamik« entnehmen, die ich verstärke, indem ich die gesprochenen Sätze auf ihren wesentlichen Gehalt reduziere und mit Blick auf den außen sitzenden Klienten laut wiederhole. Mit einem Begriff von Varga von Kibéd könnte man das als »Echogeben« bezeichnen, wobei mir wesentlich ist, dass es ein »selektives« oder »filterndes« Echo ist, das Betonungen und Akzente verändert, das manches weglässt und manches hervorhebt. Das Echo hat also durchaus »steuernde«, kritisch formuliert, sogar »manipulierende« Funktion.

Eine weitere Möglichkeit der Zuspitzung ist es, wenn ich die Repräsentanten auffordere, einem Bewegungs-Impuls oder einer ansatzweise gespürten Tendenz zur räumlichen Veränderung zu folgen oder wenn ich selbst durch Umstellung einzelner Personen eine intuitiv erspürte Tendenz zuspitze. Weber nennt dies »Dramatisieren der Situation«. Dazu nehme ich Körperkontakt mit den Repräsentanten auf und verändere ihre Position im Raum.

Dieser Teil der Intervention wird als *Stellungsarbeit* bezeichnet. Er dient zur Verdeutlichung einer Dynamik, zum Verstehen von biographischen Hintergründen und mehrgenerationalen Verstrickungen und zur Vorbereitung der inhaltlich-thematischen Arbeit mit dem Klienten selbst. Während der Stellungsarbeit sitzt der Klient meist noch außen und betrachtet die Arbeit aus der Beobachterperspektive.

Das durch die Stellungsarbeit entstehende »Zwischenbild« kann genutzt werden zur erneuten Befragung der Repräsentanten, in deren Äußerungen zu der Frage »Was hat sich verändert, besser oder schlechter?«* oft eine genauere Sichtweise für den außen sitzenden Klienten (und natürlich auch für die Aufgestellten selbst) ermöglicht wird. In manchen Fällen erarbeite ich mit den Klienten auch ohne Zwischenbild eine »Konfrontation«, indem ich sie sich direkt vor einzelne Repräsentanten hinstellen lasse, mit denen sie die Handflächen gegeneinander legen, eventuell gar etwas Druck aufeinander ausüben. Dieser Teil der Intervention wird als *Prozessarbeit* bezeichnet. In der Regel beginnt diese erst dann, wenn der Klient an die Stelle des Protagonisten tritt.**

Durch diese Gesten und Berührungen können gedankliche Assoziationen entstehen, die in ritualisierte Sätze (siehe Punkt 6) umformuliert werden können. Diese Sätze dienen zur Verdeutlichung eines Problems, das der Klient vorher nicht in dieser Deutlichkeit gesehen hat. Teilweise kann dieser Kontakt mit den Händen auch als emotional korrigierende Erfahrung genutzt werden.*** Es ist oft so, dass eine Überlagerung von Gefühlen festgestellt werden kann, meist zwischen Stärken/Schwächen und Elternfiguren. So wird zum Beispiel ein Mann von einer Klientin für die Rolle der Stärke ausgewählt und in der Aufstellung ergibt sich eine deutliche Sehnsucht der Klientin, sich an die ›Stärken‹ anzulehnen. Wenn sie dies tut, überkommt die Klientin ein tiefes Gefühl von Schmerz und Trauer über den Vater, der in der Kindheit die Familie verlassen hatte.

---

* Sparrer/Varga von Kibéd verweisen auf de Shazer, der betont, dass man nicht wissen müsse, was gut ist, um zu wissen, was besser ist. Mit Schelers Begriffen kann man das auch so formulieren, dass es eine »intuitive Vorzugsevidenz« von Wertranghöhen gibt.

** Hier unterscheide ich mich von vielen »phänomenologisch« orientierten Familienaufstellern, die Prozessarbeit mit den »Stellvertretern« vornehmen. Aus meiner Sicht handelt es sich dabei um theatralische Inszenierungen, die eventuell allgemeinmenschliche Bedürfnisse erspüren und befriedigen, während die Beteiligten selbst annehmen, sie würden »das wissende Feld« des Klienten anzapfen und durch die Interventionen und rituellen Sätze sogar nicht anwesende Familienmitglieder heilen.

*** Die Methode dazu greift auch Gedanken von Pesso auf. Vgl Pesso in: Marlock/Weiss 2006.

5. Endbild

Nach dem Herausarbeiten der Dynamik bzw. der Konfrontation oder der emotional korrigierenden Erfahrung bzw. der Klärung von Überlagerungen geht es darum, eine Perspektive aufzuzeigen, wie eine befriedigende Lösung aussehen würde. In der Regel zeigt nach meinen bisherigen Erfahrungen diese befriedigende Lösung in Form eines »idealtypischen« Aufstellungsbildes drei Merkmale:

- alle Beteiligten können sich gegenseitig sehen (halbkreis- oder kreisförmige Aufstellung),
- zwischen ›Stärken‹ und ›Schwächen‹ herrscht eine gewisse Symmetrie und
- der Protagonist wird flankiert von ›Stärken‹ und ›Schwächen‹.

Diese drei Kriterien führen natürlich dazu, dass die Endbilder oft ziemlich ähnlich aussehen. Skeptiker könnten darauf verweisen, dass ich als Therapeut ein für alle Aufstellungen geltendes idealtypisches Bild im Hinterkopf habe, das ich manipulativ den Klienten überstülpe. Die räumliche Aufstellung wird jedoch durch die gefühlsmäßigen Reaktionen der Repräsentanten ergänzt und hier zeigt sich nach meinen Erfahrungen, dass durchaus nicht in jedem Fall ein Standardbild akzeptiert wird. Ich befrage dazu die Repräsentanten und verlasse mich auf deren Impulse und Äußerungen. Das Endbild gilt dann als gefunden, wenn alle beteiligten Repräsentanten in ihrem Gefühl eine befriedigende Wahrnehmung gefunden haben. Manchmal wird diese befriedigende Aufstellung erst nach längerem Experimentieren gefunden. Es spielt nach meinen Erfahrungen oft eine Asymmetrie zwischen rechts und links eine Rolle und kleine Drehungswinkel zwischen den Aufgestellten machen oft deutliche Veränderungen im Gefühl der Beteiligten aus.

6. Ritualisierte Sätze

Spätestens an dieser Stelle nehme ich den Klienten selbst in die Aufstellung und entlasse den Stellvertreter aus der Rolle. Ich lasse das Endbild auf den Klienten wirken und schlage dann einige ritualisierte Sätze (vgl. hierzu Glöckner 1999, S. 57–74; Welter-Enderlin/Hildenbrand 2004) vor, die vom Klienten – meist mit großer Gefühlsbeteiligung – nachgesprochen werden. Diese ritualisierten Sätze, von Glöckner auch *»rituelle Satzvollzüge«* genannt, dienen entweder der Konfrontation, d. h. der Betonung dessen, was in der Dynamik sichtbar geworden ist oder der Bekräftigung dessen, was aus diesem Endbild heraus als Perspektive sichtbar wird. Sie geben einen Vorgeschmack davon, welche Entwicklungsaufgaben oder Herausforderungen im realen Leben, außerhalb der Therapie, auf den Klienten warten (Köth 2007b). Insofern ist für mich das Endbild kein »Lösungsbild« und die ritualisierten Sätze keine »Erlösung«[*], die die Probleme des Klienten »lösen«, sondern es ist eine zugespitzte und dramatisierte Handlungsaufforderung für die Realität außerhalb der Therapie. Mit Glöckner kann man dabei unterscheiden zwischen solchen Sätzen, die »die eigentliche Lösung« betreffen und solchen, die »reinigende Schritte auf dem Weg dahin« betreffen, also Zwischenlösungen, z. B. solche, bei der Wut und Rachegefühle abfließen können, damit später die versöhnende Wirkung eintreten kann.

Insgesamt lässt sich der Ablauf einer Aufstellung als ein »Ritual« auffassen, bei dem der aus den Ritualtheorien bekannte Dreischritt: Anfang-Mitte-Ende (vgl. Welter-Enderlin/Hildenbrand 2004) jeweils nochmals in Abschnitte geteilt ist: Der Anfang besteht aus den drei Schritten: Wahl, Positionierung und Befragung. Das Ende aus dem Endbild und den ritualisierten Sätzen. Die mittlere Phase besteht aus der Stellungs- und Prozessarbeit und den »Konfrontationen«.

Forschungsdesign

Es handelt sich bei dem im folgenden dargestellten Beispiel nicht um einen *Forschungsbericht* im Sinne des klassischen Wissenschaftsverständnisses der klinischen Psychologie, sondern um einen *Bericht aus der Praxis* eines Psychotherapeuten. Mein Interesse war, das, was ich als Psychotherapeut tue und das, was dabei an Veränderungen für den Klienten herauskommt, etwas genauer zu untersuchen. Mein Ziel war es, die Wirkungsweise meiner Interventionen bei den Klienten besser zu verstehen, und zwar einerseits in der direkten Situation des therapeutischen Settings als auch in der Auswirkung auf das reale Leben der Klienten außerhalb des Therapieraumes. Insofern strebte ich einerseits das an, was in der Psychotherapieforschung unter den Stichworten: *Erfolgsforschung und Prozessforschung* gefasst wird, andererseits das, was man mit dem Terminus: *Katamnese* fassen könnte. Ich befinde mich damit in Übereinstimmung mit einer zentralen Forderung an Psychotherapieforschung im »Handbook of Psychotherapy and Behavior Change«:
»A central task of psychotherapy is to assist patients in making changes in their lives.

---

[*] Ein Teil der Faszination der Aufstellungsarbeit bei vielen Klienten rührt m. E. von der illusionären, aber von manchen Aufstellern genährten Erwartung, eine Aufstellung könne die Probleme der Klienten »lösen«, und zwar schneller als »jahrelange Analyse«. Diese »Kinderkrankheiten« des Familienstellens werden inzwischen selbstkritisch in Familiensteller-Kreisen reflektiert. (siehe Praxis der Systemaufstellung 1/2002). Auch Hellinger selbst macht (inzwischen?) Bemerkungen, die die Erwartungen an die Wirkung von Aufstellungen relativieren: *»Manche denken, eine Aufstellung sei eine Frucht, sie ist aber ein Samen.«*.

A central task of psychotherapy research is to examine empirically both the process of the therapeutic encounter and the changes that result from participation in this process.« (Lambert/Hill in: Bergin/Garfield 1994, S. 72)

Die Datenerhebung fand zunächst unsystematisch im Rahmen der therapeutischen Arbeit in einer ambulanten Therapiegruppe statt. Die erste Aufstellung am Ende der Therapiegruppe im März/April 2001 wurde von jeweils einem Gruppenmitglied für den aufstellenden Klienten mitprotokolliert. Die zweite Aufstellung zweieinhalb Jahre später nahm ich mit Tonband auf, die Ausgangs-, Zwischen- und Endbilder wurden von einem Gruppenmitglied mitskizziert. In drei aufeinander folgenden Jahren füllten alle Klienten jeweils Fragebogen aus, in denen ich nach Veränderungen in den drei Lebensbereichen (Beruf, Beziehung und Freunde) fragte.

1999–2001: Therapiegruppe, (12 Klienten, eine Klientin schied vorzeitig aus)
2001: (März/April) Standort-Aufstellung 1, (11 Klienten)
2002: (Juni) Fragebogen 1
2003: (September) Fragebogen 2 und Standort-Aufstellung 2
2004: (September) Fragebogen 3

Ende 2004 lag das empirische Material komplett vor und wurde von mir im Rahmen einer Dissertation ausgewertet (Köth 2007a). Das folgende Beispiel ist ein Auszug aus dieser Auswertung und dient zur Illustration von diagnostischen und technischen Aspekten und bezieht die in den Fragebögen genannten Veränderungen auf die therapeutischen Interventionen.

empirisches Material von der Aufstellung 2001: 20 Skizzen und Notizen, von der Aufstellung 2003: 38 Skizzen plus Tonbandabschriften von 11 Klienten dazu: ausgefüllte Fragebögen 2002, 2003, 2004, jeweils von 11 Klienten.

Diagnostische Aspekte
Bei der Analyse der räumlich sichtbaren Bilder unterscheide ich folgende *Kategorien*:

1. high-noon-Stellung bzw. Konfrontationsstellung,
2. im Gesamtbild auffällige Position (»Blitzableiter-«, »Im-Nacken-Position«...),
3. (fehlende) flankierende bzw. unterstützende Position,

4. ausgeschlossene Position, indirekt (Blickwinkel) oder direkt (fehlender Repräsentant),
5. Gleichgeschlechtlichkeit der »Beziehung«,
6. Gegengeschlechtlichkeit der »Stärken«,
7. Verschiedengeschlechtlichkeit von »Stärken« und »Schwächen«,
8. Gleichgeschlechtlichkeit von »Freunden«,
9. Geschlecht des »Berufs«,
10. Verwechslungen der »Rolle« während des Aufstellens.

Im folgenden Beispiel* lässt sich die Konfrontationsstellung, das Ausgeschlossensein der Stärken und eine Zangenstellung des Protagonisten zwischen Stärken und Schwächen aufzeigen.

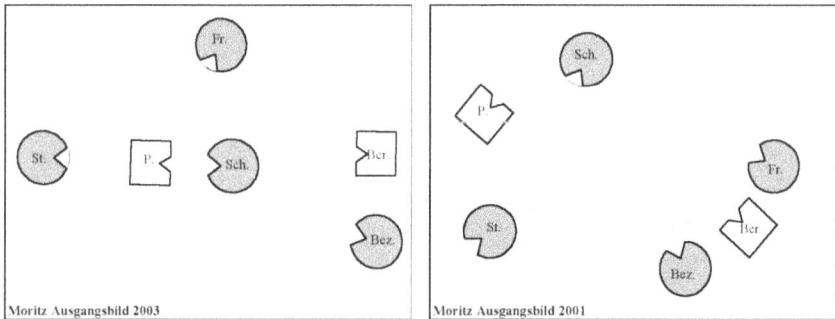

Moritz Ausgangsbild 2003   Moritz Ausgangsbild 2001

Im Ausgangsbild 2003 stand der Protagonist in high-noon-Stellung mit kurzem Abstand den Schwächen gegenüber. Hinter dem Protagonisten stand in einigem Abstand die Stärke, hinter der Schwäche in etwa gleichem Abstand der Beruf, sodass man von einer distanzierten high-noon-Stellung zwischen Stärken und Beruf sprechen könnte sowie einer verdeckten Konfrontation zwischen Protagonist und Beruf. Die Beziehung flankierte in einigem Abstand den Beruf links, die Freunde standen unabhängig von den high-noon-Stellungen mit Blick ins Zentrum des Geschehens.
Mit einer anderen Perspektive könnte man auch sagen, der Protagonist wird von Stärken und Schwächen in die Zange genommen, mit Blick auf die Schwächen, die Stärken hinter seinem Rücken, während Beruf und Beziehung nebeneinander am Rande stehen, die Freunde etwas außerhalb. Für

---

*   In der graphischen Darstellung bedeutet ein Kreis eine weibliche Repräsentantin, ein Quadrat einen männlichen Repräsentanten. Die Zacken geben die Blickrichtung an. König (2004, S. 157 f.) weist mit Recht darauf hin, dass die in der Aufstellungsliteratur üblichen graphischen Darstellungen eine Fiktion darstellen, weil sie aus einer Vogelperspektive erfolgen, die es so nicht gibt. Die graphischen Darstellungen bilden also nicht das Geschehen *in* der Aufstellung ab, sondern stellen allenfalls ein heuristisches Hilfsmittel oder eine Gedächtnisstütze dar.

die letztere Perspektive spricht die Ähnlichkeit zwischen den Aufstellungen 2001 und 2003. In beiden Fällen gab es eine Zangenstellung des Protagonisten zwischen Stärken und Schwächen, wobei 2001 die Stärken nach außen blickten, 2003 dagegen blicken beide auf den Protagonisten. Während 2001 Beziehung, Beruf und Freunde in gleichem Abstand nebeneinander standen und sich diese Zangensituation von außen anschauen konnten, haben 2003 die Freunde einen etwas abgesonderten Platz.

Äußerungen (2003): Der Protagonist spürte die Stärken (in seinem Rücken) nicht, er sagte, sie seien nicht so dicht, dass es was hilft. Die Schwächen erlebte er als zwischen sich und dem Beruf und der Beziehung (wie ein Hindernis). Die Freunde seien da, aber nix Greifbares. Die ›Stärken‹ fühlten sich nicht so gut, weil sie nicht genug sehen konnten. Die ›Schwächen‹ waren in einer abwartenden Position. Der ›Beruf‹ war etwas hämisch mit Überlegenheitsgefühlen auf den Protagonisten ausgerichtet. Der ›Beziehung‹ ging es nicht so richtig schlecht, sie fühlte, dass etwas zwischen ihr und dem Protagonisten stand und sie erlebte die Hauptverbindung zu den Freunden und über die Freunde zum Protagonisten.

Interpretation: Moritz' zentraler Konflikt ist seine Angst vor seinen Schwächen, die vor allem zum Tragen kommen, wenn er Beziehungen mit Frauen eingeht. Moritz' Vater hatte die Diagnose Schizophrenie erhalten und Moritz hatte die Befürchtung, dass auch er diese Veranlagung in sich trägt. Dadurch war die Identifikation mit dem Vater erschwert und es konnte keine stabile männliche Identität entwickelt werden. Dadurch, dass Moritz' Mutter in seiner Kindheit die Familie verlassen hatte, konnte er kein Vertrauen in Beziehungen entwickeln. Immer dann, wenn Moritz eine ernsthaftere Beziehung einging, wurden Verlustängste mobilisiert (Ausführungen zu den technischen Überlegungen im Internet unter *www.koerperpotenziale.de*).

Veränderungen nach der Aufstellung

Vergleicht man die therapeutischen Interventionen der Stellungs- und Prozessarbeit mit den Aussagen in den Fragebögen, wird der Zusammenhang zwischen therapeutischer Intervention und darauf folgender Veränderung im Lebenskontext des Klienten deutlich. Im Beispiel von Moritz konnte gezeigt werden, dass die Umsetzung der in den Endbildern aufgezeigten »Handlungsaufforderungen« ohne eine tiefgreifendere Aufarbeitung der zugrundeliegenden Überlagerungen mit Kindheitserfahrungen nicht möglich war, dass aber die Aufstellungen »Bewusstheit« erzeugten und somit eine »Richtschnur« für die nötigen Veränderungen darstellen können.

3. Zusammenfassung

Die Technik der »Standort-Aufstellung« lässt sich zur Diagnostik von »Gefühlsverwirrungen« in dem Sinne nutzen, dass Klienten ihr emotionales Verhältnis zu zwei internen und drei externen Bereichen (Stärken und Schwächen, Beruf, Liebesbeziehung und Freunde) in Form von Nähe-Distanz, Ablehnung-Annahme, Akzentuierung-Nivellierung, Konflikt-Fokussierung usw. mit Hilfe von »Repräsentanten« räumlich darstellen. Mit Hilfe von Stellungsarbeit und Prozessarbeit können die problematischen Ordnungen der Ausgangsbilder verändert und in Handlungsaufforderungen transformiert werden. An einem Beispiel aus einem Forschungsprojekt konnte gezeigt werden, dass durch die Aufstellung »Bewusstheit« erzeugt werden konnte, das eine Richtschnur für die nötigen Veränderungen darstellt.

1.7 Doris Lange
BurnOut-Phänomene bei Psychotherapeuten. Möglichkeiten körperpsychotherapeutischer Selbstregulation »Funktionelle Entspannung«

»BURNING OUT« stellen Sie sich bitte bildlich vor: als allmähliches, schleichendes, kaum merkliches Ausbrennen geistiger, emotionaler und körperlicher Energie; es ist mir selbst ein Thema geworden; es begegnet mir an Psychologen-Stammtischen, in Workshops auf Kongressen, aber vor allem auch bei Kollegen, die bei mir körpertherapeutische Behandlung bzw. Selbsterfahrung suchen oder sich in Weiterbildung in Funktioneller Entspannung befinden.

Definitionen oder Abhandlungen zum BurnOut finden Sie in der einschlägigen Literatur. – Hier stelle ich Ihnen eine Zitate-Sammlung vor: Aussagen von Psychotherapeuten über sich selbst, aus denen Sie implizit die »besondere« Thematik herauslesen können:

* Ein Psychiater, 43 J.:
»Dumpf. Ich fühle mich nur noch dumpf. ›Dick und dumpf‹, ging mir neulich durch den Kopf. Ich kann mich schon lange nicht mehr leiden. Bis vor einem Jahr konnte ich wenigstens noch meine Patienten leiden. Mittlerweile mag ich nur noch meine Kinder. Meine Frau hat vorgeschlagen – entgegen unserer Vorbildfunktion gegenüber unseren Kindern – mir einen Fernseher ins Schlafzimmer zu stellen, damit ich wenigstens bereits im Bett liege, wenn ich vor der Glotze einschlafe.«

91

- Eine Psychologin, 38 J.:
»Ich werde immer mimosenhafter seit meiner Trennung. Ich laufe durch die Welt und denke, ich finde in diesem Leben keinen Mann mehr, der zu mir passt. Ich habe *Null* Toleranz! Im Grunde macht mich mein Beruf beziehungsunfähig. Aber meinen Patienten kann ich das ja wohl nicht vorwerfen. Nur mir selbst. Wie immer.«
- Eine junge Kinderpsychotherapeutin, 33J.:
»Neulich hat mich mein kleiner Sohn an der Tür mit PENG! PENG! empfangen; er hatte irgendein Stöckchen in der Hand und hat damit auf mich geschossen. Ich habe all meine Kraft gebraucht, mich zurückzuhalten, um nicht auf ihn einzuschlagen oder auf ihn einzubrüllen. Ich war total entsetzt über diesen mächtigen Impuls in mir. Ich bin nach oben ins Schlafzimmer gerannt und hab losgeheult. Den ganzen Tag spiele ich mit meinen Therapiekindern und halte diese ganze Wut und diese Unruhe und dieses Elend mit ihnen aus, und für mein eigenes Kind habe ich überhaupt keine Reserven mehr. Braucht er dann später eine Therapie, weil ich keine gute Mutter bin? Das kann's ja wohl nicht sein!«
- Eine 16-jährige Patientin, Tochter eines Psychotherapeuten-Ehepaares mit einer Essstörung im Einzel-Erstgespräch:
»Mein Vater ist Psychologe und Arzt, aber wenn ich nach seinem Beruf gefragt werde, lasse ich den Psychologen immer weg, das ist mir peinlich. Und vor mir selbst lasse ich ihn auch weg. Wenn ich *nur* denke, er ist *Arzt*, dann habe ich Verständnis dafür, dass er abends so erschöpft ist, schlecht gelaunt, eigentlich nichts mehr von uns wissen will, außer: ›Ist alles okay?‹ Wenn ich denke, er ist *Psychologe*, dann werde ich so wütend, dass ich nicht mehr weiß, wohin damit. Meine Mutter ist das Gegenteil, die ist ständig an einem dran, hat Angst, dass was nicht stimmt, dass es uns nicht gut geht. Auch das macht mich wütend. *Eigentlich* habe ich das Gefühl, dass sie gar nicht an mir interessiert sind, auch wenn sie beide *eigentlich* ganz lieb sind. Ich darf einfach keine Probleme haben.«
- Ein junger Psychologe in einer Psychosomatischen Klinik:
»Bei mir ist es der Magen. Reflux. Er ist sauer. Ich bin sauer; ich weiß nicht, wohin mit meinem Ärger. Als Stationspsychologe bin ich so eine Art Feuerwehr für alles. Den ganzen Tag will jemand was von mir: die Kollegen, das Patientenfließband, das sich nach hinten staut, wenn man eine Pause macht, meine Kinder, meine genervte Frau. Joggen hat früher funktioniert. Jetzt funktioniert's auch nicht mehr. Es geht mir alles immer weiter durch den Kopf. Der Kopf erholt sich nicht mehr.«

Psychotherapeuten sind im Kontakt mit ihren Patienten einem erheblichen psychophysischen Spannungsfeld ausgesetzt: ihr Organismus (Körper-Geist-Seele) ist im Rahmen von Resonanzphänomenen in der Gegenübertragungsreaktion einem erheblichen, nur schwer »fassbaren« Verschleiß unterworfen. Die Beeinträchtigung eigener emotionaler Schwingungsfähigkeit, die Beeinträchtigung psychophysischer Regenerationsfähigkeit, die Beeinträchtigung von privaten Beziehungen, vorzeitige Erkrankungen sind häufig zu beobachtende Phänomene.

Zur Psychohygiene und Prophylaxe wird ein körperpsychotherapeutisches Konzept vorgestellt, das dem Therapeuten/ der Therapeutin einen Zugang zu den eigenen Ressourcen »über den Körper«, einen Zugang zur Selbst-Empathie und zur Selbst-Fürsorglichkeit ermöglichen soll.

Was ist »Funktionelle Entspannung«?
Marianne Fuchs, die Gründerin der Methode, ist heute fast 100 Jahre alt. Die Funktionelle Entspannung hat sich, wie viele andere ursprünglich leibpädagogische Verfahren auch, zu einem körpertherapeutischen Verfahren weiterentwickelt. An der Wiege der modernen Psychosomatischen Medizin in Heidelberg, als Mitarbeiterin von Thure von Uexküll, wurde ihr »der Einschlupf in das leibliche Unbewusste« attestiert. Als tiefenpsychologisches Verfahren erhielt die Methode mit dem Paradigmenwechsel innerhalb der modernen Psychoanalyse mit den Ergebnissen der empirischen Säuglingsforschung eine weitere wissenschaftliche Untermauerung und ein neues Selbstverständnis als körperpsychotherapeutisches Verfahren.

Im Unterschied zu charakteranalytischen, agierenden oder übenden Körpertherapieverfahren zieht sich durch die Entwicklung der Methode der Funktionellen Entspannung als »roter Faden« die theoretische und praktische Orientierung an den individuellen, insoweit »einmaligen« Körperphänomenen, Körpersensationen des einzelnen Patienten. Analog dem »frühen«, nonverbal-verbalen Dialog zwischen Säugling und primären Bezugspersonen entwickelt sich im therapeutischen Vorgehen ein gemeinsames Verstehen des individuellen Körpererlebens des Patienten vor dem Hintergrund frühkindlicher Mangel- und Verlusterfahrungen bzw. Traumatisierungen und deren jeweiliger Körperrepräsentanzen. Über das Aufspüren der körpereigenen Ressourcen durch therapeutisches Nachfragen (Wo? Wie? Wo noch? Mehr so oder mehr so? Was geschieht jetzt? u. ä.) und »passende« therapeutische »Resonanz« (»Passung« verstanden als »Resonanzphänomen« im Therapeuten) werden Fehlhaltungen, Fehlspannungen, Verhaltenheiten, Verschlossenheiten, Missempfindungen gelockert oder gelöst. Im Zusammenspiel der Gelenke wird der Aufbau und Zusammenhalt des Skeletts erarbeitet (der »innere Halt«). Diese innere Struktur kann auch im gleichzeitigen Erleben der Schwerkraftwirkung verdeutlicht werden.

Die Innenräume wie Mundraum, Brustkorb, Bauchraum, Becken werden erspürt und in ihren Möglichkeiten, Grenzen und ihren Verbindungen zueinander erlebt. Die Haut als Körpergrenze und Kontaktorgan wird erspürt. Über das Gerichtet-Sein der Sinne nach innen und nach außen werden neue Qualitäten des Selbst-Erlebens wahrgenommen. Ein wichtiges Glied in der Funktion normaler und pathologischer Abläufe im praktischen Arbeiten mit dem Patienten stellt die Tiefensensibilität (Propriozeption) dar, auch »Spürsinn« genannt, der ihm seine »inwendige« Verfassung leiblicher Wahrnehmungen und Zustandsänderungen signalisiert, auch seine Raum-Lage- Wahrnehmung, zum Beispiel im Kontakt zur »Unterlage« (Symbol und Körperrepräsentanz frühkindlichen Gehalten-Werdens). Dabei wird der Atem unbewusst vertieft und reguliert. Ziel der Bemühungen ist ein frei schwingendes Zwerchfell als Sitz und Inbegriff für autonomen Rhythmus und Balance.

In einem sukzessiven Prozess des Verstehens und Verknüpfens zwischen körperlicher, emotionaler und kognitiver Ebene und dem sozialen Bezogen-Sein des Patienten werden biographische Bezüge und deren Fixierungen, Übertragungen und Entwicklungsblockaden »durchgearbeitet«. Im phänomenologisch orientierten Vorgehen steht hier das eigene Wissen, die individuelle Bewusstwerdung des Körpers und seine Integration in das Selbst-Erleben und das Selbstbild des Patienten im Vordergrund, im Sinne einer sukzessiven Selbst-Entfaltung.

Hier wird die Methode als Möglichkeit zur körperorientierten Selbstregulation für den Psychotherapeuten vorgestellt:

• in der therapeutischen Dyade in Anwesenheit des Anderen »bei sich selbst« bleiben zu können, ohne sich vom Anderen abzuwenden
• in der Erarbeitung von regenerierenden »Dekontaminationsritualen«
• in der Freizeit bei der Gestaltung von Aktivitäten, die resilienzfördernd und ressourcenstärkend sein sollten
• in der Gestaltung von persönlichen Beziehungen mit dem Gespür für Grenzen, aber auch von »Potenzen«

Die Weiterbildungsordnung der »Arbeitsgemeinschaft Funktionelle Entspannung« sieht eine körperpsychotherapeutische Selbsterfahrung und eine berufsbegleitende Weiterbildung in Weiterbildungsgruppen über einen Zeitraum von 3–4 Jahren vor. *Bevor* wir mit Patienten körperpsychotherapeutisch arbeiten, haben wir ebenfalls einen therapeutischen Prozess hinter uns (oder auch noch vor uns, so wie ich mein Arbeiten auch als stetige eigene

Weiterentwicklung verstehe). Das heißt, wir haben das Werkzeug unseres eigenen Körpers zur Erarbeitung von Resonanzphänomenen im therapeutischen Dialog, und wir haben ein Verfahren zur Hand, das uns bei unserer eigenen Selbstregulation unterstützt und auch vor Überlastung schützen kann.

Eine **Fallvignette** zur Verdeutlichung, was das »meint«, sozusagen in einer »Parallelspur« sich selbst wahrzunehmen und sich selbst zu regulieren, zur Aufrechterhaltung der eigenen Selbst-Kohärenz, der eigenen Ich-Grenzen und der eigenen emotionalen Durchlässigkeit, *ohne sich vom Gegenüber abzuwenden.*

Die Patientin, eine Sportlehrerin, kam zum Erstgespräch, gab mir einen sehr schlaffen, sehr kurzen Händedruck, erwiderte nur flüchtig und ausdruckslos meinen Blickkontakt, setzte sich auf den angebotenen Sessel, »krankengymnastisch korrekt«, mit aufgerichtetem Rücken, nicht angelehnt, Beine parallel, Hände flach auf dem Oberschenkel aufgelegt, Blick gesenkt, Mund zusammengepresst. Auf meine Frage »Was führt Sie zu mir?« antwortete sie nicht. Ihr Körperausdruck wirkte abweisend.

Ich spürte, wie in mir eine ungeheure Spannung und Lähmung hochstieg. Ich hatte so etwas in meiner Praxis noch nie erlebt. Ich spürte meinen Herzschlag bis in die Halsschlagader. Ich konnte keinen klaren Gedanken fassen, es kam nichts, nicht einmal eine Reflexion, dass ich in ein Gegenübertragungsphänomen verstrickt war, dass die Patientin mindestens so viel Angst hatte wie ich selbst, nichts. Ich fühlte mich unzulänglich, unprofessionell, in einen Machtkampf verwickelt, in der Defensive. Ich spürte einen ungeheuren Druck, Kontakt aufnehmen zu müssen, weil die Spannung im Raum zu platzen schien. Probeformulierungen im Kopf verwarf ich eine nach der anderen.

Ich fing an, in die Parallelspur des Mich-Spürens zu gehen: ich atmete extrem flach, mit eingezogenem Rücken und eingezogenem Brustkorb, die Schultern leicht hochgezogen, die Bauchdecke angespannt, die Kiefer fest aufeinander. Den Sessel und den Boden spürte ich kaum. Als ich dies wahrnahm, kam ein spontanes Einatmen, dann ein langsames Ausatmen und ein allmähliches »Loslassen« vom Nacken über die Schultern über die Lendenwirbelsäule und die Sitzfläche bis zu den Fußsohlen. Ich konnte mich anlehnen. Der Umschwung vom sympathikotonen Anspannungszustand in den Parasympathikus löste ein kleines »Gefühl des Bei-mir-Seins« aus. In dem Moment hob die Patientin den Blick. Ich konnte sie anlächeln, und es formte sich der Satz: »Soll ich Ihnen da raushelfen?« Sie lächelte zurück, matt und blass und leise: »Ja, bitte.« Ich machte ihr den Vorschlag, die Rückenlehne des Sessels als Angebot, sich anzulehnen, zu nutzen: »Vielleicht ist es Ihnen dann leichter, zu sprechen. «

Sie lächelte, tat es und erzählte von mehreren missglückten Therapieversuchen, Mobbing am Arbeitsplatz, einer quälenden Fibromyalgie-Schmerz-Symptomatik und der Angst, arbeitsunfähig zu werden. Ihre Mühe, in Kontakt mit anderen zu treten, schwere Mängel in frühen Resonanzerfahrungen mit beiden Eltern, und ihre Unfähigkeit, Empathie bei anderen zu erzeugen, konnten schon in der ersten Sitzung thematisiert werden. Die Patientin fühlte sich im Sinn und Ausmaß ihrer Problematik verstanden und angenommen.

Auch Therapeuten waren einmal Kinder mit Mangel- und Schädigungserfahrungen. Das hat sie eventuell dazu befähigt, sich in andere gut einfühlen und einspüren zu können. Sie sollten immer wieder empathisch und fürsorglich genug mit sich selbst umgehen, damit Sie nicht mit Ihren Patienten die eigene Kindheitserfahrung des Funktionalisiert-Werdens und Verständnis-Haben-Müssens (über die eigenen Grenzen hinaus) wiederholen.

Die Hauptreferate des Kongresses in Leipzig aus den Wissenschaftssparten der Neurobiologie, der Bindungsforschung, der Traumaforschung, auch der Psychotherapieforschung (Wirksamkeitsstudien) zeigen unisono auf: für einen gelingenden, strukturverändernden, wirksamen psychotherapeutischen Prozeß »braucht es« eine belastbare, angemessen abgegrenzte und gleichzeitig zugewandte, emotional durchlässige, schwingungsfähige, spiegelungsfähige, resonanzfähige Therapeutenpersönlichkeit. Dies ist eine Selbstverständlichkeit – einerseits; andererseits bedeutet es (aus der »BurnOut-Perspektive«) unweigerlich: »Druck«!

Umso wichtiger erscheint es mir, daß wir uns selbst, das Movens des therapeutischen Prozesses, den einfühlsamen, passungsfähigen Spiegel, den schwingungsfähigen Resonanzraum, auch wieder reinigen, ausbalancieren, richten, gesunderhalten. Dies kann nicht allein »über den Kopf« geschehen, wie Weiterbildungsordnungen (je modularer, desto schlimmer) im allgemeinen konzipiert sind.

Eine körperpsychotherapeutische Selbsterfahrung, insbesondere in einer »Spür-Methode« wie der Funktionellen Entspannung, bietet eine gute Gewähr, (wieder) mit sich selbst in Kontakt zu kommen, aufmerksamer und selbstfürsorglicher mit sich umzugehen, sozusagen als »guter Spiegel«, als »gute Resonanz« für sich selbst.

Das ist dann ein kleines Stückchen Lebenskunst, oder Überlebenskunst, je nachdem.

1.8 Frank Röhricht
Körperpsychotherapie und Forschung

Der folgende Beitrag beschäftigt sich eingangs mit der Psychotherapie-Forschung im Allgemein (Historisches, Methodik und Evidenz); im zweiten Teil wird kurz auf einige Grundgemeinsamkeiten integrativer Körperpsychotherapieschulen eingegangen um dann den Stand der Evaluations-Forschung kursorisch zu referieren. Im letzten Teil wird ein Ausblick gegeben auf die weitere Zukunft der KPT-Forschung.

1 Psychotherapieforschung im Allgemeinen (Geschichte und derzeitige »evidence base«)

1.1 Historisches

Vor ca 50 Jahren gab es wenige kontrollierte oder vergleichende Outcome Studien der Psychotherapien; eine erste Übersicht wurde von Eysenck (1952) publiziert, in der 24 Studien mit über 7000 Probanden zusammengefasst wurden. Im Ergebnis kam Eysenck zu dem aus psychotherapeutischer Sicht erschütternden Urteil: »They fail to prove that psychotherapy, Freudian or otherwise, facilitates the recovery of neurotic patients.«

Als Erklärungsmodell für die dennoch zu verzeichnenden Symptombesserungen im Verlaufe der Therapie bemühte Eysenck die Beschreibung von Spontanheilungen und dem natürlichen Verlauf der psychischen Störungen; dem stand ein ausgeprägtes Gefühl von Nutzwert und therapeutischem Erfolg seitens der Therapeuten entgegen.

Im weiteren vertraten Smith & Glass (1977) die Gegenoffensive: eine Metaanalyse der Ergebnisse von 375 Psychotherapie-Studien zeigte eine Effizienz der Behandlungen mit einem mittleren »effect size« von 0.68 (d. h. die Psychotherapie-Patienten waren im Mittel ca. 75% gebessert im Verlaufe der Behandlung im Vergleich mit den Probanden der unbehandelten Vergleichs-Gruppen). Smith, Glass & Miller wiederholten dann die Metaanalyse (1980) und schlossen nun insgesamt 485 teils publizierte Studien mit ein, der mittlere »effect size« war nun mit 0.85 zugunsten der Psychotherapie im Vergleich mit Kontroll-Gruppen noch deutlicher ausgefallen. Luborsky et al. (1975) fragten sich in ihrer vergleichenden Studie der Psychotherapien: »Is it true that everyone has won and all must have prizes«? Nach Auswertung der Daten kamen die Autoren zu folgendem Ergebnis: »Psychotherapien sind generell effektiv und es gibt wenig Differenzen in der Effektivität zwischen verschiedenen Typen der Psychotherapie«.

Was wirkt also in der Psychotherapie? Dieser Frage ging Frank (1971) nach und arbeitete folgende »unspezifisch-heilende« Faktoren heraus:

- Eine emotional geladene, vertrauensvolle therapeutische Beziehung
- Ein »Heilendes« Setting
- Ein »Rational«, d. h. eine plausible Erklärung der Symptome und logisch daraus abgeleitete Therapieempfehlungen
- Eine therapeutische Intervention (oder Ritual), die sowohl vom Patienten als Therapeuten als »restorativ« erachtet wird

Die Beschreibung sogennant »Allgemeiner, unspezifischer Wirkfaktoren in der Psychotherapie« (Grawe 1998, Strauss 2002) weicht 30 Jahre später von dieser Liste kaum ab, beschrieben werden weiterhin:

- Eine emotional involvierende, stützende therapeutische Beziehung
- Eine Übereinstimmung therapeutischer Rahmenbedingungen mit dem theoretischen Modell und den Motivationen der Patienten
- Eine altruistische, helfende Allianz
- Eine Identifikation neuer, kreativer und konstruktiver Problem-Lösungs Strategien
- Eine Ressourcen Aktivierung
- Die aktive Unterstützung zur Problem-Lösung

Somit war das »DODO-bird-verdict« geboren, eine vermeintliche Akzeptanz der Equivalenz aller Psychotherapien: »Based on hundreds of randomized control trials over the past 40 years, the clear indication is that psychotherapy is generally effective in alleviating the distress and dysfunction associated with a wide range of aversive psychological conditions« (Lipsey & Wilson 1993).

Diese Metaanalyse wird seitdem kontrovers diskutiert und insbesondere von den Vertretern der kognitiven Verhaltenstherapie (CBT) als inakkurat angesehen (z. B. Wampold et al. 1997; Beutler 2000). Andere Meta-Analysen zeigten dementsprechend eine Dominanz von CBT Therapien (Chambless & Ollendick 2001).

1.2 Methodisches in der Psychotherapie-Forschung

Dabei zeigen sich deutliche Divergenzen in der methodischen Herangehensweise zur Beantwortung der Frage nach der »Effizienz« und »Effektivität« der psychotherapeutischen Interventionen. Die diesbezüglich zitierten Studien verweisen seit ca. Ende der 90er Jahre verstärkt auf die Notwenigkeit zur Durchführung randomisierter Kontrollstudien (RCTs). Diese methodische Vorgehensweise wird zunehmend als Goldstandard auch in der Psychotherapieforschung bezeichnet aufgrund des Ausschlusses von »bias«; d. h. es besteht eine gute interne Validität, die Intervention kann als verantwortlich für die Effekt-Differenzen erachtet werden. Demgegenüber akzeptieren auch die Befürworter der RCT-Strategie, dass je selektiver die Patientengruppen ausgesucht und je rigoroser das Manual konzipiert wird, desto schwieriger die Umsetzung der Interventionen in klinischer Routine wird, d.h. es besteht eine schwache externe Validität, die Studienergebnisse der RCTs sind schlecht auf die klinische Praxis generalisierbar.

»Are randomised controlled trials the only gold that glitters?« fragen die Kritiker. Das RCT Paradigma hat klar erkannte Grenzen: Probleme im Gruppenvergleich, inkonsistente Therapien, eine Kontamination mit anderen Therapien, der Fokus auf die Diagnose und weniger auf individuelle Charakteristika. Zudem wird betont, dass der beste »Outcome-Prädiktor« die initiale therapeutische Beziehung (»alliance«) sei. Somit wird ein komplementäres Paradigma einer »Practice based evidence« beschrieben. Die jüngere Literatur zur Psychotherapie-Foschung ist jedoch weiterhin bestimmt von einem Modell einer Evidenz-Hierarchie (siehe Figur 1).

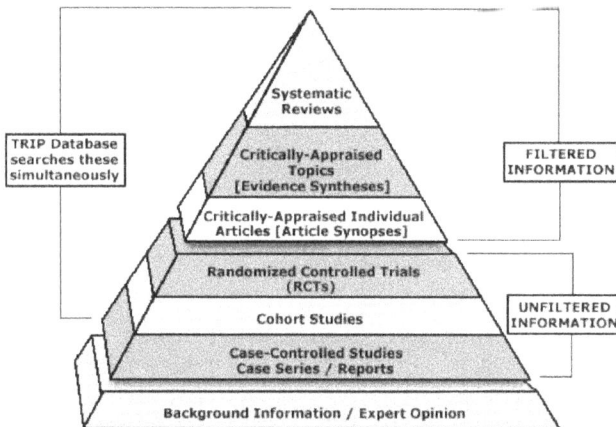

Figur 1: Evidenz-Hierarchie in der klinischen Forschung

Das Merkmal einer solchen Forschungsstrategie ist die in der Literatur vorgenommene Unterscheidung von »Empirically supported treatments«; trotz grundsätzlicher Akzeptanz der Bedeutung der allgemeinen therapeutischen Kompetenz für die supportive, kollaborative therapeutische Beziehung wird essentiell angenommen, dass (1) spezifische Interventionstechniken und therapeutische Fähigkeiten nötig sind für eine optimale Behandlung einer spezifischen Störung und (2) Forschung auf spezifische Therapien für spezifische Störungen fokussieren muss um zu klären welche Behandlungen (kosten)-effektiv sind.

Die Kriterien für eine deartig »empirisch gestützte« Psychotherapie sind wie folgt definiert:

- RCT-Design
- Behandlungs-Manual
- Homogene diagnostische Gruppen
- Unabhängige »Replikation« der Ergebnisse
- Klar definierte Outcome-Kriterien
- Erfassung potentiell intervenierender Einflussgrössen

1.3 Spezifische, evidenz-basierte Psychotherapien (derzeitiger Stand vor dem Hintergrund des skizzierten Evidenz-Hierarchie-Modells)

Wirksamkeiten konnten für folgende störungsspezifische Evaluationen empirisch gezeigt werden:

- CBT: Dysthymie, »major depression«; generalisierte Angststörung, Panikstörung, Zwangserkrankung; »positive« Symptome der Schizophrenie, Bulimia nervosa, Posttraumatische Belastungsstörung
- Interpersonale Psychotherapie: Depression, (mit Einschränkung auch Panikstörung)
- Familientherapie: Schizophrenie, (Depression)
- Kurze psychodynamische Psychotherapie: Depression
- Unzureichende Evidenz derzeit für die folgenden psychischen Erkrankungen: Anorexia nervosa und andere Essstörungen, somatoforme Störungen, Persönlichkeitsstörungen

Zusammenfassend für diesen ersten Teil des Beitrages bleibt festzustellen:

Der »dodo bird effect« beschreibt eine vergleichbare Wirksamkeit aller Psychotherapien, gleichzeitig verweisen neuere – methodisch differierende – Metaanalysen störungsspezifisch ausgerichteter Studien auf teils signifikante Differenzen in der Effizienz unterschiedlicher Psychotherapie-Schulen. Allgemeine Wirkfaktoren wurden konsistent in der Psychotherapie-Forschung herausgearbeitet: die »helping alliance«, ein überzeugendes Rational für die Psychotherapie, die Übereinstimmung der Therapeut-Klienten Charakteristika. Anzufügen bleibt, dass es eine deutliche Evidenz zugunsten der Kurzzeit-Therapien gibt, dies jedoch abhängig vom jeweiligen Behandlungsziel (z. B. Charakter/Struktur versus Symptomebene), zugleich zeigte sich eine eindeutige Evidenz equivalenter Wirksamkeit von Einzel- und Gruppentherapie, was vor dem Hintergrund der Kostendiskussion im Gesundheitswesen zunehmend relevant sein wird.

Slade & Priebe (2001) skizzierten ihre Vision für die weitere Forschungsperspektive: »Mental health research needs to span both the natural and social sciences. Evidence based on RCT's has an important place, but to adapt concepts from only one body of knowledge is to neglect the contribution that other well-established methodologies can make«.

2 Evaluation der Körperpsychotherapie

2.1 Allgemeine Vorbemerkungen, einige basale Fakten

Die KPT ist sowohl im allgemeinen Sprachgebrauch als auch in der psychotherapeutischen Fachwelt mittlerweile nachhaltig präsent, eine Eingabe des Begriffes »Body Psychotherapy« in einer der weitest verbreiteten Internet-Suchmaschinen »Google« ergibt im Mai 2007 insgesamt 53300 Treffer, davon sind alle entsprechenden links zu Dokumenten, die angeboten werden (765) relevant für das eigentliche Thema. Gleichzeitig haben sich zwei international ausgerichtete Organisationen zur Interessenvertretung der Körperpsychotherapeuten etabliert, die United States of America Association of Body Psychotherapists (USABP mit über > 500 Mitgliedern und einem »peer-reviewed« Journal) und die European Association of Body Psychotherapists (EABP mit über 600 Mitglieder in 21 Ländern). In den letzten Jahren wurden zahlreiche internationale Kongresse von USABP und EABP organisiert und in den USA haben sich unter dem Titel »MA Somatic Psychology« explizite Master-Studiengänge in der universitären Landschaft verankern können.

Demgegenüber steht bei einer Internetsuche in wissenschaftlichen Datenbanken eine diskrepant geringe Trefferquote: »Medline« mit 20 Treffern (1 relevant); PsyInfo mit insgesamt 179 Treffern (davon 89 relevant); für Ausbildungen in KPT gibt es derzeit keine staatliche Akkreditierung und kein einheitlich definiertes spezielles Berufsbild, KPT ist als integrierender Oberbegriff/Terminus einer definierten Psychotherapie-Modalität nicht hinreichend etabliert und die KPT ist mit Ausnahme der jährlichen Lindauer Psychotherapietage nicht auf psychiatrisch-psychotherapeutischen »mainstream« Kongressen repräsentiert.

Vor dem Hintergrund dieser Evidenz-Schere sind Bemühungen zur Identifizierung der die KPT insgesamt untermauernden Schwerpunkte für die Theoriebildung bedeutsam. Herausgearbeitet wurden hierzu folgende Themen: (an dieser Stelle kann hierauf nicht weiter inhaltlich eingegangen werden, inhaltlich detaillierte Ausführungen in: Röhricht 2000 und Marlock/ Weiss (Hrsg.) 2007:

• Phänomenologie des Leiberlebens (ganzheitlich-leibliche Situiertheit)

- Körperliche Manifestation psychischer Prozesse (z. B. affektmotorische Schemata)
- Spezifische Störungen des Körpererlebens
- Entwicklungspsychologische Modelle
- Behandlungstechnische Erwägungen (z. B. spezifisch ausgestaltete therapeutische Beziehung)
- Neurowissenschaft (insbesondere »affective neuroscience«)

Die Frage nach den in der KPT zur Anwendung kommenden allgemeinen Wirkmechanismen hat ebenfalls in der Literatur eher Verwirrung gestiftet. Angesichts eines inflationären Sprachgebrauchs teils vage definierter Konstrukte und mangels interner Bezugnahme auf die Publikationen inhaltlich verwandter Arbeiten, ist eine vergleichende Beschreibung der Ansätze schwer möglich. Interventionelle Grundgemeinsamkeiten der Körperpsychotherapien lassen sich jedoch bei einer systematischen Analyse der Literatur wie folgt identifizieren:

- Achtsamkeit, das Aufspüren des Körpers und die Zentrierung auf die (Körper-) Selbstwahrnehmung (=Ver-Körperung) steht zumeist am Anfang des therapeutischen Prozesses; »Grounding« wird als ein zentrales Wirkmodell betont.
- Die therapeutische Beziehung ist in der KPT in besonderer Weise ausgestaltet: empathisch, erlebnis-zentriert und interaktionell (bis hin zum therapeutischen Einsatz von Berührung)
- Körperausdruck, -Spontaneität, und -Bewegung werden therapeutisch genutzt (Kommunikationsmedium)
- Die KPT arbeitet zumeist mit Spannungsbögen und Affektregulation
- Es kommt zu einer Betonung der gesunden Persönlichkeitsanteile/Ressourcen und zu einer Förderung der Selbstregulation im Körpererleben
- Der Körper/das Körper-Erleben wird als zentrales (non-verbales), diagnostisches Medium (z. B. Erkennen affekt-motorischer Schemata) erkannt und berücksichtigt

2.2 Ebenen der Evidenz und Evaluation der KPT

Laut Boadella (1997) lassen sich in der Literatur ca. 5000 Case-Studies zu verschiedenen Formen der KPT finden (diese jedoch von sehr heterogener Qualität); des weiteren zielen qualitative Analysen bzw. Prozess-Analysen auf die Konstruktbildung bzw. die Erforschung der Wirkelemente ab und schließlich liegen einige wenige empirische Studien (Outcome-Forschung im engeren Sinne) vor.

Die Analyse der bisher zu verzeichnenden Bemühungen zur Evaluation der KPT im Licht eines derzeit häufig die Literatur dominierenden »RCT-

Dogmas« lässt zunächst erhebliche methodische Probleme erkennen: die Studien sind in der überwältigenden Mehrzahl retrospektiv oder nicht randomisiert konzipiert und stützen sich zumeist in der Frage nach der Effizienz einer Methode auf Selbsteinschätzungen der Probanden; häufig sind Angaben zur »power-calculation« limitiert bzw. nicht vorhanden, die Stichproben sind meist sehr klein und es fehlen diagnostische Angaben oder es zeigt sich eine mangelnde Reliabilität hinsichtlich der gestellten Diagnosen, der Schweregrad der Erkrankung ist meistens nicht erfasst, die Interventionsstrategien werden nicht standardisiert bzw. manualisiert und sind daher kaum miteinander vergleichbar, Outcome-Kriterien werden nicht oder unscharf definiert und potentiell intervenierende Variabeln werden nicht kontrolliert (z. B. Psychopathologie, Medikation, andere Therapien).

Eine genauere Analyse aller verfügbaren Literatur unter Berücksichtigung auch der sogenannt »grauen« Literaturquellen einschließlich Dissertationen führt jedoch zu einem etwas anderen Ergebnis als eine eng am RCT-Dogma orientierte Evaluations-Brille.

Zahlreiche Kohorten/Cross-sectional-Studien mit unterschiedlicher Methodik wurden in der Zeit von 1970–1998 bei gesunden Normalpersonen sowie »Neurosen« und Probanden mit Drogenmissbrauch durchgeführt; die Ergebnisse dieser Studien weisen auf Wirkmechanismen und Wirksamkeit der KPT hin, insbesondere bzgl. einer Zunahme der Zufriedenheit mit dem Körper, einer verbesserten Selbstwahrnehmung und einer Zunahme an Selbst-Wert, sowie einer Abnahme muskulärer Spannung (Röhricht 2000). Eine ausführliche Übersicht der Literatur über empirisch evaluierte KPT-Verfahren wurde kürzlich von Loew at al. (2006) erarbeitet, die Autoren stellen die Evidenz schulenspezifisch dar:

Tanz- und Bewegungstherapien erwiesen sich tendenziell als besonders hilfreich zur Reduktion von depressiven und Angstsymptomen sowie zur Verbesserung der Beziehungsfähigkeit, wenn auch erhebliche methodische Mängel konstatiert werden. Für die konzentrative Bewegungstherapie (KBT) liegen hauptsächlich Prozess-Studien vor, im Ergebnis zeigten sich die Interventionen als effektiv in der Korrektur negativer Selbstbilder und der Verbesserung des körperliches Selbst-Bewusstseins.

Neo-reichianische Therapien: eine Studie kam zu negativen Ergebnissen, d. h. im Vergleich von Bioenergetik mit Entspannung kam es zu einer Zunahme der Angst, es zeigte sich keine Verbesserung der Selbstwahrnehmung; andere, retrospektive Beurteilungen des Therapieerfolges mittels Therapeuten-Rating und Fragebögen kamen zu dem Ergebnis dass mit bioenergetischer Therapie Symptome der Angst und Depression sowie Selbst-Wert und

Durchsetzungskraft verbesssert wurden. Eine methodisch höher zu bewertende Studie liegt nun auch vor; im Vergleich von

Bioenergetik mit Gymnastik (randomisiert-kontrollierte Studie bei Patienten mit somatoformen Störungen in stationärer Therapie waren signifikante Besserungen in den Selbsteinschätzungen der mit KPT behandelten Gruppe hinsichtlich Somatisierung, Angst und Depression zu beschreiben (Nickel et al. 2006).

Integrierte, schulenübergreifende Verfahren erwiesen sich als hilfreich zur Förderung des allgemeinen Wohlbefindens, allgemeine Beschwerden verringerten sich in der KPT-Gruppe; keine Effekte zeigten sich auf spezifische Symptome; in einer prospektiven Effektivitätsstudie (naturalistisch) zu acht verschiedenen KPTen im ambulanten Bereich kam es bei der Erhebung durch behandelnde Therapeuten und mittels Fragebögen zu einer Symptomminderung psychischer und körperlicher Beschwerden sowie einer Zunahme der Selbst-Effektivität (Koemeda-Lutz et al. 2006).

Für die »Funktionelle Entspannung« (FE) liegen insgesamt acht Studien bei psychosomatischen Patienten (Colon irritabile, Asthma bronchiale, COPD, Spannungs-Kopfschmerz) vor, diese mit unterschiedlichem Design und guter Evidenz hinsichtlich einer signifikanten Senkung der Beeinträchtigung durch Schmerzen im Alltag, die Belastung durch die Krankheit und das subjektive Krankheitsgefühl.

Vier dieser FE-Studien wurden methodisch robust, randomisiert durchgeführt (Loew et al. 2006); auch hinsichtlich der körperpsychotherapeutischen Behandlung von Symptomen schizophrener Erkrankung liegen mittlerweile mehrere randomisiert-kontrollierte Studien vor, die auf eine gute Wirksamkeit der Interventionen auf Psychopathologie und Kontaktverhalten bzw. Motilität, ein verbessertes Sozialverhalten, Rastlosigkeit und Psychomotorik verweisen (Röhricht 2000, Loew et al. 2006). Zudem konnten Röhricht und Priebe (2006) in einer methodisch anspruchsvollen randomisiert-kontrollierten Pilot-Studie bei chronisch schizophren erkrankten Patienten (20 Sitzungen mit manualisierter, integrativer KPT) eine signifikante Reduktion (20–25%, effect size 0.78) therapieresistenter Negativsymptomatik nachweisen.

(Weitere Ausführungen unter *www.koerperpotemziale.de*)

1.9 Hartmut Roloff
Der unausweichliche Paradigmenwechsel in der Psychotherapie

1 Einleitung – Skizze des philosophischen Rahmens

Vom Theologen Robert Spaemann stammen folgende Zeilen:

»Von welcher Art ist diese Wirklichkeit des Vergangenen, das ewige Wahrsein jeder Wahrheit? Die einzige Antwort kann lauten: Wir müssen ein Bewusstsein denken, in dem alles, was geschieht, aufgehoben ist, ein absolutes Bewusstsein. Kein Wort wird einmal ungesprochen sein, kein Schmerz unerlitten, keine Freude unerlebt. Geschehenes kann verziehen, es kann nicht ungeschehen gemacht werden.

Worauf will ich hinaus?

Ich bin überzeugt, dass unsere psychotherapeutische Arbeit auf den verschiedensten Ebenen unserer Alltagswelt gute Früchte trägt. Ob im affektmotorischen sehr dicht an primärer Bedürftigkeit nach Bindung oder im Hier und Jetzt der Therapie dicht an der Präsentativität oder Gegenwärtigkeit oder im genetischen dicht an der pragmatischen Lebenskonstruktion unter Berücksichtigung aller Nöte.

Eines fehlt mir aber, ohne Verankerung unseres Selbstverständnisses im gänzlichen Sein bleibt alles andere nur methodisches Stückwerk und zerfällt, in wenn auch nützliche aber letztlich doch theoretisch nur phänomenologisch beschreibende Einzelwerkzeuge.

Damit stehen wir vor grundsätzlichen philosophischen Fragen. Ich neige im Grundsatz zu einer Kantianischen Sicht der menschlichen Existenz. Insbesondere der Part der Wahrnehmung innerer Abbildungen der äußeren Welt erscheint mir immer noch hochaktuell und häufig entweder missverstanden oder ignoriert. Unser Sein scheint nach unserer Alltagserfahrung gegeben, wenn auch nur durch die Inneren Abbilder der äußeren Welt, über die wir nur modellhafte Spekulationen anstellen, was wir Erleben und Verhalten nennen. Diese Sicht der Dinge wird im wesentlichen heute durch die moderne, durch neurophysiologische und neuropsychologische Forschungen der letzten Jahre gestützte Persönlichkeitspsychologie fortgeführt, was uns im übrigen keineswegs von der Praxis eines sozial verbindlichen kategorischen Imperativs entledigt.

Mir erscheint der Stand der gegenwärtigen Psychotherapie bis vor kurzem vergleichbar mit der Physik um 1900. Jeder Vergleich hinkt, dieser auch. Nichtsdestotrotz ist die spezielle Relativitätstheorie der Psychotherapie noch nicht geschrieben. D.h. der wirklich notwendige Ebenenwechsel bei der Betrachtung der menschlichen Erlebens- und Verhaltensgesetzmäßigkeiten steht immer noch aus (vgl. auch Vogt, 2007a, S. 15–20). Jede therapeutische Schule versucht in newtonscher Mechanik zu glänzen und spezifisch besondere Bedeutung zu erlangen, einige haben auch nach wie vor allmächtige Erklärungsphantasien. Und immer wenn etwas nicht passt, wird dafür ein neues Konstrukt gefunden, welches es möglich macht in klassischer Mechanik zu verbleiben.

Wir werden Grenzen überschreiten müssen und andere Grenzen respektieren. Dabei wird einiges von unserer jetzigen Eingerichtetheit zu Bruch gehen.

Max Planck sagte dazu: »Eine neue wissenschaftliche Wahrheit pflegt sich nicht in der Weise durchzusetzen, dass ihre Gegner überzeugt werden und sich als belehrt erklären, sondern vielmehr dadurch, dass die Gegner allmählich aussterben, und das die heranwachsende Generation von vornherein mit der Wahrheit vertraut gemacht ist.«

Lassen Sie mich zu einem kleinen Exkurs ausholen, der uns in die Beschreibungswelten hinter reiner Phänomenologie führen mag. Mich begleitet seit eh und je die intuitive Ahnung einer strukturell phänomenologisch vielfältigen aber strukturell inwendigen homogenen Welt. So wie ich nach wie vor nicht akzeptieren mag, das Mikrokosmos und Makrokosmos sich polar an den Enden eines Kontinuums befinden, sondern davon ausgehe (noch immer Hypothese), dass beide nur verschiedene Seiten ein und derselben Welt sind, letztlich aber in sich geschlossen, so sehe ich auch einen inzwischen durchaus überwindbaren dualistischen Riss in unserer Weltendarstellung vom Punkt der Teilchenphysik bis hin zur Kosmologie und dabei über die Körper-Bewusstseinsproblematik sich homogen erstreckend.

2 Hauptteil

2.1 Bestimmtheit und Unbestimmtheit

Von Werner Heisenberg stammt die Ihnen bekannte Unbestimmtheitsrelation. Sie besagt vergröbert, das einem Teilchen zu einer bestimmten Zeit kein sicherer Ort zugeordnet werden kann. Man entgeht diesem relativistischen Dilemma durch den Teilchen- Wellen – Dualismus. Teilchen und Wellen sind 2 Seiten ein und derselben Medaille. Zwei Blickwinkel unserer mikrokosmischen Welt. Je nach Standort des Betrachters sehen wir das eine oder andere.

Max Born formuliert dazu noch fast philosophisch raumgreifender: »Zur Beschreibung der Naturvorgänge sind kontinuierliche und diskontinuierliche Elemente notwendig. Das Auftreten der letzteren (Quantensprünge) ist nur statistisch bedingt; die Wahrscheinlichkeit des Auftretens aber breitet sich kontinuierlich nach Art von Wellen aus, die Gesetzen ähnlicher Art gehorchen, wie die Kausalgesetze der klassischen Physik.«

Damit gibt es im inneren der Welt keine Wirklichkeit sondern nur primäre Möglichkeiten.

Dies scheint mir eine der elegantesten Überwindungen des vordergründigen phänomenologischen Dualismusses.

Übertragen wir dies auf die Körper-Bewusstseinsebene, so werden wir verstehen, das beides nur verschiedene Betrachtungsebenen ein und desselben Objektes MENSCH sind, strukturell homogen verwoben, in der Abbildung perzeptiv trennbar, ohne wirklich unbeschadet trennbar zu sein.

Gehen wir in die Kosmologische Ebene kommen wir m. E. zur Homogenität von Universum und Gott. Beides sind nur verschiedene Betrachtungsebenen desselben Allumfassenden.

2.2 Das Tachyonenproblem und seine Übertragung auf unsere Bewusstseinsauffassung

Aus der speziellen Relativitätstheorie Einsteins geht eine mathematisch mögliche Schlussfolgerung auf die eventuelle Existenz bestimmter masseloser Teilchen hervor, die man Tachyonen nennt. Missverständlich wurde oft behauptet, nach $E=m^*c^2$ nichts könnte schneller sein als die Lichtgeschwindigkeit. Dies geht aber aus dieser Formel gar nicht hervor. Nur masseinnehabende Teilchen können nie schneller als das Licht sein, da ihre Masse mit der Zunahme an Geschwindigkeit ins unendliche wächst. Masselose Teilchen könnten aber durchaus schneller als das Licht sein. Dies bildet die Grundlage vieler Science Fiktion Ideen, wie Zeitreisen mit Umkehr der Zeitrichtung u. a. m. Alle bisherigen Forschungen konnten keine Nachweise für Tachyonen in unserer Welt erbringen. Was bedeutet dies nun? Das menschliche Gehirn mit seinen mathematischen Möglichkeiten kann sich die Eventualität von Tachyonen mathematisch ableiten. Nüchterne Schlussfolgerung: erstens, die Lichtgeschwindigkeit bildet eine Weltengrenze, hinter die wir zu schauen nicht ausgestattet sind, oder zweitens unser psychisches Modellierungsvermögen ist so begrenzt, das wir diese Grenze inszenieren, um nicht hinter Sie schauen zu müssen, was uns nur verwirren könnte.

Erstaunlich ist auch wie wir im Alltag fast wie selbstverständlich solche Dinge ausblenden. Nahezu jeder hat den Satz des Pythagoras einmal gelernt. Die Summe der Kathedenquadrate über einem rechtwinkligen Dreieck entspricht dem Hypothenusenquadrat. Demzufolge sollte uns die Wurzel aus der Summe der Kathedenquadrate die Länge der Hypotenuse angeben. Das glauben wir oft sofort und eindeutig!!!

Die Wirklichkeit oder besser gesagt die Mathematik hält aber zwei Lösungen bereit. Wohin mag sich nun aber eine negative Hypotenuse erstrecken? Wir tun gemeinhin so, als sei dies ein unangenehmer Artefakt der Mathematik, den wir ausblenden können. Vermutlich ist es aber so, das wir nur in unseren begrenzten Zahlenräumen agieren wollen und andere Lösungen daher pragmatisch ausblenden. Wir modellieren eine pragmatisch »sinnvolle« wenn auch in ihrer Begrenztheit nicht wirklich umfassend erklärende Welt.

Dies machen auch Therapieschulen und errichten damit Grenzen, hinter die zu schauen ihnen nur um den Preis des Verlustes ihrer sicherheitsspendenden, mechanistischen Grenzen möglich wäre. Dies geschieht folgerichtig somit kaum, eher werden die Grenzen stabilisiert.

Andere eher fundamental erklärungssuchende Richtungen beschäftigen sich aber auch häufig mit »tachyonischen« Problemen, also psychologischen Problemen die erst jenseits unserer Bewusstseinsgrenzen eine wahrhaftig grandiose Pseudobedeutung erlangen. Dies erscheint dann manchmal entweder sehr zwanghaft ritualisierend oder verschwommen mystisch.

2.3 Biologie und Kultur

Bei H. v. Ditfurth heißt es: »Das Gehirn hat das Denken nicht erfunden, so wenig, wie die Beine das Gehen erfunden haben oder die Augen das Sehen. Beine sind die Antwort der Evolution auf das Bedürfnis nach Fortbewegung auf festem Boden gewesen. Und Augen waren eine Reaktion der Entwicklung auf die Tatsache, dass die Oberfläche der Erde von einer Strahlung erfüllt ist, die von festen Gegenständen reflektiert wird.

So gesehen sind Augen also ein Beweis für die Existenz der Sonne. So wie die Beine ein Beweis sind für das Vorhandensein festen Bodens und ein Flügel ein Beweis für die Existenz von Luft. Deshalb dürfen wir auch vermuten, dass unser Gehirn ein Beweis ist für die reale Existenz einer von der materiellen Ebene unabhängigen Dimension des Geistes.«

Sehr schöne Gedankenführung finde ich hier, aber zum Ende hin undiszipliniert werdend.

Die Frage, was die Existenz unseres Gehirnes beweisen mag beantworte ich heute wohl eher mit, in der komplexen Struktur, der uns umgebenden Welt enthaltenen Informationen in Form stochastischer Zusammenhänge, die nach einer ordnenden Abbildung verlangen um sich in ihnen erfolgreich überlebend und wachsend bewegen zu können. Wenn ich H. v. Ditfurth teilweise folge, dann nur dahingehend, das die evolutionäre Entwicklung des Gehirns eine Reaktion auf die andere Seite der Existenz ist, nämlich Welle, Bewusstsein, Idee oder Gott. Wie untrennbar homogen diese Seite aber Teil

des Ganzen ist zeigt sich schon am Wort Bewusstsein. Es ist eine Seinsform, das bewusste Sein, es ist nichts mystisch anderes, es ist und bleibt SEIN.
Hilfreich war mir an dieser Stelle immer auch JESHAJAHU LEIBO-WITZ. Dieser israelische Philosoph sagt inhaltlich:
Gott ist kein Gott für uns, er ist Gott an sich; die Menschen brauchen vielleicht einen Gott als Konstruktion, Gott braucht aber nicht die Menschen.

2.4 Struktur als dynamischer Regulationsmechanismus – die Geschichte des Selbstbewusstseins

Nach Metzinger »sind die vom System (bei Metzinger Gehirn gemeint) eingesetzten repräsentionalen Vehikel semantisch transparent, d. h. sie stellen die Tatsache, dass sie Modelle sind, nicht mehr dar. Deshalb schaut das System durch seine eigenen repräsentionalen Strukturen hindurch, als ob es sich in direktem und unmittelbarem Kontakt mit ihrem Gehalt befände.«

Nachempfindbar wird dieser Zusammenhang wenn Sie einmal mit einer WII Station Tennis spielen. Nach kurzer Zeit haben Sie zunehmend den Eindruck in einem wirklichen Tennismatch zu sein, obwohl all dies nur eine Modellierung virtueller Art ist.

Metzingers Beispiel:
»Sie sind ein solches System, jetzt, in diesem Augenblick, indem Sie diese Sätze lesen. Weil Sie ihr Selbstmodell nicht als Modell erkennen ist es transparent: Sie blicken durch es hindurch. Sie sehen es nicht. Aber sie sehen mit ihm. Mit anderen Worten: Sie verwechseln sich fortlaufend mit dem Inhalt des Selbstmodells, das von ihrem Gehirn aktiviert wird.«

Diese beständige Verwechslung macht aus dem inneren Modellierungsakt einen JEMAND.

Bezogenheit ist dann das Faktum, welches einem ICH-SAGER die Perspektive der subjektiven Innensicht schenkt. Erst die Gruppe lässt die Ich-Perspektive richtig aufblühen.

Denken Sie einmal an einen Tag, an dem Sie lange völlig allein waren. Sie haben mit Sicherheit diverse Dinge unternommen, um sich ihrer selbst zu vergewissern, z. B. Selbstgespräche geführt, gegenständliche spürbare Rückmeldungen gesucht, Geräusche gemacht, gegessen, geduscht u. a. m.

Unsere Wahrnehmung ist so eine Live-Simulation, die wir für das wirkliche Leben halten.

Übrigens so neu ist dies alles gar nicht. Schon vor über 50 Jahren wurden Wahrnehmungsversuche mit Umkehrprismenbrillen unternommen, die eine relativ schnelle Umstellung der Wahrnehmung zeigten bis zur völligen Transparenz.

Auch der historische oder auch der interkulturelle Aspekt ist interessant.

Wie lange gibt es schon eine derartige Transparenz unseres Innenmodells, birgt nicht unser Wissen um die ungeheure Macht der Kirche im Mittelalter den Hinweis auf eine fremdgesteuertere Bewusstheit also eine eingeschränktere Transparenz. Ist nicht dies auch auf andere gegenwärtig noch fundamental durchdringende Kulturen übertragbar. Haben nicht die Individualisierungstendenzen der Moderne das Selbsterleben Ich-potenziert und wohin führt dies bei Veränderungen.

Die innere Modellbildung scheint ein evolutionär erfolgreicher Vorgang zu sein, der weiter dynamisch veränderbar bleibt.

Die Anerkenntnis dieser Zusammenhänge gibt allerdings fast allen psychotherapeutischen Persönlichkeitskonzepten schwierige Aufgaben bis hin zur Metamorphose auf. Im Moment scheinen viele eher noch behände Bestätigung im neuen Wissen zu suchen und mehr terminologische Veränderungen als wirkliche strukturell theoretische Veränderungen vorzunehmen. Warum dies so ist, habe ich versucht an Hand des Mangels an philosophischer Fundamentierung unserer bisherigen Persönlichkeitstheorien deutlich zu machen. Ich musste dazu in einen von Eigeninteressen der Psychotherapie unbeeinflussteren Bereich der Wirklichkeit quer hineingehen (nämlich in Physik und Philosophie) weil ich mich sonst wohl nur in einem psychologisch-terminologischen gordischen Knoten verfangen hätte.

2.5 Was bleibt aus bisheriger Psychotherapie

Ein anschaulicher Blick auf verfremdende Entwicklungen gelingt Manfred Pohlen in seinem Buch Freuds Analyse. Die dort veröffentlichten Sitzungsprotokolle Ernst Blums zeigen uns einen Urvater der Psychoanalyse, der nach wie vor gültige Behandlungsregeln aufgestellt hatte und mit ihnen dynamisch und im dyadischen System jeweils flexibel umging ohne seine eigenen Regeln zu Gebetsformeln zu degradieren.

Behandlungstechnisches wird bleiben. Der Umgang mit Widerstand, das Erkennen der Abwehrmuster, Fokussierungen, psychodynamische Zusammenhänge werden auch weiterhin unser Augenmerk finden.

Die dahinter stehenden persönlichkeitstheoretischen Annahmen sind eher überstrapazierte Konstrukte die einer guten beziehungstechnischen Werkzeugausstattung ein eher unzureichend fundamentiertes Haus gegeben haben. Immer neue und kompliziertere Theorien mit höchst eigener Terminologie weisen eher auf die Krisenhaftigkeit der Psychotherapeutischen Gesamtsituation hin.

2.6 Meditation als Standby des Modellgenerierenden Systems

Meditation erscheint wie ein Standby des Systems. Mein Meditationslehrer sagte einstmals, »sei aufmerksam und schaue auf zwei aufeinander folgende Gedanken, schau genau auf den kleinen Zwischenraum zwischen ihnen und dort verharre.«

Das System bleibt transparent und trotzdem als Modellierung erkenntlich. Die Modellierung sucht nach »Jemand«Zuständen wird aber immer wieder in den Ruhezustand versetzt und somit als Funktion erlebbarer. Der Jemand wird unbedeutender. Wir kommen im Sein an, hinter der Verwechslung mit dem angeblichen Ich.

Keine Erlösung, keine Bewusstseinserweiterung, eher eine Vereinfachung.

Gleiches passiert bei dynamischeren Meditationsformen wie dem Laufen.

Jeder Läufer kennt den Moment wo »es läuft« und nicht er oder sie läuft. Das System lässt laufen und das virtualisierte Ich hat endlich Urlaub, dies macht wahrscheinlich den größten Erholungswert des Laufens aus. Zatopek hatte eben Recht »Vogel fliegt, Fisch schwimmt, Mensch läuft!«

3.1 Epilog

Alle archaischen Tätigkeiten, wie z. B. Laufen, Gärtnern, Mauern, Angeln, Jagen, Wandern, Zelten u. a. m. führen uns zu erholsamen milde meditativen Wirkungen. Sie entlasten vermutlich das EGO-überstrapazierte innere Modell, zumal der moderne Mensch ja auch noch durch uns und angrenzende Branchen jahrzehntelang dazu angehalten wurde sein Selbst zu finden bzw. sein wahres Ich.

Die Suche nach einem personalen Gott scheint auch nur eine noch diffizilere Verirrung zu sein, aus unserem »JEMAND« sein wollen hervorgehend. So gern ich Ihnen ein Paradies und einigen vielleicht auch eine Hölle wünschen würde. Sie werden sich wohl damit abfinden müssen, das das jüngste Gericht in den letzten Minuten ihres Lebens stattfindet oder ganz ausfällt und bei aller menschlicher Größe unser Dasein mitunter lapidar und skurril endet. Unsere Kultur hat dafür auch edle Inszenierungen gefunden.

Insbesondere die Wirklichkeit der Pflege von alten Menschen mit neurologischen Leiden macht uns aber deutlich, das es mitunter keine kontinuierliche Lebensgeschichte gibt, da innere Modellierungen aus verschiedensten Gründen zerbrechen und nur Fragmente noch nach dem alten Jemand angstvoll suchen.

Schlussendlich lassen Sie mich noch die andere Seite des Universums nämlich Gott oder wenn Ihnen die allumfassende Idee besser gefällt mit einer Beweisführung des anfangs schon zitierten Robert Spaemann illustrieren:

Ich zitiere Spaemann: »Ich möchte das was ich meine, dass nämlich Wahrheit Gott voraussetzt, an einem letzten Beispiel verdeutlichen, an einem Gottesbeweis, der sozusagen nietzscheresistent ist, einem Gottesbeweis aus der Grammatik, genauer aus dem so genannten Futurum exactum. Das Futurum exactum, das zweite Futur, ist für uns denknotwendig mit dem Präsens verbunden. Von etwas sagen, es sei jetzt, ist gleichbedeutend damit zu sagen, es sei in Zukunft gewesen. In diesem Sinne ist jede Wahrheit ewig. Dass am Abend des 6. Dezember 2004 zahlreiche Menschen in der Hochschule für Philosophie in München oder in Leipzig zu einem Vortrag über Rationalität und Gottesglaube versammelt waren, das ist nicht nur an jenem Abend wahr, das ist immer wahr. Wenn wir heute hier sind, werden wir morgen hier gewesen sein. Das Gegenwärtige bleibt als Vergangenheit des künftig Gegenwärtigen immer wirklich. Aber von welcher Art ist diese Wirklichkeit? Man könnte sagen: in den Spuren, die sie durch ihre kausale Einwirkung hinterlässt. Aber diese Spuren werden schwächer und schwächer. Und Spuren sind sie nur, solange das, was sie hinterlassen hat, als es selbst erinnert wird. Solange Vergangenes erinnert wird, ist es nicht schwer, die Frage nach seiner Seinsart zu beantworten. Es hat seine Wirklichkeit eben im Erinnert werden. Aber die Erinnerung hört irgendwann auf, und irgendwann wird es keine Menschen mehr auf der Erde geben. Schließlich wird die Erde selbst verschwinden. Da zur Vergangenheit immer eine Gegenwart gehört, deren Vergangenheit sie ist, müssten wir also sagen: mit der bewussten Gegenwart – und Gegenwart ist immer nur als bewusste denkbar – verschwindet auch die Vergangenheit, und das Futurum exactum verliert seinen Sinn. Aber genau dies können wir nicht denken. Der Satz: »In ferner Zukunft wird es nicht mehr wahr sein, dass wir heute Abend hier zusammen waren« ist Unsinn. Er lässt sich nicht denken. Wenn wir einmal nicht mehr hier gewesen sein werden, dann sind wir tatsächlich auch jetzt nicht wirklich hier, wie es der Buddhismus denn auch konsequenterweise behauptet. Wenn gegenwärtige Wirklichkeit einmal nicht mehr gewesen sein wird, dann ist sie gar nicht wirklich. Wer das Futurum exactum beseitigt, beseitigt das Präsens. Aber noch einmal: Von welcher Art ist diese Wirklichkeit des Vergangenen, das ewige Wahrsein jeder Wahrheit? Die einzige Antwort kann lauten: Wir müssen ein Bewusstsein denken, in dem alles, was geschieht, aufgehoben ist, ein absolutes Bewusstsein. Kein Wort wird einmal ungesprochen sein, kein Schmerz unerlitten, keine Freude unerlebt. Geschehenes kann verziehen, es kann nicht ungeschehen gemacht werden. Wenn es Wirklichkeit gibt, dann ist das Futurum exactum unausweichlich, und mit ihm das Postulat des wirklichen Gottes. »Ich fürchte«, so schrieb Nietzsche, »wir werden Gott nicht los, weil wir noch an die Grammatik glauben.« Aber wir können nicht umhin, an die Grammatik zu glauben. Auch Nietzsche konnte nur schreiben, was er schrieb, weil er das, was er sagen wollte, der Grammatik anvertraute.«

3.2 Zusammenfassung

Es wird nach kritischer Sichtung mechanistischer und damit ein bis maximal zweidimensionaler Denkansätze in den bekannten Psychotherapieschulen die Notwendigkeit relativistischer Theorieansätze in der Psychotherapie erörtert. Dazu wird der philosophisch-physikalisch-psychologische Bogen geschlagen vom Teilchen-Welle Dualismus bis hin zum Universum-Gott Zusammenhang über die Körper-Seele Brücke hinweg. Neuere Persönlichkeitstheoretische Ansätze werden illustrierend referiert.

1.10 Ralf Vogt
Das Schweregradmodell der Regulationsstates und das Gruppenpsychotherapeutische Stufenmodell – als ausgewählte Aspekte des trauma- und körperorientierten Therapiekonzeptes SPIM-20-KT

1 Einleitung

Das Somatisch-Psychologisch-Interaktive Modell in der Standard-20-Version zur Psychotraumatherapie von Komplex-Traumatisierten u. a. Störungsgruppen (SPIM-20-KT) ist ein umfassend manualisiertes Behandlungskonzept, dass wichtige Komponenten verschiedener Theorie- und Therapieschulen vereint (vgl. Vogt, 2007). In diesem Beitrag sollen zwei wichtige Aspekte der 20 Basiskriterien (s. ebenda, S. 106–112) dieses Konzeptes herausgegriffen werden, weil sie besonders neue Sichtweisen in dem komplexen Behandlungsrahmen darstellen und somit zur Diskussion einladen dürften.

Im theoretischen Therapiekonstrukt handelt es sich dabei um das Schweregradmodell der Regulationsstates und die Bedeutung einer parallel organisierten ambulanten Gruppenbehandlung neben der traditionellen Einzelpsychotherapie bei komplex-traumatisierten Patienten.

Aus diesen theoretischen Ableitungen und Annahmen ergeben sich deduktiv therapeutische Settinggestaltungen, die hier ebenfalls im Ansatz und im bisher untersuchten Nutzen diskutiert werden sollen.

Vorangestellt sei, dass die beiden herausgenommenen Behandlungsdimensionen natürlich nicht unabhängig von den anderen Modellkriterien des SPIM-20-KT wirken und nur mit diesen gemeinsam zur fachgerechten Anwendung gelangen können. Trotzdem soll exemplarisch hier der Raum für eine intensivere Auseinandersetzung mit den beiden aufgeführten therapeutischen Konzeptionen gegeben werden.

2 Das Schweregradmodell der Regulationsstates

Das komplexe Modell zur Einordnung von Regulationsstates kann in den Grundannahmen in Vogt (2007, S. 44–62) eingesehen werden.

Dieses Theoriemodell berücksichtigt besonders Überlegungen von Janet (1901; 1919/25), Ferenczi (1932; 1985), Federn (1956), Kluft (1984; 2005), Huber (2003), Watkins (2003), Hirsch (2004), Vogt (2004) sowie Bauer (2005).

Modell unterschiedlicher Regulationskategorien der konzeptualen Bezogenheit mit den Achsen: Bewusstsein/Wille *und* Nichtintegrierbarkeit/Fremdprägung

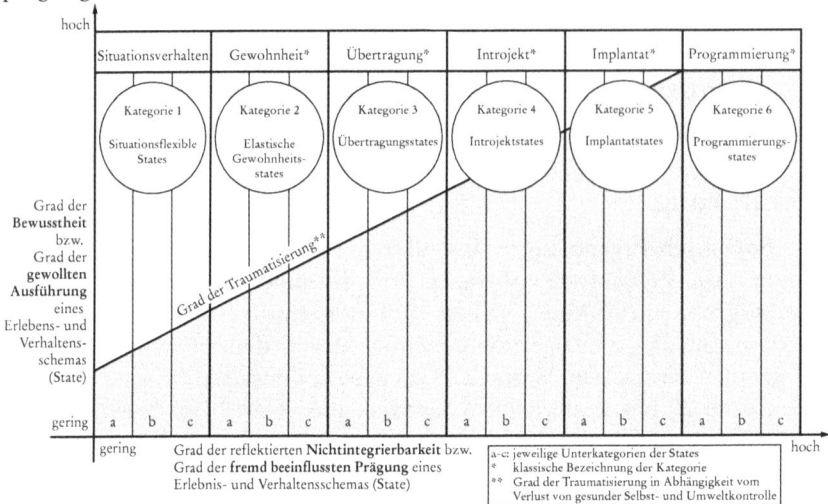

Schweregradmodell der Regulationsstates

Hierin wurden bekannte Regulationskategorien des Verhaltens aus den Theorieschulen der Psychotraumatologie, Psychoanalyse, Tiefenpsychologie und Verhaltenstherapie in einem System zusammengeführt, dass den Schweregrad einer traumatisierten Verinnerlichung als hierarchisches Ordnungsprinzip von Statequalitäten ansieht. Dabei entspricht der Traumatisierungsgrad einer Regulationskategorie dem Maß der Unbewusstheit und dem Grad der anwachsenden Behandlungsschwierigkeit einer Kategorie.

Die Konzeption von Regulationsstates als bestimmenden Determinanten der Verhaltensorganisation auszugehen, hat den Vorteil, dass sehr verschiedene Handlungsprogramme des Menschen nebeneinander und trotzdem relativ logisch bzw. psychologisch eingeordnet werden können. Der Zusatz in meinem Therapiemodell ist aber gewissermaßen, dass der Gedanke der hierarchischen Vernetzung dieser States eingeführt wird und das behandlungsseitig postuliert wird, dass ein State quasi am effektivsten im »aktuell aufgerufenen Originalstate« zu bearbeiten sei, wie dieses in den nachfolgenden Definitionskriterien zusammengefasst ist:

Statekonzept

1. States sind relativ autonome psychophysische Regulationsniveaus im Denken, Fühlen, Handeln, Streben usw., die ein gewisses systemeigenes Strukturgleichgewicht anstreben und damit eine erworbene Erfahrung reinszenieren.
2. Die psychophysischen Zustände berücksichtigen dabei sowohl quantitative Spannungsniveaus als auch qualitative atmosphärische Verknüpfungsmerkmale (Triggerpotenziale) in der Realisierung eines Regulationsstates.
3. Eindrucksvolle Erlebnisse bzw. Psychotraumatisierungen staffeln und vernetzen States maßgeblich. Je nach dem Schweregrad einer Prägung sind States stärker vernetzt und bewusstseinsfähig oder isoliert und dissoziiert.
4. Zur Veränderung eines Regulationsstates muss seine systemische Vernetzung möglichst ganzheitlich kognitiv, emotional, bewegungsseitig, physiologisch usw. reaktiviert und komplex modifiziert werden (z. B. Traumanetzverknüpfungen im Individuum, Täternetzwerk der sozialen Bezugsgruppe, gesellschaftliches Geflecht aller Kontextgruppen).

Die Implikation aus diesem klinischen Konzept ist weitreichend. Es bedeutet nämlich, dass:

1. Patient und Therapeut die erlebten und kristallisierten Regulationszustände szenarisch und atmosphärisch andeutungsweise – aber genügend erlebnisaktiv – nachgestalten müssen, um diagnostische Evidenz beim Patienten und zugleich die therapeutische Chance zur Veränderung einrichten zu können.
2. Im Diagnostik- und Behandlungsprozess ist fortwährend davon auszugehen, dass es Affektbrücken zwischen Regulationsstates gibt, die den roten Faden der Psychotherapie darstellen, wobei stets der tiefste und früheste State einer Regulationsstateverschaltung das effektive Bewusstmachungs- und Verknüpfungsziel der Behandlung ist.

Problematisch ist die Pfadfindung durch die Affektbrücken der States allemal, da es ein immanentes, hierarchisches System der Selbstschutzorganisation des Individuums gibt, das sowohl chronifiziertes Produkt der erworbenen Entwicklungsschädigung zu sein scheint als auch der wesentlichste Bestandteil der intuitiven Überlebensintelligenz des geschädigten Menschen sein dürfte.

Das Prinzip der Traumaschweregradbezogenen und Homöostaseorientierten Systemhierarchie der Regulationsstates (THS-Prinzip) ist nach meinem Dafürhalten ein wichtiger Ursachenaspekt für die schwankende Verhaltensregulation eines Klienten:

Einerseits setzen sich die States in der impulsiven Verhaltenssteuerung durch, die im Rahmen einer Lern- und Entwicklungsgeschichte eines (traumatisierten oder nicht traumatisierten) Menschen in einem bestimmten sozialen Kontext erfolgreicher im Sinne der Gewährung oder Bekräftigung waren, bzw. generieren Muster ohne Korrekturinterventionen von Natur aus zur Wiederholung und Chronifizierung. Die entwicklungsgeschichtlich älteren Kindheitsstates werden dabei zunehmend von jüngeren Erwachsenenstates überformt, weil die ursprüngliche Dominanz in der Lernszene ebenfalls den äußeren damaligen Figuren (z. B. Mutter und Vater) überformend entsprach. Das heißt also, dass ein Elternintrojektstate in der Tendenz des THS-Prinzips meistens stärker als ein Übertragungsstate auftreten dürfte.

Andererseits wirkt auch die gegenteilige Regulationskraft wie in der alten Szene. Ein Kindheitsstate organisiert den Rückfall in die unvollkommen gelöste Interaktionsszene mit dem (unbewussten) Ziel einer Lösung des Entwicklungswiderspruchs, indem z. B. alte, steckengebliebene Erwartungen erfüllt bzw. verborgene Psychotraumatisierungen gelöst werden sollen. Da die frühere Integration der Interaktionsszene in ihrer Nichtlösung bzw. Unerfüllbarkeit (mit den gestörten Bezugspersonen oder/und Tätern) nicht gelungen ist bzw. nie gelingen konnte, ist ein trauriges Resultat der Lerngeschichte auch das »ewige Scheitern« der Korrektur und Reifung der Regulation. Dennoch ist der Homöostasedruck des Gesamtsystems immer auf Ausgleich alter Defizite orientiert und wirkt wie der Überlebenswille des traumatisierten Kindes hartnäckig. Je nach psychophysiologischer Spannung und Kontextatmosphäre in der THS fortwährenden Wechselwirkung springen unterschiedliche Stategruppen auf Grundlage der verinnerlichten Zuordnungserfahrung an (s. o.) und versuchen das Individuum optimal zu organisieren.

In der Regel sind psychophysiologische Zustände von geringer Spannung und wenig fixierter Kontextatmosphäre besser geeignet, eine *bewusste* Verhaltensbeobachtung und Verhaltensregulation einzurichten.

Die Kunst der therapeutischen Arbeit besteht nun meines Erachtens darin, das Spektrum der anzusprechenden THS-Kreise möglichst breit zu halten, sodass impulsivere als auch bewusstere Regulationsinformationen zugleich aufgerufen werden. Das ist das bekannte Prinzip der Parallelisierung in der Psychotraumaexpositionstherapie (vgl. Hochauf und Unfried, 2004). Während in der Psychotraumaexpositionsarbeit in der Regel genügt, dass ein Bewusstmachen der zusammengelegten Zeitebenen stattfand (vgl. obige Autoren, ebenda), benötigen Patienten zur Korrektur kompliziert und komplex vernetzter Verhaltensscripte variablere Settingstrukturen zur Statebehandlung. In Vogt (2007) sind deshalb eine Vielzahl von Settings dargestellt, die im Rahmen unserer ambulanten, klinischen Arbeit von mir entworfen worden sind, um gerade den Aspekt der parallelen Bewusstmachung von verschiedenen Niveaus der innerpsychischen Regulation zu befördern (vgl. ebenda, S. 194–260). Hierbei ist auch die Verwendung von beseelbaren Therapieobjekten hilfreich, da diese die symbolisierte Abbildung von Innenstrukturanteilen ermöglichen. Ziel dieser Settings ist es, dass Klienten Darstellungsformen für ihre Innenregulation bekommen, mit deren Hilfe sie sich wenig in agierenden Interaktionen mit den Behandlern verfangen, sondern schrittweise immer differenzierter befähigt werden, die *in ihnen wirkenden Wechselwirkungskräfte und Kipppunkte* zwischen den Regulationsstates zu modellieren und einer nachträglichen therapeutischen Korrektur zugänglich zu machen. Die Klienten erhalten dazu oft moderierende Fragen bzw. Regieprinzipien der Therapeuten, die einen Austausch der verschiedenen Anteile und deren Fortentwicklung bzw. Nachreifung anregen (vgl. Fallbeispiele ebenda).

3 Das Gruppenmodell in der Behandlungskonzeption des SPIM-20-KT

Gruppentherapeutische Behandlungskonzepte in der Therapie von komplextraumatisierten Patienten sind bisher kaum oder nicht üblich in der Behandlungslandschaft der bekannten Therapieschulen. Das hat meines Erachtens zwei Hauptgründe: Zum einen sind Gruppenpsychotherapien im ambulanten Sektor der Bundesrepublik Deutschland nur schwer zu organisieren und werden auch nur mit großem schreibtechnischem Aufwand der Therapeuten und verwaltungstechnischem Aufwand der Krankenkassen genehmigt. Zum anderen herrscht im Fachkollegenkreis auch die Ansicht vor, dass Gruppenarbeit bei Komplextraumatisierten zu viele Risiken in sich birgt, weil in den schwer berechenbaren Interaktionen der Gruppenteilnehmer zu viel Triggerpotenzial liegen würde.

Das sehe ich nicht ganz so bzw. ich vertrete nach meiner über 20-jährigen beruflichen Erfahrung den Standpunkt, dass natürlich die Psychotherapeuten spezielle Kenntnisse in der Gruppendynamik von komplextraumatisierten Patienten erwerben müssen, dass Gruppenpsychotherapieintervalle im Rahmen einer psychotherapeutischen Gesamtkonzeption aber nahezu unerlässlich für eine *langfristig erfolgreiche Psychotherapie* von komplextraumatisierten Patienten sind. Dafür gibt es nach meiner Ansicht vier entscheidende Gründe:

Gruppenkonzept

1. Hauptschädigungsort für komplextraumatisierte Patienten ist die Familie als Kleingruppe, wodurch Bindungs- und Beziehungstraumata hinterlassen und meistens die soziale Kompetenz, soziale Kooperativität oder individuelle Kreativität der seelisch geschädigten Menschen schwer gemindert werden.
2. Da die Herauslösung aus schädigendem Milieu oft sehr schwierig ist, sind ausreichend starke und langfristige Gegengewichte erforderlich.
3. Der Mensch ist primär ein positives soziales Wesen (Bauer, 2007) und kann in Gemeinschaften schneller und umfassender lernen, wenn der Lernprozess trotzdem dyadisch eingebettet ist und durch die Gruppe eine familiäre Ersatzstruktur phasenweise besteht.
4. Um einen optimalen gruppenorientierten Wachstums- und Lernprozess in Gang zu bringen, ist ein Stufenkonzept der Gruppenarbeit notwendig und hilfreich, damit ein intrapsychischer und interpersoneller Entwicklungsprozess angeregt wird, der sowohl die Symbolisierungsfähigkeit des Einzelnen als auch die Selbstorganisation einer wachstumsförderlichen Gemeinschaft ermöglicht.

In Vogt (2007, S. 218–222, S. 248–262 u. S. 267–269) sind sowohl konzeptionelle Kriterien als auch Fallbeispiele zum gruppenpsychotherapeutischen Arbeiten mit komplextraumatisierten Patienten dargestellt.

An dieser Stelle sollen jedoch einige weiterführende Aspekte einer derartigen Gruppentherapie angeführt und diskutiert werden. Diese vertiefenden konzeptionellen Erläuterungen folgen der qualitativen Unterteilung der phasenorientierten Gruppensettings in frühe Kursgruppen, Langzeitgruppen, späte Kursgruppen sowie Selbsthilfegruppen.

Frühe Kursgruppen

In Vogt (2007, S. 218–222) ist ansatzweise beschrieben worden, wie die Struktur der frühen Kursgruppen aussieht. Besonders wichtig ist es für die meisten neuen Klienten in unserem Therapiekonzept, dass sie zunächst aus ihrer erlernten Opferhaltung herauskommen bzw. überhaupt einen Versuch unternehmen, neue zwischenmenschliche Erfahrungen im sozialen Feld trotz Bindungs- und Beziehungstraumatisierungserfahrungen zu sammeln.

In Rücksprache mit diesen Klienten hat es sich neuerdings gezeigt, dass die Patienten zur Wiederentfachung von Gruppenneugier auch davon profitieren, dass sie psychagogische Vorträge in unserer kleinen Fortbildungsakademie besuchen, wo regelmäßig Abendvorlesungen von 90 Minuten interessanten Psychotherapiethemen angeboten werden, die meine Frau und ich als Therapeuten selbst oder eingeladene Dozenten halten.

Bereits hier beginnen nach Aussagen von Klienten ihre diskreten Gruppenneuerfahrungen, weil sie andere Patienten unserer Praxis sehen, etwas über den (manchmal entkrampfteren) Umgang dieser Klienten mit uns erfahren oder interessiert den Diskussionen der therapieälteren Patienten lauschen und dadurch anteilnehmend Entwicklungsperspektiven aufgezeigt zu bekommen ohne unter psychodynamischem »Einsichtsdruck« zu stehen.

Die Kursgruppe ist außerdem mit ihrer jeweils einmaligen Gruppenbesetzung aus neuen und therapieerfahrenen Klienten auch eine unverbindliche Orientierungsmöglichkeit für die interessierten Neupatienten, um das Therapeutenehepaar auch in der Beobachtungsposition bei der Beziehungsarbeit zu sehen, da sich die therapieälteren Klienten einerseits deutlich mehr provokante Aussagen bzgl. der »Therapeuteneltern« herausnehmen und andererseits oft auch viel mutiger Behandlungssettings einrichten, die eine traumaorientierte Selbstdiagnostik und körperorientierte Interaktionslösung eines Beziehungsproblems bzw. Erlebensdefizits erlauben.

Insofern schulen sich neue Klienten relativ spannungsarm durch Beobachtungs- und Modelllernen in Selbstdiagnostik und handlungsorientierter Psychotherapie. Sie erleben dadurch intuitiv das Prinzip der Veränderbarkeit der Opferparalyse bzw. der Modifikation von Täterintrojekten, um nur zwei wichtige Behandlungsziele einer Gruppenpsychotherapie zu nennen. Außerdem erleben sie eine bergende solidarische Gruppenatmosphäre, an der die therapieälteren Gruppenteilnehmer meist den größeren Anteil haben, weil sie wie positive Geschwister umsichtig in Aktion treten, was auch die Gestaltung der Gruppenpausen betrifft, an denen die Haupttherapeuten nicht teilnehmen. Bezüglich der sozialen Kompetenz wirken die positiven Beispiele der therapieälteren Gruppenteilnehmer außerdem oft viel überzeugender als gut gemeinte Hinweise der Psychotherapeuten.

Langzeittherapiegruppen
In Vogt (2007, S. 248–262) ist das grundsätzliche Rahmenkonzept der Lang-

zeittherapiegruppe beschrieben. Wichtige Ergänzungen stellen sich aufgrund der fortlaufenden Gruppenerfahrungen nahezu ständig ein. Die als sehr nützlich beschriebenen Hausbesuche der Gruppe finden inzwischen wie auch die Aufnahme der Telefonketten in zwei Etappen statt: Zuerst wird der Kontakt und Besuch nur durch die gleichgeschlechtliche Kleingruppe aufgenommen und begonnen, was in den Gruppen zur schnelleren und übertragungsärmeren Gruppenarbeit mit Profit in dieser Hinsicht führt. Es zeigt sich immer wieder, dass Klienten nur im Hinblick auf ihre eigenen Störungen Wahrnehmungsschwierigkeiten haben, dass aber selbst sehr dissoziative Patienten bei anderen Gruppenmitgliedern sehr schnell, sehr intuitiv und feinfühlig die Probleme der anderen in deren Wohn- und Lebenswelt erfassen können. Deshalb haben wir die Mediatorenfunktion auch zwischenzeitlich bei den Klein- und Großgruppenveranstaltungen, die ohne Haupttherapeuten stattfinden, durchgehend als Diskussions- und initiativensteuernde Regiequalität eingeführt, was sich auf das Einhalten von spannungskontrollierter Dynamik und der Gestaltung gruppendynamischer Qualitätsregeln sehr gut auswirkt, wenn z. B. auch Täterintrojekte untereinander gestoppt werden können.

Der andere Punkt, der zunehmend an Wichtigkeit erlangt, ist die präsente Gruppen- bzw. selbst gewählte Kleingruppensolidarität im Sinne eines akuten Helferteams, wenn es um das Bewältigen von Abgrenzungen gegenüber selbst- und fremdschädigenden Einflüssen einzelner Gruppenmitglieder geht. Hier gestalten wir neuerdings auch aufgabenbezogene, befristete Projektgruppen, die einer Klientin bzw. einem Klienten konkrete Kontrollaufgaben bei der Abgrenzung geben und diese bei Bedarf auch wohlwollend (auf Wunsch der betroffenen Person) kontrollieren, um so ein hohes Maß an »familiärer Präsenz« zu gewähren.

Das Solidaritätsprinzip: Ich helfe Dir und Ihr helft Mir! Hat den Entwicklungsfortschritt unserer Gruppenmitglieder und deren Veränderungsstabilität mehr befördert als die Anhäufung von Einzelkriseninterventionen in Notzeiten (die es natürlich nach wie vor gibt).

Auch das Bilden und Auflösen von aufgabenbezogenen Koalitionen spielt bei den bindungstraumatisierten Patienten eine wichtige Lernrolle. Denn genauso wie aufgrund der negativen (oft familiären) Vorerfahrungen Bindungen argwöhnisch vermieden und gefürchtet werden, werden sie entsprechend nachzuholender kleinkindlicher Bedürfnisse oder im mitgelernten Stil der Schädiger ebenso klammernd oder machtergreifend festgehalten, wenn sie einmal entstanden sind.

Späte Kursgruppen
Das Konzept der späten Kursgruppe und Selbsthilfegruppe wird in Vogt

(2007, S. 267–269) noch gemeinsam abgehandelt. Das ist mittlerweile ebenfalls weiter modifiziert worden, was an dieser Stelle zu einer klareren inhaltlichen Trennung der Gruppenanliegen führt.

In der späten Kursgruppe werden jetzt kontinuierlicher die Probleme der Patienten nach einer Langzeitgruppenteilnahme diskutiert, in Settings inszeniert und dementsprechend probegelöst.

Wir haben als Haupttherapeuten deutlicher als früher gespürt, dass auch das »Zurückfahren« der Langzeitgruppen ein wichtiger Lernstoff für alle Gruppenteilnehmer ist. Das individuelle Ablösen und Andere-gehen-lassen als zwischenmenschliche Erfahrung sind für uns immer größere Schätze der Selbsterfahrung der Einzelnen geworden. Eine zweite Neuorientierung in unserer späten Gruppenarbeit ist, dass wir auf die soziale Rehabilitation der komplextraumatisierten Patienten jetzt noch größeren Wert legen. Nun sollte, wenn es der Klient als Entwicklungsziel benötigt, die symbolische Anklage der früheren Täter einschließlich der sozialen Bestätigung des Leidens sowie der Bestrafungswürdigkeit der Schädiger im geschützten teilöffentlichen Rahmen der Späten Kursgruppe erfolgen. Ebenso der therapeutische Abschied von den Therapieeltern und Therapiegeschwistern ist im wirklichen Gruppensetting wesentlich besser als in jeder darüber sprechenden Einzelsitzung.

Der dritte neuwertige Aspekt ist die Vermittlung des verarbeiteten Therapiestoffes von therapieälteren Gruppenteilnehmern in wenigen adäquaten und anschaulichen Sätzen an therapiejüngere Gruppenteilnehmer. Selbst hier zeigt sich noch, wer seine Bindungs- und Beziehungsfähigkeit wirklich gut – in Abhängigkeit von der Reaktion des Gegenübers – spürbar erweitern konnte oder nicht. Die beste Prophylaxe gegen neue Traumatisierungen für Patienten bzw. der beste Schutz gegen spontane Retraumatisierungen durch andere ist es, wenn man sich dosiert und klar öffnen – als auch jederzeit zurücknehmen und schützen gelernt hat.

Selbsthilfegruppe
Entsprechend den obigen Bemerkungen zur späten Kursgruppe hat auch das Konzept der Organisation von Selbsthilfegruppen einen neueren, modifizierten Stellenwert bekommen.

Nach wie vor erlebten wir, dass es nachträgliche Spielbedürfnisse für die weiter zu entfaltenden Kinder als auch andere Freizeitinteressen von Heranwachsenden gab (vgl. Vogt, 2007, S. 267–269).

Deutlich wurde aufgrund von wiederkehrenden Problemen in der Spielgruppendynamik der freiwillig, selbst organisierten Gruppen aber auch, dass psychodynamische Fragen der Alltagsbewältigung, der Spielgruppe unter sich als auch Probleme der Klienten als Bürger der allgemeinen Öffentlichkeit nicht im bisherigen dualen Konzept Spielgruppe oder Freizeitgruppe gelöst werden konnten. Als günstiger erweist sich inzwischen ein Konzept, dass die Selbsthilfegruppe dynamisch spontaner ihre jeweiligen aktuellen Ziele und Durchführungskriterien bei jedem Treffen neu überprüft und sich bspw. nicht mehr auf den Begriff »Spielgruppe« festlegt. Die Selbsthilfegruppe hat somit ständig sowohl Spielentwicklungs-, Problemlöse- und Freizeitaktivitäten fortlaufend parallel zu diskutieren und sich somit relativ kurzfristig auf die aktuelle Anforderungslage einzustellen. Damit entwickelt sich die zuvor erlernte Gruppendynamik allmählich bis zur Alltagskompetenz weiter und regressive Abgrenzungstendenzen als auch kleinbürgerliche Vereinsmeierei können so frühzeitig erkannt werden.

(Weitere Ausführungen unter *www.koerperpotenziale.de*)

1.11 Anita Wilda-Kiesel
Wie kann Kommunikative Bewegungstherapie den therapeutischen Prozess in einer tiefenpsychologisch orientierten Psychotherapie voranbringen?

Die Kommunikative Bewegungstherapie wird seit den siebziger Jahren des vorigen Jahrhunderts als Co Therapie im Rahmen einer Gruppenpsychotherapie in den neuen Ländern und vorher in der DDR eingesetzt.

Zuerst wird allgemein der Ansatz vorgestellt, dann eine kurze geschichtliche Zusammenfassung gegeben und im Anschluss ausführlich die wesentlichen Merkmale und die Einsatzbereiche der Kommunikativen Bewegungstherapie genannt.

Gedanken, die das Anliegen der Kommunikativen Bewegungstherapie charakterisieren.

Bewegung ist das Tor zum Leben.

Gleichklang und Harmonie sind erstrebenswert, sie lassen die Menschen in sich ruhen oder verharren. Erst die Auseinandersetzung mit den Bedingungen des Lebens, die Fähigkeit zur Kooperation mit anderen und zur Auseinandersetzung mit den Lebensbedingungen, sich zu entscheiden, anderen und sich selbst zu vertrauen, Mut, Risikobereitschaft und Kreativität sowie die Liebe zu sich selbst und zu anderen bringen den Menschen voran, setzen ihn in Bewegung.

In dem 2006 erschienen Buch von Joachim BAUER, *Prinzip Menschlichkeit*, wird die zwischenmenschliche Beziehung als der Motor des Lebens benannt. Er schreibt, dass neue Erkenntnisse der Neurobiologie den Menschen als ein Wesen bezeichnen, dessen zentrale Motivation auf Zuwendung und gelingende mitmenschliche Beziehungen gerichtet ist. Die Entdeckung der Motivationssysteme mit ihrem Sitz im Mittelhirn und die Aktivierung dieser Systeme durch die Botenstoffe *Dopamin* und *Oxytoxin* haben ergeben, dass der Kern aller Motivation in zwischenmenschlicher Anerkennung, Wertschätzung und Zuwendung oder Zuneigung zu finden oder zu geben ist. Wir sind somit- aus neurobiologischer Sicht – auf soziale Resonanz und Kooperation konstruierte Wesen.

Berichte von Patienten wie Therapeuten und ihre Erfahrungen, die seit über 40 Jahren bei der Anwendung der Kommunikativen Bewegungstherapie gemacht werden, bestätigen diese Erkenntnisse. Es hat sich gezeigt, dass die Kooperation, das Miteinander, die Integration des Einzelnen in die Gruppe und der auf positive Erfahrung angelegte Therapieverlauf die Gruppenmitglieder während der Therapie in einen Zustand der Konzentration und Handlungsbereitschaft versetzt. Sie werden während der Therapie immer mehr motiviert, sich einzubringen und an ihren Problemen und Störungen zu arbeiten. Nach BAUER können wir dies nun mit einer Aktivierung der zentralen Motivationssysteme wissenschaftlich erklären!

Die Kommunikative Bewegungstherapie

Ihr Name beschreibt die Ziele und Inhalte.

Bewegung/ Therapie mit Bewegung/ Bewegungstherapie steht im *physischen Bereich* für Handlung, Tätigkeit, somit für sich körperlich bewegen, die Lage verändern, sich fortbewegen, aber auch für Veranlassen und für Bewegung im Sinne von bewegt werden oder bewegt sein im *psychischen Bereich* unseres Seins, d. h. innerlich bewegt sein durch Ereignisse und Worte, durch zwischenmenschliche Begegnung, gemeinsames Handeln und die bewusste Erfahrung der damit verbundenen Stimmungen, Gefühle und Affekte.

Diese Bewegung im umfassenden Sinne wird möglich über und durch die Bewegungsfunktionen unseres Körpers.

Kommunikation, kommunikativ steht im Wort für das *Handeln in unserem Sein.* Es ist nicht allein die Sprache, über die wir die Kontakte zur Umwelt aufnehmen, es ist mehr als uns im allgemeinen bewusst ist, vor allem der nonverbale Bereich unserer zwischenmenschlichen Begegnungen, die Körperhaltung und das Verhalten, die Gestik und Mimik, die unsere Kontaktaufnahme oder unsere Abgrenzung von der Umwelt ausdrücken, wie der freundliche Blick und das Zuwinken, die niedergeschlagenen Augen, die Abwendung, die offenen Arme für den anderen oder die körperliche Verspannung in der Angstsituation sowie die Unruhe, wenn wir uns unsicher sind, um nur einige Beispiele zu nennen.

Die Kommunikative Bewegungstherapie ist eine Methode, die immer im Konsens mit tiefenpsychologisch orientierter Gruppen- oder Einzelpsychotherapie oder mit Verhaltenstherapie, angewandt wird.

Während im Verlauf der Gesprächstherapie die rationale Erkenntnis der Störungen und die entsprechenden Verhaltens- und Erlebens Veränderung Ziele sind, benutzt die Kommunikative Bewegungstherapie den körperlichen Bereich, die Bewegungen, Aktionen, gemeinsames Handeln, Integration und Kooperation, damit der Patient sich selbst in seiner Entwicklung und im momentanen Sein erfahren kann.

Sie ist eine psychotherapeutische Methode, die Störungen im interpersonellen psychischen Bereich und ihren Ausdruck im Körperlichen ins Bewusstsein des Patienten bringt und die ihm hilft, die psychophysischen Störungen wahrzunehmen und einer Veränderung zugänglich zu machen, indem ein anderer Umgang mit dem eigenen Körper und mit der Umwelt erprobt und verinnerlicht werden kann.

Der Patient kann in der Therapie erleben, dass es viele Dinge gibt, die ihm leicht fallen, bei deren Ausführung er keine Schwierigkeiten hat. So kann er die Potenziale seiner Persönlichkeit erkennen und dies hilft ihm bei der Stärkung des Ich und erleichtert ihm, seine Störungen zu akzeptieren und etwas für ihre Veränderung, für neue Verhaltensweisen zu tun.

Dies geschieht in der Wechselwirkung zwischen Bewegungstherapie und therapeutischen Gespräch. Hier wird die momentane Erfahrung im Hier und Jetzt reflektiert und Erkenntnisse aus der Gesprächstherapie werden im körperlichen Bereich erprobt, dort werden die während der Bewegungstherapie erfahrenen Störungen im psychotherapeutischen Gespräch in der Einzel- oder Gruppensituation bearbeitet. Beide Methoden, Körper- und Gesprächstherapie ergänzen sich auf diese Weise und bringen den Patienten im Therapiegeschehen voran.

Die Methode der kommunikativen Bewegungstherapie wurde von Christa Kohler und mir in den 60er Jahren in der DDR entwickelt und fortlaufend modifiziert (s. Geschichte der Kommunikativen Bewegungstherapie im Internet unter *www.koerperpotenziale.de*)

Zu den Aufgabenstellungen und Übungen während der Therapiephasen

Die Aufgabenstellungen beinhalten die für den psychisch Kranken *häufig schwierigen oder kaum zu bewältigende Situationen.*

Es sind Aufgaben

- Zur Förderung des Körpererlebens, des Beobachtens und Kennenlernens sowie der Integration in die Gruppe
- Zur Ich Erfahrung
- Zur Förderung der Entscheidungsfähigkeit
- Zur Förderung der Auseinandersetzungsfähigkeit
- Zur Erprobung von Mut, Risikobereitschaft und des Vertrauens
- Zur Erfahrung der Kreativität und
- nicht zuletzt zur Akzeptanz der Gefühle, die sich während der Gruppentherapie und darüber hinaus einstellen. Diese wahrzunehmen und mit ihnen angepasst umzugehen, ist ein wichtiger Bestandteil der Therapie.

Folgendes Gedankenspiel macht es deutlicher:

Stellen Sie sich vor, Sie kommen zum ersten Mal in eine neue Gruppe. Je nachdem, welche Persönlichkeits- oder Charaktereigenschaften bei Ihnen dominieren, werden Sie neugierig, aufgeschlossen, hellhörig, mutig, freundlich oder vorsichtig, ängstlich, unsicher, abwartend mit vielen Vorbehalten gegenüber dem was auf Sie zu kommen wird in die erste Begegnung hinein gehen.

Ähnlich würde eine Gruppenstunde beginnen.

Der Therapeut hat in den ersten Übungsstunden die Aufgabe, die Patienten bei der Wahrnehmung der Umgebung, des Raumes, der Gruppenmitglieder sowie beim gegenseitigen Kennen lernen zu unterstützen und ihnen zu vermitteln, dass es nicht darum geht, hier eine große körperliche Leistung zu vollbringen, sondern sich selbst zu finden und Kontakte zu den anderen aufzubauen.

Die ersten Übungsstunden sind deshalb auch den Wahrnehmungen des eigenen Körpers, dem Kennen lernen des Raumes, später der Gruppenmitglieder und den Erfahrungen mit dem Therapeuten gewidmet. Während die Gruppe die Aufgabe hat, sich frei im Raum zu bewegen, jeder auf seinem Weg und in seinem Tempo, lenkt der Therapeut die Aufmerksamkeit der Patienten auf ihren Körper, z.B. könnte er sagen: »Spüren Sie nach, welches Schritttempo sie gewählt haben, wie groß sind ihre Schritte, welche Wege gehen sie, bleiben sie mehr am Rande oder gehen sie mitten durch den Raum, wer begegnet ihnen?

Wir wissen alle, dass wir unser Leben häufig nur mit dem »Kopf« dirigieren, dass wir verlernt haben, die Mitteilungen unseres Körpers wahrzunehmen und sie zu beachten. Erst, wenn Schmerzen und Beschwerden sich so deutlich melden, dass wir etwas tun müssen, sind wir bereit, für unseren Körper Hilfe zu holen.

Patienten mit psychischer Erkrankungen haben diese Mitbeteiligung des Körpers in Angst und Konfliktsituationen immer wieder erfahren, sind aber zu Beginn einer Therapie oft nicht bereit oder auch nicht in der Lage, diese Zusammenhänge herzustellen.

Die Verminderung der Angst und die Förderung des Vertrauens zur Therapie, zum Therapeuten und zu den Mitpatienten haben bei der Gestaltung der Therapie besondere Bedeutung.

Der Patient kann Angst abbauen, wenn er im Therapieprozess erfährt, dass sein Erleben und Verhalten akzeptiert wird, dass er manche Aufgaben ganz leicht lösen kann, andere Aufgaben ihm jedoch schwer fallen, dass es aber den Gruppenmitgliedern ganz ähnlich geht, vielleicht nur bei anderen Aufgaben, bzw. Übungen.

Das Kennen lernen der eigenen Möglichkeiten, der Anforderungen des Therapeuten und das Vertraut werden mit den anderen Gruppenmitgliedern, z. B. dass jeder zunehmend besser weiß, wie verlässlich oder hilfsbereit Gruppenmitglieder sind, gibt den Einzelnen in der Gruppe zunehmend Sicherheit und Geborgenheit.

Erreicht wird dies mit Übungen zu den Themen Ich- Erfahrung und Gruppenentwicklung, wobei wir Gegenstände wie Tücher, Steine, Knöpfe oder auch Bälle benutzen, die zum verbindenden Objekt zwischen den Gruppenmitgliedern werden, sie helfen beim Kennen lernen und fördern die Strukturierung der Gruppe.

In der Kommunikativen Bewegungstherapie wird die Gruppenentwicklung als Prozess gesehen und der therapeutische Verlauf in Phasen gesehen.

So sind die *Ziele der ersten Phase der Therapie* die Förderung der Wahrnehmung und Beobachtung, das Kennen lernen, sowie die Integration der Patienten in ihre Gruppe und die Entwicklung der Kooperation untereinander.

Die zweite Phase ist die der Auseinandersetzung und der Umgang mit dem Widerstand

So beginnt im weiteren Therapieverlauf die Auseinandersetzung der Patienten mit der Therapie, mit den Gruppenmitgliedern und dem Therapeuten.

Es gibt eine große Anzahl von Übungen, die diese Zielstellung erfüllen.

Z. B. wenn Patienten gegenseitig ihren Platz behaupten müssen, wenn sie sich am anderen vorbei auf ein bestimmtes Ziel zu bewegen sollen und wenn sie in diesen » Kämpfen« erleben, was sie sich und den anderen zumuten, wenn sie erfahren wann sie aufhören sollten oder warum sie nicht aufhören können. Oft fällt es Patienten schon schwer, während des freien Gehens im Raum einen anderen anzurempeln, nur um ihm damit mitzuteilen, mit Dir möchte ich mich streiten. Diese Übungen erfordern deshalb auch Mut und Risikobereitschaft.

Die Auseinandersetzung mit dem Therapeuten verläuft häufig indirekt über ein anderes Gruppenmitglied oder über die Übungen, die dann als unangepasst, nicht zweckmäßig oder als nutzlos bezeichnet werden. Hier ist es erforderlich, dass der Therapeut mit dem Phänomen des Widerstandes umgehen kann. Er muss wissen, dass jetzt eine Entwicklung eingetreten ist, in der sich der Patient von den Übungen attackiert fühlt, dass es zur Konfrontation mit den besonderen Schwierigkeiten, mit den Störungen kommt. Diese Konfrontation mit den Problemen und Schwierigkeiten an sich löst einen sehr schmerzlichen Prozess beim Patienten aus, der im Rahmen der Therapie unbedingt bearbeitet werden muss.

In dieser Phase beginnt sich die Gruppe zu strukturieren. Die Gruppenmitglieder wissen jetzt besser, was sie voneinander zu halten haben, mit wem sie gern üben, mit wem sie gute und schlechte Erfahrungen gemacht haben. Der Therapeut wird mit seinem Angebot zur Reflexion, zum Nachdenken über das Geschehen auf diese Erfahrungen eingehen. Etwa zu diesem Zeitpunkt wird die stille Reflexion durch das Verbalisieren abgelöst. Zwischen den Übungen findet sich die Gruppe in der Regel zum Kreis zusammen, um über die Fragen des Therapeuten nachzudenken.

Denkanregungen zur Reflexion könnten sein: Habe ich die Auseinandersetzung gesucht oder gemieden? Wollte ich unbedingt siegen oder war es mir eher gleichgültig, was ging in mir vor, als ich besiegt wurde?

Die Patienten haben erst Zeit für die stille Reflexion, später sollen sie aber auch aussprechen, was sie erlebt haben.

Die Strukturierung der Gruppe leitet die *dritte Phase der Therapie, die Arbeits- und emotionale Phase* ein.

In den bisherigen Therapiestunden haben die Gruppenmitglieder sich so gut kennen gelernt, dass sie wissen, was sie von einander halten können, also wem sie zugetan sind, wer verlässlich ist, wen sie lieber meiden. Sie wissen aber auch von sich selbst, was ihnen schwer fällt, wo sie sich wohl fühlen, wo sie Nähe oder Distanz suchen.

Jetzt wird der Patient mit seiner Fähigkeit sich zu entscheiden konfrontiert. Von der ersten Stunde an wurde jedes Gruppenmitglied ständig vor Entscheidungen gestellt. Z.B. wohin es im Raum geht, wohin es sich stellt, neben wem es steht, mit wem es geht und mit wem es als Paar üben möchte. Auch welche Bewegungen das Paar miteinander ausführt bleibt der freien Entscheidung überlassen. Je weniger der Therapeut vorgibt, umso mehr Entscheidung wird von den Patienten gefordert. Die Erfahrungen, die Patienten z.B. bei der Partnerwahl machen können sind vielfältig. Sie können wählen und gewählt werden, sie können den bevorzugten Partner nicht mehr bekommen, weil sie zu langsam waren, sie können erleben, dass jemand zu ihnen kommt mit dem sie nicht gerechnet haben, sie freuen sich oder haben Vorbehalte die nun in der gemeinsamen Aktion verstärkt oder abgebaut werden.

Während der Reflexion wird das »Nach- Denken« über diese Erfahrung angeregt, der Patient kann sich bewusst machen, welche Verhaltensweisen sein Entscheidungsverhalten bestimmt haben und welche Reaktionen das in ihm und bei den anderen ausgelöst hat.

In dieser Phase werden weiterer Aufgaben gestellt, die zur Erfahrung von Mut, Risikobereitschaft und Vertrauen führen können. Diese drei Bereiche gehören zusammen, weil die entsprechenden Übungen die genannten Anforderungen gleichzeitig an den Patienten stellen. So erfordert z. B. das sich einem anderen Anvertrauen, ihn führen oder von ihm geführt werden oder seinen Körper fallen zu lassen, in der Hoffnung, dass der andere oder eine Gruppe ihn aufhält in gleicher Weise Mut und Risikobereitschaft, wie die Fähigkeit des Vertrauens, die beim »Sich- über- lassen« notwendig ist. Die Übungen verdeutlichen dem Patienten oft ganz stark seine Fähigkeit zu Nähe und Hingabe oder zu Abstand und Vorsicht. Sie können seine Ängste vor einem »Vereinnahmt werden« und seiner Unfähigkeit sich Anzuvertrauen aktivieren. Hier, wie bei allen anderen Aufgabenstellungen wird deutlich, dass die persönliche Biographie, die Erfahrungen während des Lebensweges, die Entwicklungsgeschichte der psychischen Krankheit nicht ausgeklammert werden können, sondern ganz im Gegenteil, zentraler Bestandteil der Erfahrungen des Patienten während der Therapie sind, auch wenn sie oft noch unbewusst wirkend das Erleben und Verhalten des Patienten bestimmen.

Deshalb kann diese Methode nur von gut ausgebildeten Bewegungstherapeuten in Kooperation mit den Therapeuten, die den Patienten im psychoanalytischen oder tiefenpsychologischen Gespräch begleiten, durchgeführt werden.

In der weiteren Entwicklung des Gruppenprozesses wird die Wahrnehmung und Akzeptanz der Emotionen, die das Handeln begleiten besondere Aufmerksamkeit geschenkt. Das betrifft sowohl die Körpergefühle, die sich während der unterschiedlichen Übungen einstellen, wie vor allem auch die Gefühle in Bezug auf das Gruppengeschehen.

So ergeben sich als Hinweise *für die Reflexion* folgende Anregungen: mit wem konnte ich eine Aufgabe gut und weniger gut lösen, wer ist mir in der Gruppe nahe gekommen, mit wem hat mir das Üben Freude bereitet, wer hat mit geholfen, eine schwere Aufgabe zu bewältigen, bei und mit wem habe ich mich wohl gefühlt, wer ist mir nahe gekommen, gegen wen hatte ich

Vorbehalte und wen habe ich verletzt? Wie verhält sich mein Körper in dieser Situation? Welche Gefühle beherrschen oder bewegen mich?

Die Einbeziehung der kognitiven Ebene im gesamten Therapieprozess, indem das *Gruppengeschehen im Hier und Jetzt reflektiert* wird, bringt dem Einzelnen seine Position in der Gruppe, seinen Umgang mit sich und den anderen deutlich ins Bewusstsein.

Diese Erweiterung des Selbstbildes kann nur in der geschützten Atmosphäre einer therapeutischen Gruppe stattfinden, sie erlaubt die Einsichten in die persönliche Entwicklung und in den Bereich der psychischen Störungen, so werden sie bewusst und öffnen sich der Bearbeitung im Einzel- oder Gruppengespräch

Das Verhalten des Therapeuten

Das Therapeutenverhalten ist ein wesentlicher Bestandteil der Therapie und damit auch der Ausbildung.

Während der Therapeut in der ersten Phase der Therapie gezielt die Strukturierung der Gruppe fördert, ist es seine Aufgabe in den weiteren Phasen sich mehr und mehr zurückzunehmen, damit die Gruppe sich selbstständig entfalten kann. Selbstverständlich ist er mit seiner Fachkompetenz für die Gestaltung der Aufgabenstellungen und Übungen im Therapieprozess, für die Förderung der Reflexion über das Gruppengeschehen und für die systematische Steigerung der Anforderungen verantwortlich. Die Ausbildung befähigt den Bewegungstherapeuten sein Therapeutenverhalten zu reflektieren, Widerstand sowie Übertragungs- und Gegenübertragungssituationen zu erkennen.

Kommunikative Bewegungstherapie wird vorrangig von Physiotherapeuten, Sporttherapeuten aber auch von Fachschwestern ausgeführt, die eine Zusatzausbildung zum Therapeuten für Kommunikative Bewegungstherapie absolviert haben.

Die Anwendung der Methode

Sie ist Bestandteil eines psychotherapeutischen Prozesses, den die Patienten während ihrer Therapie durchlaufen und sie ergänzt die Gesprächstherapie, bzw. steht mit ihr in enger Wechselbeziehung. Die Bewegungstherapeuten erheben nicht den Anspruch, die Konflikte, Frustrationen und Störungen der Persönlichkeit, die während ihrer Therapie offen gelegt wurden, zu bearbeiten, dies ist die Aufgabe der dafür ausgebildeten ärztlichen und psychologischen Psychotherapeuten. Voraussetzung dafür, dass sich die Methoden ergänzen und gemeinsam den Therapieprozess voranbringen ist eine gute

Kooperation auf beiden Seiten, damit der therapeutische Prozess in seiner Wechselwirkung stattfinden kann.

Einem gut ausgebildeten kommunikativen Bewegungstherapeuten ist es möglich, sich auf die therapeutischen Anforderungen einer dynamischen Gruppenpsychotherapie ebenso einzustellen, wie auf eine tiefenpsychologisch geführte Einzelgesprächstherapie oder eine Verhaltenstherapie.

Von erfahrenen Kolleginnen wurden Modifikationen in der Kinder- und Jugendpsychotherapie, in der Psychiatrie, der Psychosomatik und der Suchttherapie entwickelt. Womit ich die Einsatzgebiete der Therapie auch schon umrissen habe.

Zusammenfassend lässt sich sagen, dass die Kommunikative Bewegungstherapie als handlungsorientierte psychotherapeutische Methode ein wichtiger Bestandteil der Therapie psychisch Kranker in den Neuen Ländern ist und wesentlich zum therapeutischen Erfolg vieler Patienten beigetragen hat und beiträgt.

1.12 Hans-Jürgen Wirth
Die traumatisierte Psychoanalyse
Der Einfluss kollektiver Traumata auf die psychoanalytische Identitäts- und Theoriebildung

Psychoanalytische Identität und personengebundenes Wissen

Der besondere Charakter der psychoanalytischen Wissenschaft macht eine eigentümliche Form der wissenschaftlichen Traditionsbildung, Wissensvermittlung und professionellen Identitätsbildung notwendig: In der Psychoanalyse spielt das »personengebundene Wissen, Können und Kommunizieren« (Fürstenau 1979, S. 23) eine relativ große Rolle gegenüber den unpersönlichen, in Büchern und Zeitschriften kanonisierten Erkenntnissen. Man erlernt den Beruf des Psychoanalytikers hauptsächlich dadurch, dass man sich mit seinem Lehranalytiker, seinen Supervisoren und seinen sonstigen psychoanalytischen Lehrern und Vorbildern identifiziert. Und da diese wiederum in komplexen Gruppenzusammenhängen stehen und ihrerseits mit ihren eigenen psychoanalytischen Vorbildern identifiziert sind, nimmt jede neue Generation per Identifikation die gesamte psychoanalytische Tradition – mit all ihren Konflikten, Abspaltungen und Kämpfen – in sich auf. So pflanzen sich auch die Spaltungsprozesse aus der Frühzeit der psychoanalytischen Bewegung, die von allen Beteiligten als traumatisch erlebt wurden, von Generation zu Generation fort und wirken sich bis heute auf die Theorie- und Schulenbildung aus (Wirth 2000, 2001).

Psychologisch gesehen sind alle Psychoanalytikerinnen und Psychoanalytiker Nachkommen von Sigmund Freud und seinem Kreis. Jeder Psychoanalytiker hat seinen Platz im »Stammbaum der Psychoanalyse«, um eine Formulierung von Falzeder (1998) zu benutzen, in dem Freud als »Schöpfer der Psychoanalyse« (Rank 1924) eine herausragende Rolle für die professionelle Identitätsbildung einnimmt. Zwar können dabei auch Teilidentifikationen, Gegenidentifikationen, die Identifikation mit Freud als Aggressor, die Introjektion Freuds als Über-Ich-Substitut oder auch die Identifikation mit Freud-Kritikern oder Freud-Dissidenten eine Rolle spielen, in jedem Falle aber bilden Sigmund Freud und seine Schüler der ersten Stunde einen zentralen Kristallisationskern der psychoanalytischen Identität.

In gewisser Weise gelten diese Überlegungen nicht nur für Psychoanalytiker, sondern für alle Psychotherapeuten, denn Sigmund Freud ist der Begründer der Psychotherapie, auch wenn sich die psychotherapeutische Landschaft inzwischen zu einer kaum noch zu überblickenden Vielfalt unterschiedlichster Schulen und Ansätze ausdifferenziert hat. Alle psychotherapeutischen Schulen gründen auf Freuds Lehre. Das gilt besonders für die tiefenpsychologischen Schulen, aber auch für die humanistischen Verfahren und die Körperpsychotherapie und selbst für die Verhaltenstherapie, die definitiv von einem anderen wissenschaftlichen Ansatz ausgeht. Sogar von Verhaltenstherapeuten wird heute anerkannt, dass Selbsterfahrung Teil der Ausbildung sein muss. Selbsterfahrung, Lehranalyse, Supervision – das sind eminent psychoanalytische Konzepte, die auf der Grundidee beruhen, dass die Persönlichkeit des Psychotherapeuten und die Therapeut-Patient-Beziehung die zentralen »Arbeitsinstrumente« jeder Form der psychotherapeutischen Behandlung sind. Auch die neuen Entdeckungen der Neurobiologie über die kommunikative Funktion der Spiegelneurone unterstützen diese Sicht. Die Leistung der Spiegelneurone, »in uns jene Zustände zu erzeugen, die wir bei einer anderen Person wahrnehmen« (Bauer 2005, S. 46), bilden die neurobiologische Grundlage für unsere Fähigkeit, »spontan zu erkennen, was in einem anderen Menschen vorgeht« (ebd.). Sie erlauben, »ein intuitives, unmittelbares Verstehen der Empfindungen« (ebd., S. 44) eines anderen Menschen und bestätigen damit die zentrale Bedeutung der zwischenmenschlichen Beziehung für Prozesse der psychischen Veränderung wie sie in einer Psychotherapie stattfinden.

Aufgrund des großen Gewichts, das dem Gründervater Freud zukam, stellte sich schon in der Geburtsphase der Psychoanalyse das Problem der

Orthodoxie. Die Geschichte der psychoanalytischen Bewegung ist eine Geschichte der Spaltungen, des Dissidententums, der Tabuisierungen und des Kampfes um die reine Lehre. Das hat auch damit zu tun, dass sich die Psychotherapie mit subjektiven und mit normativen Fragen beschäftigt, beispielsweise: Was ist ein glückliches Leben? Was ist gesund – was krank? Die Psychotherapie muss normative Vorannahmen machen, die aus prinzipiellen Gründen letztlich nicht objektiv überprüft werden können. Alle psychotherapeutischen Theorien, ja alle psychologischen Theorien überhaupt, setzten ein bestimmtes Menschenbild voraus, das zwar begründet, kritisiert und reflektiert werden kann (und sollte), das man aber letztlich nicht beweisen kann. Insofern unterscheidet sich der hermeneutisch-verstehende Ansatz der Psychologie, der Human- und Kulturwissenschaften erkenntnistheoretisch gesehen vom objektiven Ansatz der Naturwissenschaften. Deshalb finden wir in den Naturwissenschaften kaum den erbitterten Schulenstreit, der für die Psychologie und die Kulturwissenschaften so charakteristisch ist.

Bereits in die Gründungsphase der Psychoanalyse spalteten sich namhafte und sehr enge Vertraute und Weggefährten von Freud ab. Um nur die bekanntesten Namen zu nennen: Carl Gustav Jung, Alfred Adler und Otto Rank. Ein anderer enger Weggefährte Freuds, Sandor Ferenczi, konnte zwar keine eigene Schule mehr gründen, weil er kurz nach dem Zerwürfnis mit Freud starb, aber er wurde vom psychoanalytischen Mainstream jahrzehntelang als Dissident verdammt und totgeschwiegen und wird erst seit geraumer Zeit wiederentdeckt und rehabilitiert.

Diese Spaltungen hatten für die gesamte Gruppe der Psychoanalytiker einen traumatischen Charakter – fühlten sich diese doch als eine verschworene Gemeinschaft, die in einer ablehnend bis feindlich eingestellten Umgebung eine gemeinsame, revolutionäre Sache verfolgte, ja ein neues und zukunftsweisendes Menschenbild schuf.

Man könnte die Geburtsphase der Psychoanalyse als einen traumatischen Prozess charakterisieren, bei dem heftige Affekte – Begeisterung, Liebe Hass, persönliche Enttäuschungen, narzisstische Kränkungen von traumatischer Qualität, Grandiositätsfantasien usw. – eine zentrale Rolle spielten. All diese Affekte spiegelten sich in archaischen Gruppenprozessen, die durch Ausstoßungen, Spaltungen, Tabuisierungen, Verleumdungen und entsprechende paranoide Fantasien, Ideologisierungen, Idealisierungen, Fraktionsbildungen, »geheime Komitees«, Verschwörungstheorien und Treueschwüre gekennzeichnet waren.

Wir stoßen hier also auf das erstaunliche Phänomen, dass die Geburt der Psychoanalyse als Wissenschaft und als neue Profession der Psychotherapie selbst ein traumatischer Prozess war und zugleich das Phänomen des psychischen Traumas erstmalig in seiner Bedeutung erkannte, eine wissenschaftliche Theorie über seine seelische Bedeutung formulierte und das seelische Trauma zum Zentrum, zumindest zum Ausgangspunkt der psychoanalytischen Theorie machte. Die Psychoanalyse ist erkennendes Subjekt des Traumas und musste zugleich das Trauma im Prozess seines Erkennens am eigenen Leibe erleiden.

Die Entwicklung der psychoanalytischen Traumatheorie

Am Anfang von Freuds Schöpfung stand die Entdeckung, dass alle seine hysterischen Patientinnen über Erlebnisse von sexuellem Missbrauch erzählten. Als Freud diese Berichte genauer untersuchte, wuchs in ihm die Überzeugung, dass im Trauma des realen sexuellen Missbrauchs von Kindern durch Erwachsene die Ursache aller Neurosen gefunden sei und damit die »Lösung eines mehrtausendjährigen Problems« (Freud 1896/1986, S. 193) aufgedeckt war.

Kurz gefasst lautet Freuds Theorie wie folgt: Die Erfahrung des sexuellen Missbrauchs löst Affekte aus, die keine unmittelbare Abfuhr erfahren und erst später durch eine auslösende Situation mit dem ursprünglichen traumatischen Ereignis verknüpft werden. Erst dann verschaffen sie sich im neurotischen Symptom Abfuhr und Ausdruck. Das ursprüngliche Erlebnis wird also in vielen Fällen erst im Nachhinein in seiner ganzen erschütternden Bedeutung erkannt und entfaltet erst nachträglich seine volle traumatische Wirkung. Das Konzept der »Nachträglichkeit« gestattete Freud, einen psychologisch anspruchsvollen Trauma-Begriff zu entwickeln, der über einen simplen Reiz-Reaktions-Mechanismus hinausgeht und aufzeigt, welche Rolle die psychische Verarbeitung oder auch Nichtverarbeitung eines realen Erlebnisses für die psychische Entwicklung spielt (Grubrich-Simitis 1998, S. 102 f.).

Freud bezeichnete seine Theorie über die Bedeutung des sexuellen Missbrauchs als »Verführungstheorie«. Er wählte damit einen Begriff, der eine Bagatellisierung des tatsächlich gemeinten Sachverhalts beinhaltet. Es geht ja beim realen Inzest in der Regel nicht um einen spielerischen Kommunikationsprozess, an dem Verführer und Verführter gleichermaßen beteiligt sind, sondern in der Regel um die einseitige Ausübung von Macht. Die angemessene Bezeichnung wäre nicht Verführung, sondern sexueller Missbrauch oder sexuelle Gewalt. Im Moment seiner Entdeckung wird der sexuelle Missbrauch bereits wieder verharmlost und verleugnet. War es für Freud zu erschreckend, sexuellen Missbrauch als Massenphänomen zu realisieren? (Masson 1994; Krutzenbichler, Essers 2002). In einem Brief an seinen Freund

Wilhelm Fließ berichtet Freud von seiner »Überraschung« – vielleicht war es eher ein Schock – dass nämlich »in sämtlichen Fällen der Vater als pervers beschuldigt werden musste, mein eigener nicht ausgeschlossen« (Freud 1986, S. 283).

Das Konzept der Nachträglichkeit ermöglichte jedoch auch, dass Freud die Verführungstheorie, also die ausschließliche Verursachung der Neurosen durch kindliche Traumata, in Frage stellte, denn er lernte verstehen, dass der psychischen Realität eine ebenso gravierende Bedeutung zukommen kann wie der materiellen. Die daran anschließenden Entdeckungen der infantilen Sexualität, der anthropologisch gegebenen Triebnatur des Menschen und des Ödipuskomplexes führten zur Verwerfung der »Verführungstheorie«. Und so traten an deren Stelle die Konzepte, die im weiteren Verlauf der Geschichte als die eigentliche Essenz der Psychoanalyse betrachtet wurden.

Nachdem Freud seine Verführungstheorie aufgab und die Ursache der Neurosen im unbewussten Konflikt des Kindes, d. h. im unbewussten Fantasieleben des Subjekts lokalisierte, geriet der Trauma-Begriff in Verruf. Die Trauma-Theorie wurde jahrzehntelang tabuisiert, auch wenn Freud selbst dieses Konzept nie ganz aufgab (Grubrich-Simitis 1998). Die Psychoanalyse weigerte sich lange, die pathogenetische Bedeutung des »realen Inzestes« und die Existenz sexueller und sonstiger Gewalt als Ursache psychischer Störungen anzuerkennen. Die Vernachlässigung, ja die Unterdrückung der Bedeutung des Traumas, das Freud gerade entdeckt hatte, kann heute rückblickend als ein Abwehrprozess verstanden werden. Auch muss die Darstellung, der Verzicht auf die Verführungshypothese habe die großen Entdeckungen der Psychoanalyse erst ermöglicht, nach Krutzenbichler als »Legendenbildung« bezeichnet werden. Sie sollte die radikale Abkehr der Psychoanalyse vom Trauma-Konzept rechtfertigen.

Diese Verleugnung der Realität durch die Psychoanalyse hat – wie Bowlby (1990) kritisch feststellte – dazu geführt, dass unzählige sexuell missbrauchte Patienten in der psychoanalytischen Behandlung einer Re-Traumatisierung ausgesetzt waren, weil die Psychoanalytiker unempathisch, abwehrend und häufig sogar vorwurfsvoll auf ihre Schilderungen reagierten. So glaubte Karl Abraham (1907) »den Nachweis führen« zu können, dass »in einer großen Anzahl von Fällen das Erleiden des Traumas vom Unbewussten des Kindes gewollt wird, dass wir darin eine Form infantiler Sexualbetätigung zu erblicken haben« (ebd., S. 168). Abrahams Argumentation stellt die Verhältnisse auf den Kopf. Er »macht das Kind zum Verführer, dreht die Täter-Opfer-Relation um« und »entlastet in aller Konsequenz den Erwachsenen von jeglicher Verantwortung«. Für Jahrzehnte ist der Diskurs über die Traumatheorie verstummt, abgebrochen, tabuisiert.

Die Gräuel des 1. Weltkrieges erzwangen erneut eine Konfrontation mit dem Trauma in Gestalt der Kriegsneurosen. Die Psychoanalyse revidierte ihr Konzept einer allein intrapsychischen Verursachung der Neurose jedoch nicht. Vielmehr kam sie zu dem Schluss, dass »äußere Ereignisse, unabgängig davon, wie überwältigend sie gewesen sind, nur dann eine Neurose auslösen können, wenn sie spezifische unbewusste Konflikte berühren« (Bohleber 2000, S. 809).

Aber untergründig schwelte die nicht ausgetragene Kontroverse »Trauma- oder Konflikttheorie« weiter und entfaltete eine destruktive Wirkung. 1924 kam es zwischen Freud und Otto Rank zum Bruch über dessen Theorie vom Trauma der Geburt und 1932 überwarf sich Freud auch mit Sandor Ferenczi. Im gleichen Jahr brach Sandor Ferenczi auf dem Kongress in Wiesbaden das Diskussionstabu und thematisierte, welchen Einfluss »die Leidenschaft der Erwachsenen auf Charakter und Sexualentwicklung der Kinder« (so der ursprüngliche Titel seines Vortrages) haben (Ferenczi 1933). Freud verlangte von Ferenczi den Verzicht auf eine Veröffentlichung, Jones verhinderte die bereits zugesagte Übersetzung ins Englische, Sterba bezichtigte Ferenczi der »wissenschaftlichen Regression« und Anna Freud charakterisierte Ferenczis Entwicklung als »Krankengeschichte«.

Nach dem 2. Weltkrieg sah sich die Psychoanalyse mit den Überlebenden des Holocaust konfrontiert, weigerte sich aber, sogar diese Traumata als solche anzuerkennen. In einem Interview, das ich 2002 mit den Psychoanalytikern und Holocaustforschern Maria und Martin Bergmann (vgl. Bergmann, Jucovy, Kestenberg 1982) in New York geführt habe, antworteten sie auf die Frage, wie die Psychoanalytiker mit dem Holocaust umgegangen seien: »Gar nicht! Die Psychoanalyse hat den Holocaust total verleugnet. Man hat die Träume so analysiert wie vor dem Krieg, so als hätte es den Krieg, die Flucht, die Angst und den Holocaust nicht gegeben. [...] Auch die meisten Patienten haben nicht über den Holocaust reden wollen. Doch selbst wenn manche Patienten – was auch vorkam – von ihren schrecklichen Erlebnissen berichten wollten, haben die Analytiker sich nur für die Kindheit und die Beziehungen innerhalb der Familie interessiert« (Wirth, Haland-Wirth 2003, S. 243f). Die Psychoanalytiker reagierten mit einer »Einfühlungsverweigerung«, wie Grubrich-Simitis (1979, S. 992) es bezeichnet, obwohl die Psychoanalyse als »jüdische Wissenschaft« selbst den schwersten Verfolgungen ausgesetzt war.

In den 50er Jahren begannen verschiedene Psychoanalytiker die Auswirkungen defizitärer früher Mutter-Kind-Interaktionen zu untersuchen. Ernst Kris (1956) führte den Begriff des »Belastungstraumas« im Unterschied zum »Schocktrauma« ein. 1963 formulierte Musud Khan das Konzept des »Kumulativen Traumas«, welches besagt, dass sich eine Vielzahl schwerer

Belastung in der Summe zu einem Trauma verdichten können. Und Hans Keilson beschrieb 1979 die »sequenzielle Traumatisierung« als einen traumatisierenden Prozess, der über einen längeren Zeitraum in sich wiederholenden Formen oder auf unterschiedliche Weise stattfindet.

Gemeinsam ist diesen Traumakonzepten, dass sie den schrittweisen Prozess hervorheben, in dem sich affektive Belastungen, Defizite in der frühen Mutter-Kind-Interaktion, unbewusste Rollenerwartungen der Bezugspersonen an das Kind (Richter 1963) und sich wiederholende Traumata über einen längeren Zeitraum kumulativ zu einem komplexen schweren Trauma aufbauen können. Denkt man diese Konzepte weiter, kann man die traumatische Neurose und die Psychoneurose nicht länger als absolute Gegensätze betrachten, sondern muss sie als sich ergänzende Modellvorstellungen über die Entstehung seelischer Störungen ansehen. Es spricht sehr viel für die theoretische Annahme, dass bei allen psychischen Erkrankungen äußere, in irgendeiner Weise traumatisierende Lebensumstände mitverursachend wirken.. Umgekehrt spielen die inneren seelischen Voraussetzungen des Individuums, seine Selbst- und Objektrepräsentanzen, aber auch seine realen Objektbeziehungen und seine reale Lebenssituation eine entscheidende Rolle dafür, wie eine gegebene traumatische Erfahrung verarbeitet wird.

In den letzten Jahren hat der Begriff des Traumas eine erstaunliche Renaissance erfahren. Dies hängt vor allem damit zusammen, dass Kliniker sich vermehrt mit den Folgen schwerer Traumatisierungen durch Krieg, Verfolgung, Vertreibung, Folter, Gewaltverbrechen und sexuellen Missbrauch konfrontiert sehen. Inzwischen ist die Bedeutung sexueller und sonstiger Gewalterfahrungen als Ursache für die Entstehung psychischer Störungen, insbesondere bei schweren Persönlichkeitsstörungen, Süchten, Perversionen und schweren psychosomatischen Krankheiten weithin anerkannt. Doch obwohl die Existenz realer Traumata von der Psychoanalyse heute nicht mehr geleugnet wird, steht eine gründliche Aufarbeitung dieser unglückseligen Tradition noch immer aus. Zu ihr würde auch gehören, sich die psychodynamischen Gründe anzuschauen, die zu dieser Verhärtung der Positionen führten. Von diesen ging jahrzehntelang eine Lähmung aus, die die Entwicklung der Psychoanalyse behinderte und schließlich auch insofern schädigte, als dass die Psychoanalyse den Nachbarwissenschaften weitgehend das Feld der Traumaforschung überließ. Es ist deswegen nicht übertrieben, wenn Krutzenbichler in diesem Zusammenhang von einer unglückseligen »Tradition von Selbsttraumatisierungen in der Wissenschaftsgeschichte der Psychoanalyse« spricht. Einige Hintergründe, die zur Verleugnung der Traumatheorie führten, werden im nächsten Abschnitt ausgeführt.

Einige Gründe für die Verleugnung der Traumatheorie

1. Zu Freuds Zeiten dachte man nicht in Modellen, sondern fasste die psychoanalytischen Theorien als Entitäten auf. Erst Kuhns Buch »Die Struktur wissenschaftlicher Revolutionen« (1962) machte deutlich, dass wissenschaftliche Paradigmen einem Wandel unterworfen sind (vgl. Bergmann 1998, S. 115) und dass wissenschaftliche Modelle immer unvollkommene Hilfskonstruktionen sind, die beobachtete Phänomene näherungsweise beschreiben und erklären sollen. Sich teilweise widersprechende Modelle können bequem nebeneinander existieren, wenn man sich klar macht, dass sie nur unterschiedliche Aspekte der Realität abbilden sollen.

2. Die psychoanalytische Gemeinschaft war in den ersten Jahren ihrer Entstehung überfordert durch die unbewussten Gruppenprozesse, die von der direkten Konfrontation mit dem Unbewussten ausgelöst wurden. Man hatte weder theoretische Begriffe, um solche Prozesse in Gruppen zu beschreiben, noch die praktische Kompetenz, mit destruktiven Gruppenprozessen konstruktiv umzugehen. Vielmehr wurden psychoanalytische Deutungen als Waffe in der Konkurrenz untereinander eingesetzt und dienten nicht dem verständnisvollen Umgang miteinander. Daran leidet die psychoanalytische Gemeinschaft teilweise heute noch.

3. Extreme Traumatisierungen entfalten ihre destruktive Wirkung nicht nur im Opfer, sondern auch unmittelbare Zeugen und unbeteiligte Beobachter werden in den traumatischen Prozess einbezogen. Sogar die rein mediale Beschäftigung mit einem Trauma kann eine schockierende und potentiell traumatisierende Wirkung haben. Hillebrandt (2004) spricht davon, die klinische und theoretische Beschäftigung mit dem Trauma habe die Psychoanalyse selbst traumatisiert. Die Konfrontation der Psychoanalytiker mit den Traumata ihrer Patienten und die Beschäftigung mit deren Themen habe auf die Psychoanalyse selbst eine traumatisierende Wirkung ausgeübt. Jedenfalls weise der Umgang der Psychoanalyse mit diesem Gesichtspunkt in der Folgezeit Merkmale auf, die als typische Traumafolgen interpretiert werden können. Die psychoanalytische Traumatheorie könne als (miss)glückter Versuch der Traumabewältigung verstanden werden. Als Beispiele nennt Hillebrandt die regressiven Züge der Traumadiskussion, das destruktive Agieren im Rahmen der Kontroverse um das Trauma und die Verleugnung des Traumas auf der Ebene der Theorie. Insbesondere die Theorie vom Todestrieb hat die Funktion, die Bedeutung des Traumas abzuwehren.

4. Wie Ilse Grubrich-Simitis (1998) schreibt, versuchte Freud mit seiner Überbetonung der Konflikttheorie und der Tabuisierung der Traumathe-

orie, seine Schüler und sich selbst darauf »einzuschwören«, »die von ihm entdeckte düstere Innenwelt des Menschen und die sie beherrschenden fremdartigen Gesetzmäßigkeiten unbeirrt im Zentrum der Aufmerksamkeit zu halten« (Grubrich-Simitis 1998, S. 106). »Es ist, als hätte Freud ständig darüber wachen müssen, dass letztere nicht erneut dem Nicht-Wahrgenommenwerden anheimfallen« (ebd.).

Während der Freud-Kritiker Jeffrey Masson (1984) behauptet, Freud habe die Verführungstheorie aufgegeben, weil er dem gesellschaftlichen Druck ausweichen wollte, der seiner Missbrauchs-These entgegenschlug, vertreten die Freudianer, dass die Theorie von der Ödipalität des Menschen die grundlegendere und damit ängstigendere Auffassung vom menschlichen Wesen beinhalte. Und die Rückkehr zur Traumatheorie stelle somit einen Abwehrvorgang gegen die Theorie von der Ödipalität des Menschen dar.

Massons Interpretation greift zu kurz, weil sie nur auf den gesellschaftlichen Anpassungsdruck abhebt und dabei vernachlässigt, dass Freud durchaus in der Lage war, gesellschaftliche Ächtung zu ertragen, ja manchmal hat es den Anschein, dass er soziale Angriffe geradezu gesucht und seine »splendit isolation« regelrecht genossen hat. Aber umgekehrt besteht bei Freudianern ein Hang, Freuds pessimistisches und düsteres Menschenbild, seinen Skeptizismus, seine Illusionslosigkeit, sein Unbehagen an der Kultur usw. als besondere Weitsicht und Tiefgründigkeit zu idealisieren. Dabei wird übersehen, dass Freuds Welt- und Menschenbild – wie jedes andere Menschenbild auch – durch blinde Flecken begrenzt war: Sein Skeptizismus verstellte ihm den Zugang zum Prinzip Hoffnung, das doch für den therapeutischen Erfolg so unverzichtbar ist. Seine Religionsfeindlichkeit verbaute ihm den Blick darauf, dass er selbst mit seiner Wissenschaftsgläubigkeit einer modernen Form des Erlösungsglaubens anhing. Und seine Fähigkeit, gesellschaftlichem Druck zu widerstehen, verführten ihn dazu, seine »splendit isolation«, von der er selbst spricht (Freud 1914, S. 59f.), als angenehme Robinsonade zu idealisieren. Freuds Einstellung, die von den meisten seiner Nachfolger übernommen wurde, zentrierte sich um die Befürchtung, »das dem Common sense nähere und deshalb vergleichsweise eingängige und gefällige Trauma-Modell könne das radikal neue, dauerhaft unliebsame, schwierigere und unwahrscheinlichere Trieb- bzw. Konflikt-Modell gefährden« (Grubrich-Simitis 1998, S. 109). Auf welchem Hintergrund Freud diese irrige, zumindest übertriebene Annahme machte, soll in den folgenden Abschnitten am Beispiel von Otto Rank dargestellt werden.

Spaltungsprozesse in der psychoanalytischen Bewegung am Beispiel Otto Ranks

Otto Rank war in der ersten Psychoanalytiker-Generation derjenige, der die Bedeutung der frühen Mutter-Beziehung für die psychosoziale Entwicklung des Menschen in ihrer ganzen Tragweite entdeckt hat. Die bis dato überwiegend vaterzentrierte psychoanalytische Theorie und Behandlungstechnik (vgl. Haynal 1989, Janus 2007, Janus, Wirth 2006) erfuhr durch sein gemeinsam mit Ferenczi verfasstes Buch »Entwicklungsziele der Psychoanalyse« (Rank, Ferenczi 1924) und sein Buch »Das Trauma der Geburt und seine Bedeutung für die Psychoanalyse« (Rank 1924) eine grundlegende Erweiterung ihrer Perspektive. Selbst der Begriff der Prä-Ödipalität wurde von Rank (1927, S. 14) geprägt, eine Tatsache, die weitgehend unbekannt ist, da Ranks Werk nach seinem Bruch mit Freud kaum noch rezipiert wurde (vgl. Leitner 1998, 2000).

Der 1884 geborene Otto Rank kam schon im Alter von 21 Jahren, nämlich 1905, mit Freud in Kontakt (vgl. Liebermann 1997). Er schickte ihm sein Manuskript »Der Künstler« (Rank 1907), und Freud war davon so angetan, dass er Rank ermunterte, seine Schulbildung zu vervollständigen, die Universität zu besuchen und sich den nichtärztlichen Anwendungen der Psychoanalyse zu widmen (Liebermann 1997, S. 116). Mit der finanziellen und moralischen Unterstützung Freuds wurde Rank schließlich der erste Laienanalytiker. Rank wurde von 1906 bis 1924 Sekretär der Mittwochs-Gesellschaft und war mehr als anderthalb Jahrzehnte nicht nur einer der engsten, sondern der engste Mitarbeiter Freuds. Sogar ein zusätzliches Kapitel der »Traumdeutung« wurde von Rank verfasst und von der 4. Auflage von 1914 bis zur 8. Auflage von 1929 erschien er als Co-Autor auf dem Titelblatt dieses Opus magnum der Psychoanalyse.

Eingeläutet wurde der Bruch mit Freud durch Otto Ranks Geburtstrauma-Buch, in dem er den psychoanalytischen Blick auf das erste prägende Trennungserlebnis der Geburt, auf die prä-ödipale Zeit und damit auf die früheste Mutter-Kind-Beziehung lenkte. Welche theoretischen Folgen diese Erweiterung der Perspektive hatte, soll nun am Beispiel des Ödipus-Mythos erläutert werden.

Geburtstrauma und frühe Störung des Ödipus

Nach George Devereux (1953) wird in der psychoanalytischen Literatur der dem Ödipuskomplex des Kindes komplementäre Komplex der Eltern (Laios- bzw. Jokaste-Komplex) weitgehend ausgeblendet.

Otto Rank erkannte bereits 1912, dass sich der Ödipuskomplex in famili-

139

endynamischen Verstrickungen konstituiert, die über mehrere Generationen fortwirken:

»In dem Umstand, dass der Vater schon vor der Geburt des Sohnes dessen inzestuöse Begierden fürchtet, muss man einen unbewussten Ausdruck der Vergeltungsfurcht des Vaters sehen, der seiner eigenen Stellung zu den Eltern eingedenk, von seinem künftigen Sohn das gleiche fürchtet« (Rank 1912/1926, S. 252).

Das Drama des Ödipus beginnt bereits lange vor seiner Geburt, ja sogar lange bevor seine Mutter mit ihm schwanger ging. Vom Orakel in Delphi erhalten die Eltern des Ödipus, Laios und Jokaste, die dreimalige Warnung, wenn sie einen Sohn zeugten, würde dieser seinen Vater töten und seine Mutter ehelichen. Allen Warnungen zum Trotz zeugt Laios im Rausch einen Sohn – Ödipus ist also eine unerwünschte Schwangerschaft. Schon die Schwangerschaft erzeugt bei Laios und Jokaste hochambivalente Gefühle. Als dann der Sohn Ödipus geboren wird, treten die Todeswünsche der Eltern gegen ihren offen zutage. Die Eltern übergeben den Knaben drei Tage nach der Geburt eigenhändig einem Hirten, der ihn mit durchbohrten Fußgelenken im Gebirge aussetzen und damit dem sicheren Tod ausliefern soll.

In den durchbohrten Füßen des Ödipus drückt sich symbolisch die Unfähigkeit, sich von der Mutter wegzubewegen, das heißt also, das frühe Trennungstrauma aus (vgl. Vogt 1986, S. 79; Shengold 1995, S. 69). Die traumatischen Umstände seiner Geburt, die gewaltsame Auflösung der Symbiose mit seiner Mutter fesseln Ödipus lebenslang an seine Eltern.

Der Hirte, der von Laios und Jokaste beauftragt war, Ödipus auszusetzen, übergibt ihn aus Mitleid einem Hirten des Königs von Korinth, der ihn seinem kinderlosen König und dessen Frau aushändigt. Diese nehmen Ödipus auf und ziehen ihn groß wie ihr eigenes Kind. (vgl. Vogt 1986, S. 50). Ödipus wächst also in einer Adoptivfamilie auf.

Aus der Beratungsarbeit mit Adoptiveltern wissen wir heute, dass die Auseinandersetzung mit der schmerzlichen und irritierenden Tatsache, von den leiblichen Eltern verlassen worden zu sein, für die Identitätsbildung des Adoptivkindes von zentraler Bedeutung ist. Ödipus bleibt die offene Auseinandersetzung mit dieser »schmerzlichen Tatsache« verwehrt, weil ihm seine Adoptiveltern seine Herkunft verschweigen und ausweichend antworten, als er sie – von vagen Gerüchten angestachelt – direkt danach fragt. Wieder sind es die Eltern, die – um sich selbst zu schonen – dem Kind ihre eigenen Konflikte aufbürden.

Ödipus macht sich auf den Weg nach Delphi und erhält dort die Weissagung, er werde seinen Vater töten und seine Mutter ehelichen. Um seine geliebten Pflegeeltern vor Unheil zu bewahren, kehrt er nicht an den königlichen Hof zurück, sondern schlägt eine andere Richtung ein. An einer Wegscheide trifft er auf seinen leiblichen Vater Laios, den er im Streit erschlägt.

Der ödipalen Störung geht also im Mythos ein dramatisches Geschehen vor, bei und unmittelbar nach der Geburt voraus. Ödipus muss schwere Traumatisierungen, körperliche und seelische Misshandlungen durch beide Eltern und die abrupte Trennung von ihnen erleiden. Kurz gesagt: Ödipus ist ein früh traumatisierter Säugling. Wenn es Sinn macht, von einem Trauma der Geburt zu sprechen, dann trifft diese Metapher in geradezu exemplarischer Weise auf Ödipus zu.

Die Sphinx als Imago der bösen Mutter

Als sich Ödipus auf den Weg nach Theben macht, begegnet er der Sphinx. Er kann das Rätsel, das sie ihm aufgibt, lösen und damit ihren Bann aufheben. Sie stürzt sich in den Tod. Ödipus wird zum neuen König ausgerufen und heiratet Jokaste, seine leibliche Mutter. Nach 20 Jahren wird Theben von der Pest heimgesucht und der Seher Teiresias gibt die inzestuöse Beziehung des Königspaares als Grund des Unglücks an. Jokaste erhängt sich und Ödipus blendet sich und geht als Buße in die Verbannung.

Otto Rank hat nicht nur die »gute« präödipale Beziehung zur Mutter ins Spiel gebracht, sondern auch die Imago der »bösen Mutter« – Rank (1927, S. 44) spricht von der »schlechten Mutter«. Und als Pendant dazu hat er auch die mörderischen Impulse gegen die Mutter erkannt. Dies lässt sich an der Figur der Sphinx zeigen.

Bei den Interpretationen der Sphinx, die aus der Frühzeit der Psychoanalyse stammen, ist bemerkenswert, das diese relativ kurz oder unbestimmt ausfallen. Freud bezeichnet die Sphinx lapidar als ein »Ungeheuer, das den Vater symbolisiert« (Freud 1928, S. 412). Auch Reik (1920), Roheim (1934) und später Grunberger (1982), Shengold (1995) und Vogt (1986) haben sich zur Sphinx geäußert. Nach Vogt (1986, S. 67) stammt »die differenzierteste der alten Interpretationen« zur Sphinx von Otto Rank.

In seinem Buch »Das Inzest-Motiv in Dichtung und Sage« (1912/1926) formuliert Rank den Gedanken, dass Jokaste und die Sphinx »als eine Person erscheinen« (ebd., S. 258), »dass Sphinx und Mutter ursprünglich zusammenfielen, d. h. dass die Einführung der Sphinx eine Spaltung gewisser anstößiger Züge von der Mutter gestatten sollte« (ebd. S. 260). Aus Sicht des Kindes (Ödipus) wird die Mutter (Jokaste) in Gestalt der Sphinx zu einer »angsteinflößenden Würgerin« (ebd., S. 263). Rank hat damit Formulierungen gefunden, die Melanie Klein (1975) viele Jahre später mit ihrem Konzept der Spaltung in eine »gute« und eine »böse, verfolgende« Mutter-Imago in ganz ähnliche Worte kleiden sollte, ohne allerdings direkt auf Otto Rank Bezug zu nehmen und auch ohne den interaktiven Aspekt in der Mutter-Kind-Beziehung zu berücksichtigen.

Klein thematisiert zwar – wie Rank – die frühe Mutterbeziehung in ihren bösen und guten Aspekten. Statt aber die reale Erfahrung einer bösen Mutter, einer traumatischen Geburt, einer belasteten Schwangerschaft als reales Trauma zu konzeptualisieren, verlegt Klein die böse Mutter sozusagen in die Psyche des Kindes hinein. Klein übernimmt aus Freuds philosophischen Spekulationen das Konzept des Todestriebes und überträgt es auf klinische Zusammenhänge. Dort bekommt es eine höchst fragwürdige Funktion. Die Todestrieb-Hypothese nimmt bei Klein den theoretischen Platz ein, der eigentlich Otto Ranks Theorem vom Trauma der Geburt zukommen müsste. So wie es auf ödipaler Ebene eine Kontroverse zwischen Verführungs- und Triebtheorie gibt (vgl. Schlösser, Höhfeld 1998), so existieren auf präödipaler Ebene auch zwei theoretische Konzepte: Ranks Geburtstrauma-Theorie und Melanie Kleins Todestrieb-Theorie. Melanie Klein muss zu der theoretisch unbefriedigenden Todestrieb-Hypothese greifen, um sich nicht mit Ranks geächteter Geburtstrauma-Theorie auseinandersetzen zu müssen. Während Klein Zerstörungsimpulse, Vernichtungsängste und Phantasien vom Gefressen- und Verschlungenwerden als Ausdruck des Todestriebes ansieht, vertreten Janus und Wirth (2005) im Anschluss an Rank die These, dass es sich dabei um die Symbolisierung prä- und perinataler Traumatisierungen handeln kann. Im Begriff des Todestriebes sieht Janus eine Abstrahierung des »Geburtsangst-Motivs« und der als »zerstörerisch angesehenen Mutterleibs-Regression« (Janus 1997, S. 833). Im Werk Kleins wird deutlich, wie problematisch es sich für die psychoanalytische Theorie auswirkte, dass Ranks Geburtstrauma-Theorie nicht rezipiert wurde.

(Weitere Ausführungen unter *www.koerperpotenziale.de*)

Sigmund Freuds eigenes Trauma der Geburt

Biographisch hängt Freuds Ausweichen vor der frühen Mutterbeziehung damit zusammen, dass ihm das Thema der traumatisierenden Mutter nicht geheuer war. Freuds Beziehung zu seiner Mutter ist von einer tiefen Ambivalenz geprägt, denn Freuds Mutter war – wie Marianne Krüll (1979) schreibt – »keine gebende mütterliche Gestalt«, sondern sie »liebte ihren Sohn in fordernder, egoistischer Weise«. Freuds Ehrgeiz entsprang »nicht zuletzt diesem Wunsch der Mutter, ihr ein besserer Partner zu sein als der eigene Vater« (ebd.).

Freuds Loblied auf das Mutter-Sohn-Verhältnis als die »vollkommenste, am ehesten ambivalenzfreie aller menschlichen Beziehungen« (Freud 1933, S. 143) liest sich als grandiose Verleugnung der emotionalen Ausbeutung, der er selbst durch seine Mutter ausgesetzt war. Denn Freud schreibt weiter:

»Auf den Sohn kann die Mutter den Ehrgeiz übertragen, den sie bei sich unterdrücken musste, von ihm die Befriedigung all dessen erwarten, was ihr von ihrem Männlichkeitskomplex verblieben ist. Selbst die Ehe ist nicht eher versichert, als bis es der Frau gelungen ist, ihren Mann auch zu ihrem Kind zu machen und die Mutter gegen ihn zu agieren« (ebd.).

Freud thematisiert hier den dreifachen narzisstischen Missbrauch durch die Mutter, erstens an ihrem Sohn, auf den sie ihren Ehrgeiz überträgt, zweitens an ihrem Mann, den sie zum Kind macht, um ihren Männlichkeitskomplex zu befriedigen und drittens an ihrer Tochter, an der sie sich mitschuldig macht, weil sie den inzestuösen Missbrauch ihres Mannes an der Tochter geradezu fördert. Wie wir heute wissen, spielt in Familien mit realem Inzest die Mutter, die wegschaut, eine entscheidende Rolle.

Der Ödipuskomplex ist ein beziehungsdynamisches Geschehen. Er geht nicht ursächlich und einseitig vom Kind aus, sondern auch die Eltern leiden selbst unter diesem Komplex. Und die Art und Weise, wie die Eltern mit ihrem eigenen Ödipuskomplex fertig geworden sind, beeinflusst die Gestalt, den der Ödipuskomplex des Kindes annimmt. Wie wir inzwischen aus der Säuglings-, der Bindungs- und der Traumaforschung wissen, disponiert nur ein gestörtes Bindungserleben durch frühkindliche Traumatisierungen, Gewalterfahrungen, sexuellen Missbrauch und Vernachlässigung zu einer unangemessenen Sexualisierung und Aggressivierung des Verhaltens, nicht aber der Normalfall einer stabilen und sicheren Bindung (Wolf 1998, S. 88).

Seelische Verletzlichkeit als Merkmal des Menschen

Auf Grund seiner seelischen Verletzlichkeit bleibt der Mensch Zeit seines Lebens von Schutz gewährenden, uterusähnlichen Gebilden abhängig, die zunächst in Gestalt der Mutter-Kind-Symbiose und später in Gestalt der menschlichen Kultur und der menschlichen Gemeinschaft hergestellt werden. Hier knüpft auch Peter Sloterdijks Sphären-Werk (1998; 1999) an, in dem er unter Bezugnahme auf Otto Rank die These aufstellt, dass der Mensch sein ganzes Leben in Blasen, Sphären und Gehäusen verbringt, die – metaphorisch gesprochen – als ein lebenslanger Ersatz für die Fruchtblase, aus der der Mensch zu früh ausgetrieben wurde, dienen sollen. Alle Leistungen der Kultur haben auf einer unbewussten Ebene immer auch die Funktion, diese frühgeburtliche Verletzlichkeit zu kompensieren. Die Häuser, die Institutionen, die Familie, die Gruppen, die kulturellen Systeme, die ja jeweils eine Welt im Kleinen bilden, sind solche Ersatzbildungen für den Mutterleib.

Die Frühgeburtlichkeit und die sich daraus ergebende extreme Hilflosigkeit, Schutz- und Liebesbedürftigkeit des Säuglings, die wiederum zur Folge hat, dass die Sozialisation und Individuation einen so großen Anteil an der Menschwerdung haben, machen einen wesentlichen Anteil am anthropologischen Wesen des Menschen aus. Die seelische Traumatisierbarkeit ist die eine Seite der Medaille, die andere Seite stellen die enormen Entwicklungsmöglichkeiten und das Kreativitätspotential der menschlichen Persönlichkeit dar. Mit seiner Entdeckung des seelischen Traumas hatte Freud das Menschenbild insofern erweitert, als er die extreme und einzigartige Traumatisierbarkeit und seelische Verletzbarkeit des Menschen als charakteristische und grundlegende Eigenschaft der Spezies Mensch erahnte, wenn auch nicht vollständig erkannte. Seine persönlichen Traumata verstellten ihm den Blick auf die Bedeutung der frühen Bindungserfahrung und die Mehrzahl der Psychoanalytiker folgte ihm darin – oder wurde verstoßen. Die damaligen Psychoanalytiker waren noch zu sehr Kinder ihrer paternalistischen und von der Männlichkeitsideologie beherrschten Zeit. Sie konnten sich zwar dem Unbewussten und dem Thema der Sexualität nähern, aber für die Konfrontation mit den existenziellen Traumata des frühkindlichen Seelenleben war ihre Zeit noch nicht reif.

2 Spezielle Verfahren und Modelle einer körper- und traumaorientierten Psychotherapie

2.1 Dagmar Eckers
Traumatherapie bei Kindern – Balance zwischen Annäherung an und Distanz zum Trauma

Die Zielsetzung von Traumatherapie bei Kindern ist es, das Lebensgefühl von Sicherheit, Vertrauen in Beziehungen, Vorhersagbarkeit, Wirksamkeit des eigenen Handelns in der Realität und nicht zuletzt von Kontrolle über eigene Gefühle und Körperempfindungen wiederherzustellen, das durch das Trauma verloren gegangen oder stark beeinträchtigt worden ist.

Äußere Sicherheit und das innere Empfinden von Sicherheit sind die Voraussetzung dafür, dass das Kind (das gilt natürlich ebenso für Jugendliche und Erwachsene) aufnahmefähig und lernbereit ist. Beides ist auch für eine in der Therapie vorgesehene Traumakonfrontation die wesentliche Voraussetzung. Der zentrale Wirkfaktor in der Stabilisierungsphase und bei der Traumakonfrontation ist also der objektive und subjektiv empfundene Unterschied *von der sicheren Gegenwart zur traumatisierenden Situation.*

Die Wahrnehmung der äußeren Ressourcen (beginnend beim äußeren Schutz und ausreichend guten physischen und psychischen Bedingungen) hat dabei einen zentralen Stellenwert.

Wenn Kinder der direkten Gefahr nicht mehr ausgesetzt sind und ein zeitlicher Abstand zu dem traumatisierenden Ereignis entstanden ist, gelingt es den meisten Kindern eher, die vielfältigen Übungen zur Reorientierung und zur Ressourcenstärkung zu nutzen, die oft auf imaginativen Elementen, gerade bei Kindern auch auf lustvoller und lebendiger Körperempfindung basieren. Dennoch kann es sein, dass Ressourcen zu Beginn der Therapie eher schwach ausgeprägt wahrgenommen werden, da von den Kindern die negativen Erfahrungen, die daraus resultierenden negativen Selbstzuschreibungen (negative Kognitionen) und die mangelnde Selbstwirksamkeit als zu übermächtig erlebt werden.

Der Kern jeder Ressource ist ein positives Körpergefühl. Es ist nun relativ einfach, positive Erinnerungen, Gedanken und Körperempfindungen zu reaktivieren, wenn wir einen großen Vorrat an positiven Erlebnissen haben. Diese Basis für Ressourcen wird jedoch durch die Traumatisierung kleiner und unsicherer; bei wiederholter oder chronischer Traumatisierung entsteht eher ein Weltbild, dass *nicht* sicher ist. Mit dem Angebot eines »sicheren Ortes« oder dem Aufrufen anderer Ressourcen arbeiten wir – verstärkt nach früher und chronischer Traumatisierung – gegen diese ausgesprochenen oder unausgesprochenen Überzeugungen der Kinder an. Auf der Körperebene versuchen wir – auch mit der bilateralen Stimulation bei positiven Bildern und Körperempfindungen – das Gleichgewicht zwischen parasympathischem und sympathischem Nervensystem wieder herzustellen. Wenn diese sicheren Inseln in der Therapie nicht geschaffen werden, führt die therapeutische Konfrontation mit dem Trauma zu der Erfahrung, dass das Trauma nach wie vor die Macht hat, die/den Betroffene/n zu überfluten, und dass dem nichts entgegengesetzt werden kann. Dieser Lebenshintergrund kann bedeuten, dass über lange Wochen oder Monate hinweg therapeutische Beziehungsaufnahme und Stabilisierung im Vordergrund stehen und Traumakonfrontation kein Thema ist. Bei anderen Kindern kann die Kontaktaufnahme und Herstellung eines therapeutischen Bündnisses schnell gehen (innerhalb weniger Minuten). Entsprechend kann beispielsweise der »sichere innere Ort« oft innerhalb der ersten Sitzung vom Kind vorgestellt und mit ihm verankert werden, es kann aber auch lange Kennenlern- und Spielstunden als Voraussetzung benötigen.

Die meisten auf Ressourcenstärkung zielenden Übungen lassen sich gut mit bilateraler Stimulation und EMDR verbinden. Wenn bilaterale Stimulierung die positive Wirksamkeit der Übung abschwächt oder zerstört, können wir es als ein Indiz dafür nehmen, wie instabil das Kind nach wie vor ist bzw. dass bilaterale Stimulation Traumamaterial aktiviert. Dann bedeutet es eine Mahnung zur Vorsicht, nicht zu schnell mit Traumakonfrontation zu beginnen (wenn schon die Aktivierung von Ressourcen mit bilateraler Stimulation zur »Entgleisung« der Affekte führt).

Orientierung und Reorientierung
Auch ohne therapeutische Hilfe haben Kinder Kräfte, die sie selbst nach schweren Belastungen aktivieren können. Kinder sind auch Lebens- und Überlebenskünstler. Sie beziehen sich stärker als Erwachsene auf die Gegenwart und leben im Moment. Das Gestern ist vorbei, das Morgen ist vage vorstellbar, das Heute füllt sie fast völlig aus. Aus dieser Wahrnehmung und diesem Fokus der Aufmerksamkeit entsteht viel Kraft, immer wieder neu zu beginnen und sich den Möglichkeiten im Jetzt voll zuzuwenden.

Auf dieser Fähigkeit, die Gegenwart real wahrzunehmen und möglichst stark als solche sensorisch-körperlich zu spüren, basiert die gezielte *Orientierung* in der Gegenwart bzw. (wenn das Kind droht in alte Traumabilder und -gefühle abzurutschen) die *Reorientierung*, die vom Grundprinzip eine

146

Aufmerksamkeitssteuerung ist. In Folge der im Trauma erlebten Bedrohung nimmt die Wahrnehmung der damit verbundenen Bedrohungsreize soviel Platz ein, dass die jetzige Situation oft nur noch mit halber Aufmerksamkeit bedacht wird. Die Zielrichtung der Reorientierung ist also eine gezielte Fokussierung des Jetzt, wobei am hilfreichsten die starken Unterscheidungen zum Trauma sind.

Wir ermuntern das Kind seine Aufmerksamkeit auf gegenwärtige Reize zu richten, vor allem auf

- äußere visuelle,
- kognitiv anspruchliche,
- im Kontakt von Körper und äußerer Realität zu spürende oder
- generell alle Reize, damit sich das Kind nur noch wenig oder nicht mehr auf die Wahrnehmung seiner belastenden inneren Bilder, Gefühle und Körperempfindungen konzentrieren kann.

Bei Kindern ist Bewegung oft am wirksamsten um sie aus einer inneren Orientierung auf das Traumageschehen »herauszuholen«. Dies könnte darauf beruhen, dass die ursprünglichen Impulse für Flucht oder Angriff im Trauma stecken geblieben sind, damals nur die Möglichkeit der Unterwerfung (freeze) bestand. Die Bewegung im Jetzt unterbricht also das traumatische Einfrieren und setzt die stecken gebliebenen Bewegungsimpulse um. – Daher ist es hilfreich, gerade nach Traumabearbeitung in der Therapiesitzung einen Bewegungs- oder Spielteil zum Abschluss der Sitzung anzubieten. Neben der Reorientierung in der Gegenwart und einer guten Orientierung im Körper bietet es zusätzlich die Gelegenheit, Anspannungen wieder zu lösen, die sich während der Traumakonfrontation gebildet haben.

Distanzierung

Neben der bisher beschriebenen (Re-)Orientierung in der Gegenwart ist ein weiteres zentrales Moment in der Stabilisierung die gezielte Distanzierung von belastenden Erinnerungs- oder auch Vorstellungsbildern bzw. generell von Belastungsmaterial. Es geht dabei um eine gezielte Dissoziation – das kontrollierte Trennen der vorher verbundenen Einheit von Wahrnehmen, Denken, Emotion, Körperempfindung – belastender Themen. Damit soll vor allem eine Reduzierung erreicht werden bei intrusiven Erinnerungsbildern, die von den Kindern als unkontrolliert erlebt werden. Diese Übung ist jedoch *nicht* mit bilateraler Stimulation gekoppelt.

Die bei Erwachsenen angewendete imaginative Übung des »inneren Tresors« oder »Safes« ist bei Kindern entsprechend anwendbar. Hilfreich kann dabei eine »Verbildlichung« oder eine »Vergegenständlichung« sein (im wörtlichen Sinn – durch ein Bild oder einen Gegenstand). Gerade kleinere Kinder, da sie ihre Umgebung entwicklungsgemäß eher konkret-gegenständlich als abstrakt-imaginativ wahrnehmen, aber auch chronisch belastete und dissoziativ reagierende Kinder brauchen eher einen äußerlich sichtbaren Anker (Schachteln, Dosen).

Aus meiner Erfahrung macht es Sinn, die Distanzierungsübung sehr früh im Kontakt zu dem Kind anzubieten, möglicherweise auch schon im Erstkontakt, um den Kindern das Erlebnis zu vermitteln, dass sie mehr Kontrolle über die Bilder bekommen und so mit dem Erlebten besser klar kommen können.

Wenn ich mit dem Kind das Vorgehen mit einem kleineren (eher ärgerlichen) Anlass geübt habe, kann ich das Ganze noch mal durchgehen (in der gleichen oder einer folgenden Stunde) mit einem Trauma bezogenen Bild. Wenn das Trauma sehr schwer ist, sollten wir auch dabei differenzieren, also eher den »am wenigsten belastenden Moment« des Traumas nehmen.

Danach können im nächsten Schritt alle ganz schlimmen Momente des Traumas in den Tresor gepackt werden.

Ressourcenaktivierung

Der »sichere Ort« kann auch völlig anders heißen; er kann im Vorfeld umschrieben werden Manche Kinder (meiner Erfahrung nach oft Jungen, verstärkt Jugendliche) wählen lieber eine Tätigkeit, die ihnen Spaß macht und die sie beherrschen, statt eines sicheren Ortes. Es wirkt wie der Sichere Ort und wird in der Vorstellung genauso »angereichert« wie dieser (*»Wie sieht es da aus? Wie riecht es da? Was kannst du hören? Wie fühlt es sich im Körper an?«*). Oft werden sportliche Aktivitäten genommen.

Wenn das Kind benennt, wo der Ort und wie er beschaffen ist, kann das Kind einen Namen dafür finden (z. B. »meine Zauberinsel« o. a.).

Alternativ oder ergänzend zum Sicheren Ort können wir wie bei Erwachsenen auch innere Helfer installieren.

(*»Sag mal, kennst du jemanden (egal ob das eine wirkliche oder eine ausgedachte Person ist oder jemand aus einem Film oder Buch), die/der groß und mutig ist? Wie sieht die Person aus?«*)

Am besten lassen wir die Kinder diese Person malen.

Die Wahrnehmung von Stärke / Mut… kann auch bilateral aktiviert werden. Wenn wir diese Vorstellung und das zugehörige gute Körpergefühl mit langsamer bilateraler Stimulation verankert haben, können wir vielleicht auch eine positive Kognition »vorab« bekommen (»Was sind die besten / tollsten / coolsten Worte, die du jetzt über dich selbst sagen kannst?«).

Dosierte Belastungskonfrontation

Die innere Logik des Vorgehens bei Traumakonfrontation orientiert sich an der Vermittlung des realen und subjektiv empfundenen Unterschieds zwischen Trauma und jetziger Sicherheit.

Ein möglicher Behandlungsplan zur allmählichen Annäherung an Traumainhalte könnte daher etwa so aussehen:

1. Distanzierung durch Tresorübung mit einem mittelschweren Bild
2. Distanzierung der belastenderen Erinnerungen im Anschluss
3. Sicherer Ort (je nach Einschätzung mit oder ohne Verstärkung durch bilaterale Stimulation)
4. Wenn der Sichere Ort nicht zu installieren ist, »gute Tätigkeit« oder »Ruhe und Kompetenz« (gute Erfahrungen eigener Wirksamkeit)
5. Ressourcenlandkarte
6. Traumalandkarte
7. Aus der Ressourcenlandkarte können anfangs oder später oder immer wieder einzelne Erfahrungen positiv verstärkt werden:
   - externe Erfahrungen (Natur)
   - soziale Erfahrungen (Unterstützung durch Menschen)
   - Selbstbestätigung (Stolz auf Leistung)
8. Imaginatives Aufrufen eines Schutztieres / inneren Helfers; bilaterale Verstärkung, wenn möglich
9. Eher mit einem zukünftigen Fokus beginnen
10. Aus der Traumalandkarte geeigneten Fokus auswählen:
    - weniger belastend
    - abgegrenzter
    - kein Lebensthema
    - anderer Affekt als die schlimmsten Traumatisierungen (eher Ärger als Panik) und damit eine probeweise Traumakonfrontation machen

Wenn Kinder weniger belastet sind oder ein gutes soziales Netz und eine gute Bindungsfähigkeit haben, können viele der Schritte übersprungen werden. Es kann reichen, einen Sicheren Ort oder die Tresorübung und den Sicheren Ort vor dem Standardprotokoll EMDR durchzuführen. Je anhaltender die Kinder belastet sind und je weniger Ressourcen sie zur Verfügung haben, desto wichtiger ist es sich Zeit zu lassen und in der Therapie an einer Verstärkung der Ressourcen mit und ohne EMDR zu arbeiten, bevor Belastungen direkter bearbeitet werden können.

Bei der Traumakonfrontation selbst hat es sich als hilfreich erwiesen, einen möglichen Widerstand gegen die Traumakonfrontation zu vermeiden durch ausreichende Ressourcenstärkung im Vorfeld, viel Bestätigung der

Leistung des Kindes, durch kleine Schritte und genügend Aktivität und Spiel im Anschluss an die Traumaarbeit.

Eine Ausdifferenzierung der Traumakonfrontation kann so aussehen, dass das Kind

- vorab das Traumageschehen als Geschichte erzählt (und die/der TherapeutIn schreibt mit). Die Geschichte kann einen Selbstwert stärkenden Titel bekommen (»Wie der kleine Junge es schaffte, eine gefährliche Situation zu überstehen und sich Hilfe zu holen« o. ä.).
- ein Bild von dem Traumageschehen malt.
- dieses Bild nur für eine sehr kurze Zeit ansieht.
- sich das Geschehen von seinem »Sicheren Ort« aus ansieht und nur soviel Gefühl zulässt, wie es erträglich ist.
- im Screenverfahren erst die Bilder, dann die Worte, dann die Gefühle, dann die Körperempfindungen zusammenfügt.
- vorab den noch guten / neutralen Beginn und das gute / neutrale Ende benennt und malt und bei der Traumakonfrontation immer wieder auf diese äußeren, begrenzenden Momente verwiesen wird (»Film vorlaufen lassen«).
- sich das Traumageschehen mit seinem inneren Helfer gemeinsam anschaut bzw. hinfühlt und der Helfer die Gefühle benennt, die das Kind nicht benennen kann.
- bei diesem gemeinsamen Erleben mit dem inneren Helfer (in der Begleitung durch den Therapeuten) immer wieder ermutigende Worte hört (aufschreiben!), die es z. B. als Liste zu Hause aufhängt.

Wenn wir kreativ *mit* den Möglichkeiten des Kindes statt *gegen* seine gerade mögliche Belastungstoleranz arbeiten, ist bei traumatisierten Kindern auch eine Traumakonfrontation oft möglich, braucht aber Geduld und Sensibilität.

2.2 Peter Geißler
Psychoanalyse der Lebensbewegungen

Manchmal tut man Dinge, die man sich selbst nicht erklären kann
(»Wie im Himmel« von Kay Pollak)

Der Titel des Beitrags ist identisch mit dem Titel eines Lehrbuchs von Günter Heisterkamp und mir als Herausgeber (Geißler & Heisterkamp 2007). Unter der Mitarbeit von etwa zwanzig Kolleginnen und Kollegen haben wir versucht, die therapeutische Strömung an der Schnittstelle von Psychoanalyse und Körperpsychotherapie – die bislang vielleicht am ehesten unter der Bezeichnung »analytische Körperpsychotherapie« am geläufigsten war – erstmals nach methodischen Gesichtspunkten systematisch darzustellen. In diesem Beitrag will ich dazu anhand zweier Fallbeispiele einige Aspekte dieser Arbeitsweise vermitteln. Ich werde zu diesem Zweck einerseits auf eine gescheiterte Therapie von Ferenczi zurückgreifen[*], und ich werde andererseits ein Fallbeispiel aus der eigenen Praxis vorstellen. In Ferenczis Beispiel soll der Aspekt der Übertragungsneurose mit all seinen Chancen und Risiken dargestellt werden, in meinem eigenen Beispiel möchte ich zeigen, wie sich ein unbewusstes Fantasma über die therapeutische Nutzung von Enactments erschließen lässt.

D. h. die Möglichkeiten, aber auch die Grenzen bzw. Schwierigkeiten unseres Vorgehens sollen umrisshaft erörtert werden, und auch die Rolle des Körpers in diesem Ansatz – seien sie nun bewusst geplante Handlungsproben, unbewusst sich inszenierende Handlungsdialoge oder unausdrückliche Handlungseinheiten, wie z. B. die kontinuierliche körperlich-affektive Abstimmung zwischen Patient und Therapeut. Der Symbolgehalt im Handlungsdialog kann beträchtlich variieren – es gibt synchrone oder asynchrone mimische oder gestische Bewegungen im Handlungsdialog, wie wir sie im Video auf der Mikroebene nachweisen können, die wenig oder gar keinen Symbolgehalt besitzen, und es gibt hochsymbolische Handlungsdialoge, deren Analyse einen Königsweg zu unbewussten Fantasmen darstellt.

Unser Ansatz reiht sich ein in eine »relationale« Sichtweise psychischen Geschehens – der therpeutische Zugang ist ein »interaktioneller« (s. u.). »Trauma« ist aus dieser Sicht immer eine Verletzung bewusster oder unbewusster Erwartungen an die personale Umwelt. Unter Anerkennung der »äußeren Faktoren« bei psychischem Trauma wird in unserer Form des Vorgehens besonderer Wert gelegt auf die individualspezifischen unbewussten Verarbeitungsweisen, d. h. auf innere Faktoren in Form unbewusster psychischer Fantasmen und damit verbundener Inszenierungen, im Gegensatz zu den derzeit gängigen traumatherapeutischen Vorgehensweisen (vgl. dazu Scharff 2007). Mit anderen Worten: die Logiken beider Vorgehensweisen sind recht unterschiedlich.

Unter »Lebensbewegungen« verstehen Günter Heisterkamp und ich

---

[*] Dieses Beispiel habe ich bereits vor Jahren an anderer Stelle veröffentlicht: Geißler, P. (1996/1997): Ergebnisse der empirischen Säuglingsforschung in ihrer Auswirkung auf Grundannahmen der Psychoanalyse: Folgerungen für die analytische körperbezogene Psychotherapie. Teil 1 in: Pulsationen Nr. 19, 1996, S. 5–21. Teil 2 in: Pulsationen Nr. 20, 1996, S. 4–20. Teil 3 in: Pulsationen Nr. 21, 1996, S. 4–20. Teil 4 in: Pulsationen Nr. 22, 1997, S. 4–30.

alle mentalen und leiblichen, alle verbalen und nonverbalen Artikulationen des Selbsts oder des Ichs. Eine Mitautorin in unserem Lehrbuch spricht im Zusammenhang mit traumatischen Erfahrungen z. B. von erstarrten Lebensbewegungen. Der Begriff »Lebensbewegung« wurde gewählt, um einer vorgefassten Aufspaltung der ganzheitlichen Erlebenswirklichkeit, etwa in »Körper« und »Geist«, begrifflich entgegenzuwirken – obwohl andererseits auch klar ist, dass unser Denken und speziell unser Sprechen immer wieder eine zumindest vorübergehende Aufspaltung dieser Ganzheit erfordert. Diese Erlebniswirklichkeit ist etwas, das sich jeder kategorisierenden Einengung grundsätzlich entzieht. Die sprachliche Verständigung erfordert wiederum klar umrissene Kategorien; mit dieser Paradoxie müssen wir leben.

Ich beziehe mich im Folgenden auf Einzeltherapie mit erwachsenen Patienten in einem offenen Setting, mit einem genügend dichten Arbeitsrahmen – andere Settings sind möglich, auf diese gehe im Rahmen dieser Arbeit aber nicht ein.

Fallbeispiel von Ferenczi

Es handelt sich um den berühmt gewordenen »Fall« Elisabeth Severn – eine acht Jahre dauernde Analyse, ein radikales psychoanalytisches Experiment, wie Ferenczi diese Therapie nannte. Die Patientin – heute würden wir sagen eine Borderline-Patientin oder eine komplex traumatisierte Patientin – suchte ihn mit 49 Jahren auf. Schon als Kind war sie ängstlich, kränklich und chronisch erschöpft gewesen, durch die gesamte Pubertät hatte sie immer wieder Nervenzusammenbrüche. Sie führte viele Heilkuren durch, die aber alle nichts brachten. Sie heiratete früh und gebar mit 22 Jahren eine Tochter. Die Ehe ging bald in Brüche, sie ließ sich scheiden und wanderte aus ihrer Heimat USA aus nach Europa. Sie wollte selbst Heilerin werden, versah sich selbst mit einem Doktortitel und schrieb ein Buch mit der Bezeichnung »Lehre und Praxis der Psychotherapie«. In London wurde sie Ehrenvorsitzende der Alchemistischen Gesellschaft, kehrte dann nach Amerika zurück, um einige Jahre später nach Ungarn zu Ferenczi zu reisen, von dessen neuen und unorthodoxen Methoden sie gehört hatte.

Am Beginn der Therapie mit Ferenczi litt sie unter körperlichen Symptomen, Verwirrtheit, Halluzinationen, Alpträumen und Suizidideen. Ferenczi erlebte den Beginn der Analyse als sehr unangenehm, er spürte eine »königliche Superiorität« in ihr, von der er sich bedroht fühlte. Die Analyse lief die erste Zeit nicht gut, es gab Unterbrechungen, die Patientin hatte weiterhin Suizidideen. Andererseits widmete sie Ferenczi ihr zweites Buch. Ferenczi verfasste seinerseits ein Empfehlungsschreiben an Freud, seinen damaligen Lehrmeister, und bezeichnete die Patientin als Kollegin. Sie besuchte Freud, bekam aber bei ihm keinen Therapieplatz.

Der Durchbruch in der Therapie kam nach einigen Jahren. Mit Hilfe von Entspannungstechniken, Regressionstechniken und Trancezustandsarbeit konnte die Amnesie gelöst werden, fehlende Details aus der Kindheit wurden aufgedeckt. Es zeigte sich das Bild eines schweren sexuellen Missbrauchs durch den eigenen Vater. Wahrscheinlich waren die tatsächlich schlimmen Realereignisse, die die Patientin als Kind erlebt hatte, vermischt mit Fantasien. So erzählte sie z. B., dass sie als Kind bei der Ermordung eines Schwarzen mithelfen musste, dass sie selbst die tödlichen Schüsse auf Anweisung des Vaters abgegeben haben soll. Sie berichtete, dass sie unter Drogen gesetzt und vom Vater an andere Männer verkauft worden war. Trotz dieser möglicherweise fantasmatischen Überformung war ihr labiles narzisstisches Gleichgewicht in der Pubertät offenbar komplett zusammengebrochen – dies ausgelöst dadurch, dass der Vater, als sie 11 war, die Familie im Stich ließ und verschwand.

Ferenczi behandelte die Patientin zweimal täglich – insgesamt etwa vier bis fünf Stunden pro Tag, fünfmal in der Woche, teilweise auch an Wochenenden, wenn nötig auch in der Nacht. Da der Umgang mit der Gegenübertragung damals – wie schon gesagt – noch nicht bekannt war, nützte seine Patientin, die in einem Hotel wohnte, die Sache voll aus: Sehr oft musste Ferenczi zu ihr ins Hotel kommen, weil sie zu krank schien, ihr Bett zu verlassen. Wenn die Patientin allerdings selbst Patienten behandelte, schien sie gesund genug, aus dem Bett herauszusteigen und ihre Patienten aufzusuchen...

Ferenczi ließ sogar zu, dass die Patientin ihm in die Ferien folgte, die er mit seiner Frau in Italien verbrachte. Was er damals nicht erkannte – und was darauf hinweist, wie wichtig ein klarer Rahmen ist: Die Patientin baute aus dieser Rahmenunklarheit ein Missverständnis auf, sie war zunehmend sicher, in ihm den idealen Liebhaber gefunden zu haben (darin spiegelte sich möglicherweise eine Wiederholung mit dem Vater, der in seinen Grenzen ebenso unklar gewesen zu sein schien). Als Ferenczi das bemerkte, erschrak er und zog sich zurück. Am Ende der Ferien war die Analyse in einer sehr kritischen Phase, die Patientin hatte wieder Suizidideen und Episoden tiefer Bewusstlosigkeit. Ferenczi ersuchte seinen Kollegen Groddeck, die Patientin vorübergehend in seinem Sanatorium unterzubringen und behandelte sie später wieder ohne Honorar. Er glaubte aber weiterhin an die Therapie, auch wenn die Patientin ihn zunehmend kritisierte. (Ich erinnere daran, dass – wegen der dekonstruktiven Grundorientierung dieses Therapieansatzes – die negative Übertragung ein wesentlicher Bestandteil ist – sie wird vom Analytiker angenommen, nicht weganalysiert, auch wenn es dadurch für ihn schwierig werden kann.) Sie empfand, ihr Therapeut störe sie mit seinen Fragen nach spontanen Assoziationen – »Was fällt Ihnen nun ein, was geht Ihnen durch den Kopf…« Sie drängte auf eine Rollenumkehr und erlebte die Therapie in einer Sackgasse, und Schuld daran sei klarerweise Ferenczi.

Es folgte die Phase der mutuellen Analyse. Ferenczi erlaubte ihr, dass sie IHN analysierte, weil sie behauptete, die Analyse könne so lange nicht fortschreiten, als sie die Gefühle ihres Therapeuten nicht verstehen könne. Auf der Couch liegend gab Ferenczi zu, dass er seine Patientin ab und zu regelrecht hasste. Daraufhin bekam sie wieder Suizidideen, erlebte jedoch schließlich etwas Erleichterung, weil sie sich in ihrer Ahnung nun bestätigt fühlte. Sie war nun – das scheint mir wichtig – selbst in der Lage sich ihren eigenen Hass auf Ferenczi einzugestehen, und – man staune – es schwanden die Suizidideen! Ferenczi befand sich nun in einer merkwürdigen Lage: Einerseits fühlte er sich ängstlich und gedemütigt, andererseits verblüfften ihn die positiven Ergebnisse des Prozesses! Die Patientin hatte nämlich begonnen – seit der Hass zwischen ihnen ausgesprochen war – ihre Ansprüche auf ihn zu reduzieren. Dies verbesserte wiederum Ferenczis Fähigkeit, auf sie einzugehen. D. h. die insgesamt positiven Ergebnisse waren durch die mutuelle Analyse erreicht worden! Ferenczi meinte dazu, dass die beidseitige Ehrlichkeit das gemeinsame Verständnis verbessert habe, und sie habe die Therapie letztlich tiefer gemacht. Später schränkte er ein, dass die mutuelle Analyse auch ihre Risken habe – was sie auch hat. Damals hatte er in ihr ein allerletztes Mittel gesehen, um die vom Scheitern bedrohte Therapie zu retten – und hatte sich von der Patientin erpressen lassen.

Was Ferenczi damals nicht ahnte: In dem unbewussten Dialog zwischen ihnen war eine Sprachverwirrung eingetreten – das ist ein Begriff, den Ferenczi selbst eingeführt hatte. D. h. die Grenzen zwischen Patientin und Therapeut wurden stark verwischt, die Gegenseitigkeit floss in die aufzudeckenden Traumata ein, die Patientin erlebte folglich Ferenczi als Mitverursacher dieser Traumata, weil sie im Hier und Jetzt aktiviert worden waren. Durch die Art des Eingeständnisses zur mutuellen Analyse – er hatte sich von ihr erpressen lassen – untergrub er seine eigene Position als Therapeut und war dadurch zunehmend weniger in der Lage, die Anteile der Patientin an der Inszenierung zu verstehen, geschweige denn zu deuten. Das spricht nicht gegen mutuelle Analyse an sich (eine gewisse Wechselseitigkeit der Deutungen entwickelt sich auch in einem interaktionellen Vorgehen wie in der psychoanalytischen Körperpsychotherapie), sondern gegen die Art und Weise wie sie zustande kam – denn wenn der Therapeut sich erpressen lässt, befindet er sich schon der Verliererstraße.

Nach acht Therapiejahren gab es erneut Schwierigkeiten zwischen beiden, Ferenczi erkrankte, die Patientin war verzweifelt, ihre Gefühlsschwankungen nahmen wieder zu. Ferenczi bestand darauf, dass die mutuelle Analyse geheim bleiben sollte, gleichzeitig wünschte er sich, dass sie sich gerade durch die mutuelle Analyse als geheilt fühlen sollte. Die Patientin brach die Therapie ab und reiste ins Ausland, in einem so schlechten Zustand, dass die Tochter der Patientin einen bitterbösen Brief an Ferenczi schrieb. Später nahm die Patientin ihren Beruf als Therapeutin wieder auf und publizierte ein weiteres Buch. In ihren späteren Schriften wurde deutlich, dass sie die Analyse mit Ferenczi insgesamt schätzte, jedoch kritisierte sie die Betonung des regressiven Vorgehens im Verhältnis zu progressionsfördernden Techniken.

Kommentar zu diesem Beispiel

Eine entscheidende Frage, die sich in diesem Zusammenhang stellt, ist die folgende: Muss sich eine Übertragungsneurose entwickeln, damit Therapie heilsam sein kann? Meine Antwort ist: Nein, das muss nicht so sein – therapeutische Wirkung kann sicher auch anders erzielt werden. Psychoanalytische Körperpsychotherapie im Einzelsetting setzt jedoch sehr stark auf diesen Wirkeffekt. Wichtige Aspekte unseres Verfahrens werden im Folgenden überblicksartig zusammengefasst:

- dichter Behandlungsrahmen – Ziel: Übertragungsneurose
- stark anwachsende negative Übertragung
- Hass als Übertragungs- und Gegenübertragungsaffekt / sein Durcharbeiten wirkt angstmindernd
- »Mutuelle Analyse« – »interaktionelles Vorgehen« – die Belastung für den Therapeuten kann streckenweise groß werden

Das Risiko eines solchen Vorgehens besteht u. a. in einer malignen Regression. Ein derart stark regressionsorientiertes Vorgehen weckt, noch dazu in einem Setting, das Körperkontakt ermöglicht, u. U. sehr starke »infantile« Bedürfnisse. Wenn nicht klar zwischen basalen und Ersatzbedürfnissen unterschieden wird (vgl. dazu Worm 2007), kann sich eine verhängnisvolle Spirale der malignen Regression einstellen (vgl. dazu ein jüngeres Beispiel: Akoluth 2004).

Damit sich eine Übertragungsneurose entfalten kann, ist ein genügend dichter Behandlungsrahmen notwendig (zwei Wochenstunden sind meist das Minimum). Es gibt außerdem Einschränkungen von Seiten des Patienten (z. B. ichstrukturelle Störungen mit mangelnder Fähigkeit zur Toleranz von negativen Spitzenaffekten) und ebenso solche von Seiten des Therapeuten: er muss der negativen Übertragung und den damit verbundenen emotionalen

Belastungen auf persönlicher Ebene standhalten, auf technischer Ebene mit ihnen psychoanalytisch umgehen können.

Eigenes Beispiel

Im Unterschied zum ersten Beispiel vollzieht sich die nun dargestellte Therapie »Aug in Aug«, also nicht im Couch-Setting. In meinem Beispiel möchte ich aufzeigen, wie sich ein früh entstandenes unbewusstes Fantasma körperlich manifestiert und wie seine Aufdeckung durch eine hochsymbolische handlungssymbolische Darstellung in der Therapie gelang. In dieser Therapie war es so, dass der Patient auf der Handlungsebene etwas tat, was weder ihm zunächst bewusst war, dass es bedeutungsvoll war, noch mir – und doch war die handlungssymbolische Darstellung gewissermaßen der Schlüssel in dieser Therapie. Ich konzentriere mich zum Zwecke dieser Darstellung außerdem auf ausgewählte Facetten dieses Falls und lasse andere absichtlich beiseite.

Es handelt sich um einen männlichen Patienten aus Südösterreich, Ende 20, der etwas über zwei Jahre bei mir in Therapie ist. Er hat eine fünfjährige hochfrequente Couch-Analyse bei einer Kollegin hinter sich, die er als durchaus positiv erlebte, möchte aber bei mir als männlichem Therapeuten, von dem er wusste, dass ich auch körperbezogen arbeite, noch bestimmte Erfahrungen machen, die in der Couch-Analyse weniger Platz hatten. Er litt nämlich unter körperlichen Spannungszuständen in allen möglichen Gelenken, die nicht selten schmerzhaft waren.

(Weitere Ausführungen unter *www.koerperpotenziale.de*)

In den letzten Wochen vor der Stunde, die ich beschreibe, hatte sich die Übertragungsspannung verdichtet, ohne dass klar war, worum es eigentlich ging. Einige Hinweise schienen anzudeuten, dass der Patient mir näher kommen wollte – z. B. äußerte er den Wunsch sich von mir körperlich halten zu lassen. Allerdings war hier ein Widerstand zu spüren, dessen Inhalt im Dunkeln blieb.

Nun begann der Patient auf eine besondere Weise seine unbewussten Wünsche zu agieren – besser müsste man sagen handlungssymbolisch auszudrücken, was ich erst nach einer Weile mitbekam, und auch ihm war zu diesem Zeitpunkt sicher nicht bewusst, was er da tat und warum er es tat.

Um zu verstehen, wie ich das meine, eine Vorbemerkung: Wenn Patienten in meine Landordination kommen, haben sie viele Möglichkeiten wo sie ihr Auto abstellen können, weil um mein Haus herum viel Platz ist. Ich wohne in einem Haus und gleich neben mir mein Bruder, es ist ein Doppelhaus. Der Patient hatte sein Auto die längste Zeit weitab vom Hauseingang abgestellt, am Rande einer Wiese – d. h. ER hielt Distanz, was in der Stunde nicht ganz so deutlich war wie über diese spezielle Parkanordnung – in unserer Sprache ein ENACTMENT (in der Übertragung möglicherweise eine Wiederholung der Internats-Interaktion, ausgedrückt durch Einnehmen von Distanz: Du sollst ja nicht glauben dass ich Dich – Vater – mag). Dann war er mit seinem Auto Schritt für Schritt näher gerückt, was ich eines Tages zufällig bemerkt hatte, ohne mir dabei zunächst etwas zu denken.

In der Stunde hatte er gewagt, sich mit dem Auto ganz direkt vor die Haustür zu stellen – entsprechend war seine Befangenheit bei der Begrüßung im Vorzimmer deutlich spürbar. Auch ich reagierte, angesteckt durch sein Gefühl, ebenso befangen, spürend, dass etwas zwischen uns im Raum stand, das ich noch nicht benennen kann.

Er meinte, dass er heute seine körperlichen Spannungen wieder stark spüre, und dass er heute auf dieser Ebene weitergehen wolle – auf der körperlichen. Ich folgte diesem Wunsch und bat ihn, seinen Körperassoziationen zu folgen, ohne dass wir das Setting im Gegenübersitzen veränderten. Ich verhielt mich insgesamt also abwartend und schaute, was er selbst tat.

Zunächst meinte er, dass er sich am liebsten zusammenziehen, zusammenkrümmen möchte. Das probierte er zunächst auch aus – d. h. im Sitzen auf dem Stuhl krümmt er sich, bis sich die körperlichen Schmerzen ein wenig mildern. Einer Eingebung folgend fragte ich ihn, wie denn der Gegenimpuls zu diesem Sich-Zusammenkrümmen aussehen könnte. Er griff meinen Impuls auf und merkte, dass es Ein-Sich-Entfalten wäre, und wagte, diesem Impuls zu folgen, was ihm aber sichtlich schwerer fiel als bei dem ursprünglichen Impuls. Ich merkte also, dass seine ursprüngliche Haltung, das Zusammenkrümmen, einem Abwehrimpuls entsprach, und dass genau dieser Impuls des Sich-Entfaltens der eigentlich basalere ist, der natürlich auch mehr Angst bereitete. Er probierte an seiner Körperentfaltung im Stuhl zögernd einige Möglichkeiten aus. Schließlich saß er mir ganz offen gegenüber, mit geöffneten Beinen, und mit einer Öffnung im Brustbereich und in den Schultern und Armen. *Diese Haltung hatte auf mich eine starke Wirkung und ich spürte sofort wieder etwas von der Befangenheit im Vorzimmer.* Er schaute mir kaum direkt in die Augen. Er verbalisierte, dass die Öffnung einerseits gut tue, dass hier aber noch etwas Anderes sei. Er wisse aber nicht was.

Die Übertragungsspannung, die sich in den letzten Stunden aufgebaut hatte, lag nun intensiv atmosphärisch im Raum – so intensiv, dass der Patient in seinen Assoziationen und Worten stockte. Eine Schweigepause folgte, in der auch ich die Augen abwende und meinen inneren Bildern nachging. Ich blieb bei meinen inneren Bildern, die Spannung blieb erhalten, der Prozess geriet ins Stocken. In meinen Bildern ging es um Empfangen, und ich spürte wiederum einen leichten Anflug von Schamgefühl. Mir fiel ein, dass der

Patient in den letzten Stunden öfter von seiner schwangeren Frau berichtet hatte – wie sehr ihre Schwangerschaft ihn berühre. Deutlich war, dass er sie beneidete – also eine Form männlichen Schwangerschafts- und Gebärneides gegenüber seiner Partnerin. Schließlich teilte ich ihm, nach längerer Schweigepause, meine Assoziationen mit.

Darauf schwieg er neuerlich. Nun öffnete sich langsam eine neue, bis dahin unbewusste Schicht. Er teilte mir, mit viel Zögern und Stocken mit, dass er sich mit etwa fünf Jahren öfter gewünscht habe, ein Mädchen zu sein. Es war eine Erkenntnis bzw. Erinnerung, die ganz plötzlich aufgetaucht ist – sie hatte sich ihm spontan enthüllt, war vorher nie – auch nicht in der Couch-Analyse – aufgetaucht.

In den weiteren Assoziationen kam er auf homoerotische Gefühle und Wünsche zu sprechen. Schritt für Schritt wurde deutlich, dass sich dieser Wunsch – ein weitgehend unbewusste gewordener Wunsch – ausgehend von Zärtlichkeitsbestrebungen gegenüber seinem Vater aus dem konflikthaften Verhältnis zu diesem entwickelt haben musste, etwa nach dem Motto: »Vater, wenn Du mich als Deinen Sohn, so wie ich bin, nicht lieben kannst, vielleicht kannst Du mich eher lieben, wenn ich Dein Mädchen, Deine Tochter bin?« Diese Ebene ist die eines unbewussten Fantasmas mit allen möglichen körperlichen und verhaltensmäßigen Folgen – verdeutlicht auch an der eher hellen Stimme und der Flirtatmosphäre zwischen uns.

Damit wurde die Inszenierung, die sich in den letzten Wochen eingestellt hatte, auch schlagartig deutlich – die Befangenheit zwischen uns wurde verstehbar. Im weiteren Verlauf zeigte sich, dass die Eröffnung dieses unbewussten Fantasmas eine Schlüsselwirkung einnahm – es kommen in der Folge weitere tiefe Schichten an die Oberfläche, d. h. neben homosexuellen Fantasien auch aggressiv-sadistische Wünsche – er erzählte mir von seiner Lust seine Partnerin zu quälen, zu sekkieren. Das verbale Durcharbeiten der negativen Impulse, auch in der Übertragung, erwies sich allmählich als entlastend – die schmerzhaften Gelenkbeschwerden des Patienten besserten sich im Laufe der Zeit deutlich.

Kommentar

In diesem Beispiel zeigte sich schön, wie sich – eingeleitet über ein Enactment – eine unbewusste Fantasie schrittweise entschlüsselt. Die Belastungen, die der Patient und ich im Rahmen unserer therapeutischen Arbeit gemeinsam überstanden haben, waren teilweise groß, aber sicher war die lange vorhergegangene Analyseerfahrung des Patienten eine gute Voraussetzung. Für mich war u. a. interessant zu beobachten – und dies erinnert mich an Ferenczis Beispiel – wie das Hochkommen negativer Affekte (in diesem Fall sadistischer

Impulse) in der Übertragung so weit spannungsmindern wirkten, dass sie die somatischen Symptome des Patienten – seine Gelenksschmerzen – positiv beeinflussen konnten (er fühlte sich gegen Ende unserer Therapie körperlich deutlich besser, ohne dass wir jemals aggressionszentrierte Körperarbeit im Sinne aktiv angeleiteter Ausdrucksübungen angewandt hatten). D. h. wesentlicher Gesichtspunkt dieser Therapie war genau wie im Beispiel von Ferenczi das Zentrieren auf die Übertragung und die Gegenübertragung; die körperlichen Symptome des Patienten wurden insofern nur indirekt bearbeitet, sie waren aber ein wichtiger Indikator für das jeweils dominierende Übertragungsgeschehen bzw. wurden durch den Verlauf der Übertragung und damit verbundene affektive Schwankungen gesteuert. Die allermeiste Zeit in dieser Therapie saßen wir auf unseren Stühlen und haben verbal gearbeitet; szenische Sequenzen wie das oben dargestellte Beispiel waren eine seltene Ausnahme – aber gerade deswegen vielleicht insgesamt hoch bedeutsam.

Zusammenfassung

Diese beiden Beispiele sollen zumindest ansatzweise zeigen, wie eine Psychoanalyse der Lebensbewegungen heute, 70 bis 80 Jahre nach Ferenczi, ausehen kann.

Der Körper ist in dieser Therapieform ein *interaktioneller Körper*, die Körperpotenziale liegen in verborgenen Handlungssymboliken, die Hinweise auf unbewusste Fantasmen geben. Wir nutzen die Lebensbewegungen des Patienten auf allen Ebenen – in Handlungen ebenso wie in Worten oder Fantasien. Auch die Träume sind in dieser Arbeit, die sich stark für unbewusste Aspekte des Seelenlebens interessiert, eine wichtige Via regia.

Durch die regressive Ausrichtung der Therapie ist die Belastung für den Therapeuten und für den Patienten groß – und das schränkt das Spektrum möglicher Indikationen für diese Therapieform ein.

Der Therapeut ist in dieser Form der Arbeit nicht so sehr Begleiter, wie etwa in den heute gängigen Traumatherapien, sondern konkreter Interaktionspartner. Im allmählichen Sich-Aktualisieren konflikthafter unbewusster Themen entzündet sich das »Feuer der Übertragung«, das letzlich heilend wirkt.

Ich persönlich finde diese Form der Arbeit komplex und reizvoll zugleich und sehe in ihr eine nie endende Herausforderung.

2.3 Onno van der Hart, Helga Mattheß, Marko van Gerven
Die Theorie der Strukturellen Dissoziation der Persönlichkeit als Grundlage für die Behandlung von Patienten nach sexuellen Übergriffen in der Kindheit

1 Einleitung

Menschen, die in der Kindheit sexuelle Übergriffe erlitten haben, reagieren mit sehr unterschiedlichen Symptomen. Das Ausmaß und die Art der Beschwerden hängen unter anderem von der Dauer, der Schwere und von der Anzahl der Übergriffe ab. Zusätzlich haben das Alter zu Beginn Grenzüberschreitungen und die Beziehung der Betroffenen zu den Tätern großen Einfluss. Doch nicht nur sexuelle Übergriffe formen die Belastungen und Krankheitszeichen, die betroffene Menschen charakterisieren, auch andere traumatischen Erfahrungen nehmen Einfluss, wie z. B. körperliche und emotionale Misshandlungen, emotionale Vernachlässigung oder aber politische Verfolgung. Mit anderen Worten: nicht alle Beschwerden sexuell traumatisierter Menschen sind vorrangig auf die sexuellen Übergriffe in der Kindheit zurückzuführen. Als Erwachsene können viele sich nur teilweise an Missbraucherlebnisse erinnern oder Zusammenhänge ihrer Beschwerden mit den Übergriffen herstellen. Zumindest einige scheinen eine Zeitlang keine Erinnerungen an den Missbrauch zu haben (siehe Brown et al. 1998; Courtois 1999; Van der Hart & Nijenhuis 1999b, 1999c). Es soll hier auch erwähnt werden, dass es Menschen gibt, die zu Unrecht denken, dass ihre Symptome und Beschwerden auf sexuellen Grenzüberschreitungen zurückzuführen sind.

Zusammenfassend lässt sich jedoch sagen, wenn Menschen durch frühe sexuelle Übergriffe traumatisiert wurden, wird zumindest ein Teil der Beschwerden, deretwegen sie therapeutische Hilfe suchen, mit der Traumatisierung zusammenhängen. Aus klinischer Praxis und Forschung lässt sich ableiten, dass es graduelle Unterschiede in den Auswirkungen von traumatischen Erfahrungen bei den Betroffenen gibt: je schwerer die Traumatisierung, desto stärker werden die Auswirkungen und Symptome in späterer Zeit sein. Das heißt je früher der Missbrauch begonnen hat, je länger dieser angedauert hat, je mehr Gewalt angewandt wurde, je öfter dieser stattgefunden hat und je weniger die Betroffenen nachher Unterstützung oder Therapie gefunden haben, umso größer wird der Belastungsgrad und folglich umso umfassender die benötigte Therapie sein (Chu 1998; Wöller 2006). In diesem Beitrag beschreiben wir im ersten Teil, wie das Ausmaß dieser traumabedingten Störung zu einer strukturellen Dissoziation der Persönlichkeit führt, die jeder Mensch erleiden kann. Als Zweites untersuchen wir Auswirkung dieser Desorganisation auf die Schwere und den Umfang der Beschwerden bei den Betroffenen und auf das Ausmaß ihrer Funktionsfähigkeit, die sich im sozialen und im gesellschaftlichen Umfeld und auf der Beziehungsebene zeigen kann. Da die systematische Forschung auf diesem Gebiet wegen der Komplexität des Themas erst am Anfang steht, können wir bisher nur auf der Basis klinischer Erfahrung davon ausgehen, dass das Maß der strukturellen Dissoziation und das Maß der Dysfunktionalität der Patienten den Umfang, die Dauer und die Prognose der Behandlung bestimmen.

Grundlage der Behandlung von frühen sexuellen Übergriffen und anderer traumabezogener Beschwerden ist in der Regel das Phasenmodell (Brown et al. 1998; Courtois 1999; Van der Hart 2003; Herman 1992; Huber 2003; Steele, Van der Hart & Nijenhuis 2004; Van der Hart, Nijenhuis, & Steele 2006a; Wöller 2006; Gast 2006). Dies lässt sich als zirkulärer Wechsel beschreiben zwischen Phasen von:

1. Stabilisierung und Symptomreduktion
2. Behandlung der traumatischen Erinnerung
3. Persönlichkeits(re-)integration und Rehabilitation

Je komplexer die strukturelle Dissoziation der Persönlichkeit ist, desto kleinere Behandlungsschritte sind indiziert; folglich müssen die unterschiedlichen Behandlungsphasen häufiger nacheinander zirkulär durchlaufen werden, was sich auf die Dauer der Behandlung auswirkt. Je instabiler ein/e PatientIn ist, desto stärker muss ein/e TherapeutIn auf eine ausreichende Stabilisierung achten. Es ist vom Grad der Dysfunktionalität der Patienten und Patientinnen abhängig, inwieweit und wie lange die Behandlung auf Phase 1 beschränkt bleiben muss.

Phasenweises Vorgehen besagt jedoch nicht, dass die Behandlung auf ein einzelnes theoriegeleitetes Verfahren beschränkt sein soll, wie z. B. ausschließlich auf kognitive Verhaltenstherapie psychodynamische Therapie, direktive Therapie oder EMDR. Die Einteilung in Phasen beschreibt vielmehr den Rahmen, in dem all diese Vorgehensweisen in ein Gesamtkonzept integriert werden können. Nach heutigem Behandlungsstandard, der allerdings bisher mehr auf klinischer Erfahrung als auf wissenschaftlichen Forschungen basiert (Brown et al. 1998; Van der Hart & Nijenhuis 1999a; Steele et al. 2004; Sachsse, 2004; Hofmann & Sack 2006; Mattheß & Nijenhuis 2006a,b; Van der

Hart et al. 2006a) – sollte die Behandlung von traumabezogenen Beschwerden, nach welchem theoretischen Modell auch immer, in Phasen getrennt werden. Viele erfahrene TraumatherapeutInnen nutzen die unterschiedlichen Konzepte und Ansätze einzelner Psychotherapieschulen eklektisch je nach klinischer Notwendigkeit und lassen sich in der Therapieplanung vom Phasenmodell leiten.

2 Strukturelle Dissoziation der Persönlichkeit

Dass Traumatisierung – hier sind nicht nur Traumata in Form von sexuellen Übergriffen gemeint – Dissoziation oder Teilung der Persönlichkeit verursacht, ist schon lange bekannt (Janet 1889; Myers 1940). Myers (1940) hat die Grundform dieser strukturellen Dissoziation bei akut traumatisierten Soldaten während des Ersten Weltkrieges mit Begriffen der sogenannten »Emotionalen Persönlichkeit« und der »Anscheinend normalen Persönlichkeit« beschrieben, die in etwa mit den Phasen von Intrusion und Vermeidung bei der PTBS übereinstimmen. Die Grundform der strukturellen Dissoziation, die wir primäre Dissoziation nennen, kennzeichnet unserer Meinung nach die einfache Posttraumatische Belastungsstörung (PTBS) und die einfachen dissoziativen Störungen, dazu gehören die dissoziativen Störungen der Sinneswahrnehmung und der Bewegung nach ICD-10 oder die Konversionsstörungen nach DSM IV.

Traumatische Erfahrungen, die ihnen zugrunde liegen, sind meist einmalige Traumata im Erwachsenenalter, wie z. B. eine Vergewaltigung, ein gewalttätiger Überfall oder ein Verkehrsunfall. Weiter unten im Kapitel werden wir ausführen, dass Traumatisierung nicht auf diese basale Persönlichkeitsspaltung beschränkt bleiben muss, wie man z. B. in der Behandlungen von Menschen nach sexuellen Übergriffen in der Kindheit oder Jugend unschwer sehen kann (Nijenhuis & Van der Hart 1999a; Wöller 2006).

Primäre strukturelle Dissoziation besteht aus einem Wechsel zwischen einem emotionalen Persönlichkeitsanteil (EP), der auf die Traumatisierung und die dazugehörigen Erfahrungen fixiert ist, und einem anscheinend normalen Persönlichkeitsanteil (ANP), der auf das Vermeiden von (Erinnerungen an) Trauma fixiert ist, was sich in Losgelöstheit, emotionaler Taubheit und einer teilweisen oder vollständigen Amnesie für das Trauma äußert. Anders formuliert: der EP (emotionale Persönlichkeitsanteil) basiert auf einer Fixierung in angeborene Verteidigungssysteme, die traumabezogen sind und sich auf reale oder vermutete überwältigende Bedrohung der körperlichen Integrität beziehen. Dieses angeborene physiologische Abwehrsystem umfasst den Bindungs- oder Trennungsschrei (bezogen auf den Verlust des Kontaktes mit der Pflegeperson oder dem Betreuer), erhöhte Wachsamkeit, Flucht, Einfrieren, Anästhesie und Analgesie, Kampf, Unterwerfung und Genesung (hierzu gehört auch die Wundversorgung). Der EP hat eine rigide und extreme Einengung des Bewusstseinsfeldes, der Aufmerksamkeitsfokus ist auf vermutete oder in der Vorstellung wiedererlebte Bedrohung eingeschränkt und der oder die Betroffene reagiert dann so, als wäre dies ein aktuelles Ereignis. Beispiel für eine rudimentäre Form von EPs wären die klassischen Generalisierungsprozesse nach Verkehrsunfällen, wenn z. B. ein Betroffener das Autofahren – vielleicht später sogar die Straße – gänzlich vermeidet, da er auch lange nach dem Ereignis beim erneuten Besteigen eines Fahrzeuges Stressreaktionen entwickelt, die denen aus der Unfallsituation ähneln. Der EP umfasst also ein oder mehrere Reaktionsmuster (Nijenhuis 1999 b; Nijenhuis, Van der Hart & Steele 2004; Van der Hart et al. 2006a); er entwickelt außerdem eine autonome Selbstrepräsentanz, die umso komplexer wird, je mehr unterschiedliche Erfahrungen dieser EP sammelt. Der ANP vermeidet bedrohliche Reize und ist phobisch bzgl. traumatischen Erinnerungen sowie bzgl. dem EP, der diese traumatischen Erinnerungen repräsentiert. Seine Funktion ist es, tägliche Aufgaben zu verrichten, die für das Alltagsleben notwendig sind, wie den Energiehaushalt zu regulieren (Schlafen oder Wachen, Nahrungsaufnahme), und er ist für Sexualität und Fortpflanzung, Kindererziehung, soziales Verhalten, Spiel, erforschendes Verhalten zuständig. Im Allgemeinen könnte man sagen, dass die Affektbreite bei dem ANP in Bezug auf bestimmte Themen zugunsten guter Funktionalität im Alltag je nach belastender Ursprungssituation mehr oder weniger eingeschränkt ist. Häufig werden starke Gefühle wie z. B. Angst oder Trauerreaktionen durch den fehlenden Kontakt zu Erinnerungsreizen (Trigger) umgangen. Im Grunde unterstützt die Vermeidung traumabezogener Reize das tägliche Funktionieren: Intrusionen von traumatischen Erinnerungen stören das Ausführen solcher Aufgaben. So ist Sexualität für Menschen, die missbraucht wurden, oft eine Quelle großer Spannung, weil miteinander schlafen – vor allem in Positionen, die auch während des Missbrauches eingenommen wurden- die traumatischen Erinnerungen daran reaktivieren kann. Vermeidungsstrategien, wie ein Verleugnen realer Gefahr, können zur Folge haben, dass die fragliche Person gerade besonders anfällig ist für wiederholten sexuelle Übergriffe: eine Tatsache, die nicht als Wiederholungszwang abgestempelt werden darf.

Je überwältigender die traumatische Erfahrung ist oder je länger sie dauert, desto wahrscheinlicher ist eine weitere Teilung des EPs, während der ANP mehr oder weniger intakt bleibt (Nijenhuis et al. 2004; Van der Hart et al. 2006a). Diese sekundäre strukturelle Dissoziation kann auf einer Teilung unterschiedlicher Subsysteme von Verteidigungsreaktionen wie Flucht, Einfrieren, Kämpfen und Unterwerfen basieren, sie kann aber auch im Zusammenhang mit evaluativen Reaktionen auftreten wie Scham, Ekel (z.B. vor allem, was mit Sexualität zu tun hat) und Schuld. Die Existenz von mindestens zwei unterschiedlichen EPs und einem einzigen ANP kennzeichnet aus unserer Sicht die komplexe Posttraumatischen Belastungsstörungen (PTBS) (Herman 1992) oder »Disorders of Extreme Stress« (DES), die traumabezogene Borderline-Persönlichkeitsstörung (Golynkina & Ryle 1999) und die Nicht Näher bezeichnete Dissoziative Störung (»Dissociative Disorder Not Otherwise Specified« – DDNOS). DDNOS bildet die Restkategorie unter den Dissoziativen Störungen; hierzu werden in der Praxis gewöhnlich die Fälle gerechnet, die der Dissoziativen Identitätsstörung (DIS) ähnlich sind, aber nicht völlig deren Kriterien entsprechen. Unter der komplexen PTBS verstehen wir die diagnostische Kategorie PTBS des DSM-IV plus einer Reihe weiterer Merkmale, die den dort genannten verwandt sind (und die zum Teil mit den Merkmalen der Borderline-Persönlichkeitsstörung übereinstimmen), wie gestörte Affektregulierung, selbstschädigendes und impulsives Verhalten, dissoziative Symptome, körperliche Beschwerden, Gefühle der Machtlosigkeit, Scham oder Verzweiflung (siehe Tabelle 1. für eine Übersicht der Symptomcluster komplexer PTBS). Das DSM-IV stellt heraus, dass diese Symptomkonstellation unter anderem im Zusammenhang mit sexuellem Missbrauch oder körperlicher Misshandlung in der Kindheit auftreten.

Tabelle 1: Symptomkategorien der komplexen PTBS/DDNOS

Wechsel in der Affekt- und Impulsregulation
Wechsel in der Aufmerksamkeit und im Bewusstsein
Wechsel in der Selbstwahrnehmung
Wechsel in der Beziehung zu anderen
Somatisierung
Änderung der Grundüberzeugungen

Schließlich kann auch eine Teilung des ANPs auftreten (Nijenhuis et al. 2004; Van der Hart et al. 2006a). Diese tertiäre strukturelle Dissoziation, bezeichnend für die Dissoziative Identitätsstörung (DIS), tritt vor allem auf, wenn unvermeidliche Aspekte des täglichen Lebens mit dem Trauma assoziiert werden. Diese Aspekte sind dann zu konditionierten Reizen geworden, die traumatische Erinnerungen reaktivieren. Van der Hart und Nijenhuis (1999b) geben das Beispiel einer DIS-Patientin mit einer Vorgeschichte sexuellen Missbrauches in ihrer Kindheit und Jugend. Als sie erwünscht schwanger wurde und zur Untersuchung zur Hebamme musste, schienen derartige Untersuchungen Stimuli zu enthalten, die die Erinnerungen an die Vergewaltigung weckten. Sie entwickelte daraufhin einen neuen ANP, die in der Lage war, körperliche Berührung und Untersuchung zu ertragen, ohne Intrusionen traumatischer Erinnerungen. Siehe Abbildung 1. für eine schematische Wiedergabe der tertiären strukturellen Dissoziation, die auch primäre und sekundäre strukturelle Dissoziation umfasst.

Bild 1: Tertiäre Dissoziation

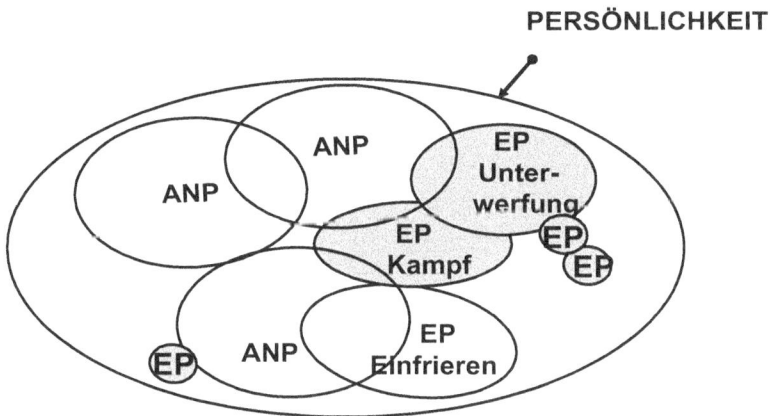

DIS geht oft mit anderen Störungen einher. In dem Maß, in dem DIS-Patienten auch den diagnostischen Kriterien für komplexe PTBS oder einer Persönlichkeitsstörung, wie der Borderline-Störung, entsprechen, wird die Behandlung ein schwieriger (Mattheß & Nijenhuis 2006 b; Wöller 2006; Hofmann 2006).

Es stellt sich die Frage, wie die beschriebene traumabezogene strukturelle Dissoziation von der Persönlichkeit aufrechterhalten wird. Das Prinzip ist, dass der ANP durch eine Phobie vor den traumatischen Erinnerungen und vor den EPs ferngehalten wird. Die konditionierten Reaktionen des ANPs darauf stehen den normalen Integrationstendenzen der menschlichen Psyche im Weg und erhalten folglich die strukturelle Dissoziation aufrecht. Bei sekundärer und tertiärer struktureller Dissoziation erweitert sich diese Phobie auf die verschiedenen vorhandenen EPs beziehungsweise ANPs: Phobie vor dissoziativen Persönlichkeitsanteilen. Der ANP kann auch eine Phobie vor psychischen Inhalten in weiterem Sinn (Gefühle, Körperempfindungen, Wünsche, Bedürfnisse, Phantasien) entwickeln: Erfahrungen, die ihn auf die eine oder andere Weise näher an die gefürchteten traumatischen Erinnerungen und die EPs heranbringen. Und aufgrund der Tatsache, dass sexueller Missbrauch (und andere Gewalt und Vernachlässigung) in der Kindheit oft im engeren Familienkreis stattfindet, können die betroffenen Kinder auch eine Phobie vor zwischenmenschlichem Kontakt entwickeln, die in der Behandlung in erster Linie als eine Phobie vor dem Kontakt zum Therapeuten oder zur Therapeutin zum Ausdruck kommen kann. Eine solche Phobie kann mit einem ausweichenden und/oder einem sogenannten desorganisierenden bzw. desorientierten Bindungsstil (Liotti 1999; Main & Morgan 1996) verbunden sein, der sich in der Beziehung zu einem Elternteil oder BetreuerIn, welche gleichzeitig TäterIn war, entwickelt hat. Im letzen Fall, bei dem ein andauernder Annäherungs-Vermeidungskonflikt in Beziehung zu einem solchen Elternteil besteht, erleben einige dissoziative Persönlichkeitsanteile ihn oder sie als bedrohlich, während andere Anteile ausschließlich einen Blick auf dessen versorgende Seite haben, von der sie als Kind abhängig waren, um überhaupt überleben zu können. In dem Maße, in dem eine weitere Generalisierung bedrohlicher Reize auftritt, können chronisch Traumatisierte auch Phobien vor einem normalen Leben, vor einem gesunden Risiko und vor Veränderung entwickeln.

(Weitere Ausführungen unter *www.koerperpotenziale.de*)

3 Prognostische Kennzeichen bei Patientinnen und Patienten

Die Behandlungsdauer und was in der Behandlung erreicht werden kann, hängt nicht nur vom Maß der strukturellen Dissoziation der Persönlichkeit ab. Nach Beobachtungen von Chu (1998) gilt die Regel: je mehr Lebenslust die Patienten haben und um so mehr sie darauf aus sind, ein normales Leben zu führen, um so besser ist die Prognose. Es kann sich hier allerdings nachteilig auswirken, dass die Patienten die Einschränkungen durch den ihnen zugefügten Schaden nicht akzeptieren können, ernsthaft frustriert werden und dadurch weniger Vertrauen in die Behandlung und die Therapeuten haben.

Hinsichtlich der komplexen dissoziativen Störungen kann man drei Subgruppen von Patienten mit den dazugehörigen Prognosen unterscheiden (Horevitz & Loewenstein 1994, Kluft 1997). Diese Subgruppen sind natürlich nicht absolut festgelegt: abhängig vom Behandlungserfolg können Patienten von der einen in die andere Subgruppe gelangen. Die Mehrheit dieser Patienten hat zumindest eine Vorgeschichte sexueller Übergriffe hinter sich. Nicht nur die Dauer der Behandlung dieser Subgruppen kann sich stark unterscheiden, auch was in der Behandlung erreicht werden kann, ist sehr unterschiedlich.

1. Die erste Gruppe besteht aus relativ hoch funktionalen Patienten. Sie haben einen gut funktionierenden ANP oder Gruppen von ANPs mit angemessener Integrationsfähigkeit und verschiedenen Fertigkeiten im sozialen, Ausbildungs- und professionellen Bereich. Gibt es mehrere ANPs, dann besteht zwischen ihnen zum Teil innere Zusammenarbeit und Verständnis für einander. Es besteht wenig selbstdestruktives Verhalten und weitere komorbide Störungen, wie z. B. Depressionen, reagieren gut auf medikamentöse oder eine andere symptomatische Behandlung. Kurz: ihre traumabezogene Problematik äußert sich hauptsächlich im Vorliegen einer DDNOS oder DIS, eventuell im Zusammenhang mit einer gut behandelbaren komorbiden Störung.

2. Die zweite Subgruppe wird durch einen weniger gut funktionierenden ANP oder einer Gruppe von ANPs und mehr Intrusionen von EPs im täglichen Leben gekennzeichnet. Neben DDNOS oder DIS haben Patienten dieser Kategorie in hohem Maße Merkmale der komplexen PTBS, von Borderline- und vermeidende Persönlichkeitsstörungen, ebenso wie andere ernste komorbide Erkrankungen, wie affektive Störungen, Essstörungen und Substanzmissbrauch. Die Behandlung ist schwieriger, dauert länger und geht mit mehr Krisen und psychiatrischen Aufnahmen einher. Phase 1 der Behandlung kann lange Zeit in Anspruch nehmen, ehe überhaupt überlegt werden kann, eventuell zur Behandlung der traumatischen Erinnerungen überzugehen.

3. Die dritte Subgruppe hat gewöhnlich sehr hohe Werte bei den Merkmalen der komplexen PTBS, besonders in Hinblick auf den Schweregrad der Affektdysregulation und des selbstschädigenden und impulsiven Verhaltens. Diese Subgruppe entwickelt sich schlecht in der Behandlung und kann manchmal länger andauernde aversive Reaktionen auf die Behandlung zeigen. Patienten innerhalb dieser Gruppe können eine maligne Abhängigkeit oder gerade einen dauerhaften Mangel an Bindung zum Therapeuten bzw. der Therapeutin zeigen, oder sie wechseln zwischen den Positionen hin und her. Es finden ständig Wechsel zwischen ANPs und EPs statt, die einhergehen mit schweren Regressionen. ANPs und EPs haben die Neigung, sadomasochistisch miteinander und mit externen Beziehungen umzugehen. Patienten innerhalb dieser Subgruppe zeigen oft schweres, chronisches und fast unbehandelbares selbstdestruktives Verhalten, sie haben öfter Merkmale psychotischer Störungen, unbehandelbare affektive Störungen und schwere Persönlichkeitsstörungen. In der Regel muss die Behandlung für diese Subgruppe auf Phase 1 beschränkt bleiben (Boon & Van der Hart 1996).
(Weitere Ausführungen unter *www.koerperpotenziale.de*)

4 Phasenweise Behandlung

Die Behandlung kann als Überwinden der in Kap. 2 beschriebenen Phobien beschrieben werden (siehe Tabelle 2. für eine Übersicht). Die stufenweise Überwindung jeder spezifischen Phobie hat u. a. zur Folge, dass die Spannkraft oder psychische Effizienz (psychische Kapazität) bzw. das Integrationsvermögen der Patienten zunimmt. Die Behandlung in Phase 1 richtet sich auf das Überwinden der Phobie vor dem Kontakt mit den Therapeuten, der Phobie vor traumabezogene seelischen Handlungen und vor dissoziativen Persönlichkeiten. Erst wenn diese Phobien substantiell verringert wurden, kann die Phobie vor den traumatischen Inhalten an die Reihe kommen.

In den drei sich gewöhnlich abwechselnden Behandlungsphasen kommen es zu zwei komplementäre Vorgehensweisen. Zum einen gibt es eine auf die Beziehung gerichtete Behandlung, um die Phobie vor Kontakt oder der therapeutischen Beziehung zu überwinden, und zum anderen erfolgt eine auf Beschwerden und Symptome gerichtete (problemgerichtete) Vorgehensweise (Brown et al. 1998; Steele et al. 2004; Van der Hart et al. 2006a; Mattheß & Nijenhuis 2006a). Jede symptomatische Intervention hat jedoch auch Bedeutung für die therapeutische Beziehung.

Tabelle 2: Phasenweise Behandlung chronischer Traumata: das Überwinden traumabezogener Phobien

Phase		
1	Symptomreduzierung und Stabilisierung	Überwinden der Phobie vor Kontakt mit dem Therapeuten Überwinden der Phobie vor traumabezogenen seelischen Handlungen Überwinden der Phobie vor dissoziativen Persönlichkeiten (ANP und EP)
2	Behandlung der traumatischen Erinnerungen	Überwinden der Phobie vor der Auflösung unsicherer Bindungen an den/die Täter Überwinden der Phobie der EPs vor dem Kontakt mit dem Therapeuten Überwinden der Phobie vor den traumatischen Erinnerungen
3	Persönlichkeits(re)-integration und Rehabilitation	Überwinden der Phobie vor einem normalen Leben Überwinden der Phobie, ein gesundes Risiko und Veränderungen einzugehen Überwinden der Phobie vor (emotionaler und sexueller) Intimität

4.1 Phase 1: Stabilisierung und Symptomreduzierung

Die Behandlung ist in Phase 1 darauf ausgerichtet, die Spannkraft (psychische

Kapazität) beziehungsweise die Integrationskapazität der Patienten zu erhöhen, damit sie (als ANP) die notwendigen Aufgaben, die zum täglichen Leben gehören, besser bewältigen und ausführen können.

4.1.1 Das Überwinden der Phobie vor dem Kontakt mit den Therapeuten

Vor allem in Bezug auf die ANPs ist es eine essentielle Aufgabe, in der ersten Behandlungsphase die Phobie vor den Therapeuten zu überwinden. Einige EPs können jedoch von Anfang an auf die Therapeuten reagieren. Die Therapeutin bzw. der Therapeut muss deshalb schon in dieser Phase traumatische Übertragung und Gegenübertragung im Auge behalten (Dahlenberg 2000, Davies & Frawley 1994; Nicolai 1991; Wöller 2005), die u. a. dem desorganisierten/desorientierten Bindungsstil des Patienten entspringen. Zahlreiche Patienten mit einer Missbrauchsgeschichte haben die gewöhnlich implizite Erwartung, dass Therapeuten zu gegebener Zeit die Nächsten sein werden, die ihre Verletzlichkeit missbrauchen werden. Auf die Tatsache hinweisen, dass das nicht sein kann und darf, ist genauso notwenig wie ungenügend, um Patienten zu beruhigen. Die Therapeutin bzw. der Therapeut tut gut daran, die Patientin bzw. den Patienten auf die Möglichkeiten zur Beschwerde in der Einrichtung oder für das Fachgebiet hinzuweisen, so dass er oder sie sich nicht nur vom Verhalten des Therapeuten abhängig zu fühlen braucht. Die Behandlung darf kein geheimnisvolles, unerklärtes Unternehmen sein: Unklarheit und Unvorhersagbarkeit sind gerade die Kennzeichen der traumatisierenden Situation, in der sich Patienten in ihrer Jugend befunden haben. Klare Informationen geben über die Symptome und Störungen der Patienten, über den Therapieprozess, die Zusammenarbeit zwischen TherapeutIn und PatientIn, über Grenzen in der Therapie, die Behandlung (und die unterschiedlichen Phasen mit den dazugehörigen Zielen), tragen dazu bei, dass Patienten lernen können, aktive beteiligter in der Behandlung zu werden: eine Position, die der Unterwerfung, die ihn oder sie in der Missbrauchssituation gekennzeichnet hat, genau entgegengesetzt gegenübersteht. In der Beziehung zum Therapeuten bzw. zur Therapeutin spielt auch die Frage, wann die traumatischen Erinnerungen an die Reihe kommen können, eine wichtige Rolle. Die Therapeuten geben hierbei an, dass Patienten so weit sein müssen und es ihnen prinzipiell nicht schlechter gehen dürfte.

4.1.2 Das Überwinden der Phobie vor psychischen Inhalten

Sich verbal und nonverbal Leidensgefühlen anzuschließen ist nicht nur essentiell für den therapeutischen Beziehungsaufbau, es unterstützt Patienten auch bei der Erlaubnis, gefürchtete und vermiedene »mentale Inhalte« zu erfahren und in Kontakt zu bringen wie: Gefühle, Wünsche, Bedürfnisse,

Phantasien, Körperempfindungen und dissoziative Persönlichkeitsanteile. Psychoedukation ist hierbei von großer Wichtigkeit: zum Beispiel das Unterscheiden von Gefühl und Verhalten. Zahlreiche Patienten sind hierzu nicht in der Lage und haben Angst, dass sie, wenn sie sich ärgerlich fühlen, auch in unkontrollierbare Wut ausbrechen werden (Verhalten).

4.1.3 Das Überwinden der Phobie vor dissoziativen Persönlichkeitsanteilen
Die Phobie vor dissoziativen Persönlichkeitsanteilen bildet eine Untergruppe der Phobie vor psychischen Inhalten, weil dissoziative Persönlichkeitsanteile (insbesondere EPs) einen aversiven und ambivalenten seelischen Inhalt mit Bezug zu sexuellen Übergriffen oder zu einem anderen Trauma umfassen. Bei DIS-Patienten wird erst in dieser Phase ein Fokus auf das gegenseitige Vermeiden durch den ANP gesetzt. Vermehrte Kommunikation und Dialoge fördern direkt die Qualität des täglichen Lebens. Daneben ist Psychoedukation über die zugrunde liegende beschützenden Funktionen der EPs wichtig, insbesondere in Bezug auf aggressive EPs und EPs, die Eigenschaften der Täter übernommen haben, so dass die ANPs sich etwas sicherer mit diesen Anteilen fühlen (Van der Hart et al. 2006a). Hilfreich kann hierbei insbesondere sein, den Patienten Techniken beizubringen, traumatische Erinnerungen »aufzubewahren« und einen »sicheren Ort« für EPs zu schaffen (für Beschreibungen der Verfahren siehe Van der Hart et al. 2006a,b).

4.2 Phase 2: Behandlung der traumatischen Erinnerungen
Der Schwerpunkt der Phase 2 ist die Integration der traumatischen Erinnerungen, aber diese Aufgabe steht nicht für sich allein. Die Integration einer traumatischen Erinnerung wird durch eine Transformation dieser unwillkürlichen, schmerzhaften und stark emotionalen Erfahrung zu einer autobiografischen, narrativen Erinnerung begleitet (Van der Hart 2003; Mattheß & Nijenhuis 2006 b). Hierzu muss nicht nur die Phobie vor den traumatischen Erinnerungen (bei verschiedenen Aspekten wiederholter Traumatisierung immer wieder) überwunden werden. Auch der ANP muss seine Angst vor den betroffenen EPs überwunden haben (ein Prozess, der schon in Phase 1 gefördert wird), weil die Zusammenarbeit zwischen den betroffenen EPs und ANPs in diesem Prozess notwendig ist. Ferner müssen die betroffenen EPs ihre Phobien vor dem Auflösen der unsicheren Bindungen an die Täter überwinden. Einige EPs haben eine rigide Bindung an die Täter der sexuellen Übergriffe, z. B. mit von den Tätern stammenden »idées fixes« (Janet 1898) einhergehend, dass »sie« (das heißt eine der anderen EPs) den Missbrauch verdient hat, »sie« darum gebeten hat, der Missbrauch nicht die Schuld des Täters ist, weil er krank oder gestresst ist etc. Einige dieser »idées fixes« be-

ziehen sich auf die Idealisierung der Eltern und der Täter und auf das Abwerten der Patienten selbst oder bestimmter Teile ihrer Persönlichkeit. Eine Funktion davon ist das Aufrechterhalten der Vorstellung eines internen »locus of control« (einer Kontrollmöglichkeit), wodurch vollständige extreme Ohnmacht vermieden wird. Schon allein aus diesem Grund ist ein direkter Angriff des Therapeuten auf diese »idées fixes« nicht angezeigt. Das Korrigieren sollte allmählich geschehen. Schließlich ist es die Aufgabe der Therapeuten, den EPs zu helfen, ihre Phobie vor dem Therapeuten bzw. Therapeutin einigermaßen zu überwinden: ein Prozess, der schon in der ersten Behandlungsphase beginnen muss. Die Integration der traumatischen Erinnerungen ist insgesamt die gemeinsame Aufgabe der betroffenen EPs, ANPs und der Therapeuten: dies sollte bei der Information über das Angehen der traumatischen Erinnerungen konkretisiert werden.

4.2.1. Das Überwinden der Phobie vor der traumatischen Erinnerung
Das Überwinden der Phobie vor traumatischen Erinnerungen ist schwierig, in Phase 1 wurde damit durch die psychoedukativen Techniken, traumatische Erinnerungen »aufzubewahren«, schon begonnen. Für diese Aufgabe müssen sowohl die Patientin bzw. der Patient als auch die Therapeutin bzw. der Therapeut über ausreichende Spannkraft (Effizienz bzw. psychische Kapazität) verfügen. Bei jeder Traumabearbeitung verläuft der Prozess der Behandlung der traumatischen Erinnerungen in unterschiedlichen Phasen (Van der Hart et al. 1993, 2006a,b):

1. Vorbereitung: Es findet eine sorgfältige Planung statt, bei der die Patientin / der Patient klar über die Eigenart, Gründe und Prinzipien des durchzuführenden Verfahrens informiert wird;
2. Synthese: Systematisches Aufheben des dissoziierten Charakters der traumatischen Erinnerungen
3. Realisierung und weitere Integration

Die letzte Phase hat prozesshaften Charakter und braucht somit längere Zeit. Manchmal finden Synthese und verschiedene Stadien von Realisierung und weitere Integration in erster Linie zwischen den EPs statt, weil für die ANPs eine vollständige Teilnahme an diesem Prozess anfangs noch zu schwer ist und somit einen zu großen Einbruch in das täglichen Leben bedeuten würde.

Das Vorgehen bei der Synthese ist, dass die Therapeuten die betroffen Persönlichkeitsanteile durch eine Serie kurzer, intensiver Erfahrungen begleiten, wobei die dissoziierten Aspekte – insbesondere der pathogene Kern (das heißt die bedrohlichsten Aspekte) – der traumatischen Erinnerung aufgerufen und »miteinander geteilt« werden. Anders formuliert: die Synthese findet durch kontrollierte Reaktivierung von und Konfrontation mit den verschiedenen Aspekten dieser Erinnerung statt, wobei die betroffenen Persönlichkeitsanteile eine doppelte Erfahrung machen: einerseits sind sie im Heute orientiert und halten Kontakt zum Therapeuten bzw. zur Therapeutin, andererseits erleben und teilen sie die reaktivierte traumatische Erinnerung. In der Ausdrucksweise der kognitiven Verhaltenstherapie: bei der Synthese geht es um eine Kombination von Exposition und der Prävention von Vermeidungsreaktionen, u. a. des Dissoziierens (Van der Hart et al. 2006a). Einige amerikanische Autoren sprechen in diesem Zusammenhang von der Arbeit mit der Abreaktion. Das Ziel der Synthese ist jedoch nicht das Äußern heftiger Emotionen, sondern die Integration traumatischer Erinnerungen. Soll eine Synthesesitzung erfolgreich sein, dann ist es notwendig, dass das Erregungsniveau der Patienten innerhalb guter Grenzen bleibt. Es sollte vermieden werden, dass Patienten in Panik geraten und die traumatische Erinnerung als Reaktion darauf erneut dissoziiert wird. Darum ist es in vielen Fällen sinnvoll, eine allmähliche Vorgehensweise anzuwenden. Zunächst ist eine sorgfältige Bearbeitung des »Widerstandes« gegen die Konfrontation mit der traumatischen Erinnerung angebracht. Ferner bieten verschiedene Techniken, wie z. B. Hypnoseverfahren (Van der Hart 2003) und EMDR (Lazrove & Fine 1996; Twombly 2000, Hofmann 1998, 2005; Wöller, 2003, 2006), gute Möglichkeiten, die Synthese schrittweise stattfinden zu lassen. Weiterhin kann der Weg der Behutsamkeit dadurch beschritten werden, dass pro Durchgang zum Beispiel nur eine sinnliche Dimension, die Erinnerungen nur eines Persönlichkeitsanteiles oder ein begrenztes Zeitsegment des Traumas an die Reihe kommt. Im Allgemeinen muss das »unbearbeitete« (d. h. von den anderen Anteilen noch nicht mitgeteilte) Material in einer folgenden Synthesesitzung zur Bearbeitung kommen. Hierbei müssen Vorsorgemaßnahmen getroffen werden, damit die restlichen Aspekte der betreffenden traumatischen Erinnerung die Patienten nicht zwischenzeitlich überfluten. Hypnosetechniken, wie das »Aufbewahren« der Reste in einem imaginierten Tresor, können hierbei gute Dienste leisten (Van der Hart et al. 2006a, b). Der Therapeut tut gut daran, die Synthesesitzungen mit Gesprächen auf kognitivem Niveau über bereits abgearbeitete Dinge abzuwechseln. Durch die Synthese verliert die traumatische Erinnerung ihren sensomotorischen Charakter und lehrt die Patienten, die erlebten Übergriffe als Ereignis aus der Vergangenheit in Worte zu fassen. Auf der einen Seite schafft dies Erleichterung, weil die betreffender Erfahrung sich nun nicht mehr als Wiedererleben zeigt. Auf der anderen Seite beginnen die Patienten, stärker als je zuvor zu realisieren, was ihnen geschehen ist und was die späteren Folgen davon gewesen sind. Wenn dies zu sehr durchdringt, besteht das Risiko von Entsetzen und darauf folgender erneuter Dissoziation. Bei weiterer Integration, das heißt bei dem Prozess des Einordnens der Übergriffe oder anderer Traumata in die Lebensgeschichte, ist Trauer eine unvermeidliche und angemessene Reaktion (Herman 2003). Bei Patienten mit einer sekundären und tertiären strukturellen Dissoziation bilden Synthese, Realisierung und Integration der sexuellen Grenzüberschreitungen und anderer traumatischer Erfahrungen oft einen langwierigen Prozess. Als zusätzliche Komplikation gilt dabei, dass verschiedene Persönlichkeitsanteile oft verschiedenartige Erinnerungen an und Auffassungen über die (traumatische) Vergangenheit haben. Naturgemäß werden diese »Runden« umso öfter wiederholt, wenn der Missbrauch durch mehrere Täter und bei unterschiedlichen Umständen begangen wurde. Das Realisieren und die weitere Integration der traumatischen Vergangenheit bildet eine immer wiederkehrende Aufgabe, solange die Persönlichkeit des Patienten bzw. Patientin noch in dissoziativem Sinne fragmentiert ist.

4.3 Persönlichkeits(re)integration und Rehabilitation

Behandlung in der dritten Phase ist darauf ausgerichtet, die Patienten einen neuen Lebensstil entwickeln zu lassen, einen Stil, der zu einer integrierten Persönlichkeit gehört. Dies beinhaltet das Überwinden der Phobie vor einem normalen Leben. Also ein Leben zu führen, das nicht im Zeichen vom Vermeiden von Situationen steht, die früher mit Gefahr verbunden waren; kurzum, das Loslassen von einem eingegrenzten Lebensstil. Patienten mit einer Inzestvergangenheit und der damit gewöhnlich einhergehenden Parentifizierung haben in ihrer Kindheit oft das normale Spiel des Entdeckens neuer Seiten von sich selbst verpasst. In dieser therapeutischen Phase kann eine mehr spielerische Atmosphäre vorkommen, in der Patienten und Patientinnen sich nachträglich mit diesem Thema beschäftigen können. Zum Lockern von Kontrolle über das eigene Leben gehört auch, vernünftigen Risiken einzugehen und sich für Veränderungen zu öffnen, wobei die Patientinnen und Patienten auch lernen, eigene Grenzen aufzuzeigen und aufrecht zu erhalten. Eines der Bereiche, bei denen dies am schwierigsten ist, sind persönliche Beziehungen. Wie schon angemerkt, ist es oft eine Vertrauensperson, wie z. B. ein Elternteil, die die sexuellen Übergriffe begangen hat. Es geht nun darum, die Phobie vor Intimität zu überwinden. Dies bedeutet, dass Patienten realisieren, dass ihre Fähigkeit zu emotionaler Intimität nicht auf eine Person, nämlich auf die Therapeuten, begrenzt bleiben darf. Es geht darum, allmählich emotionale Intimität mit Menschen im »normalen Leben« einzugehen. Nun können die Patienten dabei unterstützt werden, körperliche und sexuelle Intimität zu entwickeln. Es kann Unklarheit und

Verwirrung über das Ausmaß geben, indem Patienten aufgrund einer Phobie vor emotionaler Intimität und einer Phobie vor sexueller Intimität Abstand von jemandem hält, von dem er oder sie sich angezogen fühlt. Geht es um die Phobie vor emotionaler Intimität, dann ist der Patient bzw. die Patientin offen oder heimlich davon überzeugt, dass niemand ihn oder sie im Grunde haben will: eine intime Beziehung eingehen bedeutet schließlich, abgewiesen oder im Stich gelassen zu werden. Die Phobie vor körperlicher und sexueller Intimität hingegen ist ein Erinnerungsrest an sexuelle Übergriffe, der sich in einer intimen Beziehung – die nun gerade gefürchtet wird – verändern kann. Beim Überwinden dieser Phobie ist die Entwicklung einer positiven Haltung bezüglich des Körpers und eines positiven Körperbildes essentiell. Manchmal ist eine verhaltenstherapeutische Sexualtherapie, in die auch der Partner einbezogen ist, eine gute Ergänzung der Behandlung.

5 Wiedergefundene Erinnerungen

Wiedergefundene Erinnerungen an sexuelle Übergriffe in der Kindheit ist ein sehr belastetes Thema, worüber in dem letzten Jahrzehnt des vorigen Jahrhunderts viel gestritten wurde (siehe Brown et al. 1998; Van der Hart & Nijenhuis 1999c). In der Praxis tritt diese Phänomen in mindestens zwei Weisen auf. Auf die erste wurde bereits am Ende von Kap. 2 hingewiesen: traumatische Erinnerungen (natürlich nicht nur an sexuelle Übergriffe) können sich geschichtet zeigen. Wie das Beispiel von Moene (2003) zeigte, kann nach der Behandlung einer traumatischen Erinnerung eines aktuellen sexuellen Missbrauchs eine Erinnerung an frühere sexuelle Übergriffe auftauchen. Oder die Exploration von bis dahin unverstandenen Beschwerden kann zum Hervortreten von Erinnerungen an Grenzüberschreitungen (oder andere Traumata) führen.

Rosalinde, 28 Jahre, Patientin von Vanderlinden, kam mit Essstörungen und amnestischen Beschwerden in Behandlung (Vanderlinden, Vandereycken & Van Dyck 2003). Über eine Ego-State-Therapie stellte sich heraus, dass sich dahinter eine Geschichte sexuellen Missbrauches (seit ihrem vierten Lebensjahr) durch einen Onkel und später durch einen Nachbarn verbarg: diese Männer lockten sie mit Süßigkeiten, die sie eine Art Betäubung während des Missbrauches versetzten. (Die Patientin hatte sich bis dahin nur erinnert, dass sie viele Süßigkeiten von diesem Onkel und Nachbarn bekommen hatte.)

Als sie 14-jährig ihre erste freiwillige sexuelle Erfahrung machte, wurde sie ängstlich und bekam eine heftige und unwiderstehliche Lust auf Süßigkeiten. Ab diesem Moment entwickelte sich auch die Bulimie. Diese Behandlung nahm zwei Jahre, insgesamt 45 Sitzungen, in Anspruch.

Im Allgemeinen kann die Patientin bzw. der Patient mitteilen, ob sie bzw. er sich an den früheren Missbrauch früher erinnert hat oder nicht. Sofern der Therapeut keine suggestive Herangehensweise angewendet hat, gibt es keinen Grund anzunehmen, dass diese Erinnerung nicht mehr oder weniger korrekt sein sollte. Wie Loftus und Yapko (1995) beobachten:
»Wenn man neutrale (nicht lenkende) Fragen stellt und ein Patient bzw. eine Patientin berichtet eine bisher nicht aufgetretene Erinnerung (an ein Trauma), dann muss der Therapeut in Erwägung ziehen, diese Erinnerung als authentisch zu behandeln, dabei stets offen bleiben für die Möglichkeit, dass andere Faktoren als Trauma die Ursache davon sein können« (Seite 187).

Traumatische Erinnerungen, andauernd oder wieder entdeckt, können immer einer Verzerrung unterlegen haben. Der Therapeut sollte eine Haltung von Unbefangenheit einnehmen, die nach gründlicher Betrachtung übrigens auch in eine Überzeugung übergehen kann, dass der Missbrauch wohl doch nicht stattgefunden hat (Van der Hart & Nijenhuis 1999d). Diese Haltung der Unbefangenheit kommt zum Beispiel dadurch zum Ausdruck, nicht schon im Voraus bestimmte Beschwerden einem sexuellen Übergriff zuzuschreiben oder dies im Voraus auszuschließen.

Die zweite Weise, in der sich das Phänomen »wiedergefundene Erinnerungen« zeigen kann, bezieht sich auf die Art, wie Patienten über eine mögliche Geschichte sexuelle Gewalt sprechen. Sie berichten oft, dass sie nicht sicher sind, ob sie sexuell missbraucht worden sind. Gründe, darüber unsicher zu sein, betreffen u. a.:

• das Bagatellisieren einer Geschichte sexuellen Missbrauches, der ihnen sehr wohl bekannt ist;
• das Vorhandensein von Beschwerden, die auf einen solchen Missbrauch deuten könnten und die nicht durch das, was derzeit bekannt ist, erklärt werden können;
• keine Erinnerungen daran zu haben, obwohl es physische Beweise oder Augenzeugen gibt

Auch hier ist eine Haltung von Unbefangenheit und Unvoreingenommenheit seitens des Therapeuten angebracht. Das Durchgehen der Hinweise der Patientin bzw. des Patienten aus dieser Haltung heraus kann manchmal dazu führen, dass sie oder er zu der Einsicht kommt, dass diese Beschwerden mit anderem Elend aus der Kindheit, wie schwerer Vernachlässigung, einer hartherzigen Erziehung oder dem Verlust eines Elternteils in jungem Lebensalter zusammenhängen. Auf jeden Fall darf eine solche Beschäftigung innerhalb der Therapie nicht eine sorgfältige Einschätzung der Problematik und die

Anwendung eines Phasenmodelles für die Behandlung ersetzen. Die Exploration und Integration eventueller traumatischer Erinnerungen geht nur allmählich (für eine ausführliche Besprechung und Darstellung therapeutischer Richtlinien siehe Van der Hart, Nijenhuis & Steele, 2006a, b).

6 Schlussfolgerung

In diesem Kapitel ist ein Rahmen skizziert, in dem die missbrauchsbezogene Problematik mit Begriffen der struktureller Dissoziation der Persönlichkeit und einem Maß der persönlichen Dysfunktionalität beschrieben wird, im weiteren werden die therapeutischen Möglichkeiten in ein phasenweises Vorgehen eingeordnet. Für manche Patienten bleibt die Behandlung, notgedrungen oder aufgrund ihrer eigenen Entscheidung, auf die Phase der Stabilisierung und Symptomreduzierung begrenzt. Geht man zur Phase der Behandlung der traumatischen Erinnerungen über, wechseln sich die verschiedenen Behandlungsphasen umso häufiger ab, je komplexer die strukturelle Dissoziation und je niedriger das Funktionsniveau ist. Wie angemerkt ist der skizzierte Rahmen nicht unbedingt an einen einzigen therapeutischen Ansatz gekoppelt. In diesem Kapitel sind innerhalb des Kontextes der individuellen Psychotherapie psychodynamische, kognitiv-verhaltenstherapeutische Ansätze und EMDR genannt. Vor allem in der ersten Behandlungsphase kann daneben eine strukturierte Gruppentherapie, die auf Psychoedukation und die Förderung der Affektregulation gerichtet ist, hohen zusätzlichen Wert haben (Cloitre, Cohen & Koenen 2006; Ford & Russo 2006; Zlotnick et al. 1997). Auch den nonverbalen Techniken und den körperorientierten Therapien kann ein wichtiger Platz vorbehalten sein (Ogden, Minton & Pain, 2006; Vogt, 2007).

Wir wiederholen schließlich, dass es bei Patienten und Patientinnen mit einer Geschichte sexueller Übergriffe die Neigung geben kann, sich in der Behandlung vor allem auf die damit zusammenhängende Problematik einschließlich der betreffenden traumatischen Erinnerungen auszurichten. Andersartige Traumata, wie physische und emotionale Misshandlung und emotionale Vernachlässigung, wie auch Parentifizierung, werden dann als weniger einschneidend angesehen. Es kann jedoch nicht genug betont werden, dass zahlreiche Patienten emotionale Vernachlässigung, wie Gleichgültigkeit oder Unerwünschtheit – und vor allem Hass durch ihre Eltern – letztlich als noch schlimmer erleben. Die Integration dieses Schmerzes bildet die schwerste Aufgabe in der Behandlung und kommt in der Regel erst sehr spät an die Reihe.

2.4 Renate Hochauf
Der Körper als »Leitsymptomträger«

1 Problemstellung

Die Ergebnisse der neueren Säuglingsforschung hinterfragen wesentliche Grundannahmen klassischer Objektbeziehungstheorie. Vor allem die Vermutung, dass das Kind am Lebensanfang mit einer quasi angeborenen inneren Spaltung die Welt verarbeiten müsse, hat sich als sehr unwahrscheinlich erwiesen. Vielmehr scheint ein Säugling über gute Fähigkeiten zu verfügen, die Welt wahrzunehmen, wie sie sich ihm real anbietet. Sein Eindrucksgedächtnis scheint durchaus in der Lage, lebenswichtige Informationen so zu speichern, wie sie auf ihn einwirken: realitätsbezogen. Mit diesen Informationen lernt er, sich auf die ihn umgebende Welt einzustellen. Ist diese Welt wohlwollend und hinreichend zuverlässig, kann sich offensichtlich eine gesunde, ohne übergreifende Spaltungen funktionierende Persönlichkeit entwickeln. Allerdings kann sich das frühe Kind die Welt noch nicht harmonisieren, wenn es mit bedrohlichen Situationen konfrontiert wird. Es kann sich keine heile Phantasiewelt bauen. Vielmehr wird das Kind auch diese Konfrontationen so aufnehmen, wie sie einwirken: bedrohend. Sind diese so bedrohlich, dass das Überleben gefährdet scheint, wird dies seinen inneren Faden zur Welt im Schmerz zerreißen. Damit wird sich sein junger Organismus in eine innere Hab-Acht-Stellung bringen, die bei jedem Reiz anspringt, der dieser Schmerzerfahrung entfernt ähnelt. Die vorausschauende Vermeidung ähnlicher Schmerzerfahrungen und der Umgang mit dieser chronischen Wunde wird von da an sein Leben prägen – und damit seine Persönlichkeit. Einen Versuch, diese Wunde wenigstens vor neuer Verletzung zu schützen, stellen die Spaltungen dar. Diese werden in einer solchen verletzten Struktur eine wenigstens jeweils kurze Hilfe sein, Bedrohungen rasch herauszufiltern und Schutzmöglichkeiten zu erahnen. Aber sie versperren natürlich auch die Sicht auf die Vielfalt von Lebensnuancen, weil der Blick stets nur auf die Verhinderung neuer Verletzungen gerichtet ist. Die Angst vor erneuter Bedrohung hat zwar diese Struktur als Dauerzustand geprägt, deshalb aber ist diese Angst diffus, so wie sie sich dem frühen Kind in das Gedächtnis geschrieben hat. Weil sie sich so diffus und lebensbedrohlich anfühlt, wird sie sich oft irrtümlich an scheinbar bedrohliche (befürchtete negative) bzw. Schutz verheißende (erhofft positive) Situationen heften und zu heftigen Konflikten führen.

In einer solchen Krise – sei sie akut oder chronisch – findet der Patient in die Therapie.

Sein Leidenszustand wird rasch die ganze Tragweite seiner Problematik zeigen: seine innere Not, die Konflikte über Spaltungen lösen zu müssen, und die Untauglichkeit des inneren »Instruments« Spaltung für die Konfliktlösungen. Aber er wird für sein Problem nur über diese Spaltungen verfügen.

Das innere Konzept des Therapeuten über die Gründe dieser Spaltungen wird sehr dazu beitragen wie er dem Patienten begegnet. Es wird seine Zielstellungen, Interventionen, Hoffnungen auf Veränderung beeinflussen und bestimmen, in welche Beziehungsnähe er sich mit dem Patienten einlassen wird.

Die aufgeführten Faktoren sind allesamt als bedeutsam für einen gelingenden therapeutischen Prozess bekannt.

Geht der Therapeut von dem klassischen Modell aus – es gibt eine angeborene Spaltung, die in dem Patienten immer noch nach kindlichem Muster funktioniert – wird er annehmen, dass z. B. bei einem Borderline-Patienten eine Reifungsblockierung vorliegt. Er wird sich darauf orientieren, dessen konkrete Bedingungen zu erfassen. Vor allem aber wird es sein Anliegen sein, den Abwehrvorgang selbst zwecks Nachreifung zum Thema zu machen: den Patienten mit den guten und bösen Anteilen einer Situation oder Beziehung zu konfrontieren.

Geht der Therapeut aber davon aus, dass der Mensch zu jedem Zeitpunkt seines Lebens von Natur aus prinzipiell befähigt ist, seine Umwelt erlebensganz zu erfassen, wird er die Spaltung seines Patienten als Ergebnis einer schweren frühen Verletzung sehen, die Strukturdefizite aber als Substanz gewordene Folgen von existentieller Not oder gar Kindesmisshandlung bewerten können.

Er wird die Organisation der Abwehr als Ergebnis eines Überlebenskampfes sehen können, in der Hilfe nicht oder nur sehr mangelhaft zur Verfügung gestanden hat. Die Spaltungen können als Hinweis auf eine schwere frühere Wunde verstanden werden, die in eine Defektheilung einmündete.

Diese Sichtweise könnte die therapeutische Beziehung von Anfang an anders gestalten. Es würde dann vermittelt, dass nicht eine Unfähigkeit, sondern eine äußere Einwirkung die innere Entwicklung des Patienten beschädigt hat. Es wäre zu würdigen, dass die Spaltungslösungen damals vielleicht die einzige Möglichkeit dargestellt haben, diese Not überhaupt zu überleben. Damit ist prinzipiell gesagt, dass es möglich ist, eine solche Überlebenserfahrung in der Lebensgeschichte zu suchen.

Über eine solche Sicht wäre eine aktuelle Beziehung möglich, die ein ehemals leidendes Kind einem betroffenen Erwachsenen im Patienten gegenüber stellt. Mit diesem könnte man gemeinsam reflektieren, welche therapeutischen Wege sich öffnen könnten.

Es wäre einerseits gemeinsam abzuwägen, ob die Defektheilung der frühen Wunde trotzdem der Kompromiss sein könnte, aus dem heraus vor allem Linderungen angestrebt werden sollen, ohne die Wunde selbst zu berühren. Über ein Verständnis für die Not des Kindes kann dies eine sinnvolle Zielstellung sein. Es wäre aber auch möglich, aus einer solchen Sicht heraus zu versuchen, die falsch zusammen geheilte Wunde zu »operieren«. Dies hieße, die Geschichte der Verletzungen des Kindes detailgetreu zu rekonstruieren, um sie erwachsen neu integrieren zu können. Dann könnte aus dieser Wunde eine Narbe entstehen.

2 Theorieübersicht

2.1 Strukturentwicklung und Trauma

Zum Verständnis der Entwicklungsbedingungen der frühen Lebenszeit hat die moderne Säuglingsforschung (Stern 1992, Dornes 1992) wichtige Grundlagen geliefert: Entgegen der klassischen psychoanalytischen Grundannahme, dass das frühe Kind erste Erfahrungen mit Hilfe einer quasi angeborenen Spaltung in gute und böse Aspekte ordnet, konnte eine grundsätzliche Fähigkeit zu ganzheitlichem Erleben gefunden werden. Dies gilt auch, um therapeutische Erfahrungen vorweg zu nehmen, wenn man in diese Betrachtung vorgeburtliche Lebenszeit einbezieht.

Infolge hirnorganischer Reifungsprozesse können etwa ab dem 18. Lebensmonat bis dahin implizit gespeicherte Erfahrungen über Generalisierungs- und Differenzierungsprozesse in symbolische Abbildungen überführt und diese nachfolgend angereichert werden. Damit beginnt das Kind über einen willentlichen Gedächtnisabruf zu verfügen. Die Symbolisierung von Erlebtem – ganzheitlich über das Eindrucksgedächtnis aufgenommen – ist Voraussetzung für ein verfügbares strukturelles Netz von Erfahrungen. Dissoziation und Spaltung innerhalb der Struktur stellen somit ein Artefakt dar, das eine Integrationsstörung von Erlebnissen in ein strukturelles Erfahrungsnetz anzeigt. Strukturelle Defizite und Persönlichkeitsstörungen aber verweisen auf eine sehr frühe Störung von Strukturbildungsprozessen – nämlich bereits vor der Fähigkeit zur Symbolisierung.

Ganzheitlichkeit des Erlebens zerreißt vor allem unter der Einwirkung von Traumata. Wirken diese vor der Reifung der Symbolfähigkeit ein, geht die damit verbundene Fragmentierung im Falle des Überlebens als Kernerfahrung in die Struktur ein. Frühe Traumata bilden sich als strukturimmanent ab, die nachfolgende Strukturbildung stellt eine traumakompensatorische Leistung dar.

Die Gesamtabbildung eines Traumas ist in sich zerrissen in verschiedenen

Gedächtnissystemen aufbewahrt – jeweils in denjenigen, die zum Zeitpunkt der Eindrucksspeicherung reifungsbedingt und ereignisbezogen noch funktionieren. Der Kern eines Traumas ist bewusst nicht erlebensganz verfügbar. Bei späteren Traumata betrifft das die subkortikale Speicherung der zentralen Handlungssequenz, bei präsymbolischen Traumata eine unhinterfragbare Grunderfahrung, die nicht symbolisierbar ist.

Eine traumatische Erfahrung kann sich in der Gesamtstruktur nur dann integrieren, wenn die vollständige Trauma-Episode im bewussten Gedächtnis repräsentiert ist.

Damit ergeben sich für die Arbeit an Traumata zwei grundsätzliche Aufgaben:

Einerseits gilt es einen Prozess rekonstruktiv zu begleiten, über den letztlich die Trauma-Erfahrung in eine vollständige kortikale Repräsentation überführt werden muss, um diese integrieren zu können. Dafür bedarf es eines psychoanalytischen Prozessverständnisses.

Andererseits müssen methodische Zugänge für die in verschiedenen neurobiologischen Ebenen abgespeicherten Traumafragmente erschlossen werden, die diesen Informationsabruf leisten können. Deshalb ergibt sich die Reihenfolge des Einsatzes erlebnisorientierter Techniken vor allem aus der inneren Kodierung der Traumaaufzeichnung – und diese hängt auch vom Zeitpunkt der Einwirkung ab.

Die klassische Handhabung therapeutischer Interventionen orientiert auf die Erschließung dynamischer Muster. In der Traumatherapie geht es um die Exploration sensomotorischer Eindrucksqualitäten, des detaillierten konkreten Kontexts einer Erfahrung. Dies betrifft auch den Umgang mit Übertragungen, dessen Traumaspezifik eine große Beachtung erfahren muss. Das scheint auch deshalb einer besonderen Problematisierung wert, weil für die Bearbeitung traumatischer Erfahrungen der gezielte Einsatz eines schulenübergreifenden Methodenrepertoires nötig ist.

Als Prozessmedium eignet sich die Imagination in ganz besonderem Maße, da sie gleitende Übergänge sowohl zu körpernahen Prozessen als auch zu verbaler Reflexion ermöglicht.

2.2 Traumaspezifische Reaktionslinien
Auch bei frühen Traumata folgt der therapeutische Prozess der damaligen Traumakompensation. Dessen Reaktionslinien sollen verfolgt werden. Erreicht eine Stresseinwirkung transmarginale Qualität, kann das Geschehen schließlich in eine Schockreaktion einmünden, die das Ereignis als traumatisch definiert. Über eine Phase panikartiger Angst, verminderter Selbstwahrnehmung und selektiv-überidentifikatorischer Orientierung auf äußere

Bedrohungs- und Rettungsmomente entsteht ein dissoziierter Zustand mit Verlust des ganzheitlichen Raum-, Zeit- und Selbsterlebens.

Solange noch Rettungschancen vorhanden sind, ermöglichen die neurobiologischen Stresssysteme, durch körpereigene Botenstoffe Angst und Schmerz soweit zu dämpfen, dass alle vorhandenen Überlebensreserven erschlossen werden können. Dabei sind sowohl eine extreme Steigerung der körperlichen Leistungsfähigkeit als auch beschleunigte Zeit-, Wahrnehmungs- und Denkabläufe zu verzeichnen (Unfried 2005). Wenn das innere Suchprogramm keine Chance der Rettung mehr wahrnimmt, entsteht ein völliger Kontrollverlust über die Situation. Der damit verbundene verzweifelt-hilflose Zustand gegenüber der übermächtigen Bedrohung wird über eine hohe Ausschüttung von Kortisol und Endorphinen im Erleben betäubt. Über das Erschöpfen der Überlebensreserven tritt der Schock ein. Die Bezogenheit zur Situation zerreißt (Fischer/Riedesser 1998).

Während der bis zum Schockausstieg aufgezeichnete Teil des Traumaschemas noch im Kortex fragmentiert-dissoziiert verfügbar ist, verbleiben nachfolgende Ereignissequenzen in subkortikalen Speichersystemen. Psychisch kann ein Zustand der Außerkörperlichkeit und Angstfreiheit bis hin zu depersonalisierten Erlösungszuständen entstehen – der Körper wird nicht mehr wahrgenommen. Das körperliche Reaktionsspektrum jenseits des Abschaltpunktes speichert deshalb das »Überlebensgeheimnis«.

Im Ablauf der äußeren Ereignisse wird sich irgendwann der Traumavorgang real beenden.

Subjektiv allerdings werden sowohl der Fortgang des Geschehens als auch die Beendigung des traumatischen Ereignisses ab dem Einsetzen des Schocks nicht mehr wahrgenommen

Im Falle einer Erholung der Lebensfunktionen erfolgt der Wiedereintritt in das Erleben mit den körperlichen Restwahrnehmungen des erlebten Traumas, dessen Abfolge in der Amnesie verbleibt. Der Wiedereintritt signalisiert quasi einen neuen Lebensbeginn, welcher das vorangegangene Ereignis ausschließt und mit der Wiederbelebung die Anbindung an das Danach schafft. Damit fungiert dieses Ereignis in der weiteren Entwicklung als Kern des traumakompensatorischen Schemas (Fischer 2000).

Zwischen beiden Erlebenszuständen liegt der in der kortikalen Wahrnehmung nicht repräsentierte Teil der Traumahandlung. Deshalb werden die genannten Erlebenseinheiten als zwei prinzipiell verschiedenen Zustände gefühlt, aber gleichzeitig stets latent miteinander aktiviert: zwischen scheinbarem Tod und der Wiederbelebung – getrennt voneinander durch die Körpererinnerung an den sicheren Untergang, verbunden miteinander über die Rettungslösungen und Kompensationsmechanismen.

2.3 Täter-Opfer-Interaktion und Übertragung

Bricht im Fortgang der Traumahandlung die Wahrnehmungs- und Erlebensfähigkeit ab, wird damit auch der Aggressor emotional nicht mehr erkennbar. In der Selbstwahrnehmung kommt es zu einem inneren Beziehungsabriss, der den Kern der Beziehungsängste inhaltlich bestimmt.

Während sich das Kind nun im Zustand dissoziierter Entkopplung von der Situation befindet, fixiert sich die spätere »Übertragungsenergie« der ablaufenden traumatischen Interaktion. Das bedeutet, auch ein Teil der Beziehungserfahrung aus dem Trauma ist später nicht in das symbolische Gedächtnis integrierbar, sondern verbleibt subkortikal.

Auf der ersten (subkortikalen) Abwehrebene des Traumas, die vor allem die körperlichen Reaktionen betrifft, ist eine Fremdprägung über konkrete Täterhandlungen möglich. Diese geschieht, weil das Kind nicht mehr »besetzt« ist. Die Konfrontation mit der Täter-Aggression aktiviert nachfolgend besonders die körperlichen Überlebensprogramme. Damit können auf der Ebene von Körpererinnerungen eigene Psychosomatik und Impulse aus dem Überlebenskampf, aber auch Impulse und Handlungen des Aggressors an Stelle der dissoziierten Selbstwahrnehmung identifikatorisch als Täter-Implantate« verankert werden. Dies beinhaltet die Gefahr, dass sie tranceartig wie eigene affektive Tendenzen (Impulse des Ich) aktiviert werden können.

Auf der (kortikal-bilateralen) Abwehrebene scheint sich gleichzeitig eine Anpassungsprägung zu verankern. Infolge des dissoziativen Ausnahmezustandes des Kindes scheint es möglich, dass in die eigene psychische Nicht-Besetzung Informationen aus der Täter-Beziehung zum Kind auf dieses ohne Abgrenzungsmöglichkeit übertragen werden – im Sinne einer Introjektion. Damit ist gemeint, dass die mentale Täterbesetzung des Kindes an dieser Stelle – infolge seiner völligen Dissoziation – so stark ist, dass es diese später bei Aktivierung (fast) von eigenen Sichtweisen nicht unterscheiden kann und – im Sinne eines Introjekts – das Über-Ich dominiert (vgl. auch Hirsch 2002).

Solche Projektionen werden oft über Familienideologie blind weiter konditioniert.

Im Gefolge der sich real beendenden traumatischen Handlung erlangt das traumatisierte Kind irgendwann seine Lebenswachheit und Selbstorganisation zurück. Dies geschieht entweder heimlich und aus eigener Kraft oder ggf. mit Unterstützung von Helferpersonen. Diese sind in vielen Fällen dem Tätersystem verpflichtet und können, da sie in die Abbildung der traumatischen Szene eingeschlossen sind, einerseits zur Fixierung von täterstützenden Retter- oder Helfer-Introjekten, allerdings auch zur realen Hoffnung auf wissende, bemühte Zeugen beitragen.

Das Kind nach dem Trauma wird aus dieser Quelle wichtige Aspekte seiner Traumakompensation entwickeln, und diese innere Instanz stellt auch einen wesentlichen Anknüpfungspunkt für Therapie dar.

Der Umgang mit Übertragungen aus Traumahandlungen muss deren Zustands-Abbildung gerecht werden.

Solange innere Abbildungen als symbolisch verstanden werden, ist ein Trauma nicht zu erschließen. Bei genauem Zuhören lassen sich aber bereits an den Formulierungen oft die Traumahandlungen erahnen. Berichtet eine Patientin davon, dass sie von ihrer Angst fast erdrückt werde, ein Gefühl in ihr dabei entstehe als ob sie ohnmächtig werde, umfalle ff, dann sind verschiedene Deutungsebenen möglich. Üblicherweise würde diese Schilderung sinnbindlich verstanden, vielleicht eine erdrückende Atmosphäre für die frühere Ursprungserfahrung angenomen. Versucht man einen auf ein Trauma hinweisenden Zusammenhang zu verstehen, würde die Beschreibung der Patientin eine andere Vermutung nahe legen. Vor dem inneren Auge der Therapeutin könnte eine Szene entstehen, in der das Kind tatsächlich fast erdrückt wurde – vielleicht unter der Geburt, im Rahmen einer aggressiven Handlung oder einer sexuellen Misshandlung. Sowohl die Angst als auch das Gefühl anlaufender Bewusstlosigkeit wären als Begleitempfindungen einer solchen bedrohlichen Szene verstehbar. Die Patientin allerdings könnte für »bedrückende« Aspekte späterer Beziehungserfahrungen besonders sensibel sein.

Übertragungen, die zu Traumata gehören, sind szenische Abbildungen. Sie sind vielfach dem Patienten weder bewusst noch bei Anfrage fühlbar. Wenn sie eine bestimmte Stärke aufweisen, geht ihnen auch der Als-Ob-Charakter verloren. Dann kann passieren, dass die Projektionen nicht als Befürchtungen oder Hoffnungen, sondern als Gewissheit des So-Seins erlebt werden.

Übertragungen aus Traumata können nur darüber aufgelöst werden, dass der damalige Kontext, also die konkrete Traumasituation gefunden wird. Diese ist nicht erzählbar, sondern in einzelnen Eindrucksschritten eingeprägt. Nur an einer solchen konkreten Handlungssequenz lässt sich die Übertragung aufspüren, in Gegenüberstellung zur therapeutischen Momentaufnahme die Realität einbringen. Um die Interaktionalität der Traumahandlung zu erschließen, ist die Arbeit mit der Gegenübertragung im Therapeuten unverzichtbar – allerdings nicht im dynamischen Sinne: Sie muss – wie auch die Übertragung selbst – als energetischer Abdruck der Traumahandlung verstanden werden.

Damit gewinnt die therapeutische Realbeziehung eine andere Bedeutung. Was in dieser an konkreter Handlung in Wort und Tat geschieht, kann als Situations-Kontrast zur Traumahandlung gelten. Die therapeutische Realbeziehung *ist* der jetzige Kontext. Es gibt also auch für die Beziehung in der Therapie überall da oft kein »Als ob«, wo eine Trauma-Übertragung aktiviert ist. Wenn der damalige Kontext – die Umgebung, die Personen, der Handlungsablauf, die dazugehörigen Impulse – nicht genau gefunden werden können, bleibt eine solche Übertragung unaufgelöst. Sie ist Teil der Traumaszene.

2.4 Traumaschichtung

Das Abwehrsystem gegenüber einer Traumaaktivierung kann man sich vielleicht über die Metapher eines Netzwerkes vorstellen: Wird ein Punkt dieses Gitters gereizt, bewegt sich das gesamte Netz. Die Verknüpfung von Warnreizen und Gegenbalancen aller Traumata miteinander schützt vor der Aktivierung des strukturellen Defizits. Die komplexe Verflechtung der kerntraumatischen Erfahrungen betrifft wesentliche Bezugspersonen, ähnliche Bedrohungskonstellationen oder Körpertraumatisierungen. Zusätzlich fällt ein späteres Trauma auf frühere sensomotorische Schemata. Die früheste Matrize in der Traumatisierungskette wurde meist bereits pränatal geprägt. Gelingt deren Exploration nicht, läuft sie stumm, aber fusioniert mit den übrigen Traumata im Prozess mit, ohne dass eine Differenzierung der Traumata endgültig gelingen könnte.

Zum Beispiel findet man im Rahmen der Rekonstruktion sexueller Misshandlungen oft ein inkohärentes Reaktionsspektrum im Körper. Dieses beinhaltet oft sowohl direkte Körperantworten der Misshandlung selbst, aber auch sensomotorische Eindrucksqualitäten anderer Natur, z. B. Gefühle von Auflösung, Zerfließen, Zerreißen, Abstürzen ff. Letztere Empfindungen erweisen sich oft als zu frühen pränatalen Traumen zugehörig. Die Verkopplung zeigt sich in folgender Reaktionskette: Die Gewalteinwirkung durch den misshandelnden Aggressor bewirkt Abschaltung, aber auch die Aktivierung von früheren Traumata. Diese können in davon zu differenzierenden frühen, auch pränatalen Traumata bestehen. Sie sind subkortikal sowohl durch körperliche Eindrucksqualitäten der letzten Qual als auch durch die traumaimmanente Depersonalisation verbunden – letztere im Sinne des Verlustes der körperlosen »Flucht« aus dem Trauma.

Pränatale Traumatisierungen konzentrieren sich um schwere biologische Krisen zwischen Mutter und Kind vor und unter der Geburt, drohende Fehlgeburten, Abtreibungsversuche und Zwillingstrennungen. Sie hinterlassen frühe sensomotorische Matrizen, auf denen die extreme körperliche Erschütterung und die Wiederbelebung des Körpers gespeichert sind.

Eine besonders nachhaltige Prägung stellen frühe Zwillingsanlagen dar. Deren innere Abbildung ist ein noch wenig beachteter Beziehungsaspekt, der besonders bei symbiotischen Gestaltungen in Betracht gezogen werden sollte. Nach derzeitigem Erkenntnisstand existieren zwischen 20 bis 80% aller Embryonen als Zwillingsanlagen. Die Wahrscheinlichkeit, einen so frühen Wegbegleiter verloren zu haben, ist also ziemlich groß.

Zwillingsübertragungen zeichnen sich durch emotional heftige, symbiotisch gefärbte, paritätische und sehr am Eindruck, statt an der konkreten Persönlichkeit orientierte Beziehungsgestaltungen aus. Die Aufzeichnung in so frühen Stadien der Entwicklung erfolgt nach heutigem Verständnis über das Körpergedächtnis. Diese therapeutische Erfahrung wird durch die kürzlich von Galiese und Rizzocatti entdeckten sogenannten Spiegelneuronen unterstützt (Bauer 2006).

Der pränatal verstorbene Zwilling kann zu so frühem Zeitpunkt nur über das Eindrucksgedächtnis aufgezeichnet werden. Aus therapeutischen Erfahrungen heraus ist zu vermuten, dass diese innere Abbildung so empfunden wird, als wäre sie ein Alter Ego.

Zwangsläufig fließen diese Zwillingserfahrungen auch in die therapeutische Beziehung oft unreflektiert ein. Liegen komplexe Traumatisierungen in verschiedenen Lebensaltern vor, kann eine frühe Zwillingserfahrung die nahezu einzige Hoffnung auf eine nicht beschädigende menschliche Beziehung sein.

Darüber kann aber auch der Prozess angehalten werden, denn ein Weitergehen der therapeutischen Arbeit konfrontiert mit Trennung vom und Tod des Zwillings. Ist diese Übertragung nicht thematisierbar, kann auch die Unterschiedlichkeit des Abschiedes zwischen Therapie und früher Erlebenszeit nicht durchgearbeitet werden.

Früh abgelehnte Kinder weisen bereits eine prägende traumatische Beziehungserfahrung auf. Sie entbehren meist auch nach der Geburt eine tragfähige Dyade und lassen darum spätere Bindungsbemühungen nur begrenzt wirksam werden.

Damit erklärt sich oft die vorzeitige Flucht in die Dyade mit dem Vater oder einem ähnlichen Bezugspartner, in der das Kind im Falle einer Komplextraumatisierung zusätzlich gewalttätigen und missbräuchlichen Aktivitäten ausgesetzt ist. Die körperlichen und seelischen Folgen sexueller Misshandlungen sind in der Öffentlichkeit unterdessen breit diskutiert.

Oft genug setzt sich auch auf verhängnisvolle Weise eine gestörte Beziehung zu Helfern fort: als versagende Retterin ist die Mutter oft genug selbst in das Tätersystem verstrickt, sexuell ausgebeutet und mit Gewalt bedroht. Vielfach versagen außerfamiliäre Helfersysteme der Gesellschaft.

3 Beziehungsrahmen und Technik

3.1 Arbeitsbündnis

Der Rahmen für eine Traumatherapie muss so funktionieren, dass er das ständige Jetzt darstellt. Er sollte für jede Technik nutzbar sein, denn Traumatherapie bedarf der ganzen Methodenvielfalt der Psychotherapie. Aber auch für die beiden Partner im Prozess – Patient und Therapeut – ist dieser Rahmen die einzige gemeinsame Realität, die es anfangs gibt. Auf ihn muss letztlich jede Realitätskontrolle bezogen sein. Das bedeutet: jede Umgebungsbedingung, jede Handlung, jede Art von Beziehungsgestaltung ist der konkrete momentane Kontext für das Heute. Der Rahmen stellt nicht nur eine Vereinbarung auf der Metaebene dar, sondern eine neue reale Situation, in der vom Patienten »amodal« geprüft werden muss, wie ähnlich sie dem Trauma ist, solange es um Traumabearbeitung geht. Was man in diesem Rahmen tut, tut man beidseitig im Heute in Kontrast oder Ähnlichkeit zum Damals.

Das betrifft selbstverständlich auch die Realität der Beziehung. Diese muss von Seiten des Therapeuten aufrichtig und authentisch sein, professionell im Sinne der Kompetenz, aber ein menschliches Gegenüber mit Öffnung für den Patienten. Die Forderung, sich auf die Beziehung einzulassen, trifft sowohl für den Therapeuten als auch den Patienten zu. Der Therapeut muss hier sogar einen Vorschuss an Vertrauen liefern, denn der Patient hat an bestimmten Stellen seines Lebens, seines Erfahrungserwerbs über Beziehungen, wegen des Traumas eine Beziehungsabriss erlebt. Über diesen Riss muss die Bezogenheit des Therapeuten hinüber leiten. In der realen Kommunikation der heutigen Vertragspartner wird das erwachsene Wort wichtig sein. Für das Kind im Trauma sind die Medien notwendig, ohne die Traumatherapie nicht funktioniert. Gibt es diesen Unterschied in der Kommunikation nicht, kann der Patient, sofern er in ein solches Kind-Gedächtnis geschaltet ist, die reale Situation im Heute total mit dem Damals verwechseln, bis dahin, dass Sätze anders verstanden oder sogar Handlungen umgedeutet werden können – nämlich so, wie sie damals abliefen.

Deshalb geht es für die Inhalte, die über die Medien erfasst werden, niemals um Deutung – dies wäre Bedeutungserleben. Es geht um konkrete Interaktion in einem konkreten Kontext – mit konkreten Personen, affektiven Zuständen und Handlungen – im Heute wie im Damals. Den konkreten Kontext der therapeutischen Interaktion stellen das Therapiezimmer und die konkrete Art des zwischenmenschlichen Umgangs dar.

Diese beiden Aspekte des Situationserlebens müssen immer wieder in die Arbeit eingebracht werden, mit der therapeutischen Botschaft: Ich bin im

Heute da. Was zwischen uns steht, ist eine Personenverwechslung aus dem Damals.

3.2 Medium und Technik

Der Distanzraum zum Trauma ist für eine Therapie unverzichtbar. Medien schaffen diesen auf natürliche Weise, indem sie bereits darüber einen Zwischenraum gestalten. Damit lässt sich gut trennen: mit dem erwachsenen Anteil wird erwachsen, nämlich verbal kommuniziert, das Kindgedächtnis erzählt über das Medium, was noch keine Worte hat. Übertragungen lassen sich darüber gut als Verwechslungen des Kindes thematisieren, denn sie haben ihren Ursprung ja in den Ereignissen, die sich später im Medium abbilden. Die entstandenen Körpererinnerungen lassen sich mit körpertherapeutischen Techniken abbilden. Sie weisen den Weg zum Kern des Traumas. Eindrucksfragmente können durch Imaginationstechniken abgerufen werden. Die Übertragungsspuren der damaligen Interaktionen sind mittels Techniken der Gestalttherapie (»leerer Stuhl«, vgl. Stumm/Pritz 2000, S. 401) und Rollenspiel darstellbar.

Dieses Vorgehen führt zu dem Eindrucksgedächtnis, in dem jedes Trauma in seinem Kern gespeichert ist. Informationen aus Körper, Bild und Interaktion sind nicht Bedeutung und Zeichen, sondern Erlebnisabdruck. Dieser schließt den Kontext ein: die inhaltliche Situation und die anwesenden Personen. Über das Medium aber, in dem sie diese kindliche Erlebnissequenz abbilden, entsteht die Metaebene, auf der die Erwachsenen sich über die Geschehnisse verständigen. Das aber bedeutet: Mit jedem Medium, auch der Imagination, ruft man gespeicherte Vergangenheit ab. Dies gilt auch für Wünsche und Phantasien, denn diese entstehen aus vergangenen Erfahrungen. An Imaginationen geknüpfte sichere Ankerungen sind also unterschiedlich »sicher«. Nur die Gegenwart hat ein klar überprüfbares Abbild im soeben erfahrenen Jetzt. Deshalb kann ein Imagination um so »sicherer« sein, je klarer sie überprüfbare Jetzt-Realität sicher außerhalb der Traumata abbildet. Daran ist zu denken, wenn es um stützende Imaginationen geht.

Die Suche nach Techniken für eine bestimmte Phase der Therapie muss danach erfolgen, welche Informationen abgerufen werden müssen, um den Traumakontext zu verstehen. Sind Erlebnisabdrücke und Handlungsabfolgen in Arbeit, benötigt man ein Medium, das Informationen des Eindrucksgedächtnisses abzurufen vermag, z.B. Imagination oder Körpererleben. Aber auch gestaltende Medien wie Malen, Tonfeld oder Sandkasten statt Imagination, ergotherapeutische und physiotherapeutische Anwendungen statt Körpertherapie erfüllen ähnlich Aufgaben. Ist die Über-Ich-Ebene der

Introjekte im Mittelpunkt, können Rollenspiele sinnvoll sein, aber auch Szeno-Gestaltungen u. ä.

4 Kompensation – Rekonstruktion

4.1 Kompensation

Traumaarbeit ist ein Balancierungsprozess, der in selbstheilende Versuche der Traumabewältigung unterstützend eingreift. Sie bewegt sich in einem Spektrum zwischen Kompensation und Rekonstruktion.

Dekompensationsreaktionen treten dann ein, wenn bisher nicht bewusste Reize aus dem Traumaschema aktiviert werden. Diese können meist nicht wieder aus dem Bewusstsein ausgeschlossen werden, sondern fördern weitere Informationen zu Tage. Darüber kommt es triggergeleitet zu einer Aktivierung des Traumaschemas.

Der Erarbeitung einer kompensatorischen Stabilität scheinen drei prinzipielle Balanceschritte zugrunde zu liegen.

Deren erster stellt den Versuch dar, eine Distanz (und damit eine Metaebene in Situation und Zeit) zum aktivierten Traumaschema wieder herzustellen, um die Triggerungen aus der aktuellen Realität zu mildern.

Dafür sind alle unspezifischen Interventionen geeignet, die zur aktuellen Stabilisierung und zum »Notfallkoffer« gehören, auch die Entlastung familiärer Konflikte oder eine vorübergehende Herausnahme des Patienten aus seinem aktuellen Umfeld über das Vorschalten einer stationären Therapie.

Besonderen Stellenwert haben psychoedukative Interventionen, die Kompetenz und Eigenverantwortung des Patienten stärken und die Hoffnung auf Veränderung des Leidenszustandes fördern.

Darüber kann an frühere helfende Beziehungserfahrungen angeknüpft werden. Diese unterstützen eine positive Übertragung, die auch eine zeitliche Metaebene für die Beziehung herstellen kann.

Eine positive Übertragung zu erarbeiten, muss am individuellen Beziehungswiderstand ansetzen. Liegt eine strukturelle Übertragungsregression vor, ist auch die anfängliche Übertragung meist spontan positiv. In der Therapie kann meist problemlos an frühere Helfererfahrungen angeknüpft werden. Innere Kind-Repräsentanzen sind rasch explorierbar, Introjekte deshalb vielfältig über Außenprojektionen gebunden.

In der Übertragung dominiert die Suche nach einem Retter, der das innere Kind aus dem Damals erlöst. Es gibt häufig Tendenzen einer malignen Regression. Im ideologisierten Über-Ich-System der Patientin ist die Therapeutin als heimliche Helferin scheinbar allwissend, fähig zur heimlichen Lockerung von Täter-Übermacht und entlastend in einem Spektrum von Tröstung bis Zurechtweisung.

Da übertragungsregressive PatientInnen auch im Bild meist problemlos das traumatisierte Kind abrufen können, ist die parallelisierende Kern-Intervention auf eine Beelterung des Kindes gerichtet: das Kind »an die Hand nehmen«. Dies erfordert vom Patienten zwangsläufig eine Identifikation mit dem erwachsenen Anteil.

Die Fixierung der Täter-Opfer-Interaktion über einen Übertragungswiderstand erzwingt eine innere Dynamik aus der Introjektperspektive. Die doppelte Abwehr ohne kompensatorische Helferanbindung im Trauma akzentuiert anfangs den Therapieprozess vielfach über kognitive und körperbezogene Reaktionen. Innere Bilder sind durch das Abwehrsystem blockiert. Oft gibt es lange verborgene, stark verinnerlichte Verbote, sich äußeren Helfersituationen zu öffnen. Deshalb kann in diesem Fall die Intervention unterstützend wirken, dass der erwachsene Jetzt-Anteil »dem Kind die heutigen Kräfte zur Verfügung stellt«, ihm also zu frühreifer Wehrhaftigkeit verhilft.

Das dritte Kriterium für jede Arbeit mit traumatisierten PatientInnen, das die Möglichkeit einer Metaebene bezüglich der Traumaabbildungen unterstützen soll, stellt die Arbeit in einem *Medium* dar. Die Arbeit mit Repräsentanzen, die in einem Medium abgebildet werden können, ist in der Traumatherapie unterdessen unverzichtbar. Damit distanziert es einerseits vom Traumaschema – dessen Reize bekommen über das Medium eine Verdünnung und geminderte Direktheit der Interaktionalität. Außerdem unterstützt ein Medium sozusagen technisch die Aufrechterhaltung des inneren Zwischenraumes.

Ein besonderes Abbildungsmedium stellt für den traumatherapeutischen Prozess die Imagination dar. Sie scheint am differenziertesten und stets konsequent der inneren Kodierung zu folgen.

Allerdings sollten imaginative Interventionen nicht unstrukturiert, nicht mit tiefen Entspannungszuständen verbunden und keinesfalls unangeleitet zur »Selbsthilfe« angeboten werden, denn unter der Quasisymbolik der inneren Bilder läuft bei früh- und komplex traumatisierten PatientInnen das Traumaschema. Dessen unausweichliche Aktivierung muss in der therapeutischen Kontrolle verbleiben.

Kompensationen sind eine schwierige Aufgabe und gelingen meist trotz großer Bemühungen nicht hinreichend. Oft werden von Patienten gutgemeinte Unterstützungen nicht angenommen oder bewirken wenig. Das liegt vielleicht daran, dass zunächst auf Seiten der Therapeutin ein großer Druck besteht, etwas zu tun, um eine Stabilisierung zu erreichen. Wegen der verlorenen Meta-Ebene in der Dekompensation sind Stabilisierungen meist zunächst an Handlung und Technik gebunden. Gerade deswegen aber können sie auf eine Täter-Übertragung fallen und bewirken dann eher eine Verstärkung des Bedrohungserlebens und die weitere Aktivierung von Selbstschutzmechanismen.

Wie eine solche Stabilisierungstechnik wirkt, hat mit dem inneren Grundmuster zu tun,, dass die Patientin aus dem Trauma mitgenommen hat. Es wurde unter dem Aspekt von Übertragungsregression und Übertragungswiderstand diskutiert. Man stelle sich dieses Grundmuster vor wie ein angehaltenes Video. Es steht an der Stelle fest, an der Täter und Opfer im Inneren des Kindes eingefroren sind. Ob die Patientin diese Interaktion aus der Kind- oder Täterperspektive gespeichert hat, wird bestimmen, in welcher Übertragungsfixierung sie weiterlebt, wenn sie sich in Gefahr fühlt. Kompensation ist darauf gerichtet, dieses Muster nicht zu bewegen, denn dann würde das Video weiterlaufen und die Handlung zeigen. Dieses aber soll verhindert werden, wenigstens in der Erinnerung. Deshalb funktionieren alle Kompensationstechniken nicht, die dieser Intention zuwider laufen. Alle inneren Bemühungen der Patientin werden darauf hinaus laufen, diese Interaktionsfixierung nicht zu lockern. Kompensationsmechanismen laufen individuell darauf hinaus, die im Trauma geprägten Strukturerfahrungen und deren nachfolgende Überlebensmechanismen zu stärken. Dies funktioniert aber in aktuellen Konflikten oft unter Wahrnehmungsverkennung der jetzigen Realität.

Eine Stabilisierung muss deshalb die schwere Aufgabe leisten, die ins Wanken geratene Interaktionsfixierung wieder zu stabilisieren und sie trotzdem flexibler zu gestalten. Auf Grund ihrer Starre ist ja letztlich die Dekompensation erfolgt.

Eine weit weitverbreitete Stabilisierungstechnik stellt die Imagination innerer sicherer Orte dar. Dieses Vorgehen ist dann geeignet, wenn eine hinreichende symbolische Struktur solche innere Ressourcen abrufbar macht, die an frühe tragfähige Beziehungen anknüpfen. Schwerwiegende frühe Traumata dürfen also nicht strukturimmanent sein.

Das Nutzen dieser Technik ist dann sorgfältig zu hinterfragen, wenn frühe Traumata die Reifung einer symbolischen Struktur behindert haben. In diesem Falle muss geprüft werden, inwieweit die genutzten Imaginationen traumainterne Depersonalisationen darstellen.

Stellen sich solche Imaginationen als nicht körper-geankert dar – und dies ist das Kriterium – sollte ein innerer sicherer Ort aus dem heute geankert werden. Dieser kann auch im Prozess einer vertieften Traumaarbeit jederzeit als Halt gegenüber früheren Traumaerfahrungen genutzt werden.

4.2 Rekonstruktion und Imagination

Das zentrale Thema einer vertieften Traumaarbeit stellt die parallele Wahrnehmung und damit Unterscheidung zwischen der damaligen Traumasituation und der dazu triggernden Situation im Heute dar.

Nach derzeitigem Wissensstand muss man davon ausgehen, dass das aus der weiteren Entwicklung ausgeschlossene Traumagedächtnis wie eine Erlebensinsel vom weitergereiften Gedächtnissystem abgetrennt ist. Es ist also wichtig, aktuell aus dieser erwachsenen Perspektive auf diese abgetrennte frühere Erfahrung zu schauen. Schaut die Patientin dagegen aus der Perspektive dieser separierten Erfahrung – meist aus der Position eines (inneren) Kindes – auf die heutige Welt, kann jede aktuelle Wahrnehmung eine andere Bedeutung erlangen. Die damalige extreme Angst erzwingt immer wieder eine Notschaltung i. S. der Gefahrenerkennung. Diese aktiviert Bereitstellungsreaktionen (Flucht, Kampf, Erstarrung), mit denen das Heute abgetastet wird, anstatt – wie normalerweise – die Umweltreize wahr- und aufzunehmen und einem inneren Erfahrungsvergleich zuzuführen. Dazu entwickelt sich intern ein System innerer Bilder, das über Imagination abgerufen werden kann.

Früh traumatisierte Patienten haben oft wenig Zugang zu symbolischen Ressourcen, da die traumatische Dissoziation ihre Struktur dominiert. Auch aktuelle Erfahrungen werden zunächst davon eingefärbt.

Die Imagination als Bild gewordene Erfahrung führt uns besonders augenscheinlich vor, wie diese Prozesse normalerweise ablaufen. Fordert man den Patienten, wie bereits beschrieben, auf, sich mit geschlossenen Augen z. B. das eben gesehene Therapie-Zimmer vorzustellen, wird das aktuelle Gedächtnis vor die Aufgabe gestellt, eine Kognition mit eigentlich durchschnittlicher Gefühlsbeteiligung abzubilden. Normalerweise wird ein Mensch dieses Bild imaginieren können und das Gedächtnis damit »machen«, was es immer macht: Es wird den neuen Eindruck – also das Zimmer – wahrgenommen haben und ihn zu einer inneren Vorstellung gestalten, ihn mit früheren Erfahrungen vergleichen und eintakten, ohne ihn mit früheren Ähnlichkeiten zu vermischen. Der aufgenommene Eindruck kann sich in Symbolik integrieren. Auch Assoziationen werden dazu möglich sein, aber die Realabbildung wird auch bei geschlossenen Augen als Vorstellung des Jetzt existieren.

Wie sich diese Vorgänge unter Traumabelastung abspielen, zeigt ebenfalls besonders die Imagination. Falls das Traumagedächtnis unter der Therapiesituation aktiviert ist, kann z. B. bei Bebilderung des Zimmers zweierlei passieren. Entweder wird das Zimmer emotional ohne Bezug formal kognitiv abgebildet. Dies ist oft bei starken strukturellen Übertragungswiderständen der Fall. Oder aber das Bild wird rasch verzerrt und verändert wahrgenommen, in andere Bilder übergehend, ggf. von intrusiven Wahrnehmungen überlagert. Dies ist bei starken Übertragungsregressionen zu beobachten. In beiden Fällen besteht eine Abwehrleistung, die eine Abbildung der aktuellen Realität und ihre Vernetzung mit früheren Erfahrungen nicht wirklich möglich macht. Dieser Prozess wird übrigens auch ablaufen, wenn nicht imaginiert wird, nur wird er weniger oder lange nicht sichtbar sein.

Das bedeutet, bereits die Aufnahme neuer Vorstellungen ist in den beschriebenen Fällen überlagert von den Traumaerfahrungen. Gerade deshalb aber eignet sich ein konkretes Bild – etwa die innere Abbildung des gegenwärtigen Zimmers – dazu, diesen Sachverhalt überhaupt als Problem mit der Patientin zu diskutieren und Punkt für Punkt den Wahrnehmungsirrtum zu überprüfen. Diese Überprüfung erlaubt, die Traumawahrnehmung von einer konkreten Jetzt-Situation aus zu betrachten und zu trennen, gleichzeitig die Verwechslungen zu spüren und das Zimmer real zu erfassen. Das Gleiche gilt für die Person der Therapeutin und deren konkrete, reale Handlungen. Diese Eindrücklichkeit geht als therapeutische Realbeziehung in die Wahrnehmung des Patienten ein.

Sichtbar wird dies besonders bei Patienten, die auch in der aktuellen Situation und bereits bei geöffneten Augen rasch dissoziative Bilddurchläufe zeigen. Für diese Patientinnen ist die Trennung von Außenbildwahrnehmung und Innenbildreproduktion besonders schwer. Hier geht bereits mit offenen Augen die aktuelle Informationsaufnahme des Wachzustandes nahezu stufenlos in dissoziative Prozesse über. Arbeitet man mit offenen Augen, wird sich daran lange wenig ändern. Oft wird dies als Problem nicht einmal bemerkt werden, und zwar weder von Seiten des Patienten noch von Seiten des Therapeuten. Werden die Augen geschlossen, ist dies wirklich eine bewusste Aufmerksamkeitszuwendung der Erwachsenen zu diesem inneren Prozess. Selbst wenn nach Problematisierung des Sachverhaltes zunächst der aktuelle Blickkontakt ständig aufrecht erhalten bleiben muss, wird darüber die Parallele des Hier und Dort zu diskutieren möglich werden – in der versuchten Trennung von immer wieder überprüfbarer Realsituation und dem Bild-Prozess, der als frühe bzw. Kind-Erfahrung benannt ist.

Wird innerhalb der Imagination die parallele Wahrnehmung von Zimmer und Therapeutin nachgefragt, richtet sich diese Frage an eine subkortikale Wahrnehmungsinstanz. Eine Bejahung ist in diesem Fall wirklich eine Ankerung im Kerngedächtnis des Körpers. Dies aber ist mit geschlossenen Augen intensiver zu erarbeiten. Dies gilt damit auch für die aktuelle Personenwahrnehmung – den Anwesenheitsmoment zwischen Patientin und Therapeutin – als Zeit- und Beziehungsanker außerhalb des Traumas – auch dieser realisiert sich so klarer.

Um eine tatsächlich stabile Trennung der Vergangenheits- von der Ge-

genwartsrealität anzuregen, leitet der Therapeut die Beendigung der Rekonstruktionssequenz mit der Frage ein, ob der Körper wieder eine Hier-Wahrnehmung realisieren kann, ob es möglich ist, Raum und Therapeutin zu spüren und sich vorzustellen. In diese werden oft noch Reste aus der eben bearbeiteten Traumaerfahrung einfließen. Dies ist sinnvoll, denn darüber kann eine Anbindung des Körpergedächtnisses an das Heute im Zusammenhang mit dem eben erarbeiteten Kontext des Traumas erleichtert werden. Erst wenn die Ankerung in der Jetzt-Wahrnehmung über alle Gedächtnissysteme angeregt ist und gelingt, sollten die Augen geöffnet werden.

Langfristig können sich gerade der konkrete Therapieraum und die konkrete therapeutische Interaktion zum inneren Bild eines symbolischen Hier-Raumes verdichten. Dieser kann als Realabdruck gegen Wahrnehmungsverwechslungen, aber auch zunehmend als Ort innerer Beziehungssicherheit selbstständig abgerufen werden – sozusagen als besonderer innerer Platz einer haltenden Beziehung.

4.3 Arbeit mit Trauma-Introjekten

Das zentrale Problem der vertieften Traumabearbeitung stellt die Erarbeitung der Traumaschichtung dar. Um dies zu verdeutlichen, ist vielleicht eine Metapher anschaulich.

Es soll vor allem den zwingenden Ablauf des inneren Kodierungs- bzw. therapeutischen Dekodierungsvorganges aufzeigen – und die Verbindung und Vernetzung der einzelnen Traumata.

Man stelle sich das Bild eines aus mehreren Farben bestehenden Wollknäuels vor. Die verschiedenfarbigen Fäden sind verknotet und verschlungen. Wenn man versucht, jede der Farben wieder getrennt aufzuwickeln, kann man die Entwirrung nur vollziehen, indem man den einzelnen Fäden in der Abfolge nachgeht. Es wird eine nur wenig variierbare Folge von Schritten geben, die Verfitzungen aufzudröseln und die Knoten vorsichtig zu lösen.

Beginnt man einen Faden herauszuziehen und ihn zu ordnen, wird man automatisch alle an dieser Stelle verknoteten andersfarbigen Fäden mit aufheben. Vielleicht werden über das Herausziehen des einen Fadens sogar die vorher lockeren Knoten zunächst etwas fester.

Nur wenn es gelingt, genau den Bahnen zu folgen, die durch die Verknotung vorgezeichnet sind, wird es gelingen, das Knäuel letztlich zu entwirren. Gewaltsame Versuche werden die Knoten verstärken, vielleicht sogar die Fäden zerreißen.

Die Auflösung der Knoten stellt vielleicht so etwas wie den Versuch dar, die Knäuel als verschiedene Traumata zu sehen – die Traumata gehören meist auch sehr weit auseinander liegenden Zeiten an und sind durch Reizähnlichkeiten verknüpft. Sie umfassen einen Pool sensomotorischer Reaktionen der jeweiligen Abrissstellen der Traumata und des Wiedereintritts. Die Reize sind jedoch eindrucksmäßig miteinander verbunden und zeitlich-räumlich ungeordnet.

Insofern zeigt das Beispiel, wie wichtig es ist, dem inneren Prozess zu folgen, statt ihn technisch bestimmen zu wollen.

Die Leitlinien dieses Prozesses sind die Leitsymptomatik und die Übertragungen. Auch diese sind im Sinne einer in sich kodierten Verknüpfung miteinander verbunden.

Übertragungen, die im Zusammenhang mit Traumata entstehen, bedürfen in ganz besonderem Maße einer Meta-Ebene. Sie können in direkter Beziehungsarbeit nicht aufgelöst werden, da sie immer Handlungssequenzen betreffen. Der abgespaltene Aspekt von Traumaübertragungen ist entweder als Körper- und Gefühlsinduktion im Therapeuten fühlbar – die Energie der Situation wird sozusagen vom traumatisierten Kind herübergeschoben. Das geschieht immer dann, wenn es damals seine Besetzung, also seine Selbstwahrnehmung, verloren hatte. Es selbst fühlte sich nicht mehr – es befand sich in einem dissoziierten Zustand. Dieser Zustand verfestigte sich infolge der Implantierung von Impulsen und Handlungen des Aggressors, die sich an Stelle der verlorenen Selbstwahrnehmung festsetzen konnten. Sein eigener Gefühlszustand aber existiert als Übertragungsimplantierung an den Therapeuten weiter. Er wird sich an dieser Stelle der Therapie als Übertragung zeigen. Den Patienten immer wieder, auch während der Imagination, ins Heute zu holen, um ihm dann die Impulse des Kindes zu benennen, versucht die Metaebene zu erhalten.

An der Stelle, an der damals infolge der übermächtigen Aggression ein Schock entstand, verinnerlichten sich diese Täterhandlungen zu einem Implantat. Die Überlebensnot erzeugte den subkortikalen Riss gegenüber dem intentionalen Ich-Empfinden – subjektiv als Körperausstieg des Selbsts erlebt. In diesen Zustand der Nicht-Besetzung prägten sich die Gefühle des Aggressors und später des Retters. Die ausgelöschte Selbstwahrnehmung im Schock machte möglich, dass das Kind völlig fremdbesetzt wurde. An dieser Stelle entstehen die Kind- und Introjektrepräsentanzen. Innen blieb die Zeit stehen – etwa wie in dem Märchen von Dornröschen, das in seinen hundertjährigen Schlaf fällt. Kind- und Täterabbildung froren im Gedächtnis ein.

Die sogenannten inneren Kinder oder Introjekte, wenn sich das Gedächtnis in diese schaltet, fühlen sich für den Betroffenen oft so an, als würde er diese jetzt leben. Damit wird auch seine Beziehungsumgebung aus dieser Perspektive heraus beurteilen. Er wird dies als Ich-Zustände erleben und nur allmählich Zugang dazu haben, dass er darüber entweder frühere Kindidentitäten oder Introjektidentitäten lebt. Diese Schaltungen verzerren die Beziehungs- und Metaebene oft so stark, dass die Übertragung nicht einmal besprechbar ist.

Wir haben es mit zwei Formen der Trauma-Übertragungen zu tun:

Die mildere bewegt sich intern – auf der Eindrucksebene – und kann noch im laufenden Prozess dem Patienten als Außeneindruck gespiegelt werden.

Es wäre etwa so, als wenn man gemeinsam einen Film anschaut und irgendwann so mit einsteigt, dass man fast mitspielt, sich aber noch rechtzeitig auf beiden Seiten distanzieren kann und der Film dann weitergeht. Die stärkere Übertragung besteht in den Introjektionen, die den inneren Film zum Anhalten gebracht haben. In diesem Fall kann man nicht mehr aus seiner Rolle aussteigen. Der Patient spielt die Rolle als seine eigene, der Therapeut wird einfach so behandelt, als habe er die andere, ihm zugewiesene Rolle inne. Die Übertragung ist externalisiert.

Um die Übertragung als Thema zu bearbeiten, können Rollenspiele oder Stuhlarbeit eine Meta-Ebene schaffen. Dieses Medium funktioniert wie eine Bühne, und der Therapeut ist ausdrücklich außerhalb der Bühne. Ansonsten kann er zum Mitspieler in der Inszenierung zwischen inneren Kindern und Introjekten werden, denn: zu jedem inneren Kind gehört ein Introjekt, dessen Rolle der Therapeut zugewiesen bekommt.

Eine besondere Form dieser Rollenspiel-Techniken in Kombination mit körpertherapeutischen Elementen stellt die Arbeit mit »beseelbaren Objekten« nach VOGT dar. In diesem Ansatz werden über eine Nachstellung kindlicher Größenverhältnisse mit dafür eigens entwickelten Gegenstände (etwa Spielzeug, intrauterine Räume usw. szenische Regression behutsam angezielt (vgl. Vogt 2004, 2007)).

4.4 Widerstandsfokus und Neubalance

Hier sei eine letzte Metapher eingeführt. Diese soll versuchen, den Widerstandfokus Beziehungsentkopplung in einen Vergleich einzubinden.

Dieser Widerstand ist dadurch gekennzeichnet, dass Täter-Übertragungen Realitätsgewissheit bekommen können. Das kann vom Therapeuten als ihn und seine Interventionen abwehrend empfunden werden, so dass er in das Agieren einer konfrontierenden Gegenübertragung verfällt – oft beschrieben in Therapieverläufen. Dynamisierungen beinhalten diese Gefahr in ganz besonderem Maße.

Lassen Sie uns deshalb den Widerstandsfokus mit einem Albtraum vergleichen:

Von diesem wäre der Patient so überflutet, dass er beim Erwachen immer noch in diesem Geschehen gefangen ist. Er würde Raum, Zeit und anwesende

Personen verkennen, sich unangemessen gegen die vermeintlichen Gefahren wehren oder flüchten, nicht reagieren oder sinnlose Reaktionen zeigen. In diesem Falle wäre es sinnlos, auf diese Impulse zu reagieren, gar etwas klären zu wollen, ihn dafür verantwortlich zu machen ff. Vielmehr wären alle Möglichkeiten angezeigt, ihm dazu zu verhelfen, dass er richtig aufwachen kann. Es wäre wichtig, ihn dabei zu unterstützen, sich zu orientieren, ihm Raum zu geben, eine angstfreie Umgebung und letztlich einen Verstehensversuch des Albtraums anzubieten.

Darüber könnte er den Unterschied zwischen der Handlung im Albtraum und der Realität erfahren und verinnerlichen.

Dieser Albtraum wird durch die verbesserte Sicherheit, dass im Raum des Erwachens die Gefahr scheinbar wie ein Spuk verschwindet, künftig weniger oft und gefühlsintensiv erscheinen können. Als Grunderfahrung wird er solange bestehen bleiben, bis er verstanden worden ist. Die Meidung kann ihn nicht wirklich entmachten.

2.5 Michaela Huber
Auch der Körper dissoziiert. Psychotherapeutische Arbeit mit der Affekt-Kette

Ausgehend vom Konzept der Erlernten Hilflosigkeit bei komplexen Traumastörungen beschreibe ich eine Distanzierungs- und Prozesstechnik: die Arbeit mit der Affekt-Kette, welche helfen kann, durch strukturelle Dissoziation abgespaltene affektive Parts (EPs) zu integrieren.

Traumabedingte Störungen sind häufig buchstäblich schmerzhaft und/oder lähmend, da die Betroffenen, wie Onno van der Hart einmal schrieb, »entweder zu viel oder zu wenig von ihrem Trauma fühlen« (in Huber, 2003a). Gleichzeitig entwickeln viele komplex traumatisierte Menschen durch die Chronifizierung der Symptome eine Erlernte Hilflosigkeit (EH). Dieses ursprünglich von Martin Seligman entwickelte Konzept (Seligman, 2000) lässt sich – auch wenn Seligman selbst diesen Schritt bislang nicht gemacht hat – auch als Folge früher und langjähriger Traumatisierungen verstehen. In der Konsequenz bedeutet dies für die klinische Praxis, dass TherapeutInnen konkret behilflich sein müssen, EH in den KlientInnen zu überwinden und dabei ganz »handfeste« Vorschläge machen und konkrete Verhaltensschritte mit den KlientInnen erarbeiten müssen.

Erlernte Hilflosigkeit entsteht durch chaotische, unberechenbare Ereignisse sowie Schocks (Verlust, Gewalt, akuter Stress) und lässt im Individuum die Überzeugung entstehen, das Endergebnis zukünftiger Ereignisse ebenso wenig beeinflussen zu können wie die Überwindung gegenwärtiger, als aussichtslos erlebter Schwierigkeiten. EH ist als Grundlage vieler depressiver und Angststörungen bekannt und torpediert häufig auch therapeutische Veränderungs-Versuche.

Folglich könnte eine Verbesserung des gegenwärtig vorfindbaren schwierigsten und beeinträchtigsten Symptoms (dies nenne ich im folgenden das »gegenwärtige Hauptsymptom, abgekürzt GHS) in einer KlientIn einen Schritt zur Überwindung der EH bedeuten und die Motivation zur Weiterarbeit in der – häufig ja langfristigen – Traumatherapie bei komplexen Traumastörungen sehr erhöhen.

Leidende Menschen haben aufgrund der Erlernten Hilflosigkeit insgesamt zwar sicher auch einen mindestens ebenso großen Veränderungsdruck wie nicht schwer traumatisierte Mitmenschen; es kommt jedoch zu einer Veränderung der Lernmotivation durch die strukturelle Dissoziation sowie die EH.

Insgesamt kann man drei Motivationen zur Verhaltensveränderung bei traumatisierten Menschen unterscheiden:

1. Eigenes Leid und Kontrollverlust mindern.
2. Positive Ziele erreichen.
3. Negative Konsequenzen vermeiden.

Bei einer chronifizierten Posttraumatischen Belastungsstörung (PTBS) ist die unter 1. beschriebene Veränderungsmotivation zwar vorhanden, aber das eigene Tun blockiert, und zwar zum einen aufgrund der Nicht-Integration von Trauma-Inhalten (Dissoziation); zum anderen durch die in der PTBS enthaltene Konstriktion – den dissoziativen sowie sozialen Rückzug und die Beeinträchtigungen, die sich daraus ergeben. Traumatherapeutisch arbeitende KollegInnen klagen oft darüber, dass auch die unter 2. aufgelistete Veränderungsmotivation bei vielen traumatisierten Menschen – zumindest in den ersten Phasen der Therapie, in der ja schon z.B. Anträge zur PT-Fortführung gestellt werden müssen – schwer formulierbar ist: Positive Ziele können häufig zu diesem Zeitpunkt von komplex traumatisierten KlientInnen noch nicht konkret beschrieben werden; viele Betroffene betonen statt dessen, »es« (Hauptsymptome) solle »weg« sein (»Wenn ich nur nicht mehr so viele Alpträume, so viel Schneidedruck, so schlimme Schmerzen… hätte«) und leben häufig in einem Trauma-Schema: Sie verharren im Unerträglichen und hoffen, dass es wenigstens nicht schlimmer wird, wo sie doch ohnehin schon so oft und zur Unzeit Traumainhalte wieder erleben. Mit anderen Worten: Sie handeln nach der unter 3. genannten Motivation und appellieren gleichzeitig an die HelferInnen, ihnen das Leid zu »nehmen«; sie selbst sehen sich außer Stande dazu. Viele Menschen, die eine Pychotherapie aufsuchen und eine komplexe PTBS haben, stellen damit die Therapeuten vor eine fast unlösbare Aufgabe: Die Therapie so zu gestalten, dass die Hilfesuchenden sich zutrauen, selbst erfolgreich ihr Schicksal in die Hand zu nehmen (Weitere Ausführungen unter *www.koerperpotenziale.de*).

Bei traumatisierten Menschen ist der zentrale Affekt des jeweiligen Hauptsymptoms ein »EP«, wie die strukturelle Dissoziationstheorie (van der Hart et al, 2006) dazu sagen würde: Ein »emotionaler Part« in der Persönlichkeit, dissoziativ abgespalten durch traumatischen Stress.

In der strukturellen Dissoziationstheorie, die durch neurobiologische und neurophysiologische Studien bestätigt wird, geht man davon aus, dass traumabedingte Störungen stets eine Desintegration in der Persönlichkeit – eben eine strukturelle Dissoziation – zur Folge hatte. Wer das Trauma nicht integrieren kann, sondern eine PTBS bekommt, hat eine chronifizierte Aufspaltung in einen funktionierenden Persönlichkeitsanteil, der »anscheinend normal« ist und abgekürzt ANP genannt wird, und einen oder mehrere emotionale Persönlichkeitsanteile, so genannte EPs, die stets trauma-nah reagieren. Kurz gefasst können beide Bereiche der Persönlichkeit so beschrieben werden:

Die ANP ist das Alltags-Ich bei PTBS. Sie hat Amnesien für Trauma-Inhalte, fühlt sich den Extremstress-Ereignissen entfremdet: »Das ist mir nicht passiert«, »Das hat mir nichts ausgemacht«, »Das habe ich längst verarbeitet…«, ist affektiv betäubt, aber auch weniger stressresistent. Häufig haben wir es in der Psychotherapie damit zu tun, dass die ANP uns den Auftrag gibt, die EPs »wegzumachen«, da »alles gut wäre, wenn ich das nicht hätte«, und wir diesen Auftrag umdefinieren müssen in einen der Integration: »Ich will es verstehen und loslassen«.

Die EP(s) sind affektiv zu hoch oder zu niedrig geladene tauma-nahe Zustände, die, wenn sie denn kognitiv sich äußern könn(t)en, folgendes zum Beispiel zum Ausdruck bringen: »Nichts wie weg!« (Flucht-EP); »Ich mach dich fertig!« (Kampf-EP); »Ich komme hier nicht raus!« (Freeze-EP); »Hilf mir doch!« (Bindungsschrei-EP); »Nimm mich und mach mit mir, was du willst« (Unterwerfungs-EP); »Nichts geht mehr« (Totaler Zusammenbruch-EP); »Lasst mich bloß in Ruhe!« (Rückzug und Erholungs-EP).

In der komplexen posttraumatischen Belastungsstörung äußert sich diese Aufspaltung in chronifizierten Problemen wie:

* Affekt- und Impulskontrollstörung (ein Leitsymptom)
* Dissoziativen Störungen

- Selbstwertproblemen (Erlernte Hilflosigkeit; Opfer-Identität, mangelnde Selbstfürsorge)
- Bindungsstörungen sowie
- der Schwierigkeit, einen Sinn im Leben zu finden.

(Weitere Ausführungen unter *www.koerperpotenziale.de*)

Traumatherapie wird immer Stabilisierungstechniken anwenden, um die Struktur der KlientIn zu verbessern; diese ist für die Therapie wichtiger als der Inhalt der Traumatisierungen. Die KlientIn wird also im Alltag funktionieren müssen, diese Funktionalität im Alltag soll sogar noch verbessert werden; gleichzeitig wird daran gearbeitet, dass die Alltags-ANP mehr Toleranz für die »schrecklichen«, abgewerteten und gefürchteten »Zustände« der EPs entwickelt und diese als Teile ihrer Persönlichkeit begreift, die verstanden, integriert bzw. losgelassen werden. Mit den EPs, die ja aus Zuständen, Anteilen und Täterintrojekten bestehen, muss ebenfalls eine Beziehung hergestellt werden. Häufig sogar direkt: »Dann fragen wir doch den Unterbauchschmerz: Lieber Unterbauchschmerz, wir hören hier zu: Gibt es etwas, dass Du uns erzählen kannst?« Hier sind imaginative Techniken wichtig wie Innerer Garten/sicherer Ort für gefährdete ANP und EP-Zustände; Ressourcen- und Belastungsdiagramm, innere Landkarten, und falls es sich um Ego-States oder eine dissoziative Identität handelt: Teile-Arbeit mit den EPs.

Wann ist es möglich, am gegenwärtigen Hauptsymptom konkret verändernd zu arbeiten? Hier einige Testfragen:

1. Kann die KlientIn im Alltag etwas Bedrohtes in sich in Sicherheit bringen? (An den sicheren Ort, in den inneren Garten etc.)
2. Kann sie bei Körpersymptomen unterscheiden, ob sie »von heute« oder »von früher« sind (bzw. welcher Prozentsatz »von heute« bzw. »von früher« ist)?
3. Verletzt sie sich nicht mehr tief? Keine (para-)suizidalen Handlungen mehr? Besseres Stresscoping insgesamt?
4. Kooperieren bzw. tolerieren alle wichtigen Anteile (auch Täterintrojekte) die therapeutischen Fortschritte und haben ausreichend guten Kontakt zur TherapeutIn?
5. Wird die KlientIn in ihrer therapeutischen Arbeit durch PartnerIn oder FreundIn etc. positiv unterstützt? Sonst ist es sehr hart.
6. »Darf« sie »es« jetzt wissen, die Zusammenhänge zu »früher« erkennen; auch die ANP?

Wichtiger Meilenstein in der Arbeit mit dem gegenwärtigen Hauptsymptom ist die Exploration mit Hilfe der Screen- oder Bildschirm-Technik. Hier einige Hinweise, wie derart mit dem GHS gearbeitet werden kann:

1. ANP und EPs befragen (etwa durch ideomotorische Fingersignale, innere Verhandlungen etc.), ob es jetzt in Ordnung ist, etwas mehr über die Zusammenhänge des GHS zu wissen.

2. Das GHS beschreiben, ohne »hineinzugehen«. Etwa so: »Was macht gegenwärtig den größten Veränderungs-Druck, was soll sich unbedingt verändern in Ihrem Leben?« Und dann: »Wenn Sie daran denken, dass Sie das ja gelegentlich oder oft haben, mit welchem Gefühl und welchem Körpergefühl ist das verbunden? Bitte den Affekt, also Gefühl und Körpergefühl, sozusagen »in die Hand nehmen«, nicht hineingehen, sondern nur wie das Ende eines roten Fadens in die Hand nehmen«; etc. Wenn es sich um abgespaltene Kind-Anteile handelt, werden diese u. U. imaginativ »auf den Schoß«, »in den Arm« oder »an die Hand« genommen.

3. Die Affekt-Stärke bestimmen: »Wie stark ist das Gefühl gerade?« Skala von 1–10. Bitte, den Affekt so wenig wie möglich fühlen, sobald man ihn »in/an die Hand nimmt«. Es reicht, wahrzunehmen, dass er da ist. Nur arbeiten, wenn die Affektstärke zu Beginn des Explorierens nicht über moderate »5 von 10« (oder wenn man eine Heizungsthermostat-Skala nehmen möchte: 3 von 5) hinausgeht.

4. Bitte an »alles innen«, mitzuhelfen; Etablierung eines Stopp-Zeichens.

5. Alles, also alle Anteile, Bereiche und Fähigkeiten der KlientIn, die bei dieser Arbeit nicht dabei sein müssen, in Sicherheit bringen (an sichere Orte…).

6. Ressourceninstallationen nutzen (innere Beobachter und Helfer, die es schon gibt, innere weise Gestalten, Schutzengel, abschirmende Mauern, Schutzhäuser, diverse innere Orte; »Schleusen«, durch die etwas erst muss, bevor es an »der Oberfläche des Bewusstseins wahrgenommen werden kann«; innere Krafttiere, die herbeigeholt werden etc. (Siehe Huber, 2003b).

7. KlientIn soll sich einen Bildschirm (Monitor) und ein Speichergerät (Video- oder DVD-Recorder unter dem Monitor) vorstellen; evtl. auch tatsächlich vorhandene Geräte zur Unterstützung der folgenden Imagination verwenden.

8. Instruktion: »Es geht nur um »Spots« von bestimmten Szenen, in denen der Affekt, den Sie da in die Hand genommen haben – also diese Verbindung von dem Gefühl und dem Körpergefühl – vorgekommen ist. Es genügt völlig, von ganz Weitem kurz auf die Szene zu schauen und ein Standbild davon zu machen; wir reihen also, von heute an rückwärts

schauend, szenische Bilder aneinander, die mit diesem Affekt zu tun haben, angefangen bei der letzten Szene, in der es vorkam – vielleicht heute oder gestern oder... – und dann immer ein wenig weiter nach vorn, vielleicht zu vorgestern oder letzter Woche, vor zwei Wochen, vor ein paar Monaten, und so weiter – bis wir vor das allererste Mal kommen, bevor es genau diese Verbindung von Gefühl und Körpergefühl zum ersten Mal gab.« (Bei dissoziativen Anteilen: »Wo überall dieses Kind im Vordergrund war«; etc.)

9. Da es nicht darauf ankommt, in das Gefühl hinein zu gehen, sondern es im Gegenteil den szenischen »Spots« zugeordnet werden soll, sind vorher eingeübte Reorientierungsmöglichkeiten bei der Hand (das Riechfläschchen für die KlientIn, die eingeübten kurzen Blickwechsel zwischen KlientIn und TherapeutIn, bis hin zu allen Reorientierungsmöglichkeiten, über die die TherapeutIn verfügt.) Hier kann der Hinweis an die KlientIn lauten: »Sollten Sie sehr intensiv mit etwas beschäftigt sein, ist es dann in Ordnung, wenn ich Sie bitte, sich von dem jeweils gerade gesehenen Bild abzuwenden und mich kurz anzuschauen, vielleicht einmal den »Aus-Knopf« auf der (imaginären) Fernbedienung zu drücken und sich erst einmal wieder gut im Hier und Jetzt zu orientieren? Es kommt nämlich darauf an, dass Sie gleichzeitig richtig »Hier« sind und kurz die Bilder wahrnehmen, wo – in welchen Szenen – dieser Affekt/Anteil aufgetaucht ist...«

10. Nun mithilfe der Bildschirm-Technik in der Zeit zurück gehen: Wann war es das letzte Mal? Dann: Wann war das letzte Mal vorbei? Anweisung dazu: »In gewisser Weise ist es ja noch nicht vorbei, das wissen wir ja, aber wann hatten Sie beim letzten Mal das Gefühl: So, jetzt fühle ich nicht mehr das (Affekt beschreiben), sondern bin in einem anderen, entspannteren, Zustand« (Bei Ego-State oder Dissoziativer Identität: Wann war der Anteil nicht mehr im Vordergrund? Und wie war es dann, wenn es entspannter war?). Dann weiter in der Zeit zurück: Wann war es das vorletzte Mal, und davor, und davor...? Die TherapeutIn hilft, dass es nur »ein kurzer Spot ist, als würden wir ein Polaroid-Foto von der Szene machen«; dann weiter: Und vorher, gab es auch davor schon eine Situation, in der das Gefühl auftauchte? Und davor, und davor....

11. Wenn möglich, die Szene »vor dem ersten Mal« am Ende anpeilen, und dort den »Film« ausblenden; ihn dann imaginativ in einen Tresor oder ein anderes Behältnis tun, wo er »bis zum nächsten Mal sicher ist«.

Optimal ist die Exploration, wenn die Affekt-Kette möglichst vollständig ist; sie ist dann »geschlossen«, wenn es ein möglichst positives Bild gibt »Vor dem ersten Mal«, und am Ende ein möglichst positives Bild »Nach dem letzten Mal«. Um diese Kette zu symbolisieren, ist es auch möglich, dass die KlientIn Szene für Szene je eine Holzperle auswählt, die sie auf einen Faden aufzieht. Ein solches konkretistisches Vorgehen – man kann danach nämlich die ganze Kette buchstäblich »einmal bis zum nächsten Mal weglegen« – empfiehlt sich besonders bei KlientInnen, die nicht gut symbolisieren können (ihren Störungsschwerpunkt bei sehr frühen Traumatisierungen haben) und/oder sich sprachlich schwer ausdrücken können. Das Aufreihen der »Perlen auf die Schnur« ermöglicht dann auch jeweils das Loslassen der Szene und das innerliche Weitergehen zur nächsten, vorherigen Szene.

Durch das Aufreihen der Szenen wird der Affekt raum-zeitlich zugeordnet; dabei wird der TherapeutIn und vor allem der KlientIn deutlich, welche ungelösten Stress-Ereignisse (es müssen keineswegs immer Traumatisierungen sein) das Symptom/den Affekt/den Anteil ausgelöst haben, wie die Wiedererlebens-Situationen waren, in welche Richtungen sich der Affekt verstärkt, abgeschwächt, verändert hat und wann »das erste Mal« war.

Bei schwersten Traumatisierungen kann es sein, dass die KlientIn erst nur Symbole für diese Szenen aufreiht (die Badezimmertür mit Fünf; das Kinderbett mit Vier; der Familien-Esstisch mit Drei...). Es können Lücken gelassen werden; es können zwischendurch auch – das ist sogar häufig so – viele Bilder aus unterschiedlichen Altern der Klientin plötzlich kommen (»Jetzt kommen ganz viele Bilder, das war ganz, ganz oft so«); hier kann man einfach die Instruktion geben: »Alle die Bilder dort hinten auf den Monitor, die nehmen wir alle mit, die kommen alle auf den Film, sie sortieren sich dann automatisch in der Zeit...«)

Durch die Konzentration auf einen einzelnen Affekt, der beobachtet (»in bzw. an die Hand genommen«) wird, und durch die Screen-Methode, wird insgesamt ein begrenztes Arbeiten möglich. Falls Gefühle auftauchen, genügt oft der Hinweis: »Nur die Bilder, die Gefühle bitte noch so weit wie möglich zurück, es geht hier nur um die Bilder...«. In der Regel kommt es bei der Auflistung der »Spots«, »Szenen« oder »Standbilder« jeweils zu einem kurzen Anstieg der Affektstärke; diese kann zur Sicherheit immer wieder zwischendurch abgefragt werden; falls sie über 8 geht, sollte eine Reorientierung erfolgen; ggf. ist die KlientIn, wenn sie sich beruhigt hat, wieder in der Lage, mit deutlich reduzierter Affektstärke die Screen-Arbeit fortzusetzen. Wenn der »Film verpackt« ist, empfiehlt es sich, die Affektstärke noch einmal zu messen. Dabei kann es sein, dass sie noch relativ hoch ist; dann sind weitere reorientierende und beruhigende Interventionen sinnvoll (Progressive Muskelentspannung; Atemübungen, Licht- und Klärungsübungen) und es sollte noch einmal versichert werden, dass die »Kette im Behältnis« bleibt.

Häufig empfiehlt es sich auch, der KlientIn zu sagen: »Fall Sie wieder daran denken sollten, denken Sie vielleicht an den Film/die Kette, die Sie hier deponiert haben, und fügen Sie einfach an diesen Ort alles hinzu, ohne es noch näher anzuschauen; es reicht völlig, dass Sie es hierher hinzufügen, es wird sich schon einfügen in den Kontext des Films/der Kette; wir schauen dann nächstes Mal, was wir weiter damit tun sollen.«

Sehr oft kommt es nach dem Distanzieren des Films/der Kette in ein Behältnis zu einer erheblichen Erleichterung bei der KlientIn; einem deutlichen Entlastungsgefühl und einer verringerten Affektstärke. Anleitung für die Zeit bis zur nächsten Sitzung könnte dann sein: Die Distanzierung ermöglicht eine »Pause«, in der etwas anderes auch einmal wahrgenommen werden kann; bitte einfach in der Zwischenzeit auf die Veränderung achten; alles beschreiben und ggf. notieren, das sich »anders« anfühlt.

In der nächsten Sitzung kann dann entweder festgestellt werden, dass der Film/die Kette noch weiter »dort« (im Behältnis) bleiben oder dass damit weiter gearbeitet werden soll. Wenn letzteres der Fall ist, könnte jetzt der Frage nachgegangen werden:

Darf es sich jetzt verändern? Darf das GHS »weggehen«? Häufig hat ja das Hauptsymptom eine Aussage, die verstanden werden soll. Es erzählt eine Geschichte, die angenommen, integriert, verstanden werden möchte. Manchmal handelt es sich sogar um ein regelrechtes »Lebensthema«. Es ist nach der Distanzierung also zu fragen, und das ist eine Diskussion auf der inneren Bühne der KlientIn, die zu führen ist: Darf »es« sich jetzt (noch mehr) ändern? Erst wenn diese Diskussion ein eindeutiges Ja ergibt, sollte das Prozessieren des Affektmaterials, das nun in raum-zeitlicher Ordnung vorliegt, durchgeführt werden. Wobei zu sagen ist: Da die wenigsten KlientInnen ihren Affekt völlig affekt-frei explorieren können, ist neben der »hippocampalen« raum-zeitlichen sowie teilweise auch schon im ersten Durchgang episodisch-semantischen Zuordnung durch die Screen-Technik auch bereits ein Stück Prozessarbeit geschehen, die nun evtl. fortgesetzt werden kann – manche KlientInnen sind jedoch schon mit dem ersten Durchgang (Affektkette herstellen und distanzieren) ausreichend zufrieden und wenden sich anderer struktureller Innenarbeit zu.

Das (weitere) Prozessieren des Affekt-Materials kann etwa so erfolgen:

1. »Film« (Kette) noch distanziert im Behältnis lassen.
2. Welche wesentlichen Gedanken, Gefühle, Körperempfindungen »werden da eine Rolle gespielt haben«? Hier hilft es oft, sich des Ausdrucks »Hot spot« zu bedienen, oder den Ausdruck von Onno van der Hart: »patho-

gene Kerne« (v. d. Hart, 1995) zu erläutern. Hier geht es also um alles, was an dem distanzierten Material affektiv noch »heiß« ist.

3. Ggf. das BASK-Modell zu Hilfe nehmen: B – haben wir alle wichtigen Situationen oder fehlt noch etwas? A – welche Gefühle werden da wohl eine Rolle gespielt haben? S – welche Körpergefühle und Sinnesqualitäten? K – welche Gedanken und Bewertungen? Aus dieser Sammlung das »Heißeste« heraussuchen.

4. Instruktion: Jetzt geht es um das Verstoffwechseln des Affekts bzw. des Elementes, das besonders »heiß« war und ist. Hier geht es darum, dass die Alltagsperson (ANP) realisiert: »Das habe ich erlebt.« Die EP reicht sozusagen der ANP die Hand und erzählt und so kann die ANP es verstehen und zuordnen, und die EP wird entlastet.

5. Wiederum vorher alles innerlich in Sicherheit, das nicht dabei sein muss. Ressourcen versammeln, sich gestärkt fühlen, einmal anschauen und verstehen.

6. Es geht wirklich darum, es zu »verstehen«, nicht darum, noch einmal hineinzugehen! Der entscheidende Faktor ist das Zuordnen des Affekts, nicht nur kognitiv (»Ich weiß, dass es zu dem Ereignis gehört«), sondern auch im Affekt selbst: da gehört er hin. Dem Körper und dem Gefühl also ebenfalls zu ermöglichen, den Affekt zuzuordnen und aus dem aktuellen Lebensgefühl in eine Erinnerung zu verwandeln.

7. Wenn Stopp-Signal wieder etabliert, und innerlich die Zustimmung zur Weiterarbeit eingeholt wurde:

8. Film einlegen, und zwar bei dem »Punkt vor dem ersten Mal«.

9. Nun von vorn nach hinten den »Film« /die Kette durchgehen: Von der Szene vor dem ersten bis zur Szene nach dem letzten Mal.

10. Es reicht völlig, auf der »Heizungsthermostat«-Skala den Wert 3 zu fühlen, mehr braucht es nicht, um den Affekt zu integrieren. (Bei einer Skala von 0–10 etwa kurz über 5).

11. Nun kurz jede Szene anpeilen, kurz den Affekt dazu fühlen, dann weiter zur nächsten in der Zeit, zur nächsten, zur nächsten… bis zu der letzten und dem Punkt nach dem letzten Mal.

12. Testfrage: Wie viel Prozent vom Original-Affekt war das?

13. Falls deutlich unter 100 Prozent: Noch einen Durchgang vorschlagen.

14. Nicht mehr als drei Durchgänge pro Sitzung.

15. Reorientieren, Erfolge feiern, möglichst im gesamten »Alltags- plus Innen-Leben« (also ANP-EP-Bereich).

16. Affektstärke messen.

Im Unterschied zur üblichen komplexen seriellen Traumasynthese (van der

Hart, 1995; Huber, 2003b) ermöglicht dieses Vorgehen, sich nur auf den Affekt des gegenwärtigen Hauptsymptoms, also auf einen wichtigen EP zu konzentrieren, statt die ganzen Traumatisierungen bearbeiten zu müssen.

Falls die KlientIn mit der Holzkette gearbeitet hat, kann sie die Perlen nach dem letzten Durchgang im Screen noch einmal Perle für Perle vom Band oder Faden nehmen, auf das bzw. den sie die Perlen aufgezogen hatte. Manche KlientInnen mögen es auch, als Symbol dafür »Jetzt habe ich es geschafft« sich eine besonders schöne andere Perle auszusuchen, sie auf das Band zu fädeln und dies eine Weile um den Hals zu tragen – als stolzen Hinweis darauf, dass sie ihren EP wertschätzt (aus dem Affekt gelernt hat, ihn anerkennt) und das Leid losgelassen, dafür eine andere »Perle gefunden« hat.

Im Unterschied zum Gesamttrauma-Prozessieren ermöglicht das Affekt-Prozessieren mit der Affektkette:

- Entlastung in das gegenwärtig belastendste Symptom zu bringen;
- nur das Symptom (EP) zu prozessieren, nicht das ganze Trauma bzw. die ganze Abfolge von Hochstress-Erfahrungen;
- Erlernte Hilflosigkeit ein Stück weit zu überwinden;
- nach dieser Arbeit der KlientIn, etwas zu tun, was sie vorher nicht konnte;
- eine Erhöhung der Selbstwirksamkeit bei der KlientIn;
- verbesserte ANP-EP-Kontakte und
- eine Verbesserung der therapeutischen Kooperation.

Insgesamt empfiehlt es sich, auf folgende Punkte während der Arbeit zu achten:

- Erkennen – *Anerkennen* – Verändern: Ohne aus der Geschichte des Affekts/des EPs zu lernen, ihn/sie anzuerkennen und zu integrieren, kommt keine wirkliche Veränderung zu Stande.
- Immer wieder müssen auf der inneren Bühne – nicht selten im »Als-Ob-Handeln«, bevor »es wirklich getan wird« die Fragen geklärt werden, ob es sich jetzt ändern darf, was an die Stelle des altvertrauten Affekts kommen könnte/sollte, und was es braucht, damit der Prozess einen guten Verlauf nimmt. Diese strukturierende Arbeit ist der Kern jeder Trauma-Psychotherapie.
- Man kann die Anweisung geben: »Das Unbewusste möge uns bei der Arbeit hier helfen: Wenn wir hier wirkungsvoll sind, müsste das Symptom reagieren«. Das GHS wird also als Maßstab der Veränderung genommen.

- Die Symptomverbesserung ist entscheidend. Bessert sich das Symptom nicht, »haben wir etwas übersehen oder es ist etwas rückgängig gemacht worden, oder…«. Dann muss neu exploriert werden (Achtung auf Täterintrojekte! Der »Geist der stets verneint« muss in die Arbeit einbezogen werden.)
- Oft muss die Stelle des GHS anders »besetzt« werden, da sonst die Gefahr der Symptom-Verschiebung besteht.
- Gute, erreichbare Ziele vorher anpeilen: »Wenn wir gut gearbeitet haben, was könnte dabei herauskommen«. Die Antwort muss attraktiv sein.
- Häufig verläuft die Therapie nach dem »Sanduhr-Prinzip«: Es wird in der Therapie etwas bearbeitet (Sand rieselt durch), schon »drückt das nächste nach«. Gerade bei Komplextrauma bedeutet das immer wieder auch:
- Es muss flexibel gearbeitet werden: Ein Stück Arbeit an Thema A, dann wieder ein Stück an Thema B, zwischendurch ein Stück an Thema C, D, E und F, dann kann A gelöst werden, dann muss zu F und G zurückgekehrt werden….

Schlussbemerkung: Mithilfe der Affektkette und deren Distanzierung bzw. der Prozessierung kann sich die strukturelle Stabilität der Persönlichkeit der KlientIn deutlich verbessern, ebenso ihre Kompetenz und ihr Selbstwertgefühl sowie das Gefühl der inneren Kohärenz. Die Fähigkeit steigt, schwieriges Material und Konflikthaftes aus der Distanz zu beobachten und zu verstehen. Eine zentrale Fähigkeit wird angeregt, die unerlässlich ist für die Überwindung komplexer Traumastörungen: Metakognitionen über sich anzustellen: Wie bin ich geworden; wie hängen die Dinge zusammen, was brauche ich, um mich zu verändern….?

Die Entlastung von stark in die Gegenwart ragendem Affektmaterial ermöglicht neues Lernen, das bringt Freude und verbessert die Resilienz. Auch bei der TherapeutIn.

2.6 Christoph Hübener
Einbeziehung von Ausdauersportarten in die ambulante Psychotherapie

1 Einleitung

Ich begann mich 1977 mit dem Zusammenhang von Körper und Psyche zu beschäftigen, ohne dass ich dies geplant hatte und zunächst auch ohne dass es mir bewusst war, indem ich eine Ausbildung zum Tanzpädagogen absolvierte. Im Rahmen dieser Ausbildung bekam ich Kontakt mit dem neuen künstlerischen Tanz, der auf Isodora Duncan zurückgeht. Ich lernte in mich hinein zu fühlen, lernte die Quelle der inneren Bewegung finden und sie in äußere Bewegung umzusetzen. Dieses Suchen, Warten auf ..., Streben und Zulassen ist eine Art Tätigkeit. Es ist eine Art, sich auf etwas zu beziehen, was aus dem Inneren wächst.

Zum Abschluß der Ausbildung, ich studierte bereits Psychologie, choreographierte und vertanzte ich das Thema Schizophrenie. Während der Ausbildung hatte ich auch die Erfahrung gemacht, daß körperliche Bewegung Emotionalität hervorruft und Emotionalität zum körperlichen Ausdruck drängt. Bei meinem Prüfungstanz war es mir offenbar gut gelungen, beides energetisch fließen zu lassen, denn ich wurde am Ende besorgt und gleichzeitig belustigt von der Prüfungskommission gefragt, ob ich denn jetzt wieder normal sei.

Ein weiteres Schlüsselerlebnis waren die Aufführungen des thematischen Tanzes »Der Bauernkrieg«, 1982/83 durch das Tanzensemble der TU Dresden, dessen Mitglied ich inzwischen war. Der 90-minütige Tanz schilderte die Ereignisse des Bauernkrieges und das damit verbundene Elend der bäuerlichen Bevölkerung. Im Schlussbild des Tanzes lag ich als Mitglied einer ermordeten Bauernschaar auf dem Boden und wir Männer wurden von den Frauen betrauert. Der sehr aufwendige Tanz wurde nur sehr selten aufgeführt. Regelmäßig im Schlussbild weinte ein Teil der Frauen und der »toten« Männern »echt«. Über körperliche Bewegung, thematisch mit Trauer befasst, wurde eigene Trauer offenbar angetriggert.

Daraus entstand die Idee, über Tanz Patienten das Finden, Zulassen und das Ausdrücken von eigener Emotionalität zu erleichtern. Ich war zur damaligen Zeit 1986 Leiter einer Suchtklinik und so setzte ich das Tanzen sowohl in der unmittelbaren Entwöhnungstherapie, aber vor allem in der Nachbetreuung ein. Dass Tanzen auch eine Möglichkeit darstellt, soziale Ängste zu überwinden, will ich hier nur am Rand erwähnen. Mit der politischen Wende war die Tanztherapie aber aus organisatorischen Gründen nicht mehr möglich durchzuführen.

Es folgte eine Zeit, in der mein Körpergewicht zunahm.

1998 hatte ich die Nase voll, als ich bei einer Körpergröße von 172 cm über 80 kg wog und begann zu laufen. Am Beginn mußte ich nach 200m Laufen aufgrund mangelnder Kondition ins Gehen wechseln; ich gab aber nicht auf. 1999 wollte ich mit meinem Bruder, geschäftlich in New York weilend, zu Fuß über die Verrazano-Bridge. Wir erfuhren, dass man zu Fuß nur mit dem New York Marathon über diese Brücke laufen kann. Wir fassten den Beschluss, dass wir uns den Marathon als Ziel setzen. Eine persönliche Teilnahme an einem Marathon war so unvorstellbar, wie persönlich zum Mond zu fliegen. Wir trainierten; mein Bruder in Leipzig und ich in Mecklenburg. Zwei Jahre später kehrte ich mit meinem Bruder nach New York zurück und wir liefen den New York Marathon. Zwei Jahre zielstrebiges Training fanden ihren unbeschreiblichen Höhepunkt.

Von 1999 bis 2002 absolvierte ich eine Ausbildung in analytischer Körperpsychotherapie bei bei Herrn Dr. Maaz. Ich begann in meiner eigenen psychotherapeutischen Arbeit, verstärkt den Körper als Diagnostikum und Therapeutikum einzubeziehen. Inzwischen arbeitete ich über 10 Jahre in eigener psychotherapeutischer Praxis.

1998 lud mich ein befreundeter Kollege zu einem Triathlon ein. Bei diesem Triathlon entstand die Idee, jedes Jahr Kollginnen und Kollegen zu einem Psychotherapeutentriathlon einzuladen. Mittlerweile hatten wir beide unabhängig voneinander die positive Auswirkung von Ausdauersport auf unsere physische aber auch psychische Gesundheit festgestellt. Aus diesem Psychotherapeutentriathlon entstand die Psycho-Flitzer-Bewegung.

Die »Psycho-Flitzer« sind ein loser Zusammenschluss von approbierten ärztlichen und psychologischen Psychotherapeuten, die selbst auf volkssportlicher Ebene Sport treiben und die körperliche Bewegung in ihre psychotherapeutische Arbeit einbeziehen. Sie arbeiten entweder als angestellte Psychotherapeuten in Beratungsstellen/Kliniken/Reha-Einrichtungen oder in eigenen psychotherapeutischen Praxen. Die Mitglieder der »Psycho-Flitzer« sind Vertreter unterschiedlicher therapeutischer Verfahren (Verhaltenstherapie, tiefenpsychologisch fundierte Psychotherapie, psychoanalytische Psychotherapie, neuropsychologische Therapie). Sie eint die Überzeugung der wechselseitigen Beeinflussung von körperlichen und psychischen Prozessen und sehen körpertherapeutische Interventionen, wie es zum Beispiel Sport treiben darstellt, als einen möglichen und wichtigen Bestandteil von psychotherapeutischen Behandlungsprozessen.

Eine intendierte Integration von Ausdauersport in ambulante psychotherapeutische Behandlungen praktiziere ich seit 3 Jahren

Bevor ich zu meinen Erfahrungen und Untersuchungen bezüglich der Integration von Ausdauersport in ambulante Psychotherapien zu sprechen komme, möchte ich noch auf den Selbsterfahrungsaspekt von Ausdauersport für Psychotherapeuten kurz eingehen.

2 Ausdauersport für Psychotherapeuten

In den 9 Jahren, in denen ich nun laufend, schwimmend und Rad fahrend in Bewegung gekommen bin, habe ich bisher an 10 Triathlonwettkämpfen vom Fun-Triathlon bis zur olympischen Distanz und an 19 Marathon- und Ultramarathonwettkämpfen teilgenommen. Der letzte Lauf war vor 10 Tagen der Supermarathon beim Rennsteiglauf über 72 km, den ich nach 54 km aufgrund von Kniebeschwerden abbrechen musste, da ich etwas übers Knie brechen wollte, nämlich den Lauf in 7 Stunden zu schaffen. Mein erstes Ausscheiden aus einem Lauf – eine wichtige Erfahrung. Der bisher längste Lauf war der Lauf »Rund um die Müritz« mit 78 km und der bisher heißeste Lauf mit 31 Grad im Schatten war ein Marathon auf Barbados. Der emotionalste Lauf war der New York Marathon; der landschaftlich schönste Lauf war der Two Ocean Marathon in Kapstadt und der Lauf mit den meisten Zuschauern war der Peking-Marathon. Der Lauf mit den größten Anstiegen war der Super-marathon im Rahmen des Rennsteiglaufes, den ich vor 3 Jahren schon einmal gelaufen bin. Dieses Jahr nehme ich am Europacup der Ultramarathonläufe teil. Mein Trainingspensum beträgt zwischen 4 bis 12 Stunden wöchentlich.

Aufgrund dieser Selbsterfahrung und vielen Gesprächen mit sporttreibenden Kollegen einschließlich meiner Ehefrau möchte ich folgende Auswirkungen des Ausdauersports auf den Körper, die Psyche, Soziales unter besonderer Berücksichtigung der Berufstätigkeit eines Psychotherapeuten benennen.

Körper:
verbesserte Körperwahrnehmung und körperliche Gesundheit, geringere Infektanfälligkeit, optimales Gewicht, gesündere Ernährung, Nikotinmeidung, Alkoholmeidung, Reduzierung des Ruhepulses

Psyche:
Entwicklung von Stolz, narzisstischer Gewinn bei Wettkämpfen, Abbau von Stress und Aggression, Reduzierung von depressiven Zuständen, Aushalten von Schmerz wird vergrößert, Ausdauer in Problembewältigungsprozessen wird größer, Zielstrebigkeit verbessert sich, Fokussierungsfähigkeit wird größer, größere psychische Strukturiertheit, starkes in sich Ruhen

Soziales:
Sporttreiben schafft Sozialkontakte, Vergrößerung des sozialen Netzes

Berufstätigkeit:
1. Eigene Bedürftigkeit, wie zum Beispiel nach Anerkennung, Wertschätzung, nach narzisstischem Gewinn wird weniger von mir als Therapeuten unbewusst in die therapeutische Beziehung getragen, da ich im Ausdauersport ein entsprechendes Lebensfeld habe, indem ich mir diese Bedürftigkeit erfüllen kann.
2. Sehr oft werde ich in meiner Arbeit mit psychischer Unstrukturiertheit bzw. Strukturmangel konfrontiert. Die Gefahr besteht dabei, daß ich meine eigene Strukturiertheit verliere. Der Ausdauersport, durch seine klare

sich wiederholende Bewegungsstruktur hilft mir, psychische Struktur zu schaffen bzw. beizubehalten.

3. Die Zeit des Ausdauersporttreibens ist Meditationszeit. Während des Laufens und Schwimmens (beim Radfahren muß ich mich wohl zu sehr auf den Straßenverkehr konzentrieren) habe ich in den letzten Jahren ganz wesentliche Ideen entwickelt und Erkenntnisse gewonnen.

4. Während des Laufens »schreibe« ich Psychotherapieanträge, Briefe und Vorträge. Auch dieser Beitrag ist ganz wesentlich beim Laufen entstanden. Ich kann Ihnen das Datum sagen; es war der 25.1.07. Ich hatte gerade mit einem Patienten eine Laufstunde gemacht (ich lief mit einem Ägypter durch einen deutschen weißen Winterwald) und danach lief ich für mich noch etwas weiter. Da entstand die Gliederung.

3 Die Integration des Ausdauersports in die ambulante Psychotherapie

3.1 Methodik

Am Ende der probatorischen Sitzungen, wenn absehbar ist, dass es zu einer psychotherapeutischen Arbeitsvereinbarung kommt, stelle ich Patienten, die an einer depressiven Erkrankung, einer Angsterkrankung oder an Übergewicht leiden, den Ausdauersport als eine zusätzliche Möglichkeit vor – neben der ambulanten Psychotherapie – ihre Erkrankung erfolgreich bewältigen zu können. Bei vorliegendem Interesse des Patienten und keinen somatischen Kontraindikationen wird ein Trainingsplan erarbeitet, der auf dem jeweiligen Fitnesszustand des Patienten aufbaut. Die angebotenen Ausdauersportarten sind Walken/Joggen, Schwimmen und Radfahren. Sehr stark übergewichtige Patienten besuchen zunächst ein Physio-Fitness-Zentrum, mit dem ich zusammenarbeite. Die meisten Patienten beenden ihr Training dort, wenn ihr Gewicht das Joggen zulässt. Hier spielen Geld und der größere Aufwand für das Training die wesentlichste Rolle.

Das jeweilige Trainingsprogramm wird in ein Aktivitätsbuch eingetragen. In dieses Buch trägt der Patient sein jeweiliges Training mit Datum, Zeitdauer und was gemacht wurde ein. Generell wird er nicht auf Tempo, sondern auf eine möglichst lange Trainingszeit im Pulsbereich zwischen 90 und 135 orientiert. Das Aktivitätsbuch wird einmal wöchentlich am Beginn einer therapeutischen Sitzung zur Kontrolle vorgelegt. Nur wenn angezeigt ist, das Trainingsprogramm zu verändern, gehe ich kurz darauf ein, sonst erfolgt keine verbale Interaktion darüber. Meine bisherigen Erfahrungen mit dieser eher der Verhaltenstherapie zuzuordnenden Vorgehensweise besagen, dass bei Patienten, die bei mir eine tiefenpsychologisch fundierte Psychotherapie oder eine psychoanalytische Behandlung machen, keine Störung der Übertragungs- bzw. Gegenübertragungsentwicklung zu verzeichnen ist. Bei Patienten, die in einer verhaltenstherapeutischen Behandlung sind, stellt das Trainingsprogramm eine Hausaufgabe dar.

Die meisten Patienten entscheiden sich für das Lauftraining.

Wenn sich abzeichnet, dass es Probleme beim Lauftraining gibt, wie z. B. kein Trainingsfortschritt, körperliche Beschwerden, wird ein gemeinsames Training vereinbart. Spätestens jedoch nach 10 selbstständigen Trainingseinheiten. Bei diesem Lauftraining wird zunächst über die zweckmäßige Bekleidung und Schuhwerk gesprochen. Danach erfolgt eine Anleitung zur Erwärmung bevor dann gemeinsam gelaufen wird, wobei der Patient zunächst das Tempo und die Dauer vorgibt. Wenn der Patient das Laufen beendet, erfolgt eine Pulskontrolle. Im folgenden Gehen bekommt der Patient von mir Rückmeldungen über seinen Laufstil und das Lauftempo. Anschließend gebe ich das Tempo vor, was aufgrund der Beobachtungen für den Patienten optimal ist. Fast alle Patienten liefen bisher zu schnell. Nach ca. 5 Minuten erfolgt erneut eine Gehpause und der Patient gibt Rückmeldungen, wie er dieses neue Tempo erlebt hat. In diesem Tempo erfolgt dann der Rücklauf ohne Pause. Vor allem Angstpatienten überwinden hier mit Unterstützung des Therapeuten ihre Angstschwelle. Vergleichbar ist der Vorgang bei Angstpatienten mit einer Desensibilisierung.

Am Ausgangspunkt angekommen, erfolgen zum Abschluss Dehnübungen. Die Dauer einer solchen Einheit beträgt 50 Minuten. Selbstverständlich wird dieses Training bei jedem Wetter durchgeführt.

3.2 Fallbeispiel

Im Oktober 1999 wandte sich eine damals 46-jährige Frau an mich, weil sie Angst habe, die Aufgaben nicht mehr zu bewältigen, wobei sie sich auf die beruflichen Aufgaben einer Geschäftsführerin des Autohauses ihres Mannes bezog. Depressive Verstimmungen habe sie schon seit zwanzig Jahren. Zu DDR-Zeit habe sie leitend im Staatsapparat gearbeitet, nachdem sie Staat und Recht studiert habe. Eine krisenhafte Zuspitzung erfolgte 1998, als ihr Sohn wegen Drogendelikten inhaftiert worden sei. Unmittelbar bevor sich die Patientin an mich wandte, war der Sohn erneut inhaftiert worden.

Die sehr leistungsorientierte Patientin wurde offenbar durch die Handlungsweise ihres Sohnes bezüglich der Erfüllung ihrer mütterlichen Verpflichtungen hinterfragt, was die Krise auslöste. In einer tiefenpsychologisch fundierten Psychotherapie wurde der Behandlungsfokus » Ich habe als Mutter versagt, weil ich zu pflichtbewusst war« auf ödipaler Ebene bearbeitet. Im Ergebnis der Therapie konnte die Patientin die Eigenverantwortlichkeit des Sohnes für seinen Lebensweg besser annehmen und es trat eine deutliche Stimmungsaufhellung ein.

2005 wandte sich die Patientin erneut an mich. Nachdem das Autohaus ihres Mannes 2000 in Insolvenz gegangen war und sie das Autohaus als Eigentümerin übernommen hatte, stand dieses nunmehr erneut kurz vor einer Insolvenz. Sie leide unter ständigen Existenzängsten und könne nur noch unter Psychopharmaka zur Arbeit gehen. Es habe sich eine extreme Selbstunsicherheit eingestellt, die bereits dazu führe, dass sie geschäftliche Verpflichtungen mit sozialen Kontakten vermied, was die Situation des Geschäfts noch prekärer machte. Der Mann sei mittlerweile erwerbsunfähig (Autoimmunerkrankung), sie wohne in einem Haus, was auf den Namen der Tochter läuft. Sie habe das Gefühl, ihr ganzes Leben sei umsonst gewesen. Verschärft würde die Situation noch durch den Vorwurf des Sohnes, dass sie an seiner Straffälligkeit schuld sei, weil er von ihr zu wenig Anerkennung bekommen habe.

Es wurde eine Kurzzeittherapie zur Krisenintervention und zur Überprüfung der Indikation einer psychoanalytischen Behandlung vereinbart. Im Verlaufe der Kurzzeittherapie ging das Autohaus in Insolvenz, ohne dass die Patientin dekompensierte. Nachdem sie bereits vor dem Trümmerhaufen ihrer mütterlichen Fähigkeiten stand, stand die Patientin nunmehr vor dem Trümmerhaufen ihres Autohauses und dies zum zweiten Mal. Die in ihrer Kleinstadt bekannte und angesehene Frau fühlte sich als aussätzige Versagerin, vermied jeglichen sozialen Kontakt, selbst das Einkaufengehen, überließ sie ihrem Mann. Sie schämte sich ihres vermeintlichen Versagens.

Nach der Kurzzeittherapie wurde eine analytische Behandlung beantragt mit der Diagnose: depressive Verstimmung auf dem Boden einer Selbstwertproblematik bei anankastischer Persönlichkeitsstruktur (F32.1; F 60.5). Folgende Psychodynamik fand vor dem Gutachter Billigung:

Im Zentrum der aktuellen Krise stehen die wirtschaftlichen Probleme des Autohauses, was zum Zeitpunkt der probatorischen Sitzungen auf eine Insolvenz zuläuft. Die Patientin erlebt sich zum wiederholten Male im Leben als Versagerin, wobei jedoch die Leistungserbringung den wesentlichen identitätsstiftenden Teil in ihrem Leben darstellte. Es kommt zur Dekompensation.

Genetisch lassen sich die gegenwärtigen Konflikte in Verbindung bringen mit einer ungünstigen familiären Entwicklung. Die Beziehung zur Mutter war schlecht. Sie war offenbar eine Frau, die sich vom Leben benachteiligt sah und die Geburt der Patientin verstärkte dieses Gefühl noch. Die »entzündeten« Familienverhältnisse spiegeln sich in den häufigen Lungenentzündungen der Patientin wieder, die wiederum durch die Krankenhausaufenthalte das emotionale Defizit noch verstärkten. Selbst wenn die Lebensbedingungen in der DDR nicht gut waren, gab es aus wirtschaftlicher Sicht keinen Grund, dass die Patientin bis zum 10. Lebensjahr kein eigenes Bett besaß, sondern es lässt Rückschlüsse zu, dass eine mütterliche Gleichgültigkeit vorlag, was durch das Einnässen auch bestätigt wird. Erschwerend kommt hinzu, dass die Patientin durch einen Blitzeinschlag ein Trauma erlitt. Später bei Gewitter konnte die Patientin sich immer beim Vater im Bett in Sicherheit bringen. Hier wird deutlich, dass es dem Vater offenbar gelang, einen Teil des mütterlichen Schutzes zu geben, was der Mutter nicht möglich war. Die mögliche Kompensation des mangelnden mütterlichen Introjektes durch den Vater wird jedoch von der Mutter durch die Abwertung des Vaters torpediert. Die Patientin wurde beim Vater zur »besseren Ehefrau«, wobei Leistungserbringung der wesentliche Zugang zur Anerkennung durch den Vater war. Diese Orientierung führte dazu, dass sich die Patientin im »mütterlichen Staat« DDR mit klaren »väterlichen Weisungen« beruflich sehr gut entwickeln konnte. Die Vatersehnsucht fand einen Teilersatz im Ehemann. Leistungsorientiert und der sozialistischen Lehre vertrauend (Erziehung der Kinder in sozialistischen Kollektiven ist der elterlichen Erziehung vorzuziehen, um »sozialistische Persönlichkeiten heranreifen zu lassen«) kümmerte sich die Patientin wenig um die Kinder, sondern delegierte die Aufgaben. Sicherlich spielt hier ihre eigene Beziehungseinschränkung mit eine Rolle.

Das im Gleichgewicht befindliche System kollabierte jedoch mit der politischen Wende in der DDR. Die Patientin schied als »rote Socke« aus dem Staatsapparat aus und ging in die Privatwirtschaft, in der ihr wegen Naivität und zu großer sozialer Nachsichtigkeit kein nachhaltiger Erfolg beschieden war. Die erste Insolvenz machte das wirtschaftliche Versagen deutlich. Zeitgleich wurde der Sohn straffällig und konfrontierte die Patientin mit ihrem mütterlichen Versagen. Die ambulante Psychotherapie führte zur Stabilisierung, jedoch ohne den Grundkonflikt (»Ich möchte geliebt werden und schaffe es nicht, dies zu erreichen, weil meine Leistungen unzureichend sind«) lösen zu können. Die zweite anstehende Insolvenz lässt die krisenhafte Zuspitzung seit der Wende eskalieren (»Ich bin nichts«).

Im Mai 2006 begann die analytische Behandlung mit zwei Sitzungen in der Woche. Zwischen der Kurzzeittherapie und dem Beginn der analytischen Behandlung war die Patientin noch zur Kur, in der sie das Töpfern lernte und von der sie auch berichtete, dass ihr die Bewegung gut getan habe. Der Verlauf der Therapie gestaltete sich jedoch zunächst schwierig. Die Patientin war extrem in ihrer Scham behaftet, die immer wieder Gegenstand in den Sitzungen war.

Die Sitzungen quollen vor Selbstmitleid nur so über. Die Patientin fühlte sich als Versagerin, befand sich jedoch trotzdem in der Opferrolle. Es gelang mir zunächst nicht, der Patientin einen Zugang zu ihrer Selbstverantwortlichkeit zu verschaffen. Im Verlaufe der Zeit ergaben sich jedoch zwei Zugangswege. Dies war zunächst das Töpfern. Die Patientin konnte zögerlich Stolz auf ihre Arbeiten entwickeln. Sie bezeichnete das Töpfern als ihre Form der »Beruhigung«. Das Töpfern hatte das Remergil ersetzt. Die Keramikarbeiten und die analytische Arbeit vermochten jedoch nicht, die depressive Verstimmung und die Angst vor sozialen Kontakten abzubauen. Die Analyse blieb an der Oberfläche stecken, ging nicht in die Tiefe und war emotional kaum untersetzt. Sie kam nicht in Fluss. Eine Wende in der Therapie trat erst im Sommer 2006 ein, als ich, anknüpfend an die Erfahrungen an die Kur, der Patientin Ausdauersport »verordnete«. Die mittlerweile 52-jährige Frau war mehr als überrascht; war sie doch das letzte Mal in der Schule gelaufen, wollte sich eh nicht in der Kleinstadt sehen lassen und fühlte sich in ihrem Körper auch nicht wohl (leichtes Übergewicht). Zunächst walkte die Patientin 6 Wochen, ohne dass sich etwas tat. Offenbar forderte sich die Patientin nicht genug. Ich ermunterte sie, zum Laufen zu wechseln. Sie tat dies und nach ca. 4 Wochen begannen sich erste Fortschritte zu zeigen. Die Patientin setzte Psychopharmaka vollständig ab.

Es zeigte sich, dass die Patientin auch nicht gesund werden wollte, weil ihre Erkrankung in der Funktionalität stand, die Pflege der Mutter einzugrenzen.

Der Patientin wurde bewusst, dass sie und der Bruder als Kinder nicht mehr gewollt waren. Die Bedeutsamkeit der Leistungsschiene wird ihr klar und sie kann sich ein Stück mehr mit sich aussöhnen. Sie erkannte, dass sie ihre Identität auch über Macht definiert hatte und dass die vermeintliche Machtlosigkeit zur Identitätskrise geführt hatte.

Im Januar kam es zum gemeinsamen Lauftraining, wie ich es bereits weiter oben beschrieben habe. Neben mir »rollte« eine 53-jährige, wohl proportionierte, mit gesunder Gesichtsfarbe versehende Frau dahin und verblüffte mich mit problemlosem Dauerlauf von 30 Minuten. Ich sprach ihr meine große Anerkennung aus.

Im weiteren Verlauf der Therapie ging die Patientin mit ihren Keramikarbeiten in die Öffentlichkeit. Voller Stolz berichtete sie, dass sie erste Stücke verkauft hat. Mittlerweile wird sie auf ihr Laufen angesprochen und gibt ihre Erfahrungen weiter. Soziale Ängste sind verschwunden. Die Therapie läuft noch. Wir sind an dem Punkt, dass es auch gut war, in Insolvenz zu gehen. Die Insolvenz hat ganz neue Seiten ihrer Persönlichkeit hervorgebracht, die sie sonst nicht entdeckt hätte.

Ebenfalls im Januar 2007 begann die Patientin nach Jahren intensiv nach

Arbeit zu suchen. Sie traut sich wieder etwas zu. Motivation zur Arbeit ist, etwas Geld zu verdienen, um das Haus halten zu können. Nach 4 Wochen hatte die Patientin ihre erste Praktikumsstelle. In der Gruppe der Praktikanten kommt sie sozial gut klar, sie ist beliebt und wegen ihrer Art in Beziehungen zu gehen, geachtet. Die Therapie geht dem Ende zu.

In der Selbstreflexion über die Bedeutung des Laufens äußert sich die Patientin wie folgt:

»Beim Laufen fühle ich mich, als wenn meine Probleme aus mir heraustreten, ich überlege sehr viel dabei, denke aber in dem Moment, irgendwie schaffst Du das schon. Das Laufen »befreit« mich von negativen Gedanken und ich komme motiviert wieder zu Hause an. Es geht mir dann gut. Ich bin stolz auf mich. Ich denke, dass das Laufen ein wesentlicher Grund ist, dass sich meine Depression in den letzten Monaten deutlich zurück entwickelt hat. Ein positiver Nebeneffekt, dass es mir psychisch besser geht, ist, ich fühle mich gut und körperlich total fit, was ich vorher nicht kannte. Das Laufen hat einen wesentlichen Anteil daran, dass mein Selbstwertgefühl gestiegen ist und der Gedanke des »Versagens« für mich nicht mehr die Rolle einnimmt, wie es einmal war. Abschließend kann ich nur einschätzen, dass das Laufen den Menschen verändert und zur positiven Lebenseinstellung beiträgt, was ich vorher nicht gedacht habe und auch nicht geglaubt habe.«

Soweit zu diesem Fallbeispiel.

Eine andere Patientin äußerte den Satz: »Laufen gibt einen Boden unter den Füßen«. Eine andere Patientin äußerte: »Das schönste ist das Fühlen; ich bekomme ein Körpergefühl wieder. Wer weiß, ob ich es überhaupt jemals hatte außer bei Selbstverletzungen. Der Regen … selbst der Muskelkater …. Ich fühle mich!«

3.3 Theoretische Überlegungen:

Am Anfang der theoretischen Überlegungen möchte ich betonen, dass es sich hier bei mir um eine Glaubenssache handelt. Einen wissenschaftlichen Beweis will und kann ich nicht antreten, auch wenn im nächsten Punkt eigene Untersuchungen vorgestellt werden. Sind wissenschaftliche Beweise nötig, wenn wir und der Patient an das glauben, was wir tun? Ist es nicht letztlich der Glaube an etwas, das unser – ich möchte es »Überbewusstsein« nennen – lenkt und uns zu Aktivitäten auf körperlicher und sozialer Ebene führt und so unsere Ziele erreichen lässt? Ist das Wissen der Menschheit darüber nicht in solchen Sprüchen: »Mal nicht den Teufel an die Wand!« oder direkter »Der Glaube kann Berge versetzen« bereits vorhanden?

Aber zurück zu meinen theoretischen Überlegungen.

Der Körper ist lange in der Psychotherapie ignoriert worden. Im westlichen Verständnis sind Körper und Psyche nicht zu vermengen. Eine Ansicht, die ich nicht teile. Nach gegenwärtigem Wissensstand gilt, ohne Körper keine geistige Existenz und psychische Erfahrung in dieser Welt. Ich bin auch mein Körper und meine körperlichen Bedürfnisse sind ein Teil meines vielschichtigen Willens. Körper und Psyche sind Erscheinungsformen desselben Prozesses. Die Körperpsychotherapie versucht beides gleichzeitig im Blick zu haben.

Nach meinen Beobachtungen beschäftigt sich die Körperpsychotherapie meist mit den Auswirkungen von psychischen Prozessen auf den Körper. Unsere Lebensqualität hängt ganz maßgeblich davon ab, wie es uns gelingt, soziale Prozesse im Rahmen der Arbeitsteilung zu gestalten. Psychische Störungen haben Auswirkungen auf unser körperliches Wohlbefinden. Im schlimmsten Fall kommt es zu körperlichen Erkrankungen. Es wird breit diskutiert, inwieweit jede körperliche Erkrankung auch eine psychische Mitverursachung hat. Mittlerweile kann meine Frau, die vor zwei Jahren an Krebs erkrankte, die psychische Mitverursachung ziemlich klar ausmachen. Im Zusammenhang mit ihrer Erkrankung begann ich mich mit der imaginativen Körperpsychotherapie zu beschäftigen. Diese Therapie versucht über Imagination körperliche Prozesse gezielt zu beeinflussen. Beispielsweise waren die Venen meiner Frau nach der vierten Chemotherapie dicht und die 5. Chemotherapie sollte über einen Stunt erfolgen. In den drei dazwischen liegenden Wochen führte meine Frau 3 mal täglich Imaginative Körperpsychotherapie durch. Nach Einstellung einer Tiefenentspannung stellte sich meine Frau vor, wie eine Putzkolonne ihre Venen reinigte. Nach der Putzkolonne schickte meine Frau immer noch eine Pflegekolonne durch, die die strapazierten Venen einschmierte. Nach vier Wochen lief die Chemotherapie zur äußersten Überraschung des Arztes problemlos in die Venen meiner Frau. Dies hatte er in seiner beruflichen Tätigkeit noch nicht erlebt. Bei der Imaginativen Körperpsychotherapie steuern wir bewusst über unsere Psyche körperliche Prozesse, was wir letztlich beim Autogenen Training auch machen.

Es gibt aber noch eine andere Seite der Körperpsychotherapie, die nicht so sehr im Fokus der Aufmerksamkeit steht, in der wir über Bewegung psychische Empfindungen auslösen. Ein Beispiel ist hier die kommunikative Bewegungstherapie, wobei diese eine Mischform darstellt, da nonverbale Kommunikation erfolgt.

(Weitere Ausführungen unter *www.koerperpotenziale.de*)

3.4 Untersuchungsergebnisse

Im Januar/Februar 2007 habe ich in der Praxis meiner Frau und in meiner eigenen Praxis Untersuchungen zum Einfluss von Ausdauersport auf eine ambulante Psychotherapie mittels eines von mir entwickelten Fragebogens durchgeführt.

In beiden Praxen werden die Therapiemethoden Verhaltenstherapie und Tiefenpsychologisch fundierte Psychotherapie angeboten. In der Praxis Güstrow, die von mir geführt wird, noch zusätzlich Psychoanalytische Therapie. In der Praxis Güstrow wird in den probatorischen Sitzungen auf die Möglichkeit hingewiesen, begleitend Ausdauersport zu betreiben, und zu Ausdauersport aktiv angeregt; in der Praxis Neu Sammit nicht. Die Praxis Neu Sammit wird von meiner Frau geführt, die ebenfalls der Psycho-Flitzer Bewegung angehört. Es wurden in beiden Praxen insgesamt 47 Patienten befragt, die sich zur Zeit noch in Therapie befinden. Weiterhin wurden 210 ehemalige Patienten beider Praxen angeschrieben, die seit 2000 eine Therapie beendet hatten. Es erfolgten 82 Rückmeldungen. Die Rückmeldequote in der Praxis Güstrow betrug ca. 50 %; in der Praxis Neu Sammit ca. ein Drittel. Es ist zu vermuten, dass ein nicht unerheblicher Teil den Fragebogen durch Umzug nicht erhalten hat. Die folgenden Ergebnisse ergeben sich somit aus insgesamt 129 Patientenbefragungen.

Uns interessierte zunächst, wie die Patienten den Therapieerfolg einschätzen unabhängig davon, ob sie Ausdauersport treiben oder nicht. Tabelle 1 zeigt die Ergebnisse.

Tabelle 1: Therapieerfolg (in %)

	derzeitige Pat. Güstrow	derzeitige Pat. Neu Sammit	derzeitige Pat. beider Praxen	ehemalige Pat. Güstrow	ehemalige Pat. Neu Sammit	ehemalige Pat. beider Praxen	derzeitige u. ehemalige Pat. beider Praxen
sehr erfolgreich	11	0	7	25	16	20	16
erfolgreich	82	74	78	65	56	61	67
wenig erfolgreich	7	26	15	8	22	15	15
wirkungslos	0	0	0	2	6	4	2
mein Zustand verschlechternd	0	0	0	0	0	0	0

Es ist erkennbar, dass ehemalige Patienten den Behandlungserfolg positiver einschätzen als Patienten, die sich noch in Behandlung befinden. Ein Ergebnis, das nicht verwundert. Weiterhin ergab sich, dass 93 % der derzeitigen Patienten der Praxis Güstrow ihre Therapie als sehr erfolgreich oder erfolgreich einschätzten. In der Praxis Neu Sammit sind es nur 74 Prozent. Diesen signifikanten Unterschied führen wir wesentlich auf die Anwendung des Ausdauersports in der Praxis Güstrow zurück. Es gaben 74 % der Patienten der Praxis Güstrow an, vom Therapeuten direkt angeregt worden zu sein, Sport zu treiben. In der Praxis Neu Sammit nur 10 %. Ähnliche Unterschiede gab es bei Fragen, ob es bekannt sei, dass der Therapeut bzw. Therapeutin selbst Sport treibt, oder ob der Therapeut bezüglich des Sporttreibens eine Vorbildfunktion hat. Immer lag die Praxis Güstrow signifikant höher.

Im Fragebogen wurden die sportlich aktiven Patienten gebeten, die Wichtigkeit der die ambulante Psychotherapie begleitenden sportlichen Aktivität für ihre Gesundung einzuschätzen. Die Ergebnisse zeigt Tabelle 2.

Tabelle 2: Wichtigkeit der sportlichen Aktivitäten für die Gesundung (in %)

	derzeitige Pat. Güstrow	derzeitige Pat. Neu Sammit	derzeitige Pat. beider Praxen	ehemalige Pat. Güstrow	ehemalige Pat. Neu Sammit	ehemalige Pat. beider Praxen	derzeitige u. ehemalige Pat. beider Praxen
sehr wichtig	47	54	50	37	44	39	43
wichtig	47	38	43	57	37	50	47
wenig wichtig	6	8	7	6	13	9	8
unwichtig	0	0	0	0	6	2	2
schädlich	0	0	0	0	0	0	0

90 % aller derzeitigen und ehemaligen Patienten schätzen ihre sportliche Aktivität sehr wichtig bzw. wichtig für ihre Gesundung ein.

In einer weiteren Frage (Mehrfachnennungen möglich) versuchten wir herauszufinden, welche Effekte der Ausdauersport bei den Patienten auslöst. Das Ergebnis zeigt Tabelle 3.

Tabelle 3: Effekte des Ausdauertrainings (in %)

	derzeitige u. ehemalige Pat. beider Praxen
Wohlfühleffekt	76
Steigerung des Selbstbewusstseins	59
Verringerung meiner Depressionen	49
Überwindung von Unruhezuständen	47
Entstehen von Stolz	42
Verringerung meiner Ängste	34
Erhöhung der eigenen Attraktivität	34
Gewichtsreduktion	32
Verbesserung der Verdauung	26
Schlaf verbessernd	24
sonstiges	22
Vermeidung von Selbstverletzung	4

Hinter den knapp 4 % der Patienten die »Vermeidung von Selbstverletzungen« angekreuzt haben, verbergen sich alle Patienten, die überhaupt in ihrem Störungsbild Selbstverletzungen aufweisen. 92 % der Patienten mit depressiven Symptomen kreuzten »Verringerung meiner Depression« an. 85 % der Patienten mit einer Angsterkrankung kreuzten »Verringerung meiner Ängste« an.

Unter »Sonstiges« wurde noch folgendes genannt: Kreislauf anregen; möchte meinen Körper spüren; Körperempfindung; bessere Verarbeitung von Gedanken; die Natur genießen; Zufriedenheit meines Hundes ist größer; Aggressionsabbau; Kondition, Fitness verbessert (enorm); Erhöhung des Selbstwertgefühls; sozialer Kontakt verbessert; Wiederentdeckung der Natur; Stressabbau; Ablenkung; Ausdauer in allen Lebensbereichen; Steigerung der Selbstheilungskräfte; Flucht aus der Einsamkeit; Ärger bei Misserfolgen abschwächen; Kontakt zu »Gleichgesinnten«; körperlich-seelischer Ausgleich.

Im Weiteren versuchten wir herauszufinden, ob es einen Zusammenhang gab, zwischen der Intensität des Trainings (Zeitdauer und Häufigkeit) und dem erlebten Therapieerfolg. Wir stellten fest, dass ein Training 3–4 mal in der Woche für mindestens 30 Minuten einen gesicherten positiven Einfluss auf den Behandlungserfolg hat.

Tabelle 4: Einschätzung der Pat. bezüglich des Behandlungserfolges die 3–4 mal in der Woche mindestens ½ h Sport treiben (Anteil in %)

	derzeitige Pat. Güstrow	ehemalige Pat. Güstrow
sehr erfolgreich	0	25
erfolgreich	80	58
Wenig erfolgreich	20	17
wirkungslos	0	0
mein Zustand verschlechternd	0	0

4 Zusammenfassung und Ausblick

Der Einsatz von sportlichen Ertüchtigungsprogrammen in stationären Behandlungsphasen bei psychischen Erkrankungen ist weitgehend üblich. Der vorliegende Beitrag konnte zeigen, dass es auch innerhalb einer ambulanten psychotherapeutischen Behandlung möglich ist, die positiven Effekte des Ausdauersportes für die psychische Gesundung einzusetzen. Diese Behandlungsform ist nebenwirkungsfrei und trägt der Auffassung Rechnung, dass Körper und Geist eine Einheit darstellen (vgl. Vogt, 2007).

Ausblickend ist aus meiner Sicht zu erwarten, dass sich ambulante psychotherapeutische Praxen immer mehr in ambulante Zentren für Gesundheit mit einem ganzheitlichen Behandlungsansatz entwickeln. Auch die Regulierungswut im deutschen Gesundheitswesen wird diesen Prozess nicht verhindern können.

2.7 Hans-Joachim Maaz
Zur Integration des Körpers in tiefenpsychologisch fundierte analytische Psychotherapie

Psychotherapieschulen und Richtlinien sind hilfreich und notwendig, um unseriösen Wildwuchs und Scharlatanerie einzudämmen. Psychotherapie wird immer mit dem Problem ausagierter narzisstischer Bedürftigkeit bei Patienten und Therapeuten zu kämpfen haben – deshalb bleibt im Grunde genommen lebenslange berufsbegleitende Selbsterfahrung für Psychotherapeuten unerlässlich.

Eine praktische Psychotherapie aber wird sich von Schulen, Methoden und Richtlinien emanzipieren müssen. Grundlage erfolgreicher Psychotherapie – unabhängig von Theorie und Methode – bleibt die Frage, ob eine hilfreiche Beziehung (Luborsky) entstehen kann, ob die therapeutische Beziehung Entwicklung ermöglicht und inwieweit Denken – Fühlen – Handeln und Sinnerfahrung zusammenfinden. Individuelle Grenzen des Patienten und des Therapeuten, Grenzen der sozialen und gesellschaftlichen Realität müssen dabei immer kritisch mitreflektiert werden. So wird sich Psychotherapie immer nur zwischen Möglichkeiten und Grenzen, zwischen Anpassung und Emanzipation in einem nie endenden dynamischen Prozess bewegen können. Keine einzelne psychotherapeutische Methode ist einer anderen nachweislich überlegen. Nur eine integrative und multimodale Kompetenz und eine intersubjektive und dynamische Zusammenarbeit von Patient und Therapeut können einen Erfolg ermöglichen. Dabei bleibt auch die Interpretation eines Therapieerfolges immer subjektiv. Für mich lautet inzwischen die Erfolgsformel: subjektiv verbesserte Kompetenz, mit den eigenen Störungen/Behinderungen/Begrenzungen umgehen zu können und dies in sozialer Bezogenheit und Verantwortung zu reflektieren und wenn es hoch kommt, dies auch in spiritueller Einbindung erfahren zu können. Damit habe ich mich von illusionären Erwartungen befreit, die in Begriffen um Heilung, dauerhafter und stabiler Besserung, Nachreifung oder gar Nach-Nährung transportiert werden.

Eine integrative Psychotherapie wird bemüht sein, denken – fühlen und handeln – je nach Störung und Anliegen des Patienten und nach sozialen Möglichkeiten zu bedenken. Sie wird verbale therapeutische Methoden, körpertherapeutische und verhaltenstherapeutische Techniken berücksichtigen und Therapie unter Aspekten der Beziehung, der Energie und der Handlung organisieren. Dabei transportiert die körperliche Dimension in einem ganzheitlichen Psychotherapieverständnis wesentliche diagnostische und therapeutische Möglichkeiten:

Körperform und Körperhaltung geben Informationen über die Lebensgeschichte und Persönlichkeit des Patienten.

Die Körpersprache in Form von Haltungen, Bewegungen, Bewegungsimpulsen, Empfindungen und Beschwerden sowie über Mimik und Gestik ist eine hervorragende Kommunikationsform, die bewusst gemacht und in Sprache und Verstehen oder in Gefühle übersetzt werden kann.

Der Körper ist das zentrale Ausdrucksorgan aller Gefühlsprozesse. Eine Psychotherapie, die die körperliche Dimension vernachlässigt und missachtet, kann damit die Entfaltung der Emotionalität verhindern oder wesentlich erschweren. Und der Körper ist eine via regia zum präverbalen Unbewussten des Menschen. Wer also Strukturstörungen der Persönlichkeitsentwicklung (sog. Frühstörungen) therapeutisch berücksichtigen und kontrolliert bearbeiten will, *muss* praktisch körpertherapeutische Interventionen in das Behandlungskonzept integrieren.

Mit Formeln wie

Ich bin mein Körper.
Der Körper lügt nicht.
Das Selbst ist vor allem ein Körper-Selbst (Dornes)

wird die große Bedeutung der Körperperspektive hervorgehoben.

»Ich bin mein Körper« überwindet endlich den Dualismus von Körper und Seele, so dass man nicht mehr sagen kann: Ich habe körperliche Beschwerden, sondern: Ich drücke meine Beschwerden körperlich aus. Ich kann dann auch nicht denken, dass ich meinen Körper trainieren, stärken, pflegen würde, sondern nur: Ich trainiere, stärke, pflege mich. Statt: Mein Körper versagt – ich versage! Statt: Mein Körper plagt mich – ich plage mich.

Auch der beschämende Reduktionismus der Schulmedizin, der gerade noch eingestehen mag, dass körperliche Erkrankungen unter Umständen auch seelische Auswirkungen haben könnten, wird damit überwunden. Aber auch der Methodenstreit in der Psychotherapie ist absurd. So kann man einem Berührungsverbot in der klassischen Psychoanalyse nur entgegensetzen, dass Nicht-Berühren auch retraumatisierend sein könnte. Jede einseitige Sicht, mag sie noch so genial und hilfreich sein, kann in einem anderen Fall schädlich sein.

Der Mensch ist ein Ganzes und jeder Zustand, so auch jede Erkrankung, hat eine psychische, eine körperliche, eine soziale und eine spirituelle Dimension – nur unterschiedlich betont oder auf einer Ebene besonders exazerbiert. Jede körperliche Erkrankung bis hin zu Unfällen und Infektionen wird nach medizinischer Notwendigkeit zu behandeln sein, aber eben auch in ihrer seelischen Bedeutung und Verursachung verstanden werden müssen. Und jede seelische Erkrankung wird nicht nur psychotherapeutisch-verbal zu behandeln sein, sondern auch in ihrer körperlichen Dimension zu berücksichtigen sein. So gibt es mitunter auch hervorragende Möglichkeiten, körperbezogene Methoden wie Akupunktur, Neuraltherapie, Osteopathie, manuelle Therapie und vielfache Massagetechniken in das integrative Psychotherapiekonzept einzubeziehen.

Ich will im weiteren die Integration der körpertherapeutischen Dimension in ein tiefenpsychologisches bzw. analytisches Behandlungskonzept nach folgenden Gesichtspunkten ordnen:

1. das körpertherapeutische Setting
2. die Therapievereinbarung
3. körpertherapeutische Interventionen nach dem Strukturniveau des Patienten
4. körpertherapeutische Interventionen unter Berücksichtigung der Übertragungs-Gegenübertragungs-Dynamik.

1 Das körpertherapeutische Setting

Körpertherapeutische Interventionen in einer tiefenpsychologischen oder analytischen Sitzung vollziehen sich in 4 Schritten: Damit sind Körper-Übungen, Stresspositionen, Bewegungstherapien, Entspannungsverfahren jetzt nicht gemeint.

1. Wahrnehmen:
Körperliche Befindlichkeiten, Empfindungen, Bewegungs- und Handlungsimpulse, Körperhaltungen, Mimik und Gestik können durch Selbst- und Fremdwahrnehmung bewusst werden.

Der Therapeut kann das unterstützen:
Was fühlen Sie jetzt?
Wie fühlt sich das an?
Was nehmen Sie von sich wahr?
Achten Sie auf...
Spüren Sie bitte dahin...
Mir fällt auf, dass...
Welchen Impuls verspüren Sie?

2.Aktivieren:
Das körperlich Wahrgenommene wird aktiviert durch Lenken der Aufmerksamkeit, durch bewusstes Verstärken der Impulse, durch vertiefte Atmung, durch Berührung, indem der Therapeut körperlichen Widerstand gibt, indem der Patient Ton gibt (also den Kehlkopf öffnet).

3.Gefühlsausdruck:
Durch verbale und körperliche Unterstützung sollen aktivierte Gefühle zum Ausdruck gebracht werden. Die Ausdrucksorgane sind in Körpersegmenten angeordnet: die Augen, Mund und Kehlkopf, Arme und Brustkorb, Zwerchfell, Bauch, Becken und Beine. Der volle Gefühlsausdruck bezieht alle 7 Segmente des Körpers ein.

4.Integrieren:
Mit dem Gefühlsausdruck kommen Bilder, Erinnerungen, Erkenntnisse, die ins Bewusstsein und zum Verständnis gebracht werden müssen. (Vom Körper über das Gefühl zum Verstehen.)

Geht man von einer 50-Min.-Sitzung aus, ist das Verhältnis der körperbezogenen Arbeit etwa:

1. Wahrnehmen: 5 Min.
2. Aktivieren: 5 Min.
3. Gefühlsausdruck: 10–15 Min.
4. Integration: *10 Min.*
Gesamt: 30–35 Min.

Diese körperbezogene Arbeit von etwa 30 Min. bleibt eingebettet in verbale Vorbereitung (10 Min.) und Nachbereitung (10 Min.) gemäß der therapeutischen Entwicklung mit der Frage: Welche Bedeutung hat die körperbezogene Arbeit für den therapeutischen Gesamtprozess und die therapeutische Beziehungsdynamik?

2 Die Therapievereinbarung

Zur Therapievereinbarung gehören die Information und Aufklärung über die prinzipielle Möglichkeit körperbezogener Arbeit: z. B.
»Sie können während der Sitzung auf dem Stuhl mir gegenüber sitzen, sich auf die Couch legen,
oder sich auf die Matte auf den Fußboden legen
und sich auch im Raum bewegen.
Mit der Sitz- und Liegeposition verändert sich auch der seelische Zustand

und unsere Beziehung. Sie können das ausprobieren und ich mache ihnen bei Bedarf Vorschläge dazu. Über die Erfahrung und die Bedeutung der jeweiligen Position werden wir reflektieren und sprechen.

Um Gefühlsprozesse zu aktivieren, sind Körperwahrnehmung und Aktivierungsübungen und evtl. auch Berührungen hilfreich.

Sagen Sie mir bitte, wenn Sie selbst Gefühle wahrnehmen und aktivieren wollen oder ich mache Ihnen bei Bedarf Vorschläge dazu, über die wir uns verständen können. Ich werde nichts tun oder verlangen, was Sie nicht wollen.«

3 Körpertherapeutische Interventionen im therapeutischen Prozess

Die praktische Frage, wann, wie und wozu und welche körpertherapeutische Interventionen in ein tiefenpsychologisch fundiertes oder analytisches Behandlungskonzept integriert werden, bleibt die wichtigste Frage, die über wesentlichen Fortschritt oder Behinderung des therapeutischen Prozesses entscheidet. Wir können unterscheiden, dass bestimmte körpertherapeutische Interventionen

möglich sind
notwendig sind oder auch
kontraindiziert sind.

Immerhin geht es um den Wechsel von verbaler Analyse zu möglicher gefühlter Reaktivierung früher Interaktionserfahrungen. Damit begibt sich der Therapeut konkret und direkt (nicht nur in seiner Haltung und in der Phantasie des Patienten) in eine mütterliche oder väterliche Position und vermittelt unmittelbar Zuwendung. Ob dieser direkte Kontakt hilfreich oder störend bis bedrohlich erlebt wird, hängt von der Strukturproblematik des Patienten, der unbewussten Absicht des Therapeuten und von der Entwicklung des therapeutischen Prozesses ab. Berührung ist nicht gleich Berührung. Auf jeden Fall wird sich mit jeder körpertherapeutischen Intervention – mit oder ohne Berührung – die Beziehungs- und Übertragungsdynamik zwischen Patient und Therapeut verändern. Meistens wird der Therapeut etwas aktiver, führender, auch fordernder sein müssen, aber auch ganz intensiv und direkt Zuwendung, Halt, Schutz, Unterstützung geben müssen. Es kommt damit zu einem unmittelbaren Energieaustausch.

Körpertherapeutische Interventionen lassen sich nach beabsichtigter Funktion einteilen:

um Halt und Schutz zu vermitteln,

um Zuwendung unmittelbar energetisch zu transportieren,
um hilfreich den Gefühlsausdruck zu befördern,
um zu begrenzen und Widerstand zu bieten

und können dabei immer auch als Übergriff und als Bedrohung erlebt werden, damit ängstigen, überfordern, verwirren und retraumatisieren oder auch unersättliche frühe Bedürfnisse provozieren.

Die Frage nach was, wann, wie, wozu körperbezogen gearbeitet werden soll, muss immer bezogen auf

- die Übertragungs-Gegenübertragungs-Dynamik,
- das Strukturniveau des Patienten (und des Therapeuten)
- den therapeutischen Prozess

beantwortet werden.

3a.) bezogen auf Strukturniveau

Wir unterscheiden heute ein niedriges, mittleres, hohes Strukturniveau. Wir diagnostizieren das Strukturniveau im Beziehungskontakt gemessen an der Fähigkeit des Patienten zur Selbst- und Objektdifferenzierung, zur Konflikt- und Ambivalenzfähigkeit, an der Stabilität seines Identitätserlebens, an der Fähigkeit zum Realitätsbezug und an der Reife seiner Abwehrformen.

Mit dem Lilith-Komplex teile ich den Schweregrad entwicklungspsychologisch früher Störungen nach der Qualität der Mutter-Kind-Beziehung ein:

1. »Mutterbedrohung«

entsteht aus der mütterlichen Einstellung zum Kind: Sei nicht! Lebe nicht!

Das nicht gewollte und nicht wirklich angenommene Kind bleibt innerseelisch in seiner Existenzberechtigung bedroht (*Existenzangst*). Ein solcher Mensch braucht ein Leben lang Halt, Schutz, Unterstützung und Führung. In der klinischen Ausformung sind es Borderline-Syndrome, die ihre Bedrohungserfahrung häufig destruktiv ausagieren. Sind viele Menschen in einer Gesellschaft davon betroffen, drohen massenpsychologisch destruktive Ideologien wie Rassenwahn, Fremdenhass, Völkermord, Kriegstreiberei und Verfolgung von Andersdenkenden – wie es im deutschen Nationalsozialismus der Fall war.

2. »Muttermangel«

mit der mütterlichen Botschaft an das Kind: Du darfst leben, ich will Dich auch, aber ich kann Dich nicht wirklich lieben, ich habe keine Zeit für Dich, meine Bedürfnisse nach Selbstverwirklichung und Karriere sind mir wichtiger.

Die zentrale Angst des Kindes bleibt *Objektverlustangst* (d. h. Angst, nicht genug Liebe zu erfahren). In der klinischen Ausformung sprechen wir von narzisstischen Persönlichkeitsstörungen. Der Mensch bleibt unsicher, fühlt sich minderwertig und nicht liebenswert. Er glaubt, durch besondere Leistungen und Anstrengungen sich Liebe verdienen zu können. So entsteht ein nicht gegründetes Größenselbst. So kann man zum Leistungsträger einer Gesellschaft werden, ohne je wirkliche innere Zufriedenheit und Entspannung zu finden.

Die massenpsychologische Ausformung des Muttermangels erkennt man in der Qualität der Sozialsysteme. Wie werden Minderheiten, Alte, Kranke, Behinderte, Arbeitslose, Sozialhilfeempfänger in der Gesellschaft akzeptiert und unterstützt?

3. »Muttervergiftung«

mit der mütterlichen Botschaft: Du darfst leben, Du bist mir auch etwas wert, aber ich mag Dich nur, solange Du meine Erwartungen erfüllst.

Der Mensch bleibt abhängig an die Mutter gebunden mit *Individualisierungsangst*. In der klinischen Ausformung sind es die neurotischen Strukturstörungen. Muttergebundene suchen ein Leben lang Führung und Orientierung. Sie sind nach außen orientiert, versuchen abzuspüren, was von ihnen erwartet wird und sind leicht durch Suggestionen zu manipulieren. Autonomiebestrebungen bleiben angstbesetzt. Die vielfachen inneren Konflikte zwischen Selbst und Objekt werden dann depressiv, zwanghaft oder hysterisch abgewehrt.

Die massenpsychologische Ausformung der Muttervergiftung ist typisch für eine Marktwirtschaft, die Kunden und Klienten nur solange umwirbt und hofiert, solange sie zahlungskräftig sind und Profit versprechen.

Je niedriger das Strukturniveau des Patienten ist, desto mehr Zeit und Aufwand wird für die verbale Analyse der Beziehungsdynamik zwischen Therapeut und Patient zur Selbst- und Objektdifferenzierung, zum Realitätsbezug und zum Bewusstwerden früher Abwehrformen (Spaltung, Idealisierung, Abwertung, projektive Identifikation, Projektion) aufgebracht werden müssen.

Bei *niedrigem Strukturniveau* (Borderline-Syndrome) sind die Objektabhängigkeit und Realitätsverzerrung, das Bedrohungsgefühl und Misstrauen sehr groß, so dass körperbezogene Arbeit nur sehr vorsichtig und begrenzt möglich ist. Bezogen auf den o. g. Vierer-Schritt wird besonderer Wert auf die Wahrnehmung (1.Schritt) zu legen sein.

Der Therapeut regt den Patienten an, seine Körperempfindungen, -impulse, -haltungen und –bewegungen wahrzunehmen und hilft, ihre Bedeutung zu verstehen. Er bietet an, die Selbstwahrnehmung des Patienten mit der Fremdwahrnehmung des Therapeuten zu vergleichen, er teilt evtl. seine eigene Körperwahrnehmung mit, um projektive Identifizierung aufzuspüren und als Hilfs-Ich in die mögliche affektive Bedeutung übersetzen zu helfen. Es kann zur Überwindung der Spaltungsabwehr sehr wichtig sein, sowohl »gute« als auch »böse« Impulse im Patienten und vor allem auch im Therapeuten zu identifizieren, um zu verhindern, dass abgespaltene Affekte in Drittpersonen außerhalb der Therapie projektiv verlagert werden. Das geschieht sehr häufig, dass Therapeut und Patient in positiver-idealisierender Übertragung arbeiten (der Therapeut als Gut-Mensch, als »gute Mutter«), so dass das Negative außerhalb der therapeutischen Beziehung ausagiert werden muss. Diese Gefahr wächst mit dem Beziehungsaufbau und der Vertrautheit zwischen Patient und Therapeut und mit der Verleugnung negativer Übertragungs- und realer Beziehungsaspekte. Der Therapeut kann keine Mutter für den Patienten sein, höchstens mütterlich sein. Zur Realität gehört aber auch, dass seine Mütterlichkeit auf 50 Min. begrenzt ist und bezahlt werden muss. Wir sollten uns auch bewusst sein, dass wir unsere Patienten nicht nur zum Geld verdienen brauchen, sondern auch für narzisstische Bedürfnisse und sinnerfüllte Strukturierung unseres Lebens. So bleibt Therapie immer auch der »Muttervergiftung« verdächtig, wenn die Helfermotive im Schatten bleiben.

Da bei niedrigem Strukturniveau sehr bedrohliche und verletzende – also traumatisierende – und schwer defizitäre frühe Beziehungserfahrungen eine ätiologische Rolle spielen, werden mit der wachsenden Nähe auch die Vernichtungsangst, die tiefe Verlorenheit und Grenzenlosigkeit aktiviert, so dass jetzt haltgebende, stützende, Grenzen setzende unmittelbare körperliche Interventionen sehr hilfreich sein können und tiefere Gefühlsprozesse eher begrenzt werden müssen. Wohlgemerkt, dies sollte nicht in der Übertragungs-Gegenübertragungs-Dynamik der »guten Mutter« geschehen, also nicht in der Erwartung des Patienten, jetzt endlich die liebevolle Zuwendung zu erhalten, die so gefehlt hat, und auch nicht in der Einstellung des Therapeuten, jetzt heilsam »gute Energie« zuführen zu wollen. Der Therapeut sollte aus seiner Selbsterfahrung über seine Frühstörungsanteile in mitmenschlicher Body-Empathie die erlebbare frühe Not und Dramatik des Patienten bestätigen können: *»Ja, so ist es! Ich halte es mit aus! Es ist und bleibt Dein Schicksal!«* Die Kunst der Berührungen liegt also darin, dass sie Angst und Schmerz ermöglichen und nicht kurzschlüssig zur schnellen Beruhigung führen und auch nicht mehr als bedrohlicher Übergriff missverstanden werden können

(d. h. auch, dass der Therapeut diese Beruhigung nicht mehr braucht und selbst frei ist von Missbrauchs-Motiven).

(Weitere Ausführungen unter *www.koerperpotenziale.de*)

3b.) bezogen auf Übertragungs-Gegenübertragungs-Dynamik

Für den Zeitpunkt des Wechsels von der verbalen zur körpertherapeutischen Arbeit – letztlich von der Reinszenierung und Erörterung neurotischer Konfliktdynamiken in der Übertragung zur erlebbaren und gefühlten frühen Entwicklungsgeschichte in therapeutischer Partnerschaft, ist die Entwicklung der Übertragungs-Gegenübertragungs-Dynamik von großer Bedeutung. Fast jede Therapie beginnt mit einer intensiven Übertragung. In der positiven Variante ist der Therapeut der Hoffnungsträger für erwünschtes Verständnis, für Zuwendung und Heilung. Bei negativer Übertragung begegnet der Patient dem Therapeuten mit Angst und Misstrauen, mit dem ständigen Verdacht, doch wieder abgelehnt und abgewertet zu werden. Beginnt die Therapie mit positiver Übertragung (meist bei höherem Strukturniveau des Pat.), wird die latente negative Übertragung (vor allem Enttäuschungs- und Kränkungswut) *vor* körperlichen Berührungen verbal zu bearbeiten sein. Beginnt die Therapie mit viel negativer Übertragung (vor allem bei niedrigerem Strukturniveau des Pat.), wird viel Mühe und Zeit für den Aufbau eines tragfähigen und vertrauensvollen Arbeitsbündnisses aufgewendet werden müssen, damit der Therapeut nicht mehr als »Täter« verwechselt wird, bevor er körperliche Berührungen wagen darf.

Erfolgt bei idealisierender Übertragung körperliche Zuwendung, ist evtl. die Gefahr des Ausagierens oraler und narzisstischer Bedürftigkeit mitunter auch mit erotisierter Abwehr sehr groß und es kommt zu einer Scheinbefriedigung. Damit würden Erkenntnis und Entwicklung verhindert werden. Erfolgt körperlicher Kontakt bei noch nicht erkannter, bearbeiteter und aufgelöster negativer Übertragung, ist die Gefahr retraumatisierender Verletzung, missverständlicher Verwirrung und damit reaktivierter Abwehr sehr groß. Die Bearbeitung der idealisierenden Übertragung fordert die Anerkenntnis der Realität des Therapeuten durch den Patienten (also nur begrenzte und bezahlte Zuwendung, begrenzter Leistungsumfang, begrenzte Kompetenz des Therapeuten und seine methodische Begrenzung). Zur Bearbeitung der negativen Übertragung gehört die Möglichkeit und der Mut für beide Therapiepartner, auch die individuelle Begrenzung, die Fehler und Schwächen des Therapeuten gegenüber der Vorstellung vom »guten Objekt« zu erkennen und zu akzeptieren. Mitunter muss die versteckte negative Übertragung durch besondere Zurückhaltung des Therapeuten oder durch Herausforderung und Ermutigung des Patienten zur Kritik und Abgrenzung provoziert werden. Fast jeder Patient befürchtet, durch kritische Auseinandersetzung mit dem Therapeuten das erhoffte »gute Objekt« zu beschädigen oder wieder zu verlieren und wird deshalb für ihn beängstigende Affekte verschlossen halten wollen oder verbergen.

Die körpertherapeutische Arbeit sollte also erst beginnen, wenn Übertragungen reflektiert und relativiert werden können und der Therapeut als unterstützender Begleiter angenommen werden kann. Der Therapeut ist dann nicht mehr Übertragungspartner, auf den die frühen Erwartungen und Enttäuschungen gerichtet sind, er ist nicht die »gute Mutter«, auch nicht die »versorgende Mutter« oder der »bedrohliche Vater«, wenn er körperbezogen mit dem Patienten arbeitet, sondern ein Dritter, der bisher verborgene ungeheuerliche Wahrheiten bezeugt, er wird ein Gegenüber, der einen tieferen (oder höheren) Sinn für diese therapeutische Arbeit verkörpert und transzendiert (z. B. mehr Gesundheit, mehr Lebendigkeit, mehr Authentizität, klarere Identität oder auch bessere Beziehungsfähigkeit und Sinnerfahrung). Die Arbeit auf Frühstörungsebene würde in der Übertragung nicht auszuhalten sein, mit der auf ihn gerichteten Bedürftigkeit und dem Hass des Patienten wäre jeder Therapeut überfordert. Wenn er aber nach der Übertragungsarbeit als hilfreicher Experte angenommen werden kann, dann können frühe Affekte auch so »geerdet« werden, dass nach der emotionalen Arbeit eine Entspannung möglich wird, in der das belastende Schicksal auch angenommen werden kann: Ja, so ist es.

Die vertiefte Erkenntnis über das eigene frühe Schicksal (gewollt? geliebt? individuell bestätigt?) und die Entlastung durch die körperbezogene emotionale Verarbeitung psychosozialer Defizite und Traumatisierungen bringen auch neue Schwierigkeiten für den Patienten. Der Patient verändert sich mit diesen Erfahrungen und wird bisherige Einstellungen und Haltungen in sozialen Zusammenhängen revidieren und sich in sozialen Rollen verändern. Das wird Partner, Familienangehörige, Freunde, Arbeitskollegen, Vorgesetzte irritieren, verunsichern und vielleicht auch bedrohen. Das bisherige soziale Zusammenspiel gerät in Bewegung und wird infrage gestellt. Die äußeren Einflüsse, die die Entwicklung und Veränderung eines Patienten stoppen und wieder rückgängig machen möchten, sind oft sehr stark und treffen auf die inneren Schwierigkeiten des Patienten, das neue Verstehen, Fühlen und Handeln zu integrieren. Nach unserer Erfahrung ist ein Therapieprozess bis auf Frühstörungsebene kein kontinuierlicher Entwicklungsprozess, sondern ein circulärer Prozess. Immer wieder werden im alltäglichen Lebensvollzug äußere neurotisierende soziale Anforderungen zur Anpassung, zu besonderen

Leistungen, zur Lüge und Verleugnung zur »Kontraktion« führen und durch neurotische Abwehrleistungen reguliert werden müssen. Dadurch bleibt die Arbeit an einer heilsamen, aber eben zu kontrollierenden, »Expansion« eine lebenslange Aufgabe.

Im Grunde genommen wird immer wieder die Frage zu beantworten sein, wie viel Gesundsein darf man sich leisten und ist gegen innere und äußere Widerstände lebbar. Körpertherapeutische Interventionen können mehr Befreiung, Entlastung, Erfahrung und Erkenntnisse ermöglichen als annehmbar und real lebbar sind.

Man sollte also nicht glauben, dass man durch besonders wirksame Techniken auch besonders hilfreich ist. Manchmal sind Therapiefehler für den Patienten regelrecht abwehrstabilisierend und damit beruhigend und entlastend. Psychotherapie bleibt ein nie abschließbarer dynamischer intersubjektiver Prozess zwischen den Polen des Lebens, zwischen Progression und Regression, zwischen Anpassung und Emanzipation. Zwischen unseren theoretischen Konstrukten und Einbildungen, dem praktisch methodischen Vorgehen und der Lebensrealität bleibt immer ein Geheimnis, das uns auch ratlos lässt und demütig machen sollte. Mit Respekt vor den Kräften, in die wir uns letztlich unwissend einmischen, bleibt die Ehrfurcht vor dem unerkennbar Ganzen und die würdige Annahme unserer Machtlosigkeit bei allem redlichen Bemühen.

2.8 Tilmann Moser
Psychoanalyse und Körperpsychotherapie[*]

Praktische Beispiele

Von der Psychoanalyse haben die meisten Patienten und Kollegen einen Begriff, sei es durch eine eigene Erfahrung, sei es durch Lektüre, oder sei es auch nur durch die abwertenden Bemerkungen, die an manchen verhaltenstherapeutischen Instituten immer noch der Brauch sind. Der Körper ist stillgelegt auf der Couch, und der Analytiker versucht das Geschehen, das er in der Übertragung mitbekommt, zu deuten. Aber immer mehr wird auch die therapeutische wie die reale Beziehung selbst zu einem wichtigen Agens des Erfolges. Aber wie passt dieses Setting zur lebendigen Einbeziehung des Körpers?

[*] Erstveröffentlichung in Geißler, P.; Heisterkamp, G. (Hrsg.): Psychoanalyse der Lebensbewegungen. Zum körperlichen Geschehen in der psychoanalytischen Therapie. Springer, Wien 2007.

Der Körper verfügt über viele Potentiale: er kann die Kraftmaschine sein im Leistungssport, oder denken Sie an das expressive Potential, ausgedrückt im Theater, im Tanz, in der Pantomime, aber auch im Liebesspiel. Damit verwandt: der Körper als Instrument der Interaktion, als Signalgeber oder als Träger von Gesten und Taten; schließlich, und für uns besonders interessant: der Körper, im Einklang mit der Seele oder davon abgespalten, als immenser Gedächtnisspeicher, für Erlebnisse, für vergangene Interaktionen, für Liebkosungen wie für Angriffe, für Gelungenes wie schmerzlich Misslungenes. Wenn der Mensch Glück gehabt hat, bringt er in sein Erwachsenenleben diesen Schatz positiver oder orientierender Erinnerungen mit, auf dem seine weiteren Erkundungen und Wagnisse beruhen. Es gibt eine positive Unbewusstheit des Körpers, und gelegentlich wird das als Anmut oder Charme bezeichnet, wenn nicht ein falsches Selbst ihm Gesten oder Aktionen aufzwingt, die uns befremden oder gar anwidern. Immerhin könnte man die Hysterie im älteren Sinne bezeichnen als den verzweifelten Versucht im Unechten echt zu sein. Was meistens misslingt.

Auch im Unbewussten stellt der Körper eine ganze Landschaft von Funktionen dar, ganz analog zu dessen bewusstem Einsatz. Aber es kommt eine Funktion hinzu, die uns vor allem in unserem analytischen Bemühen oft erhebliche Schwierigkeiten bereitet. Ich nenne es den *Körper als das schützende Versteck der Seele, b*ei dem sein ursprüngliches Potential ins Negative verkehrt wird. Eine Version sind die psychosomatischen Störungen, die manifesten Krankheitswert haben, und denen eine physiologische Fehlverarbeitung aus psychologischen Motiven zugrunde liegt.

Worüber ich im folgenden sprechen möchte, sind Formen dieses negativen Potentials, wo der Körper als Verhinderer des Lebens erscheint, durch seine Fähigkeit zu erstarren, sich abzuspalten von der Seele, eine Lösung in der Lähmung zu suchen, oder wie es Hilarion Petzold ausdrückt, in der Dekarnation, dem Auszug oder Rückzug der Vitalität und Expressivität aus dem Körper.

Die große Frage ist, wie wir auf der Basis unseres analytischen Hintergrundes mit diesen Störungen körpertherapeutisch umgehen können. Sie können lange verborgen bleiben, und das Coucharrangement kann dazu verführen, diese leibseelischen Fehlfunktionen zu übersehen.

Erstaunlich ist, in welchem Ausmaß Körpererinnerungen und bewusste seelische Erinnerungen und Aktionspotentiale auseinander fallen können.

Dafür ein Beispiel:

Eine Patientin mit langer eigenanalytischer Erfahrung setzt sich, etwa in der einhundertsten Stunde, auf die entfernte Ecke der Couch. Sie ist mit behutsamen, auf den jeweiligen Stand der Beziehung bezogenen Körperinterventionen vertraut, hat auch einige Male auf Kissen in meinem Schoß gelegen, sodass sie meinen Atem spüren und ich ihr die Hand auf die Schulter oder auf den Kopf legen konnte.

Sie beginnt mit tonloser, hastiger Stimme von ihrer Woche zu berichten. Mir ist unbehaglich, weil ich diese tonlose Stimme kenne: die Patientin ist dann wie nicht vorhanden, ich fühle mich quasi um ihre lebendige Anwesenheit betrogen und in der Gegenübertragung sogar latent böse, als der Verursacher ihrer Abwesenheit. Dabei weiß ich, dass sie diesen Zustand selbst als quälend empfindet, aber nur eine Beschleunigung des verzweifelten tonlosen Sprechens erscheint ihr als ein letztes Mittel, mich zu erreichen. Mir selbst ist unbehaglich, ich bin leicht verärgert, weil wir in der vorigen Stunde eine lebendige Nähe erreicht hatten, nachdem zum wiederholten Male eine ängstliche Frage, ob ich sie auslache, überwunden worden war. Aber es wird sich zeigen, dass sie ihre Leere noch öfter mitbringen muss.

Ich frage, was ihr helfen könne, und sie bittet mit schwacher Stimme, ob sie sich an meiner Brust bergen könne. Ich spüre in mir eine abwehrende Bewegung und rette mich in eine Frage: Wo sie stecke, w i e sie anwesend sei. Ich spüre, dass sie das als Zurückweisung empfindet, da ihr jede Form von Bitten ohnehin wie eine entwürdigende Abhängigkeit vorkommt. Ich bleibe aber fest und beschreibe ihren Gesichts- und Augenausdruck: er sei leer, aber mit einer leichten Panik versehen, misstrauisch und gleichzeitig voll versteckter Sehnsucht. Da kommen Tränen in ihre Augen, und sie sagt: »Ich möchte gleichzeitig fliehen und zu Dir stürzen. (*Das Du stammt aus einer lange Jahre zurück liegenden Teilnahme an einem Seminar mit mir*). Die Folge ist eine komplette Lähmung, und ich möchte mich eigentlich verstecken, um Schutz zu finden.« Schutz finden sei ein elementares Bedürfnis in ihrem Leben, die Mutter war das Gegenteil von schützend, sondern demütigend und verfolgerisch, auch mit Schlägen und massiven Entwertungen.

Ich schlage ihr vor, dass wir die beiden Komponenten der Lähmung entflechten. Sie möge erst einmal ihrem Fluchtreflex nachgeben. Sie sucht sich, zuerst mit den Augen, dann real eine Ecke im Raum aus, die ich nicht einsehen kann, verlangt aber, dass ich mich wegdrehe, sie könne es nicht ertragen, bei der Flucht gesehen zu werden. Sie richtet sich mit einer schützenden Schaumstoffrolle in der Ecke ein und schaut, als ich mich wieder umdrehen darf, mit verändertem Gesichtsausdruck zu mir herüber. Sie ist etwa fünf Meter entfernt und sagt. »Du bist jetzt nicht mehr so gefährlich.« Sie habe sich früher nur aufs Klo flüchten können, um geschützt zu sein; sonst sei ihr nur die Flucht nach innen geblieben, mit der Folge der Erstarrung und der Empfindungslosigkeit des Körpers. Sie habe dann die Schläge nicht mehr gespürt. Damit die Mutter wieder gut mir ihr gewesen sei, habe sie um Gnade winseln und Extraleistungen erbringen müssen. Zu diesen Extraleistungen gehörte auch, die sexuell erregten Umarmungen der Mutter nachts im vom Vater verlassenen Ehebett ertragen zu müssen. Ihr Körper habe sich dabei mit Ekel angefüllt, sodass sie bis heute kaum nahe, bzw. intime Berührungen ertragen könne.

Nach einer Weile sagt sie, sie möchte näher kommen. Ich muss mich wieder wegdrehen, und sie richtet sich sitzend ein vor meinem Sessel, an den sie sich anlehnt, und spürt den Seitenhalt von meinen Beinen. Diese Form der Nähe ist ihr, nach langen »Vorübungen«, vertraut. Sie schaut mit dem Gefühl von Schutz ins Zimmer, entdeckt ein neues Bild, streift kurz ihr Problem mit Geschwistern, wenn sie deren Spuren im Raum entdeckt. Dann sagt sie: »Ich muss Dich sehen, und dreht sich, mit meiner Zustimmung, so um, dass sie mich gut sehen kann. Sie wechselt zwischen mich Anschauen und den Kopf auf mein Knie sinken lassen, um sich zu erholen. Dass die Flucht erlaubt war und sie, aus der Sicherheit des Abstandes (ich hatte gesagt, sie könne jederzeit wieder in ihre Ecke gehen), sich annähern konnte, führte zu einer großen Beruhigung und zum Erscheinen eines lebendigen, wenn auch stark regredierten, flüsternden Selbst. Sie ging zufrieden weg, allerdings mit dem Satz: »Hoffentlich verliere ich Dich nicht wieder.« Sie kann in den Intervallen mich oft noch nicht halten; entrealisiert mich oft auch ganz bewusst (sie nennt es abschneiden), um nicht den Schmerz der Abhängigkeit und der Sehnsucht zu spüren. Aber sie erzählt auch gelegentlich stolz, dass eine einzelne Körpergeste von mir ihr in Erinnerung bleibe, an der sie sich halten könne.

Die Entflechtung der Erstarrung war ein wichtiger Schritt, und ich war froh, dass ich nicht einfach ihrem Wunsch nach rettender Anlehnung nachgegeben hatte, der den inneren, lähmenden Konflikt überdeckte.

Meine zwei einzigen größeren Misserfolge mit analytischer Körperpsychotherapie hängen mit einem solchen langfristigen Nachgeben mit einem Haltsuchen aus Abwehrgründen zusammen. Der Konflikt oder das Trauma wird vermieden, und der Halt überbrückt wirkungslos einen Abgrund, in den man nicht schaut. Marguerite Sèchehay spricht hier von kompensatorischen Bedürfnisbefriedigungen, die schädlich sind und die suchtartigen Charakter annehmen können.

Ermutigt durch diese Stunde brachte die Patientin erneut ihre Erstarrung mit, um, vollkommen unbewusst, eine neue Konfliktebene anzugehen. Sie legte sich auf die Couch, hatte wieder den Wunsch nach rascher Berührung, den ich aufschieben wollte, um erneut zu klären, was ihn so dringlich machte. Sie legte sich so auf die Seite, dass sie mich gut sehen konnte. Ihr Augenausdruck war von tiefem Misstrauen geprägt. Sie musste auch öfter wegschauen und zwischendurch mich fragen, an was ich dächte. Diese Orientierung ist ihr immer wieder wichtig, weil sie fürchtet, ich zöge mich ebenso unerreichbar in mich zurück, wie sie selbst es tut bei bedrohlicher Nähe, oder ich verberge Hohn hinter meiner freundlichen Maske.

Dann macht sie mit Händen und Armen schützende Gesten um ihren Kopf und Nacken, sagt ganz ernst: »Ich habe Angst, Du schlägst mich.« Ich muss lächeln ob dieses massiven und überraschenden Verdachts, weil ich mich ihr warmherzig zugeneigt fühle. Darauf explodiert sofort der Verdacht der Verhöhnung. Mit dem Verstand wissen wir beide, dass sie in eine schlagartige, negative Mutterübertragung geraten ist, die mit dem Ausmaß ihrer Bedürftigkeit, ihrer Angst wie ihrer Zuneigung zusammen hängt. Trotz dieses seelischen Wissens sei die Angst im Körper groß und durch Deutungen nicht beherrschbar. Ich bin versucht, ihr durch beruhigende Berührung entgegen zu kommen, spüre aber, dass diese Angst ausgehalten sein will, auch im Kontrast zu einer wie immer gearteten, aber noch wartenden alternativen oder emotional korrigierenden Erfahrung. Die körperliche Angst ist jetzt quasi ein gemeinsames Produkt unserer Inszenierung: ich halte den Rahmen, die Patientin verfügt über ausreichend Ichspaltung und erlebt trotzdem heftig das Körperpotential der Angst, mit dem sie dauernd leben muss, und das ihr so viel Verzicht auf Nähe aufnötigt.

Sie ist verzweifelt über diesen Angstsee in ihr, verzweifelt auch über die lange Dauer unserer Arbeit. Aber ich kann ihr sagen: es sei diese Angstszene, mit ihrer eindringlichen Abspaltung von der erwachsenen Seele, sei Ausfluss ihres gewachsenen Mutes, an die tiefsten Konflikte, die sie lähmen, heranzugehen.

Das beruhigt sie, weil es ihr ein Gefühl von therapeutischer Kooperation und erhalten gebliebenem Arbeitsbündnis vermittelt, und weil sie sich mitten in der Verzweiflung an meine Zuversicht halten kann.

Man kann sogar sagen: Der Körper produziert hier eine andere Übertragung als die Seele, die psychische Erinnerung. In meinem Video »Vaterkörper, Geburt und Symbolbildung« konnte ich zeigen, dass sogar einzelne Körperbereiche gleichzeitig divergierende Übertragungen konstellieren können, die mit sukzessiven Interventionen auch abgerufen werden können.

Wegen dieser potentiellen und oft sehr realen Spaltung zwischen Körper und Seele scheint es mir auch höchst wünschenswert, um nicht zu sagen notwendig, den Körper bei bestimmten Störungen handelnd einzubeziehen, weil sonst wesentliche Anteile eines Konflikt- oder Traumapotentials nicht zugänglich werden. Die Überlänge vieler klassischer Analysen könnte dafür ein Zeugnis sein. Wird der Körper nicht angemessen berücksichtigt, so rückt er in die Gestalt eines negativen Potentials, eines heimlichen Rückzugsortes, in dem sich pathogene Wirkmechanismen verbergen und die Analyse sabotieren.

Dafür ein anderes Beispiel, in dem ich das Lehrgeld eines zu langen kompensierenden Haltes bezahlt habe. Die Patientin mit einer Borderline-Störung war unfähig, die Erinnerung an einen sie beruhigenden, schützenden Halt über die Stunde hinaus zu behalten. Eine Weile schien es zu helfen, die Stunde auf Tonband aufzunehmen, damit sie sie zuhause anhören konnte. Nach einiger Zeit fragte ich sie, was sie denn mit der Struktur der Stunden und mit meinen Deutungen anfangen könne. Sie sagte verlegen-patzig: »Ich kümmere mich doch nicht um Ihr therapeutisches Gelaber, ich trinke Ihre Stimme.« Ich war ziemlich verstimmt und merkte, dass ich ein anderes Setting finden müsste, um die Symbolisierung unserer Beziehung zu fördern. Ich verweigerte ihr die Bänder und bat sie, nach den Stunden ein Gedächtnisprotokoll zu schreiben, das ich vor der nächsten Stunde lesen würde. Einige Wochen vergingen zuerst mit der Milderung der Entzugserscheinungen und des Hasses, weil sie nun die Stillung durch meine Stimme nicht mehr bekam. Aber dann fing sie an, einiges von den Stunden zu behalten, wenngleich noch immer sehr selektiv. Aus einem dieser Protokolle möchte ich zitieren, wobei ich zur Übung der Körperwahrnehmung mit ihr zum ersten Mal zu Beginn der Stunde vor den großen Spiegel getreten war. Sie schreibt:

»Sie wollten ja, dass ich mehr aufschreibe, wie sich der Körper in der Stunde angefühlt hat: Bewusst auf den Körper geschaut habe ich eigentlich nur am Anfang der Stunde vor dem Spiegel. Wie ich in der Stunde schon sagte habe ich hauptsächlich den Nacken gespürt, weil ich den mit der Hand etwas gedrückt und geknetet habe. (Ich bin schon froh, dass ich sie manchmal zu einer Selbststimulation bringen kann.) Und das war wohl eine unbewusste Strategie von mir, um ein Gefühl im Körper zu haben, auf das ich mich konzentrieren kann. Gleichzeitig war mit dieser Bewegung ja verbunden, dass ich den Arm über der Brust gekreuzt hatte, das hat sich wie eine Schutzbewegung angefühlt. Vor was ich mich schützen möchte, weiß ich nicht. Wenn ich die Arme so über der Brust kreuze, dann ist das auch ein Gefühl, als ob ich mich zusammenhalten könnte. Ich halte mich zusammen und es fühlt sich sicher an. Ich weiß nur nicht, warum ich in Ihrer Anwesenheit so viel verkrampfte Sicherheit brauche. Es ist so paradox, weil ich mich bei niemandem so wohlwollend aufgefangen, akzeptiert und sicher fühle, wie bei Ihnen. Da versteh ich mich selbst nicht mehr. Da ist der Verstand dann völlig abgetrennt von meinem Körper: der verkrampft sich in Ihrer Anwesenheit und schließt sich zu, wo's nur geht und der Kopf sagt, dass Ihr Zimmer im Grunde der einzige Ort ist, an dem ich Lebendigkeit ausprobieren kann, ohne dass ich mich lächerlich machen könnte oder Angst haben müsste. Der Kopf will den Körper beruhigen, aber der hat so seine eigenen Reflexe.«

Die Patientin ist klug, belesen und auf den oberen Etagen der Psyche auch introspektiv begabt. Das hat mich gelegentlich verführt, sie vom Körper abgesehen für hervorragend analysierbar zu halten. Aber der Erfolg blieb auf eine schmerzliche Weise aus.

Sie ist außerordentlich schreckhaft, hält sich, magersüchtig, für zu dick; hat eine lesbische Freundin, die sie für einige Monate für eine sexuelle Beziehung gewinnen konnte, und die meinte, ihre Angst vor Nähe müsse mit einem früheren Missbrauch zusammen hängen. Genau dies ist auch mein Eindruck, jedenfalls sind ausreichend Symptome dafür da. Aber sie ist von jeglicher Erinnerung abgeschnitten, und wir stehen nach wie vor vor dem Rätsel: Was hat sie veranlasst, den Körper absterben zu lassen, obwohl er als Sport- und Joggingkörper noch hervorragend funktioniert. In der Pubertät ist ihr bereits ihr Kampf gegen die Menstruation bewusst, und das Verbergen des Busens. Aber sie will auch nicht männlich wie ihre älteren Brüder gewesen sein. Auf der Couch schlägt sie ihre Beine so übereinander, dass der Schoß verschwindet, und wenn sie hereinkommt oder geht, kommt sie mir vor wie das hölzerne Bengele. Der Körper weigert sich, den Wünschen der Seele nach Kontakt und Beziehung nachzukommen, er hat ein destruktives Potential gespeichert, an dem wir bis jetzt immer wieder scheitern, sodass ein Klinikaufenthalt wegen Magersucht nötig wurde.

Ein weiteres Beispiel zur Fremdheit des Körpers und für Körperpotenziale, die wenn sie sich nicht entfalten dürfen, unbewusst bedrängend bleiben. Die Patientin leidet an einer gewissen Grenzenlosigkeit, weil sie nie einen limitierenden Halt bei den Eltern gefunden hat. Sie hält sich als Lehrerin für unbegrenzt belastungsfähig und mutet sich bis zur Selbstausbeutung immer wachsende Aufgaben zu. Zur Entgrenzung gehörte eine jahrelange Drogenkarriere, bei der sie in eine Traumwelt abgeglitten war, die ihr half, ihre schrecklichen Kindheits- und Körpererinnerungen zu vergessen. Eines Tages sagte sie, ihr fehle körperlicher Halt, und zwar mit großer Kraft, sodass sie Halt durch einen Stärkeren spüren könne. Nach einigem Nachdenken und Rückfragen bei ihr über ihre körperlichen Haltephantasien kamen wir überein, dass ich mich zu ihr auf die Couch setze und mit meinen Armen und meinem Körper sie so halten solle, dass sie mit Armen und Schultern absolut eingezwängt wäre. Es begann ein heftiger Kampf, der mir alles an Kraft abverlangte, die ich aufzubieten hatte. Sie sagte immer wieder herausfordernd und triumphierend: Dich schaffe ich, Du kannst mich nicht halten! Es war ein elementares Ringen, bei der es darum ging, ob sie eine stärkere väterliche

Kraft erleben und akzeptieren könnte. Wir waren beide schweißgebadet, aber schließlich sagte sie: »Du bist stärker, und es ist gut so, Du kannst mich wirklich halten.«

In der nächsten Stunde meinte sie dankbar, der kraftvolle Halt habe lange in ihr nachgewirkt und in ihrem Körpergefühl etwas verändert. Ich sei ihr auch weniger fremd und sie glaube, mehr Zutrauen zu mir gewonnen zu haben.

Zwei Wochen später kehrte sie von einem Kongress zurück und berichtete begeistert, sie habe zum ersten Mal die Natur, das Meer, die Menschen gespürt, und zwar so, dass nicht alles hinter einem Schleier blieb. Sie habe den Sand unter ihren Füßen, das Wasser und die Rinde von Bäumen gefühlt wie nie bisher, und sie sagte es mit leuchtenden Augen und der Begeisterung eines Kindes. In meiner Gegenübertragung stellte sich folgendes Bild ein: Ein Kind rennt auf ein Elternteil zu und wirft sich in dessen Arme, um nicht nur einen spiegelnden Zeugen zu haben, sondern auch um Hilfe zu finden beim Umgang mit dem überstarken Gefühl. Ich schlug ihr diese Szene vor, sie ging zur Tür zurück und rannte auf mich zu, ich fing sie in meinen Armen auf, und sie schluchzte auf und weinte längere Zeit in einer Mischung aus Schmerz über nie Gehabtes und aus Glück über die stimmige Szene. Das Körperpotenzial, das in die Übertragung drängte, tauchte also zuerst als Bild in der körperlichen Gegenübertragung auf. In der klassischen Analyse wäre das Bild vielleicht mitgeteilt worden, und es ist denkbar, dass es ebenfalls zu einem Aufleuchten von Trauer und Glück gekommen wäre, aber nicht mit der gleichen Intensität und der Möglichkeit, sich in haltende Arme fallen zu lassen.

Das Erleben ermäßigt das Befremden über einen Körper, der in der Kindheit erstarrt ist, weil er keine Szenen erlebt hat, in denen Affekte in angemessener physiologischer und muskulärer Form eine strukturbildende Interaktion gefunden haben. Beim Halten erlebt der Therapeut das Wogen der Affekte mit und spürt, wie sie sich nach dem Sturm langsam beruhigen, bis körperlich Ermattung und psychisch Dankbarkeit und Wohlbefinden eintreten.

Ein weiteres Beispiel mit der gleichen Patientin:

Sie kommt und redet rasch und ausdruckslos über Ereignisse der vergangenen Woche. Es ist mühsam, ihr zuzuhören, weil ich nicht den Eindruck habe, einer lebendigen Person gegenüberzustehen. Ich bemerke aber ein ausdrucksstarkes und abwechslungsreiches Spiel der Hände, das bald angenehm, bald mühsam anzusehen ist. Die Finger verschränken sich so ineinander, dass sich einmal ein harmonisches Verschränktsein ergibt, indem die Finger beider Hände parallel ineinander greifen (zeigen); ein anderes Mal zeigt sie eine schmerzliche Verstrickung, indem die Finger einen verdrehten Knäuel bilden, das Ganze mit vielen Zwischenstufen. Als partiell beruhigend auch für die Patientin erlebe ich es, als die Hände mit eingekrümmten Fingern haltend ineinander greifen, die aber einen Eindruck des Verhärmt-Seins hinterlassen. Die Patientin ist sich schmerzlich bewusst, dass sie sich verloren hat, und schaut mich mit leerem Blick Hilfe suchend an. Sie ist auch unfähig, von sich aus körperliche Hilfe zu suchen, weil die Verlorenheit und die Resignation zu groß sind. Ich deute ihr, dass sie Kontakt zu sich selbst am Halt an sich selbst sucht und damit auch andeutet, welche Art Beziehungsgestalt ihr früh unzugänglich war, biete ihr an zu versuchen, über meine Hand Kontakt zu mir und zu sich zu finden. Das heftige Handspiel endet, und sie nähert sich meiner Hand mit reglosen, fremdartig sich anfühlenden Fingern, die keinen Kontakt finden. Alles Aktive, in kleinsten Dosen, verläuft sich im Leeren. Auch als sie meine Hand zu fassen versucht, bleibt ihre Hand leblos, ich erlebe in der Gegenübertragung eine Art von Weltraum-Fremdheit, vor der mich ein wenig schaudert. Erst als sie ihre Hand zwischen meine schützenden Hände legen kann, erwacht Leben in ihr. In die Augen kommt Bewegung, sie atmet auf und sagt: »Nun fühle ich mich vollkommen beschützt.« Ihr Gesicht füllt sich, und der Ausdruck großer Verlorenheit verschwindet. Ihr lebendiges Selbst scheint zurückzukehren. Die Hand war das Symbol ihres Selbst, das sie aufgrund einer fundamental ablehnenden Mutter verloren hatte. Die Körperinszenierung, von ihr vollkommen unbewusst vorgenommen, öffnete den Rückweg auf sicheren Boden. In seiner Zerbrechlichkeit und Flüchtigkeit bedarf das aus früher Interaktion heraus gefallene Selbst aber weiterer Festigung: es will erkannt und körperlich begrüßt werden und Schutz finden bei der Begegnung mit sich selbst, bei der es aber den bedeutungsvollen Anderen braucht, der vorübergehend nicht Person, sondern fast nur schützende Substanz ist. Es ist berührend, wie aus den ausdruckslosen, ja fast blinden Augen der erkennende und dankbare Blick auftaucht, der aus der rettenden Substanz des Therapeuten wieder eine Person macht. Damit erfolgt ein wechselseitiges Anerkennen des Anderen als Mensch und Gegenüber.

Wichtig ist die Fähigkeit zur Symbolisierung der Szene, sie erfolgt am ehesten dadurch, dass das Erleben am Schluss in Worte gefasst wird. Aber das ist keine Zauberformel. Gerade bei frühen Störungen kann diese Funktion beschädigt sein. Manchmal hilft die Wiederholung, manchmal die Wiedergabe in einem anderen Medium, etwa dem Malen. Es kann die Gefahr einer süchtigen Entwicklung bestehen, die außerordentlich entmutigend sein mag. Ich habe gute Erfahrungen damit gemacht, den Patienten anzuregen,

das emotionale und gedanklich fassbare Erlebnis der Stunde schriftlich festzuhalten, es mir zu schicken oder es zur nächsten Stunde mitzubringen. Es
handelt sich um eine gezielte Rekapitulation, die in die nächste oder weitere
Stunden integriert wird.

Das Nachwachsen der Haut

Die gleiche Patientin verbrachte sieben Wochen in einer Klinik, wo sie einen
Alkoholentzug absolvierte. Sie kam zu einem Zwischenaufenthalt vor der
Entlassung und bat um eine Stunde. Sie sagte, der Entzug sei schrecklich
gewesen, mit schwer aushaltbaren körperlichen und seelischen Schmerzen.
Sie möchte nie mehr etwas so Schreckliches erleben. Sie habe zeitweise ih-
ren Körper mit Grauen wahrgenommen wie ein Stück blutiges Fleisch ohne
Struktur und ohne Haut. Sie bat mich, sie festzuhalten, sie legte sich, von der
liegenden Position, hoch zu mir mit dem Kopf auf einem Kissen auf meinem
Schoß, aber so, dass ihre Stirn meinen Bauch berührte und ich meinen rechten
Arm um ihren Kopf und meinen linken auf ihre Schulter legte. So ruhte sie,
tief atmend, eine Weile, bis sie sagte, sie fühle sich geborgen, aber das wichtige sei, dass sich unter meinen Händen wieder Haut und Grenze bildeten.
Ich hielt eine tief Verletzte, aber auch eine Genesende. Ich will nicht verheh-
len, dass mein Gefühl dem einer Andacht glich. Falls ich von einer Körper-
energie sprechen sollte, so ging es um eine weiche, fast zärtliche Strömung,
die langsam zur Ruhe kam. »Aus meinem Bauch in ihre Stirn aber flösse eine
ganz vorsichtige Energie, der Vorgang käme ihr vor wie Tanken.« Damit die
Beziehung nicht abrisse, hatten wir einige Male telefoniert, aber doch nur so,
dass sie mein Weiterleben für sie wahrnehmen konnte. Sie scheint auch den
kurzen Telefonaten kleine Portionen von Überlebens-Energie entnommen
zu haben, sodass sie in dieser Stunde der Rückkehr relativ leicht an unsere
frühere Beziehung anknüpfen konnte.

Die Trennung von Köper und Seele ist ein dankbares Beobachtungsfeld
bei früh gestörten und bei Borderline-Patienten. Sie haben eine tiefe, oft unbewusste Sehnsucht, wieder lebendig und ganz zu werden, häufig mit tiefer Resignation verbunden, weil ihnen dieser Weg trotz vielfältiger Versuche
nicht geglückt ist. Durch die Berührung erhält der Körperpsychotherapeut
für diese Patienten eine bis dahin nicht erlebte Glaubwürdigkeit, und man
trifft häufig auf ungläubiges Staunen, dass er aus Fleisch und Blut ist und
sich die Dimension der Verlorenheit wirklich vorstellen kann, weil die über
den Körper kommuniziert worden ist. Die Aufhebung der Abspaltung aber
ist ein schmerzhafter Prozess, weil sich die bewussten und unbewussten Er-
innerun-gen an die Leiden, die zur Spaltung geführt haben, nicht vermeiden
lassen. Aber wenn der Therapeut ein wohlwollender und mitfühlender Zeu-

ge bleibt, können sie leichter ausgehalten werden. Mit fortschreitender therapeutischer Kultur werden die Patienten auch fähig, selbst wahrzunehmen, wo die pathogenen Stellen in der Vergangenheit liegen, und es entwickelt sich, sehr zur Freude des Analytikers, ein kompetenter Handlungdialog, gefolgt von der analytischen Aufarbeitung, die allerdings nicht das A und O sein darf: Manche Interaktionen und das damit verbundene Erleben dürfen ruhig unkommentiert ins Unbewusste absinken, wo sie ein lebendiges Fundament für das weitere Leben bilden.

2.9 Manfred Thielen
Körperpsychotherapie – Dialektik zwischen Beziehungs- und Körperarbeit

Zusammen mit Dr. Thomas Busch (7.10.47–30.4.06) habe ich 1995/96 das Institut für Körperpsychotherapie Berlin aufgebaut, in dem wir einen dialektischen und integrativen Ansatz von Körperpsychotherapie (Busch, 2006, 2007; Thielen, 1994, 2002, 2005, 2006) sowohl in der Einzel- und Gruppentherapie als auch in der Aus- und Fortbildung praktiziert haben. Nach seinem Tod führe ich ihn fort und arbeite an seiner Weiterentwicklung.

Mein eigener körperpsychotherapeutischer Ausbildungshintergrund ist die »Integrative Biodynamik«, in der die Biodynamik (Boyesen, 1987) und besonders ihre Massagetechniken in das psychodynamische Beziehungsgeschehen integriert wurden. Neben den biodynamischen Interventionsmöglichkeiten integriere ich vor allem Behandlungstechniken aus der reichianischen, neoreichianischen und auch aus der Analytischen Körperpsychotherapie. Darüber hinaus integriere ich relevante Erkenntnisse aus Säuglingsforschung (Stern u. a.) und setze mich mit den Ergebnissen der Neurowissenschaften auseinander.

1 Dialektik von Körper und Psyche

Bereits als Studenten der Psychologie an der FU Berlin in den 70 er Jahren bei Prof. Holzkamp, der die Kritische Psychologie begründet hat, haben wir (s. Thielen, 1984) uns intensiv und durchaus kritisch mit der Entwicklung einer Kritischen oder auch marxistischen Psychologie beschäftigt. Eine zentrale Rolle spielte dabei die Dialektik, die auch heute in der Psychotherapie wieder an Bedeutung gewinnt, wie z. B. der Ansatz von Marsha M. Linehan: »Dialektisch -Behaviorale Therapie der Borderline -Persönlichkeitsstörung« (1996) zeigt.

Ausgehend von der Hegelschen Dialektik wurde sie von Marx und Engels materialistisch fundiert (Engels, 1976). Dialektik* bedeutet in der historischen materialistischen Philosophie zunächst Einheit und Kampf der Gegensätze. Mit dem Kampf der Gegensätze ist die Widersprüchlichkeit gemeint, die den Dingen inhärent ist. Die Gegensätze erreichen nur zeitweise das Stadium der Einheit, da das Spannungsverhältnis zwischen ihnen die Triebkraft der Entwicklung ist.

Betrachten wir nun Psyche und Körper als dialektische Polaritäten, dann folgt daraus zum einen, dass sie sich wechselseitig bedingen und zum anderen jeweils eigenständige Qualitäten darstellen. Die Widersprüchlichkeit bzw. Gegensätzlichkeit drückt sich u. a. darin aus, dass das Psychische ideeller während der Körper materieller Natur ist. Psychisches und Körperliches sind also einerseits untrennbar miteinander verbunden und bedingen sich wechselseitig und andererseits stellen sie eigene und unterschiedliche Qualitäten dar und das eine ist nicht auf das andere zu reduzieren. Es gibt keine Psyche ohne Körper und es gibt keinen menschlichen Körper ohne Psyche. Psychisches spiegelt sich im Körperlichen und umgekehrt genauso (s. Busch 2007).

Diese Dialektik kann beispielhaft an dem Verhältnis zwischen Körpersprache und emotionalem Ausdruck verdeutlicht werden. Die Emotion Freude drückt sich u. a. in einem freudigen Gesichtsausdruck – vielleicht einem Lächeln oder Lachen – in einem Freudensprung oder in einer aufrechteren Körperhaltung aus. Trauer hat ebenfalls seinen körperlichen Ausdruck: trauriger Gesichtsausdruck, eventuell weinen, hängende Schultern, gesenkter Kopf u. a.

Wie eng Psyche und Körper miteinander verbunden sind, wird auch von der modernen Gehirnforschung untermauert. Die Körperhaltung bestimmt mit, wie ein Mensch denkt und fühlt. Experimente von Riskind, John/ Gotay, Arolyn (s. Storch, 2006, S. 44 ff.) haben gezeigt, dass Menschen, die ein Lob in »aufrechter Körperhaltung« empfangen, stolzer sind, als Menschen, die dasselbe Lob in gebeugter Haltung entgegen nehmen. Es gibt also einen eindeutigen Zusammenhang zwischen Körperhaltung und Emotion.

Im äußerlich sichtbaren Körpergeschehen findet psychisches Erleben auch seinen Niederschlag und umgekehrt genauso.

Die Rückmeldeprozesse, die das psychische System aus dem Körper bekommt (Body-feedback), wurden z. B. von Paul Ekman (1992, s. Storch,

---

* Mit den ontologischen Aspekten in Engels »Dialektik der Natur« und mit den Auffassungen von Dialektik der sowjetischen Psychologen Rubinstein, Wygotski, Leontjew u. a. und des Begründers der Kritischen Psychologie Holzkamp habe ich mich ausführlich und kritisch auseinandergesetzt (s. Thielen, 1984, S. 204 ff.)

2006, S. 40) u. a. erforscht. Seine Untersuchungsfrage lautete: wie die Benutzung bestimmter Gesichtsmuskeln den Gesichtsausdruck verändern. Er kam zu dem Ergebnis, dass Emotionen durch das willentliche und gezielte Herstellen eines Gesichtsausdrucks erzeugt werden konnten. Er nannte diese Entdeckung »Facial feedback«. Diese Hypothese wurde in zahlreichen Studien belegt (Storch, 2006, S. 40).

Die Dialektik von Psyche und Körper eröffnet die Möglichkeit die Psyche auch über den Körper, über körperliche Interventionen zu erreichen, vor allem dann, wenn sprachliche Interventionen nicht greifen, weil der/die PatientIn keinen oder noch wenig Zugang zu seinen Emotionen hat.

2 Historischer Exkurs

Die Bedeutung des Prä- und Nonverbalen erkannten bereits in der Anfangsphase der Psychotherapie die Psychoanalytiker G. Groddeck (2003), S. Ferenczi (1999) und vor allem Wilhelm Reich, der eigentliche Begründer der Körperpsychotherapie.

Auf Wilhelm Reich (1897–1957), dessen 50. Todestag sich gerade jährt; auf seine Bedeutung für die Körperpsychotherapie soll kurz eingegangen werden. Er war in den 20 er Jahren ein enger Schüler Freuds und zeitweise als Leiter des Technischen Seminars in Wien tätig.

Er setzte sich intensiv mit der Psychoanalyse und ihren Interventionstechniken auseinander und kam 1933 in seiner »Charakteranalyse« (Reich, 1989) zu dem Ergebnis, dass viele Patienten nur mit Worten emotional nicht bzw. kaum erreichbar waren. Im engeren Sinne waren sie nach Ansicht von Reich für die Psychoanalyse nicht geeignet, weil ihr Widerstand, ihre Abwehr, zu groß war.

Zum ersten Mal in der Geschichte der Psychoanalyse beschäftigte er sich mit der negativen Übertragung, mit den negativen Gefühle, die ein Patient gegenüber seinem Analytiker/in entwickeln konnte. Die Charakterabwehr zeigte sich für Reich nicht nur psychisch, sondern auch körperlich in der Art und der Festigkeit des sogenannten *Körperpanzers*.

Reich ging davon aus, dass sich unterdrückte bzw. verdrängte Gefühle auch in der Körperhaltung und in der muskulären und vegetativen Spannung niederschlagen. Z. B. wenn jemand ständig seine Wut unterdrückt, dann beisst er dafür vielleicht nachts die Zähne zusammen. Oder jemand ist chronisch ängstlich, hat die Schultern hochgezogen und ist ständig in einer Hab-Acht-Position. Auch psychosomatische Symptome wie Kopf-, Magenschmerzen, Müdigkeit u. a. brachte er in Zusammenhang mit spezifischen Charakterstrukturen.

Er erkannte, dass die Patienten und Patientinnen auch körperliche Berührung brauchten, um körperliche Verspannungen und psychische Blockaden lösen zu können.

So richtete er seine Aufmerksamkeit auf die Atmung, auf den Muskeltonus, auf die Körperhaltung, auf die segmentären Panzerungen im Körper und entwickelte Techniken, diese Verspannungen und Blockaden zu lösen. Er nannte diese Richtung Vegetotherapie (Reich, 1987, S. 226 ff.).

Diese Erkenntnisse von Reich werden heute von der modernen Gehirnforschung belegt. Z. B. führt der Neurowissenschaftler Hüther in dem Buch »Embodiment«aus:

»Zusätzlich gehen in die neuronalen Erregungsmuster, die sich herausbilden, auch alle sogenannten Abwehrvorgänge ein. Dies betrifft z. B. die Abwehr von schmerzvollen, traurigen oder wütenden Gefühlen, die in einer Beziehung, die wenig Sicherheit bietet, nicht gezeigt werden dürfen, darum unterdrückt werden müssen und natürlich schwer auszuhalten sind. *Diese Abwehr von Gefühlen geht mit muskulären Anspannungen einher.* Dadurch verändern sich Haltungsmuster und Atmung.« (Hüther, 2006, S. 91, Unterstreichungen, U. vom Verfasser, V.)

Nach Reich hat sich die moderne Körperpsychotherapie in vielfältiger Richtung weiterentwickelt. Ich möchte nur einige der wichtigsten VertreterInnen aufzählen: die Begründer der Bioenergetik Alexander Lowen (1910) und John Pierrakos (1921 – 2001), Gerda Boeysen (1922 – 2005, Biodynamik, David Boadella (Biosynthese), Helmut Solze (Konzentrative Bewegungstherapie), Marianne Fuchs (Funktionelle Entspannung), Tilmann Moser, Günter Heisterkamp (Analytische Körperpsychotherapie), Hilarion Petzold (Integrative Leibtherapie) u. a.

Neben der Gehirnforschung wurde die moderne Körperpsychotherapie vor allem von der Säuglingsforschung untermauert und innovativ angeregt zugleich. Deshalb sollen die Erkenntnisse von Daniel Stern, dem innovativsten Säuglingsforscher, komprimiert zusammengefasst werden:

3 Bedeutung der Säuglingsforschung

Durch ihre verfeinerten Untersuchungsmethoden können Säuglingsforscher zeigen, wie sich präverbal affektmotorische Kommunikationsmuster entwickeln, die das weitere Leben eines Menschen prägen.

Sie haben Erkenntnisse und Ergebnisse hervorgebracht, die die Entwicklungspsychologie erneuern. Stern (1992) hat die alten Zöpfe von Freud und der Psychoanalyse vom passiven Säugling, der mit einer Reizschranke zum Schutze vor den Reizen der Außenwelt ausgestattet sei, abgeschnitten. Auf der metapsychologischen Ebene hat er Basistheoreme der Psychoanalyse, nämlich die Triebtheorie und das psychosexuelle Phasenmodell der kindlichen Entwicklung in Frage gestellt. Stern betrachtet die Triebtheorie eher als hinderlich für die Motivationstheorie, insbesondere relativiert er die von Freud aber auch von Reich zentral betonte Rolle der Es-Triebe.

Stern nennt eine Reihe von Motivationen wie Explorationsverhalten, Suchen nach dem kognitiv Neuen, die Lust an der Bemeisterung und Bindungsstreben.

Lichtenberg, wie Stern Selbstpsychologe und intensiver Kenner der Säuglingsforschung teilt dessen Kritik an der Triebtheorie und liefert gute Argumente, den Triebbegriff durch einen systemischen Begriff, den des Motivationssystems, zu ersetzen. Das Freudsche Strukturmodell wird von ihm durch eine Erweiterung der Kohutschen Definition des Selbst als unabhängiges Zentrum, das Erfahrung und Motivation initiiert, organisiert und integriert (s. Lichtenberg et al., 2000, S. 90) ersetzt.

Auf der Basis des sehr umfangreichen empirischen Materials der Säuglingsforschung kommt er zu *fünf Motivationssystemen*. Jedes System hat die Aufgabe, für die Erfüllung und Regulierung von Grundbedürfnissen zu sorgen und umfasst ganz bestimmte motivationale und funktionale Aspekte. Jedes System ist eine psychische Entität mit den zu erwartenden neurophysiologischen Korrelaten und ist um ein Grundbedürfnis herum aufgebaut. Es beruht auf klar zu beobachtenden Verhaltensweisen, die in der Neugeborenenzeit einsetzen.

Die fünf motivationalen Systeme sind: 1. das Bedürfnis nach psychischer Regulierung physiologischer Erfordernisse, 2. das Bedürfnis nach Bindung und – später – Zugehörigkeit. 3. das Bedürfnis nach Exploration und Selbstbehauptung, 4. das Bedürfnis, aversiv zu reagieren – mit Antagonismus oder Rückzug – und 5. das Bedürfnis nach sinnlichem Genuss und sexueller Erregung (ebda., S. 13).

Die Grundbedürfnisse sind angeboren, doch die motivationalen Systeme entwickeln sich nur bzw. prägen sich in der Interaktion des Säugling, Kindes, Jugendlichen mit den primären Bezugspersonen aus. Entscheidend ist die Art und Weise der Interaktion zwischen Kleinkind und seinen Betreuungspersonen (weitere Ausführungen im Internet unter *www.koerperpotenziale. de*).

Das Konzept der Mikropraktiken

Der Körperpsychotherapeut und Säuglingsforscher George Downing (1996, 2006) hat die These von angeborenen affekt-motorischen Schemata entwickelt, die m. E. als subjektive Voraussetzung des Säuglings in die RIGs (nach

Stern, 1992, S.143: Representations of Interactions have been Generalized, RiGs, »generalisierte Interaktionsrepräsentanzen«) eingehen. Sie sind angeboren und entfalten sich erst durch die konkrete Interaktion mit den primären Bezugspersonen.

Affekt-motorische Schemata sind zunächst vorgegebene Bewegungsmuster, die der Säugling in die Interaktion mit den Eltern einbringt. Dabei betont Downing vor allem den körperlichen Charakter dieser Schemata, es sind zunächst motorische Bewegungen des Säuglings, z.B. Ausgreifen der Arme, die affektiv getönt werden. Wird dieses Ausgreifen seiner Ärmchen von der Mutter oder dem Vater nicht beantwortet, z.B. indem der eigene Arm oder das Gesicht zurückgezogen wird, dann greift der Säugling ins Leere. Wiederholt sich dies vielfach, wird er seine Arme zurückziehen und sich von der frustrierenden Person abwenden. Diese physischen Interaktionen zwischen Kind und Eltern hinterlassen Spuren, die im Körpergedächtnis gespeichert werden.

Die Weiterentwicklung des Konzepts der »affektmotorischen Schemata« nennt Downing (2006) *körperliche Mikropraktiken*. Es sind *Strategien des Babys der Interaktion* und damit keine Reflexe. Das Baby ist immer bereits Subjekt, und sich der Wirkfähigkeit seiner Reaktion bzw. Aktion bewusst, d.h. hat Vorformen des Bewusstseins.

Mikropraktiken sind Kompetenzen eigener Art, verkörperte Fertigkeiten. Sie stehen für das, was gelegentlich als prozedurales oder implizites Wissen bezeichnet wird, einem »Wissen – Wie« im Unterschied zu einem »Wissen – Dass«.

Beispiel: Wenn ein Erwachsener plötzlich und unerwartet in den Gesichtsraum des Babys eindringt, zuckt es sofort zurück. Dies ist eine einfache Sequenz von Reiz und Reaktion. Man vergleiche dies damit, wenn ein Baby den Kopf auf die Seite neigt und den Erwachsenen misstrauisch aus einem bestimmten Winkel beobachtet. Wenn es dies wiederholt tut, handelt es sich um eine körperliche Mikropraktik. Sie ist variabel und zielorientiert. Die Mikropraktik ist das prozedurale »Know-how« des Säuglings (ebda. S. 335).

Nach Downing sind sein Konzept und Sterns Modell der RiGs miteinander kompatibel. Sie haben allerdings unterschiedliche Fragestellungen. Sterns Frage lautet: Wie vollzieht sich das aktuelle subjektive Erleben des Säuglings und wie wird das subjektive Erleben in der Erinnerung kodiert. Downing stellt sich hingegen die Frage, welche Strategien und Geschicklichkeiten ein Säugling entwickelt, und wie sich ein bestimmter Säugling schließlich für seinen speziellen Entwicklungspfad entscheidet (ebda., S.338) Beide setzen unterschiedliche Akzente.

Die Bedeutung des Konzepts der Mikropraktiken werde ich später an einem Fallbeispiel erläutern.

4 Welche praktischen Konsequenzen ergeben sich aus der Säuglingsforschung?

Die entwicklungspsychologischen Erkenntnisse der Säuglingsforscher haben insofern Auswirkungen auf die moderne Körperpsychotherapie, als sowohl in der Spätphase von Reich, als auch in der Hochphase von Bioenergetik und Biodynamik Gefahr in den 80er und 90er Jahren lief, primär eine Einpersonen-Psychologie zu werden. D. h. der Körperpsychotherapeut sah den Patienten primär als Naturwesen, dessen Selbstregulation durch psychische, muskuläre und vegetative Blockaden gestört oder blockiert war. Durch Körperarbeit sollten diese Blockaden gelöst und damit wieder in Gang gesetzt werden.

Gegen diese Gefahr der Vereinseitigung entwickelten eine Reihe von KörperpsychotherapeutInnen der dritten Generation die Zwei-Personen-Psychologie und betonten in besonderer Weise die herausragende Bedeutung der therapeutischen Beziehung. Beziehungs- und Körperarbeit sollten dialektisch miteinander verbunden werden. Körperarbeit ist dann Beziehungsarbeit, wenn der erlebte Körperprozess mit Hilfe der Sprache im Bewusstsein der Patientin be- und verarbeitet wird.

In diesem Prozess spielte die Integration von Aspekten der Säuglingsforschung eine wichtige Rolle, denn ihr entscheidender Beitrag zur Psychotherapie liegt darin, die Interaktion und das Bindungsverhalten von Zwei-Personen in den ersten beiden Jahren der Entwicklung des Kindes genau untersucht zu haben. Diese Untersuchungen bieten reichhaltiges empirisches Material über die Genese von Affekten, Gefühlen und Denken und damit auch über die Entwicklung psychischer Störungen.

Darüber hinaus entsprechen viele Erkenntnisse der Säuglingsforschung über das Interaktionsverhalten meiner eigenen klinischen Erfahrung, wobei zu berücksichtigen ist, dass der erwachsene Klient nicht der Säugling ist, sondern sich natürlich von ihm in seinen reifen Funktionen unterscheidet.

Eine grundlegende behandlungstechnische Konsequenz lässt sich dahingehend ziehen, dass die psychoanalytische Abstinenzregel im Sinne des körperlichen Berührungsverbotes weitgehend überholt ist. Berührungen können im therapeutischen Prozess viele produktive Funktionen erfüllen (s. Busch, 2006) und die Beziehung erden, anstatt zu sexualisieren, wie häufig unterstellt wird. Natürlich muss jede körperliche Berührung auf der Basis internationaler Abstinenzregeln erfolgen, d. h. jegliche Form von missbräuchlicher Interaktion ist strikt ausgeschlossen.

Aus der Säuglingsforschung wird deutlich, dass Säuglinge sowohl über- als auch unterstimuliert werden können, dass es ein Zuviel oder ein Zuwenig an emotionaler aber auch körperlicher Zuwendung geben kann. D. h., dass Störungen aus beiden Richtungen resultieren können.

Übersetzt für die therapeutische Arbeit heißt das, dass der Therapeut flexibel sein sollte und sich entsprechend dem Prinzip der empathischen Feinabstimmung sowohl aktiv stimulierend als auch passiv zurückhaltend verhalten kann, um die Selbstregulation des Klienten zu unterstützen.

Gehen wir nun davon aus, dass die Patientin als Kleinkind unterstimuliert wurde, so ist es notwendig, dass der Therapeut über aktivierende Techniken verfügt, sowohl auf der sprachlichen als auch auf der körperlichen Ebene, um diese defizitäre Erfahrung korrigieren zu können.

Auf der körperlichen Ebene können also Übungen zur Stimulierung und Erhöhung des Energieniveaus bzw. des Muskeltonus z. B. aus der Bioenergetik und Biodynamik durchaus produktiv sein. In besonderer Weise trifft dies auch auf biodynamische Massagetechniken zu, da sie einen nonverbalen Dialog zwischen Patient und Therapeut darstellen, die Defizite an körperlicher und emotionaler Zuwendung kompensieren können.

Es geht also um die dialektische therapeutische Fähigkeit, je nach spezifischer Störung der Interaktion des Patienten, sich stimulierend oder eher beruhigend zu verhalten.

Wenn man weiter die verschiedenen Ebenen der *therapeutischen Beziehung* betrachtet,

a) die Ebene der somatischen und vegetativen Resonanz
b) die Ebene der Ich-Du-Beziehung, des authentischen Kontaktes
c) die Ebene der Übertragung und der Gegenübertragungsphänomene

so ergeben sich auch hier eine Reihe von Konsequenzen.

Zu a) Die somatische Resonanz spielt gerade in der Körperpsychotherapie eine herausragende Rolle beim Aufbau einer therapeutischen Beziehung. Wie reagiere ich als Therapeut auf die Körpersprache des Patienten, auf seine Körperhaltung, seine Mimik, seine Gestik u. a. Um diese somatische Resonanz zu spüren, ist es am leichtesten, die körperlichen Ausdrucksformen des Patienten zu imitieren. Diese Technik hatte bereits W. Reich angewandt. Z. B. kann ich mit hochgezogenen Schultern, nach unten gebeugtem Kopf, verspannten Schulter- und Nackenmuskeln gut die Angst des Patienten nachspüren. Gesenkter Kopf, nach vorne gedrehte Schultern, eine Körperhaltung, die nach unten zieht, korrespondiert in der Regel mit depressiver Stimmung usw.

Wenn z. B. das Kern-Selbst bei der Patientin gestört ist, dann hat sie kein Gefühl für ihren Körper, ihre Körper-Grenzen. Waren nun nahe Bezugspersonen in der frühkindlichen Entwicklungsphase übergriffig, so wurde die körperliche Grenzerfahrung des Säuglings verzerrt. Das körperliche Erleben von Grenze ist dann in der Therapie eine ganz wichtige korrigierende Erfahrung.

Es kann aber auch sein, dass der Säugling emotional vernachlässigt wurde und er sich zu früh von der Mutter getrennt erlebte, mit dieser Trennung also überfordert war. Dann besteht die Möglichkeit, dem Patienten auch körperliche Nähe oder symbolisches, körperliches Nachnähren anzubieten.

Um die Grenzen wieder aufzubauen, sind also Körperübungen zur Aktivierung seiner Körperempfindungen und seiner Körpergrenzen äußerst produktiv. Sie können helfen, Kern-Selbst-Gefühle zu entwickeln bzw. wiederherzustellen.

Körpersprache, Mimik oder Körperhaltung spielen in der therapeutischen Interaktion eine wichtige Rolle. Der Therapeut sollte auch körpersprachlich die empathische und selektive Feinabstimmung (Affect-Attunement) mit der Patientin gestalten. Z. B. könnte ein Widerspruch entstehen zwischen der erstarrten Körpersprache des Therapeuten und seinen empathischen verbalen Äußerungen.

Diese Feinabstimmung könnte sich auch in entsprechenden Bewegungsmustern bzw. in einem Bewegungsdialog zwischen Therapeut und Patient ausdrücken. Dabei kann es um basale Bedürfnisse gehen wie Halt geben, Containment, durch Stimulation, Impulse freisetzen, zu starke Impulse begrenzen etc.

Die Fähigkeit zur amodalen Wahrnehmung des Patienten kann genutzt werden – z. B. können verbal geäußerte Wünsche in körperliche Handlungen übersetzt werden.

Körpersprachlich kann die Therapeutin ähnlich wie die Eltern z. B. mehr die enthusiatischen oder die exthusiatischen Äußerungen des Patienten unterstützen. Die Modellfunktion des Therapeuten, seine körperliche und emotionale Präsenz spielt also eine entscheidende Rolle für die Patientin.

Diesbezüglich unterstützen Ergebnisse der Säuglingsforschung eher die Modellrolle der Therapeutin in der Verhaltenstherapie als die passiv, abstinente Rolle in der Psychoanalyse.

Zu b) Die Humanistische Psychologie von Maslow, Rogers u. a. hatte sich im Unterschied und in Abgrenzung von der Psychoanalyse und der Verhaltenstherapie entwickelt. Während die Psychoanalyse die gesamte therapeutische Beziehung in den Kategorien von Übertragung und Gegenübertragung fasste, setzte die Humanistische Psychotherapie den echten menschlichen Kontakt dagegen. Auch die therapeutische Beziehung ist in erster Linie eine Ich- Du-Beziehung, d. h. es treffen sich zwei Menschen, die im geschützten therapeutischen Raum miteinander in Kontakt treten. Die sich gegenseitig emotional berühren lassen und echte Gefühle interaktiv kommunizieren. Die Echtheit des Psychotherapeuten spielt deshalb sowohl in der Gesprächspsychotherapie als auch in der Gestalttherapie eine entscheidende Rolle. Nach Maslow kann jeder Mensch Gipfelerfahrungen machen, die auch in der Psychotherapie angestrebt werden.

Die Säuglingsforschung hat herausgearbeitet, dass Störungen in der psychischen Präsenz des Individuums in der Regel auf frühkindliche Interaktionsstörungen mit den primären Bezugspersonen zurückgehen. Diese Fehlabstimmungen in der interpersonalen emotionalen Feinabstimmung haben zu intrapsychischen Störungen der Selbstregulation geführt. Z. B. wenn eine depressive Mutter im Rahmen der selektiven Affektabstimmung primär die exthusiastischen (depressionsähnliche) Zustände begünstigt und die enthusiastischen ausgrenzt. (s. Stern, 1992, S. 293 f.) Diese Fehlabstimmungen befördern die Entwicklung eines »falschen Selbst«.

In der authentischen Ich-Du Begegnung im geschützten therapeutischen Raum können im Sinne des emotionalen Nachnährens und der korrigierenden emotionalen Erfahrung diese biografisch bedingten Fehlabstimmungen »repariert« werden.

Zu c) Das Konzept der Übertragung und der Gegenübertragung entstammt der Psychoanalyse. Wie wir im historischen Exkurs gesehen haben, gehört es seit W. Reich zum festen Repertoire der tiefenpsychologisch fundierten KörperpsychotherapeutInnen.

Aus meiner Sicht spielt das Konzept eine wichtige Rolle in meinen Therapien, aber nicht die ausschließliche wie z. B. in der Analytischen Körperpsychotherapie, die anderen beiden Ebenen sind genauso wichtig. Je nach Stand des psychodynamischen Prozesses kann ich als Körperpsychotherapeut entscheiden, welche Ebene ich phasenweise mehr in den Vordergrund und welche ich mehr in den Hintergrund stelle.

Sterns Überlegungen zu: Affekt – Attunement und sind m. E. hilfreich, Übertragungs- und Gegenübertragungsprozesse auch auf der nonverbalen und körperlichen Ebene besser zu verstehen und das therapeutische Bewusstsein darüber entsprechend zu erhöhen.

Die Übertragungsgefühle verkörpern sich, diese Erkenntnis ist nicht neu

(s. Reich, Downing u. a.), können aber durch die Säuglingsforschung genauer differenziert werden.

Dornes (1993, S. 151) führt Beispiele auf, wie sich in der therapeutischen Situation z. B. der Ambivalenzkonflikt des Patienten auch in seinem Gesichtsausdruck in Form von chronischem Lächeln, das insbesondere negative Affekte wie Wut, Verachtung, Ekel maskierte, zeigt.

Downing differenziert zwischen der Übertragung auf der verbalen und der auf der körperlichen Ebene, z. B. kann der verbale Kontakt schwierig sein, während der körperliche gut ist und umgekehrt. Also auch im therapeutischen Kontakt kann die verbale und die körperliche Ebene auseinanderfallen und kann sich die frühe Trennung dieser Bereiche widerspiegeln.

Wenn man sich nun die verschiedenen Interventionstechniken der Körperpsychotherapie anschaut,

a.) Entladungstechniken: körperlicher und emotionaler Ausdruck im therapeutischen Kontakt, durch bioenergetische und biodynamische Übungen

b.) Entspannungstechniken, auch Tiefen- bzw. dynamische Entspannung: biodynamische Massage, Tiefenentspannung, Phantasiereisen, sanfte Atemtechniken

c.) indirekte Körperübungen zur Wahrnehmung des Körperempfindens, der Körpergrenzen und Gefühle

d.) vegetotherapeutische Arbeit, die Impulse von innen kommen lassen

e.) Körperorientierte Rollenspiele

dann haben sie alle einen entsprechenden Platz in dem Affekt -Attunement oder in dem Prozess der empathischen Feinabstimmung zwischen Therapeut und Patient.

Die ursprüngliche Neugier, Kreativität und das Interesse können in der körperorientierten Psychotherapie ganzheitlich, d. h. auch körperlich aktiviert werden.

Der Begriff des »Agierens«, lat.: tun, handeln, wirken«, der in der Psychoanalyse negativ besetzt ist, kann eine neue Bedeutung bekommen (Trautmann-Voigt, 2001, S. 68). Trautmann-Voigt u. Voigt plädieren für einen rhythmisch-dynamischen Handlungsdialog in der Körperpsychotherapie, um prozedurale progressionsfördernde Neuentwürfe entwickeln zu können.

Dafür sind nach meiner Erfahrung körperorientierte Rollenspiele produktiv, da sie einen improvisierenden und körperlich spielerischen und spontanen Charakter haben können. In diesen Rollenspielen – häufig mit den Elternintrojekten – spielt der körperliche Ausdruck des Patienten eine besondere Rolle, es reicht oft nicht aus, dass er dabei ein Gefühl verbal artikuliert, sondern tatsächlich körperlich ausdrückt.

5 Integration der Biodynamik

Da die biodynamische Körperarbeit integraler Bestandteil meines Vorgehens ist, möchte ich zumindest kurz auf sie eingehen.

Gerda Boyesen (1922- 2005) war eine Schülerin des Reich-Schülers Olak Raknes und bereicherte die Körperpsychotherapie vor allem um ihre psychodynamischen, biodynamischen Massagen. Sie entwickelte die Theorie vom Emotional- vasomotorischen Kreislauf, wonach sich jedes Gefühl sowohl vegetativ, muskulär und psychisch ausdrückt. Wenn der Gefühlsausdruck auf einer dieser Ebenen unterdrückt wird, kommt es zu Störungen der Selbstregulation, z. B. zu muskulären Verspannungen und Verkrampfungen, die mit Schmerzen wie Magenschmerzen, Kopfschmerzen u. a. einhergehen können (Boyesen, 1987, Southwell, 1988). Dieses Modell wurde von Geuter & Schrauth (2006) weiterentwickelt.

Gerda Boyesen widmete ihre Aufmerksamkeit in besonderer Weise den vegetativen Prozessen. Sie erkannte die zentrale Bedeutung der Verdauung, der Peristaltik auch für den Prozess der psychischen Verdauung. Mit Hilfe des Stethoskops war sie in der Lage, die Peristaltikgeräusche Ihrer Patientinnen und Patienten zu hören. Mit der Zeit lernte sie diese Töne zu differenzieren und bestimmten Gefühlszuständen zuzuordnen. Die Psychoperistaltikgeräusche haben den Charakter eines emotionalen Biofeedbacks.

In der Auseinandersetzung mit der Biodynamik in den 90er Jahren wurde ihr Menschenbild insofern problematisiert, als es in der Dialektik von Natur- und Gesellschaftswesen den gesellschaftlichen Charakter des Menschen vernachlässigt. In der biodynamischen Praxis waren Tendenzen zur Ein-Personen-Psychologie und mangelnde Beziehungsarbeit die Folge (Thielen, 1994,S. 10 ff.). Deshalb integrieren wir biodynamische Interventionen in die angestrebte Dialektik von Beziehungs- und Körperarbeit.

(Weitere Ausführungen unter *www.koerperpotenziale.de*)

5 Körperpsychotherapeutische Praxis am Fallbeispiel

Anhand eines *Fallbeispiels* möchte ich meinen körperpsychotherapeutischen Ansatz konkret verdeutlichen. Einige anamnestische Daten:

der 49-jährige Patient, von Beruf Historiker, litt seit einem viertel Jahr an Antriebsmangel, Arbeitsstörungen, Abgeschlagenheit, Schlafstörungen, Fernsehsucht und hatte starke depressive Stimmungen und Sinnlosigkeitsgefühle.

Er hatte einige Suizidversuche hinter sich. Zudem hatte er Angst, dass seinen Zwillingen (drei Jahre) bei einem Unfall Glieder abgetrennt werden könnten.

Seine Symptome verstärkten sich deutlich, nachdem sich seine Partnerin, die Mutter seiner Kinder, von ihm getrennt hatte.

Der Patient war das einzige Kind, seine emotional kühle Mutter (22 Jahre älter) erlebte er als dominant, manipulativ, schwer berechenbar, mal überschwänglich, mal abweisend und ungeduldig. Er konnte sich auf sie nicht wirklich verlassen.

Sein Vater (30 Jahre älter, Architekt) war der gutmütigere und weichere der Eltern. Er war bemüht, ihm positiv Zuwendung zu geben, war aber darin hilflos und ungeübt.

Manchmal hat sich der Patient mit der Mutter gegen den Vater verbündet.

Die Mutter war auf Grund ihrer eigenen narzisstischen Bedürftigkeit nicht in der Lage, den Patienten in seiner frühen Kindheit empathisch und liebevoll zu versorgen. Es kam zu affektiven Fehlabstimmungen, in denen er sich dominiert und manipuliert gefühlt hatte. Sie hatte ihn narzisstisch mit ihren eigenen Größenphantasien besetzt, er sollte etwas Besonderes werden. Sie selbst verstand sich primär als Künstlerin und nicht als Grafikerin, da sie ihre Bilder in Galerien ausstellte.

Ein exemplarisches Beispiel für die Ungerechtigkeit und Beliebigkeit der Mutter aus seiner Kindheit ist folgendes: er hatte seine Mutter unbeabsichtigt mit dem »Buddelsieb« am Schienbein getroffen, nach dem sie ihn ungeduldig aufgefordert hatte, das Sandkastenspiel zu beenden. Die Mutter hatte ihm bis ins erwachsene Alter vorgeworfen, er habe sie »vorsätzlich verletzen« wollen. Er sei sehr verzweifelt gewesen, weil er sich keiner Schuld bewusst gewesen war. Die Mutter hatte ihn ihre »kalte Wut« und ihre »Verachtung« spüren lassen. Er habe sich chancenlos und ohnmächtig gefühlt.

Der Grundkonflikt des Patienten bestand aus tiefenpsychologischer Sicht zwischen seinem Gefühl der kindlichen Abhängigkeit von der Mutter und dem Wunsch nach Autonomie von ihr. Er hatte starke aggressive Affekte und Impulse gegenüber der Mutter, die er aber aus Angst vor Strafe und Liebesverlust in Form von Schuldgefühlen und Selbstabwertungen gegen sich selbst richtete.

Seine autoaggressiven Tendenzen hatten sich bei ihm bereits als Jugendlicher so stark entwickelt, dass er mit 15 und 16 Jahren Selbstmordversuche unternahm. Er ging bereits damals zum Psychiater, was ihm aber nichts brachte.

Als er, bereits über 40-jährig, mit seiner damaligen Freundin ein Kind verlor, zwei Monate, bevor es auf die Welt kommen sollte, fühlte er sich ohnmächtig und entwickelte starke depressive Symptome. Als sie dann zusammen Zwillinge bekamen, schien es ihm besser zu gehen, doch als sich seine Freundin von ihm trennte, verfiel er in eine tiefe Depression mit extremen Arbeitsstörungen. Er verbrachte seine Tage weitgehend vor dem Fernseher.

Ich kann in diesem Kontext nur verkürzt auf den ca. 2-jährigen Verlauf der Körperpsychotherapie eingehen und möchte mich deshalb auf einige *körperorientierte* Interventionen beschränken.

Dem Patienten fehlte es an Selbststärke, er wirkte resigniert. Diese Resignation spiegelte sich auch in seiner Körperhaltung. Er war über 1,90 m groß, doch sein Kopf senkte sich nach unten, sein Rücken wirkte leicht gebeugt, die Schultern waren nach vorne gezogen, sein Gesichtsausdruck war traurig, die Mundwinkel heruntergezogen. Seine Atmung war flach. Seine Augen blickten eher nach innen als nach außen. Zudem hatte er starke Rückenschmerzen.

Nachdem unsere therapeutische Beziehung gefestigt war und er eine positive, väterlich geprägte Übertragungsbeziehung zu mir aufgebaut hatte, spürte ich in meiner somatischen Resonanz den Impuls, ihm mit meiner Hand den Rücken zu stärken.

Auf der *Gegenübertragungsebene* empfand ich Mitgefühl und Trostgefühle für ihn. Ich schlug ihm deshalb vor, sich vorzustellen, wie es für ihn wäre, wenn er aufstehen und ich ihm die Hand an der Stelle in den Rücken legen würde, die ihn besonders schmerzt. Diese Vorstellung war ihm angenehm und er stimmte deshalb zu, sie auszuführen. Dabei entspannte er sich mehr, sein Schmerz ließ etwas nach und er hatte im doppelten Sinne des Wortes das Gefühl, dass ihm der Rücken gestärkt wird.

Dabei machte er die symbolische Erfahrung, dass der Therapeut als gutes Objekt ganz auf seiner Seite steht, darüber musste er weinen, weil er dieses Gefühl eigentlich nicht kannte. Meine Hand im Rücken wirkte für ihn selbststärkend, deshalb haben wir diese Intervention öfter wiederholt.

Mittlerweile zeigte eine Reihe von Forschungen von der schwedischen Forscherin Moberg (2003), dass bei körperlicher Berührung das Hormon Oxytocin ausgeschüttet wird, das zur Entspannung und zum Wohlgefühl führt.

Im weiteren Verlauf habe ich die Körperarbeit auf den Rücken konzentriert, ich habe ihn angeleitet, seine Atmung mit einer speziellen Technik zu vertiefen und seine Aufmerksamkeit auf die schmerzhaften Stellen seines Rückens zu richten. Beim Ausatmen habe ich ihm empfohlen, seine Impulse, vor allem Körperimpulse wahrzunehmen und wenn es ihm möglich ist, auch auszudrücken.

In einer Nachbesprechung unserer Therapie mit dem Autor einer Radiosendung sagte er dazu: » Er ist auch daran gegangen, diese Verspannungen zu lösen, mich gleichzeitig immer einzuladen, vertieft zu atmen, so dass sich immer eine weiter gehende Entspannung einstellte. So dass ich da Momente hatte, wo ich merkte, dass da plötzlich ein ganzer Rucksack von Angst sich aus meinem Rücken löst... eine Angst löst sich, und die Welt ist sofort viel heller, farbiger, viel lebenswerter... Erst dadurch, dass sich die Angst löst, habe ich gespürt, was da für Angst war.... Ich habe ständig Rückenschmerzen gehabt, im Kreuz, in den Schultern und so weiter. Aber ich wäre nie auf die Idee gekommen, dass das Angst ist. Und nur dadurch, dass sich das plötzlich löst und ich tiefer einatmen kann und wie eine Befreiung plötzlich da ist, weiß ich: Das war Angst.« (S. 3–4)

Er hat sich in dieser körperpsychotherapeutischen Arbeit auch körperlich und emotional ausgedrückt, zunächst war er traurig, musste weinen und sehnte sich nach mütterlicher Geborgenheit und Schutz, später auch nach einem konturierten väterlichen Gegenüber. Dann kam eine Welle von Wut, er fing erst vorsichtig und dann stärker an, mit seinen Armen wegzustoßen, ich gab ihm dabei mit meinen Händen Widerstand. Er stieß dann richtig fest und heftig weg und seine Beine begannen, auf den Boden zu stampfen. Ich fragte ihn, wer ich im Moment für ihn sei und es wurde deutlich, dass er als Kind die grenzüberschreitende Mutter wegstieß und wegtrat.

In einer früheren Stunde kam er mit starken Spannungen bzw. Verspannungen in der Schultermuskulatur und ich schlug ihm vor, diese Spannungen zunächst körperlich durch Schlagen mit einem Schaumstoffschläger auf einen großen Schaumstoffwürfel auszudrücken. In dem erwähnten Nachgespräch hat er diese Situation folgendermaßen beschrieben:

»Da dachte ich im ersten Moment: ist ein Leichtes. Aber als ich davor stand, war ich völlig gehemmt, da ging gar nichts mehr. Mein Therapeut brauchte dann eine ganze Weile, bis er mich peu a peu überredet hat. Probiere es doch mal, mach' doch mal, und mich dann getraut habe, darauf zu hauen. Das hat eine Weile gedauert, bis ich in einen richtigen schönen Schwung reinkam. Das war dann irgendwann der Fall, und dann merkte ich: Da ist in mir viel gehaltene Wut, die –verdammt noch mal – auch raus will und die besser in so einer Situation herauskommt als wenn man plötzlich irgendwo unvermittelt explodiert, weil jemand einem aus Versehen auf den Schlips getreten hat.« (ebda., S. 14)

Seine Aussage macht deutlich, dass ganz im Unterschied zum Verbot des Agierens in der Psychoanalyse, dieses sehr hilfreich sein kann. Ich habe ihn wie ein Kind Schritt für Schritt ermutigt, das Schlagen, das mit Scham besetzt war, auszuprobieren. Er hat es dann zögerlich getan, zunächst ging es nur um den körperlichen Abbau von Spannung. Doch über diese körperliche Erfahrung kam er zum ersten Mal richtig in Kontakt mit seiner Wut und dies hatte für ihn eine befreiende, kathartische Wirkung.

Im weiteren Verlauf habe ich ihm auch biodynamische Massagen gegeben, die den Charakter eines nonverbalen Dialogs mit dem Patienten haben. Dabei benutzte ich ein Stethoskop, mit dem ich die psychoperistaltischen Geräusche höre, die mir als eine Art Biofeedback über den emotionalen Zustand des Patienten dienen.

Es gibt vielfältige biodynamische Massagetechniken, die zu einer psychodynamischen Tiefenentspannung führen, das prozedurale oder implizite Körpergedächtnis anregen und in der Regel Gefühle, Bilder und Assoziationen aus der Kindheit, frühen Kindheit bis hin zu prä- und perinatalen Erlebnissen stimulieren.

Bei diesen Massagen erlebte er seine Ambivalenzgefühle gegenüber seiner Mutter, seine kindliche Liebe und Abhängigkeitsgefühle und seine Wut auf sie, da sie einen großen Anpassungsdruck auf ihn ausübte, manipulierte und bevormundete. Er spürte aber auch seine starke Einsamkeit und Verlassenheit als Kind. Er fühlte sich als unverstandener Außenseiter und später als Rebell, der emotional in seiner inneren Emigration lebte. Ihm wurde auch sein Trotz und seine Verweigerung gegenüber den Anforderungen und dem Leistungsprinzip der Eltern, insbesondere in seiner Schulzeit bewusst. Seine Erinnerungen reichten auch bis in seine frühe Kindheit zurück, in der er seine Mutter bereits im Körperkontakt ambivalent erlebte. Einerseits war er ihm angenehm, andererseits hatte er Angst, dass sie ihn plötzlich abbrechen und liegen lassen könnte. Die Mutter war für ihn unberechenbar.

Eine weitere wichtige Form der Körperarbeit waren in dieser Therapie verschiedene bioenergetische und biodynamische Übungen der Erdung, des Groundings (Lowen, 1980). In den verschiedensten Varianten ließ ich ihn Erdungsübungen (Lowen, 1980; Boyesen, 2003) machen. Dadurch konnte er gegen seine anfangs dauerhafte Müdigkeit mehr Energie mobilisieren, seine Grübeleien wurden weniger, er begann, seinen Körper mehr wahrzunehmen und sich mit ihm und den körperlichen Empfindungen zu identifizieren. Im wahrsten Sinne des Wortes kam er durch diese Erdungsarbeit vermehrt vom Kopf in die Füße. Er spürte den Bodenkontakt intensiver und dadurch, dass er mehr in seinem Körper und damit in der Welt war. Bei diesen Grounding -Übungen wurde ihm auch häufiger bewusst, wie er immer wieder in seinem Alltagsleben seine Selbstregulation unterbricht.

Auf Grund seiner Sozialisationserfahrungen war sein affekt-motorisches System oder sein System von Mikropraktiken für Aggression nach nicht gut entwickelt. Seit Kindheit an unterdrückte er diesen Ausdruck und gab dem

Anpassungsdruck vor allem seiner Mutter nach. Mit Hilfe der Körperarbeit kann dieses System wieder aufgebaut bzw. entwickelt werden. Genau wie er selbst beschrieben hat, durch bestimmte körperpsychotherapeutische Übungen, auch provokativerer Art, wird der Tonus in seinen Muskeln, insbesondere in seinen Oberschenkeln oder auch seinen Oberarmen erhöht, dann wird er ermutigt, die verstärkte Spannung z. B. durch Treten oder Schlagen gegen oder auf einen Schaumstoffwürfel abzuführen.

Bei dieser körperlichen Aktion entstehen zunächst Empfindungen, sich leichter fühlen, Spannung verlieren, etwas loswerden. Durch Wiederholen und Herstellen eines Zusammenhangs mit aggressiven Situationen kann er schrittweise in Kontakt mit dem Gefühl Wut kommen.

Wenn, wie im Fallbeispiel, der Patient dann Wut spürt, wird sie objektbezogen gerichtet. Gegen wen geht sie in erster Linie. In der Regel tauchen bei dieser Frage, die Partner oder Partnerinnen auf, dies war auch bei ihm der Fall, vor seinem inneren Auge erschien seine Ex-Frau, die Mutter seiner Kinder. Bei der Frage aber, ob er dieses Gefühl kenne und wenn es sich nicht gegen seine Ex-Frau, sondern einer Person aus seiner Kindheit richten würde, tauchte deutlich seine Mutter auf.

Mit Hilfe von körperorientierten Rollenspielen wurden dann Schlüsselsituationen aus seiner Biografie reinszeniert. Wir spielten z. B. eine aktuelle Situation nach, bei der die Mutter bei dem Geburtstag ihres Mannes vor den anderen Gästen sagte: »Aber diesmal drehst Du unseren Gästen nicht den Rücken hin.« Er fand diese Bemerkung demütigend und abwertend und wurde darüber wütend. In der realen Situation hatte er zwar nichts gesagt aber relativ schnell mit seinen Kindern das Fest verlassen. Im Rollenspiel wurde er wütend, drückte die Wut gegen die Mutterfigur in verschiedenen Formen aus, indem er sie wegschob bzw. -drückte, indem er Stopp sagte und auf seine Grenzen hinwies und indem er seine Wut verbal ausdrückte.

Auf der Basis dieser Rollenspielerfahrung konnte er mit seiner Mutter über seine Gefühle im nach herein sprechen und sich ihr gegenüber besser behaupten.

Eine große Rolle in unserer Arbeit spielte auch der direkte Kontakt auf der *Ich und Du-Ebene*, für ihn hatte dabei der Augenkontakt eine herausragende Bedeutung. Er hatte seit seiner Kindheit das Grundgefühl, nicht richtig gesehen worden zu sein. Es hatte von daher eine heilende Wirkung, dass er, manchmal über einige Minuten, in meine Augen schauen konnte. Es war ein wechselseitiger Augenkontakt, bei dem er und manchmal jeder von uns beschrieb, was er gerade fühlte. Bei diesem Kontakt hatte er das neue Gefühl wirklich »gesehen zu werden«, d. h. in seiner ganzen Persönlichkeit. Er fühlte sich ernst- und angenommen, vor allem konnte er überprüfen, dass sein

Grundmisstrauen, dass sich aus seinen biografischen Erfahrungen gebildet hatte, in unserem Kontakt gegenstandslos war.

In diesem Augenkontakt konnte er auch meine Berührtheit, mein Mitgefühl, meine Freundlichkeit und Sympathie mit ihm aber auch meine Traurigkeit über seine traurigen Augen z. B. sehen. Als Therapeut bin ich in solchen Situationen, jenseits von Übertragung und Gegenübertragung, gefordert, mich auch emotional zu zeigen.

Abschließend kann zu dem vorgestellten Fall gesagt werden, dass es bei dieser Depressionsbehandlung zentral darum ging, die destruktive, autoaggressive Wut des Patienten, mit der er sich dem Leben verweigerte und sich selbst entwertete, in eine konstruktive Kraft zu verwandeln.

Er selbst kommentierte diese Veränderung durch die Körperpsychotherapie folgendermaßen:

»Denn die Depressionen haben mir immer den Eindruck gegeben: Im Grunde hast Du keine Chance und das Leben ist ganz furchtbar und da kannst du nicht wirklich etwas gestalten. Darüber, dass ich Aggressionen als etwas Positives, als etwas Gestaltendes wahrnehmen konnte, haben diese Depressionen etwas nicht mehr so Drängendes bekommen. Die gibt es schon auch noch. Aber die sind jetzt etwas, das ich wahrnehme, dass sie kommt, und ich kann mit ihr umgehen. Das heißt: Ich kann mir sagen: Ich muss jetzt da nicht reingehen, sondern eine Körperübung machen, die mir hilft, aus der Depression wieder herauszukommen.« (S. 15)

Die starken auch körperlichen Erlebnisse waren für den Pat. aufwühlend und emotionalisierend und sind typisch für eine Körperpsychotherapie.

Die Sinnhaftigkeit dieser erlebnisaktivierenden Interventionen wird auch durch die Hirnforschung bestätigt. Der Gehirnforscher Gerhard Roth schreibt z. B., dass Menschen sich nur verändern, wenn sie in emotionalen Aufruhr kommen, ansonsten gibt es keine Veränderungen bei den zuständigen Gehirnsystemen, die für die Emotionen zuständig sind. Wenn sie natürlich durch ein unverarbeitetes Trauma permanent oder latent in Aufruhr sind, dann geht es umgekehrt um Beruhigung, worauf in der körperorientierten Traumatherapie sehr geachtet wird.

An dem Fallbeispiel konnte auch verdeutlich werden, wie Erinnerungen aus der frühen Kindheit, die noch nicht sprachlich gefasst sind und im emotionalen Langzeitgedächtnis des limbischen Systems gelagert sind, durch körperliche Interventionen (z. B. biodynamische Massagen, Atemarbeit u. a.) aktiviert werden können.

Dabei spielt das Konzept der »somatischen Marker« von dem Neurowissenschaftler Antonio Damasio (2000, S. 55 f.) eine wichtige Rolle. Damit meint er die körperlichen Signale, die einem Menschen mitteilen, ob er die

Situation als angenehm oder als unangenehm, als gut oder schlecht, als etwas, dass ihn hinzieht oder abstößt, erlebt. Körperliche Symptome, wie der Rückenschmerz bei dem vorgestellten Patienten sind somatische Marker. Wenn es nun gelingt, das im Rückenschmerz fest gehaltene Gefühl auszudrücken und den dazu gehörigen Konflikt zu lösen, dann geht der Schmerz zurück oder er verschwindet ganz und der »somatische Marker« signalisiert ein angenehmes Wohlbefinden.

An dem Fallbeispiel kann auch die Bedeutung der Säuglingsforschung für die körperpsychotherapeutische Praxis verdeutlicht werden.

Resignatives Verhalten wie bei dem vorgestellten Patienten kann frühkindliche Wurzeln haben, z. B. das Kind schreit, weil es die Eltern braucht, die lassen es streng nach den Regeln der schwarzen Pädagogik, »Schreien stärkt die Lungen, ich lasse mich nicht von meinem Kind tyrannisieren« schreien. Der Säugling hört natürlich irgendwann auf zu schreien und resigniert. Diese Resignation ist bereits körperlich sichtbar, der Körper verliert bereits an Spannung, die Augen werden starr bzw. glasig, das Kind wird still, introvertiert, die Greifbewegungen nach der Mutter gehen zurück. Das System von Mikropraktiken für Aggression oder Wut bildet sich zurück, der Säugling wird depressiv, anstatt aggressiv.

In dem Fallbeispiel wurde angedeutet, wie das System von Mikropraktiken für Aggression und Wut wieder aufgebaut werden kann.

Ohne hier auf Details eingehen zu können, ist m. E. deutlich geworden, dass die Erkenntnisse und Ergebnisse der Säuglings- und auch der Gehirnforschung ein körperorientiertes Vorgehen in der Psychotherapie geradezu erfordern.

Die Körperpsychotherapie, das nach der Psychoanalyse älteste Psychotherapieverfahren, wird durch diese neuen Forschungsbefunde weiter untermauert, bestätigt und weiterentwickelt.

2.10 Sabine Trautmann-Voigt
Bindungsforschung in Bewegung
Das Bonner Modell zur Interaktionsanalyse (BMIA)

1 Das Desiderat: Bindungsforschung *auch* als Bewegungsforschung

Die klinische Bindungsforschung hat überzeugende Ergebnisse hervorgebracht, die darauf verweisen, dass eine sensible Bedürfnisbefriedigung bzw.

intuitive »Feinfühligkeit« früher Bezugspersonen besonders wichtige Voraussetzungen für eine gesunde kindliche Entwicklung darstellen (Endres 2000, Brisch, Grossmann et al. 2002, Papousek et. al. 2004, Grossmann et al. 2004). Mütterliche Feinfühligkeit, so wird differenzierend und in Übereinstimmung mit der neueren Säuglingsforschung hervorgehoben, besteht aus intuitiv ausgewählten affekt-motorischen Steuerungsvorgängen, die sich zwischen Müttern und ihren Säuglingen vor allem auf der nonverbalen Ebene einschwingen (Stern 1998).

Die Sichtung der Literatur ergab allerdings, dass im Rahmen der klinischen Bindungsforschung bisher keine Beobachtungsmethode bzw. kein Instrument vorliegt, dass frühe Interaktionen aus der Perspektive der Motorik* bzw. konsequent unter dem Aspekt affekt-motorischer Kodierungen unter Einschluss des gesamten mobilisierten Bewegungsrepertoires aller Interaktionspartner vornimmt.

Die Frage stellt sich aber, wie gute oder weniger gute Feinfühligkeit unter der Perspektive vor allem *nonverbaler Aktionen*, die von Beginn des Lebens an in Frage-Antwort-Prozessen ablaufen, operationalisiert werden kann.

Mit anderen Worten: Was wird eigentlich im Körperverhalten bzw. in Bewegungs- oder Handlungsdialogen zwischen Müttern und Kindern beobachtet, wenn von Feinfühligkeit bzw. Passung bzw. Abstimmung die Rede ist? Die Kategorien aus der Bindungsforschung bieten nämlich bisher keine befriedigende Operationalisierung unter motorischer Perspektive an (Trautmann-Voigt 2007).

Auf der Basis dieser Befunde wurden ein neues Instrument sowie eine komplexe Beobachtungsmethode entwickelt, die Interaktion, Passung, Abstimmung und Feinfühligkeit auf der Ebene sichtbarer Körperprozesse im Bewegungsverhalten dezidiert erfassen und mit den Prämissen einer psychodynamisch-integrativen Sicht (vgl. Trautmann-Voigt, Zander 2006) übereinstimmen sollten. Die seit 1998 zusammen arbeitende Bonner Projektgruppe zur Interaktionsanalyse (Trautmann-Voigt et al. 2003) versprach sich hiervon Innovationen und Erweiterungen der Bindungsforschung um Aspekte der nonverbalen Verhaltensanalyse sowie Erweiterungen der Psychodiagnostik um körpersprachliche Parameter.

---

* Motorik meint hier das System des aktualisierbaren menschlichen Bewegungsrepertoires, das vorgegebenen anatomischen, physiologischen und physikalischen Gegebenheiten unterliegt. Dabei kommt den anatomischen Besonderheiten des menschlichen Körperbaus mit bestimmten Funktionsmöglichkeiten der Knochen, Muskeln und Gelenke, die sich erst allmählich in den ersten drei bis vier Lebensjahren zu ihrer vollen Funktionsweise entwickeln, und dem Faktor Schwerkraft, dem gegenüber zu mobilisierende Muskelkraft aufgewendet werden muss, eine besondere Bedeutung zu (Trautmann-Voigt, Voigt 2008, i. V.).

Das neue Beobachtungsinstrument, das inzwischen als Datenbankversion vorliegt, sollte folgendes bieten:

- Anwendbarkeit in offenen (therapeutischen) Beziehungskontexten und z. B. in frühen Mutter – Kind – Dyaden[*];
- Mehrdimensionale Interpretierbarkeit hinsichtlich klinischer Anwendung und wissenschaftlicher Aussagen;
- Dialektische Verknüpfung von beobachtbaren, quantifizierbaren Körperverhaltenskategorien und einzuschätzenden qualitativen Aussagen.

2 Zum Forschungsanliegen im engeren Sinne

Für Interaktionsbeobachtungen bzw. -analysen im Rahmen klinischer Kontexte ist es notwendig, empirische Beobachtungsmethoden, die durchaus taugliche Screening-Instrumente abgeben, durch qualitative Beobachtungskonzepte zu ergänzen. Der reflektierte Einfluss der subjektiven Beobachterperspektive muss für psychodynamische Settings hinreichend einbezogen werden, was in der reinen empirischen Sozialforschung häufig zu kurz kommt.

Für das Anliegen, Mutter-Kind-Interaktionen in vivo zu beobachten und dabei sowohl klinische Diagnostikkriterien zu berücksichtigen, als auch quantitativ auswertbare Daten zu erhalten, musste also eine mehrdimensionale Beobachtungsmethode entwickelt werden. Dabei wurde 1. auf bereits vorliegende Ergebnisse aus der klinischen Bindungsforschung (Strauß, Buchheim, Kächele 2002) und der psychodynamisch-bewegungstherapeutischen Theoriebildung (zusammenfassend: Trautmann-Voigt, Voigt 2005 a) zurückgegriffen, 2. unter Verwendung einer Kombination aus zwei Bewegungsanalyse-Systemen (von Laban 1981, Shahar-Levy 2001, Trautmann-Voigt 2003 a) ein neues Inventar entwickelt.

BMIA steht für »Bonner Modell zur Interaktionsanalyse«. Das BMIA sollte mindestens vier Ansprüche erfüllen:

1. Die Komplexität bewegter Austauschprozesse sollte erfasst werden, in denen *»Sowohl-als auch«-Kategorien* eine große Rolle spielen. Denn niemand bewegt sich z. B. nur mit engen oder nur mit weiten Bewegungen oder nur mit starken oder nur mir zarten Bewegungen, sondern in einem gegebenen Zeitraum tauchen sowohl enge als auch weite, sowohl starke als auch zarte Bewegungen auf usw..
2. Dyadische Interaktionsformen erfordern auch *dyadische Beobachtungen*;

[*] ›Mutter-Kind-Dyade‹ ist hier als Oberbegriff gesetzt. Es kann sich beim Einsatz des BMIA um Dyaden mit anderen Bezugspersonen oder überhaupt um Interaktionssituationen handeln.

es liegt ein Dialog-Prinzip der Kommunikation zugrunde. Es muss also immer beides beachtet werden: sowohl initiierendes bzw. reakitves Bewegungsverhalten hier: des Kindes, als auch darauf antwortendes oder initiierendes Bewegungsverhalten von Seiten der Bezugsperson.

3. Bei Beobachtungen eines Entwicklungsprozesses über einen relativ langen Zeitraum, hier über ein Jahr hinweg, ist es notwendig, den Verlauf der *Beziehungsentwicklung über mehrere Messzeitpunkte hinweg* zu erfassen und nicht nur eine Momentaufnahme zu einem gegebenen Zeitpunkt, etwa nach einem Jahr, zu erstellen.

4. Ein Bewegungsanalyse – Inventar mit dem Anspruch Interaktionen in ihrer Komplexität einigermaßen zutreffend abzubilden, muss so ausgeformt sein, dass es den *Anforderungen der aktuellen psychodynamischen Theorieentwicklung unter systemtheoretischen Prämissen* genügt.

3 Zu Theorie und Praxis der qualitativen Interaktionsanalyse

Dem hier vorgestellten Modell einer bewegungsbezogenen Interaktionsanalyse der frühen Bindung liegt ein entwicklungspsychologische und neurophysiologische Erkenntnisse einbeziehender integrativer psychodynamischer Ansatz zugrunde, der an der Köln-Bonner Akademie für Psychotherapie (KBAP) in Kooperation mit dem Deutschen Institut für tiefenpsychologische Tanztherapie und Ausdruckstherapie (DITAT) erarbeitet wurde und z. B. in der Ausbildung zum Psychologischen und zum Kinder- und Jugendlichenpsychotherapeuten, aber auch zum Tanz- und Ausdruckstherapeuten zur Anwendung kommt (Trautmann-Voigt, Kißgen 2003, Trautmann-Voigt, Voigt 2005 b, 2007). Vor diesem Hintergrund können auch zukünftig in semi-strukturierten Settings und zu überprüfbaren Bedingungen die auszuwertenden Daten erhoben werden.

Zu den kontinuierlichen Beobachtungen, die Ausbildungskandidaten zum Kinder- und Jugendlichenpsychotherapeuten im ersten Jahr ihrer Ausbildung an der KBAP einmal wöchentlich in Familienkontexten durchführen, in denen ein Neugeborenes ist, werden ausführliche Beobachtungsprotokolle erstellt sowie Videoaufnahmen durchgeführt. In Kleingruppen und begleitenden Seminaren über das gesamte Jahr hinweg wird die grundlegende Theorie zu Säuglingsbobachtung und Bindungstheorie erarbeitet sowie das Konzept der teilnehmenden Beobachtung im Hinblick auf die therapeutische Haltung erfahren und reflektiert. In einem ausführlichen Abschlussbericht werden nach einem Jahr die qualitativen Auswertungen aus den Interaktionsbeobachtungen in den Familien zusammengefasst und unter psychodynamischer, systemtheoretischer und bewegungsanalytischer Perspektive ausgewertet. Ausführliche Kommentare zum Forschungsstand würden den hier gesetzten Rahmen sprengen. Kurz: Qualitative Aspekte von Feinfühligkeit, Passung und Abstimmung werden zunächst systematisch über das erste Lebensjahr des Säuglings hinweg erfasst und ausgewertet. Durch Videoaufnahmen zu vier Messzeitpunkten, jeweils im 1., 2., 3. und 4. Quartal werden Interaktionssequenzen dokumentiert, die nach einem bestimmten Verfahren ausgewählt und sowohl quantitativ als auch qualitativ ausgewertet wurden. Nach einem Jahr wird ein FST durchgeführt. Erste Ergebnisse der Studie liegen vor und werden unten in Auszügen zusammengefasst (Trautmann-Voigt, Zander 2007).

Bezüglich *qualitativer Aussagen* wird eine Mutter – Kind – Dyade (bzw. ggf. Interaktionssequenzen mit anderen Familienmitgliedern) unter folgenden Aspekten beschrieben:

a) besondere *Kontextphänomene* (Anwesenheit von Personen, Tageszeit, Ort etc.).

b) *Die Szene* und *atmosphärischer Eindruck*: Übertragungs- Gegenübertragungsphänomene des Beobachters in deutlicher Unterscheidung von einer detaillierten Beschreibung der Vorgänge innerhalb einer Beobachtungssequenz.

c) aktivierte *Systemzustände / States* (wache oder ruhige Aufmerksamkeit, Schrei-State, flacher oder tiefer Schlaf (Brazelton 1992) bei allen Interaktionspartnern.

d) aktivierte *motivationale Systeme* (Physiologie, Bindung, Exploration, Aversion, Sensualität/Sexualität (Lichtenberg et al. 2000) bei allen Interaktionspartnern.

e) *Impulsinitiierung / Entwicklung von Bindungsrepräsentanzen* auf der affekt-motorischen Ebene in speziellen Situationen des Fütterns, Versorgens und Spielens (Bowlby 1969).

f) *Bewertung des Gesamteindrucks* bezogen auf die jeweilige Entwicklungsstufe des Kindes und auf das Familiensystem (Erwerb und Einsatz erster diagnostischer Grundkenntnisse).

g) *Bewegungsanalytische Beobachtungen und Einschätzungen nach BMIA* (Dimensionale und kategoriale Aspekte, vgl. u.).

4 Zugrundeliegendes bewegungsanalytisches Modell

Den besonderen affekt-motorischen Auswertungen liegen – neben anderen Theorien, die hier nicht Gegenstand der Darstellung sind – zwei miteinander kombinierte Modelle der Bewegungsanalyse zugrunde. Es werden zunächst drei Dimensionen der Bewegungsbeobachtung in den zu beobachtenden Interaktionssequenzen unterschieden. Diesen drei Dimensionen sind wiederum 22 binäre Kategorien zugeordnet, die die besondere Qualität der Dimensionen erfassen sollen.

Dimensionales Denken beim BMIA

Der Umgang mit der *Körper- Energie hinsichtlich der Intensität von Bewegungen*, also die Mobilisierung muskulärer Kraft (»Body – drives«, »Body – motivations«) ist auf verschiedene Möglichkeiten der Gegenmobilisierung hinsichtlich der Gravitation bezogen und gibt Auskunft über (An-)Triebe, Motivationen und Absichten[*]. Der muskuläre Krafteinsatz kann gut eingeschätzt werden, wiewohl er nicht 100%ig beobachtbar ist, denn wie viel Kilopond an Kraft tatsächlich (z. B. beim Wegschieben eines anderen Menschen) aufgewendet werden, kann man nicht *sehen*, sondern nur aufgrund von eigener Erfahrung mit körperlichem Krafteinsatz auf einer Skala von wenig bis zu übermäßig viel Krafteinsatz *einschätzen*.

Der Umgang mit *Körperbewegungen im Raum* lässt *Körperformen* entstehen (»Body-Shaping«, »Körpermorphologie«, »Gestalt«), die auf verschiedene Möglichkeiten der Selbst- und Fremdwahrnehmung und der Orientierung hinweisen. Diese Dimension ist sehr gut beobachtbar, denn es ist z. B. ziemlich genau durch Winkelangaben definierbar, ob eine Bewegung z. B. mit eng am Körper anliegenden Armen oder mit maximaler Reichweite der Arme, also weit, ausgeführt wird, ob Körpersymmetrie- oder -asymmetrie vorliegt usw.

Der Umgang mit *Rhythmus und Dynamik* weist auf die Art und Weise hin, *wie* eine Bewegung z. B. im Kontakt über einen gegebenen Zeitraum hinweg strukturiert wird. Der Einsatz des Bewegungsrepertoires im Prozess gibt Auskunft über interaktive, interpersonelle und kommunikative Fähigkeiten hinsichtlich zeitlicher Passung, Dauer, Phrasierung etc. Diese Dimension erfordert ein gutes rhythmisch-dynamisches ›Auge‹. Diese Dimension kann vermutlich nur einigermaßen zutreffend eingeschätzt werden, wenn eigene Körpererfahrungen bzgl. körperbezogener Differenzierung, Fokussierung, Variabilität und rhythmisch-dynamischer Schwingungsfähigkeit im Körperbewusstsein des Beobachters vorliegen bzw. trainiert wurden.

Kurz gefasst, wird folgendes im Verlauf einer Interaktionssequenz sowohl bei dem einen, als auch bei dem anderen Interaktionspartner, beobachtet bzw. reflektiert, eingeschätzt und sodann aufeinander bezogen.

---

[*] Das Problem »Innerer Antrieb« versus »Ausdruck in Bewegung«, das nicht in einem 1:1 Verhältnis verstanden werden kann, kann hier nicht ausführlich diskutiert werden (vgl. Krause, 2006)

- die *Energie/Intensität*, mit der eine Bewegung ausgeführt wird (Kraft und Spannungsaspekte der Muskulatur bezogen auf die Schwerkraft),
- die *Form* einer Bewegung *im Raum* (Raumbezug des Körpers und seiner Gliedmaßen bzgl. der eingenommenen Dimensionen und Ebenen),
- die Art und Weise der Ausführung einer Bewegung, also *Rhythmus und Modus* einer Bewegungssequenz (zeitliche Aspekte sowie Aspekte des Bewegungsprozesses oder Bewegungsflusses in seinen Ablaufmustern).

Die binäre Matrix
Das Augenfällige am BMIA-Modell ist nun, dass *dimensionales und kategoriales Denken* verbunden werden: Die Komplexität von Bewegungen in ihrer Struktur und ihrer im Prozess sich wandelnden Modalität wird soweit wie möglich phänomenologisch erfasst, eine Zuordnung von einzelnen Bewegungsqualitäten zu ausgewählten Kategorien dennoch ermöglicht. Hier erfolgt also ein Versuch, qualitative und quantitative Aspekte der körperbezogenen Interaktionsanalyse ergänzend aufeinander zu beziehen.

Kategoriales Denken beim BMIA
Die Tabelle 1 zeigt die Zuordnung der Kategorien und ihrer polaren Elemente.

Den drei Dimensionen (Energie, Form und Modus) werden insgesamt *22 binäre Kategorien* zugeordnet, wobei

- fünf Kategorien (1–5) der Dimension *Intensität*,
- neun Kategorien (6–10 und 12–15) der Dimension *Form im Raum*,
- sieben Kategorien (16–22) der Dimension *Rhythmus* und Art und Weise zugeordnet werden.
- Eine Kategorie (11) steht in der Mitte und dient der *Einschätzung des affekt-motorischen Gesamteindrucks.*

Tabelle 1 (nächste Seite): Dimensionale Interpretation
Umgang mit Körper-Energie (›*Body-drives*‹ / ›*Body-motivations*‹) *bezüglich der Gravitation gibt Auskunft über* AnTriebe / Motivationen / Absichten.
Umgang mit Körper-Formen im umgebenden Raum (›*Body-Shaping*‹ / *Körpermorphologie / Gestalt) gibt Auskunft über* Selbstwahrnehmung / Fremdwahrnehmung / Orientierung.
Umgang mit Körper-Modalitäten im Kontakt (›*Attunement*‹ / *Rhythmus / Bewegungsrepertoire) gibt Auskunft über* interaktive / interpersonelle / kommunikative Fähigkeiten.

Dimensionen	Pol 0 Introvertierte Bewegungen	Kategorien	Pol 1 Expansive Bewegungen
	nicht kontrahiert	1. Muskulatur	kontrahiert
Energie	Impulse nicht hemmend / fließend	2. Neurologische Impulsübertragung	Impulse hemmend / stoppend
(1–5): Auskunft über Intensität	ohne Krafteinsatz / »Schwere« / Eigengewicht	3. grundsätzliche Energiemobilisierung	mit starkem Krafteinsatz
	wenig intensiv / niedrig	4. Intensitätsniveau	intensiv / hoch
	zur Schwerkraft hin	5. Auseinandersetzung mit der Schwerkraft	gegen die Schwerkraft
Form	zu Körperachsen hin / einwärts	6. Ein- und Auswärtsbewegungen	von Körperachsen weg / auswärts
	Torsodominanz	7. Körperteileinsatz	Gliederdominanz
	gebeugt	8. Aktivität von Gliedern und Gelenken	gestreckt
	rund	9. Körperform	gerade / geradlinig
(6–10): Auskunft über Körperteil-besetzung	symmetrisch	10. Körpersymmetrie	asymmetrisch
	zitternd, vibrierend, windend, »unwillkürlich«	11. Affektmotorischer Gesamtausdruck, ›Expansion‹	impulsiv, ballistisch, wuchtig, »schleudernd«
(12–15) Auskunft über Raum-nutzung	rotierend	12. Bewegungsformen im Raum	gleichmäßig geführte Bewegung
	bidirektional: hin- und her oder vor und zurück	13. Bewegungsrichtungen	in eine Richtung strebend
	wenig ausgedehnt / eng	14. Kinesphäre / (Reichweite)	stark ausgedehnt / weit
	horizontal	15. bevorzugte Axialität ›body alignment‹	vertikal
Modus	schnell	16. Passung: zeitlich / temporal	langsam
	unterbrochen / fragmentiert	17. Übergänge / rhythmische Passung	kontinuierlich/ gleichmäßig
(16–18): Auskunft über Rhythmische Passung	flexibel / alternierend	18. Formung im Bewegungsfluss	fixiert / stereotyp
	wiederholend / repetitiv	19. Variabilität im Bewegungsfluss	variierend / moduliert
(19–22) Auskunft über Bewegungs-repertoire-nutzung	(rhythmisch-dynamisch) wenig differenziert	20. Differenzierung von Bewegungen	(rhythmisch-dynamisch) differenziert
	ungerichtet / explosiv/ indirekt	21. Bewegungssteuerung im Kontakt	gerichtet / moduliert / direkt
	verstreuend	22. (visuelle) Aufmerksamkeit	fokussierend

Zwischen Pol(0)- und Pol(1)-Bewegungen

Pol (0): Introvertierte, frühe Bewegungsmuster

Zum einen werden »frühe Bewegungselemente«, die in einer bestimmten Reihenfolge den drei Dimensionen entsprechend angeordnet sind, unter Pol 0 p(0) klassifiziert. Das sind diejenigen Bewegungselemente, die am Anfang des Lebens vor allem im Rahmen des elterlichen Schutzes (»within the parental envelope«) ausgeführt werden können. Die Fähigkeit, diese Bewegungselemente zu benutzen, bleibt ein Leben lang bestehen. Die p(0)- Elemente sind aber grundsätzlich eher den introvertierten oder frühen Bewegungsmöglichkeiten zuzuordnen, die im Laufe der ersten Lebensmonate vorherrschen: z. B. eng, ungerichtet, verstreuend, rund, zur Schwerkraft hin orientiert, horizontal, fragmentiert usw. Diese Auswahl hat mit dem psychomotorischen Reifungsgrad im Verlauf der ersten Lebensmonate zu tun.

Pol (1): Expansive, reifere Bewegungsmuster

Zum anderen werden »expansive Bewegungselemente«, die ebenfalls in einer bestimmten Reihenfolge den drei Dimensionen entsprechend angeordnet sind und den polaren Gegensatz zu dem entsprechenden p(0)- Element anzeigen, unter Pol 1 p(1) klassifiziert, die auch von Anfang an vorhanden sind, aber zunehmend mehr bei weiterer Reifung und Entwicklung ausgeprägt und genutzt werden können (»expansion mode«). Hierzu gehören z. B. weit, variierend, fokussiert, gegen die Schwerkraft gerichtet, intensiv, stark ausgedehnt usw.

Die binäre Matrix definiert Kategorien zur Analyse der Affekt-Motorik in einem gegebenen Zeitraum in einer 5 stufigen *Sowohl-als-auch-Ausprägung*. Denn, wie bereits oben angemerkt, ist eine Bewegung in einem gegebenem Zeitraum niemals z. B. nur eng oder nur weit, nur schnell oder nur langsam usw., sondern z. B. enger werdend, stärker werdend etc. (ausführlich Shahar-Levy, 2001).

Ein weiterer integraler Bestandteil dieses Modells ist es, die *Ausprägung* der beobachtbaren Bewegungselemente zu notieren worauf andernorts eingegangen wurde (Trautmann-Voigt 2001). So wird deutlich, ob z. B. eine Bewegung übermäßig, stark, mäßig, sehr gering oder gar nicht sichtbar ist. Des weiteren werden die *Übergänge* zwischen sich polar gegenüberstehenden Elementen erfasst. Eine Bewegung kann z. B. von weit zu eng allmählich sich vollziehen, abrupt sich vollziehen, sie kann im Übergang von weit zu eng blockiert sein oder im Übergang von eng zu weit. All diese Notationsmöglichkeiten sind über die Datenbankversion systematisch erfassbar und werden automatisch zur Kodierung vorgegeben.

5 Auswahl von Indikatorvariablen zur Erfassung früher Passungsvorgänge und sich entwickelnder Bindungsmuster

Diese Art und Weise einer zunächst ziemlich komplexen Kodierung ermöglicht es annähernd gut, Dynamiken von Bewegungsprozessen und auch frühe Interaktionsmuster zu erfassen. Bei der weiteren Entwicklung dieses Modells zu einem Datenerhebungsverfahren, mit dem versucht wird, der Komplexität affekt-motorischer Passungsmuster Rechnung zu tragen und das auch in standardisierten Situationen eingesetzt werden soll, gelang es, bestimmte Indikatorvariablen zu extrahieren, die für den Einsatz dieses Inventars im klinischen Alltag und vor allem in frühen Interaktionssituationen ausreichend und brauchbar sein sollten. Diese sechs Variablen sind in der Tabelle 1 durch Fettdruck hervorgehoben. Damit entwickelt sich die Chance, das BMIA zukünftig für Praktiker handhabbar und für die klinische Praxis verfügbar zu machen, ohne dass – bei Bedarf – auf ausführlichere Forschungen verzichtet werden muss. Auf die dezidierte Beschreibung und Begründung der Auswahl der sechs Indikatorvariablen muss an dieser Stelle verzichtet werden.

6. Fragestellungen zum frühen Interaktionsverhalten sowie erste Ergebnisse mit BMIA

In der ersten Arbeitsphase zwischen 1998 und 2002 fiel auf, dass genaue Beobachtungen und Einschätzungen von 6 ausgewählten Variablen aussagekräftige Interpretationen bzgl. angenommener Bindungsmuster ermöglichten. In dieser Phase wurden folgende *Fragestellungen und Zielsetzungen* formuliert, die im weiteren Verlauf erweitert und spezifiziert werden konnten:
1. Unterscheiden sich Mütter unterschiedlich gebundener Kinder nach Einschätzung ihres Bewegungsverhaltens mit dem BMIA?
2. Ist das BMIA zur Beurteilung des Verhaltens der Mütter in der Wiedervereinigungsphase der »Fremden Situation« geeignet?

Das BMIA wurde zunächst durch Testung an 61 Bindungsforschungsvideos in Kooperation mit der Universität Köln validiert (Trautmann-Voigt, Kißgen 2003). Danach wurde das Instrument zunächst in 12 frühen Interaktionen über ein Jahr hinweg kontrolliert angewandt. Zur Zeit werden 24 weitere über ein Jahr hinweg systematisch beobachtete und geratete frühe Interaktionen ausgewertet.

Die bisher aufgestellten Hypothesen über Feinfühligkeit bzw. über eine hoch signifikante Unterscheidung des Bewegungsverhaltens von Müttern, die nach einem Jahr unterschiedlich gebundene Kinder hatten (nach Anwendung des FST) konnten bestätigt werden. Ebenso konnten affekt-motorische

»Verhaltensweisen« von Müttern und ihren Babys genau beschrieben werden, die Ansatzpunkte für eine gezielte bewegungstherapeutische Diagnostik und Intervention liefern. Handlungsleitend ist dabei, dass präventiv z. B. tanz- und bewegungstherapeutisch angesetzt werden kann, um die Bindungsangebote von Müttern / frühen Bezugspersonen gezielt – auch und gerade durch Anregungen auf der Bewegungsebene! – zu beeinflussen. Ziel ist es, dass verunsicherte, gestresste und selbst traumatisierte Mütter ihren Kindern mehr Sicherheit bieten und Exploration fördernde affekt-motorische Angebote machen können, wenn sie den Zusammenhang zwischen Bindung und Affekt-Motorik nachvollziehen können und zunehmend lernen ihr Bewegungsrepertoire – und damit ihre nonverbale Passungsfähigkeit bzw. ihre ›Feinfühligkeit‹, – auf ihr Kind einzustellen. Es versteht sich von selbst, dass dieses Ziel eingebettet sein muss in ein bewegungstherapeutisch-psychotherapeutisches Konzept, das ressourcenorientiert und gleichermaßen konfliktbezogen bzw. ggf. traumaadaptiert ausgerichtet ist (Voigt, Trautmann-Voigt 2007).

Erste Forschungsergebnisse mit Hilfe des BIMA filterten folgende Muttertypen heraus:

1.) Vermeidende Mütter
Sie waren fast durchgängig nur passiv – egal was das Kind machte bzw. fühlte.
2.) Sichere Mütter
Sie begleiteten ihre Kinder auf einem mittleren Intensitätsniveau emotional und körperlich und gestalteten Übergänge allmählich.
3.) Ambivalente Mütter
Sie gestalten die Beziehung zum Kind eskalierend oder steigen aus der Beziehung ganz aus. Bei Passivität des Kindes sind sie oft regulativ nicht für das Kind anwesend (eine genauere Darstellung der Forschungsresultate mit Signifikanzwerten befinden sich unter *www.koerperpotenziale.de*).

Ein erstes Fazit:
Das Verhalten von Bezugspersonen erbringt somit dezidierte Informationen über die zukünftig zu erwartende Bindungsklassifikationen des Kindes, d. h., interaktionelle und bewegungsanalytische Beobachtungsmethoden können als hilfreich eingeschätzt werden, um das zukünftige Bindungsverhalten des Kindes vorhersagen zu können und frühzeitig durch bewegungstherapeutische Interventionen auf die Bezugspersonen einwirken zu können.

Erste diagnostische Hinweise zur Einschätzung der Bindungsentwicklung im ersten Lebensjahr haben sich ebenfalls inzwischen ergeben.

Tabelle 2: Zur Diagnostik des Interaktionsverhaltens der Mütter / Bezugspersonen in frühen Dyaden mit BMIA

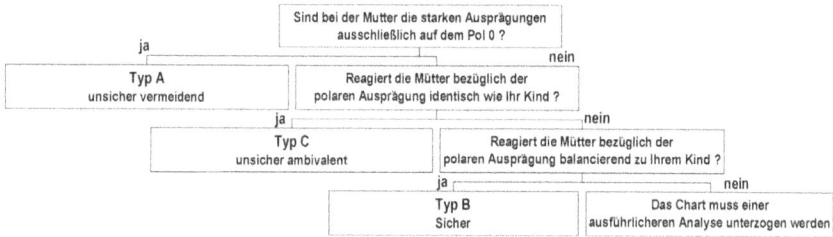

Ausblick:

Zur Zeit werden weitere Mutter-Kind-Interaktionen über das erste Lebensjahr hinweg ausgewertet. Es scheinen sich alle aufgestellten Hypothesen vertiefend zu bestätigen. Die phänomenologischen Auswertungen der Entwicklungen im Kontext der Familien geben ebenfalls interessante Aufschlüsse über mögliche Anregungen und Stimulationen zu bestimmten Interaktionen, die z. B. auch Paar- und gruppentherapeutische Maßnahmen in Kombination mit Bewegungs- und Tanztherapie sinnvoll erscheinen lassen (Trautmann-Voigt, Voigt 2008a).

Die Methode BMIA wird weiter präzisiert, das Rater-Training ist intensiviert worden, um eine gute Inter-Rater-Reiabilität zu gewährleisten. Eine Inventarliste zu Diagnostik und Intervention ist in Vorbereitung.

2.11 Irina Vogt
Dissoziation und Hochleistungssport

In diesem Beitrag geht es um einen Therapieprozess einer Frau, die im DDR-Hochleistungssport schwerste und lang andauernde, jahrelange Gewalterfahrungen machen musste.

Ein kurzer Exkurs in die DDR und deren Umgang mit dem Sport, so wie ich es erlebt habe, sei an dieser Stelle gestattet. Es gab eine so genannte Breitensportentwicklung und den Spitzensport. Nach dem Unterricht gab es in jeder Schule relativ viele Möglichkeiten an Sportarbeitsgemeinschaften teilzunehmen und das für jeden. Zusätzlich existierten viele Sportvereine, Betriebssportvereine, in denen man 1–2 Mal die Woche trainieren konnte

269

und wir spielten natürlich auch sehr viel draußen in unserer Freizeit. Dazu gab es ein sehr ausgebautes System der so genannten Talentesichtung, frühzeitig wurden Kinder durch Sportlehrer und in manchen Sportarten bereits im Kindergarten gesucht und in den Spitzensport gelockt, verführt oder wie auch immer wir das Ausnutzen großer Bedürftigkeit nennen wollen. Im Sommer und Winter wurden Spartakiaden in jeder Sportart und in jeder Alters- und Gewichtsklasse durchgeführt. Aus der heutigen Sicht möchte ich sagen, alle Kräfte wurden mobilisiert, um ständig mehr an Leistung aus den Körpern herauszuholen. Der Sport war ein wichtiger außenpolitischer und Wirtschaftsfaktor der DDR. Immer ausgefeiltere Trainingsmethoden und Dopingmethoden wurden entwickelt und immer früher und flächendeckender angewandt. Die Spitzensportler waren eigentlich wie Soldaten in dieser Art Krieg. Und wir jubelten und freuten uns über die Medaillen – in vielen Bereichen gehörte die DDR zur Weltelite.

Es wurde idealisiert und auf diese Art Rache ausgeübt, um es »denen« zu zeigen. Natürlich gab es auch die Stimmen, die sagten »Nein, mein Kind kommt nicht zur Kinder- und Jugendsportschule« oder »na, ich würde mein Kind da nicht hinschicken«. Aber das war meist auch nur ambivalent, denn natürlich wurde mit dem Nachbarskind, welches es zu etwas gebracht hatte, mitgefeiert oder es wurde heimlich beneidet.

Bezüglich der extremen Anwendung von Gewalt, von psychischer und körperlicher Gewalt waren wir in der Masse täteridentifiziert, täterloyal und die Opfer konnten nicht sprechen. Wenn ich mich an meinen Sportunterricht erinnere, erlebe ich noch heute eine gewisse Erstarrung. Der Sportlehrer eigentlich der Jungen hatte ausgeprägte sadistische Züge. Er quälte die Jungen und betitelte sie oft auf das Bösartigste. Es war manchmal sehr ruhig in der Halle – heute weiß ich, das war Freeze, traumatische Erstarrung.

Es gab Aussprachen, der Mann entschuldigte sich halbherzig und es ging weiter so. Aber ich glaube, viele von Ihnen kennen ähnliche Verhaltensweisen von Sportlehrern.

(Weitere Ausführungen unter *www.koerperpotenziale.de*)

Lassen Sie mich nun zur Darstellung eines Therapieprozesses, einer schwerst- und komplextraumatisierten Frau, die in ihrer Kindheit, Jugend und Jungerwachsenenzeit im DDR-Hochleistungssport im Bereich der Nationalmannschaftskader trainierte. Sie trainierte in Leipzig. Sie arbeitete an dem Beitrag mit, alles ist mit ihr abgesprochen, durchgesprochen und wir beschäftigten uns innerhalb der Therapie natürlich oft damit, was es heißt und bedeutet unseren Therapieprozess öffentlich zu machen.

Die Patientin kommt nicht in den Opferentschädigungsbereich und es wird, so wie unsere derzeitigen gesellschaftlichen Verhältnisse aussehen, keinerlei Gerichtsverhandlungen für sie geben. Es ist heute noch nicht klar, ob es möglich sein wird, aus dem Rentenstatus herauszukommen und die Rente beträgt 195,-- Euro. Es braucht der Öffentlichkeit für den Heilungsprozess. Die schwere Gewalt lief auch in der Öffentlichkeit. Die Patientin forderte mich oft auf: »Sprich für mich und sage, erzähle denen alles. Ich kann es *noch* nicht«. In der Übertragung sehe ich mich diesbezüglich ein wenig in der Rolle einer Rechtsanwältin und Staatsanwältin und natürlich in der positiven Elternrolle. Wir hoffen gemeinsam, dass unsere Beziehung tragfähig genug ist, dass die psychische und körperliche Kapazität ausreichend gewachsen ist, dass sie diesen Beitrag gut bewältigen kann und dass es ein weiterer Schritt in Richtung Heilung sein wird.

Therapie

Die Therapie ist eine tiefenpsychologisch fundierte, körperpsychotherapeutische Traumatherapie im Einzel- und Gruppensetting (SPIM-20-KT), psychoedukativ, strukturiert-ressourcenorientiert. Sie läuft seit 6 Jahren, wobei die Gruppentherapie seit zwei Jahren abgeschlossen ist und über zwei Jahre lief. Gestatten Sie an dieser Stelle einen kurzen Exkurs zu unserem Gruppenmodell. Ich arbeite gemeinsam mit meinem Mann in einer Gemeinschaftspraxis. Im Rahmen der Krankenkassen arbeiten wir einzelpsychotherapeutisch. Zusätzlich entwickelten wir unser gruppentherapeutisches Angebot auf Selbstzahlerbasis. Es gibt also die Möglichkeit für unsere Patienten an einer Langzeitgruppe über 2 Jahre teilzunehmen.

Die Gruppe trifft sich einmal im Quartal für 2 ½ Tage bei uns in der Praxis und hat dazwischen viele Möglichkeiten miteinander in Kontakt zu kommen. Dafür gibt es Regeln und Aufgaben je nach Gruppenprozess.

Diese Gruppentherapie war eine ausgesprochene Notwendigkeit für den Therapieprozess. Ein Hauptargument dafür: Die schweren traumatischen Gewalterfahrungen fanden in einem langjährigen größeren Gruppenprozess / Gruppenzusammenhang statt und so benötigt es zur Aufarbeitung auch einer Gruppe, um diese zwischenmenschlichen Prozesse zu spiegeln und neue, gute, heilsame Gruppenerfahrungen zu machen. Wichtig, ausgesprochen wichtig war die Ablösung der Patientin aus den alten »Täterzusammenhängen«, also der Ausstieg aus lange Zeit bestehenden Beziehungen. Wir kennen das von unseren Patienten aus Kulten und Sektenhintergründen, wie schwer solch ein Ausstieg ist. Hier in diesem Fall erschien es mir auf eine bestimmte Art noch schwerer. Es ging um einen Ausstieg aus gesellschaftlich hoch anerkannten, umjubelten, wertgeschätzten Zusammenhängen und es ging um den Abschied vom Sport. Für mich als Therapeutin einer der schwierigsten Momente meiner bisherigen beruflichen Laufbahn und ich glaube, er kam auch in seiner Konsequenz meinerseits etwas sehr spät. Eines Tages sagte ich meiner Patientin, dass ich an meinen Grenzen angelangt war und keine Chance mehr für unseren gemeinsamen Prozess sehen würde, wenn sie nicht gänzlich mit dem Sport aufhören würde. Das ich sozusagen »Jemanden den Sport verbiete«, ist auch heute noch für mich ein Problem. Dazu gehörten im übrigen dann auch die Besuche von Sportwettkämpfen, insbesondere natürlich vom Volleyball. Und es fanden in Leipzig die Weltmeisterschaften statt!

Aber dieses war nur möglich, weil die Patientin neue Freunde, ein kleines neues soziales Netz gefunden hat. Da wir bis dahin bereits fünf Gruppen durchgeführt hatten und sich nach Abschluss der Gruppentherapien, die ehemaligen Klienten über die Gruppen hinweg vernetzen, werden die Möglichkeiten, neuer Bekanntschaften und Freundschaften immer größer.

Die Patientin suchte eine Praxis mit irgendeinem Ansatz von Körperpsychotherapie. Sie hatte in der Klinik, in der sie vorher war mit einer Bewegungstherapeutin gute Erfahrungen machen können. Außerdem schien es mir im Erstgespräch so, dass ihr es mit ihrer damaligen Psychotherapeutin noch nicht möglich gewesen war, ihre aggressiven Gefühle, ihre Wut und den Hass auf die Mutter in die Bearbeitung zu bekommen. Aufgrund des sehr niedrigen Gewichtes und der Essstörung mit der Frau L. zu mir kam, sagte ich gleich in der ersten Stunde zu ihr, dass sie die Verantwortung und Entscheidung über Leben oder Sterben habe und ich diese auch nicht übernehmen werde. Auch sagte ich, dass ich dieses Seilziehen ums Gewicht nicht mitmache. Diese Grenzziehung war auch zwischen ihr und ihrer Hausärztin besprochen. Wir vereinbarten ein Gewicht, bei dem ich bereit war, ambulant zu arbeiten. Nach dieser Stunde dachte ich, na, ob die Frau wiederkommt, nachdem ich ihr so streng meine Grenzen gezeigt hatte. Sie kam und berichtete in der 2. Sitzung über ihren Leistungssport und die Hochleistungssportzeit als Kind, Jugendliche und dass sie ihren Wert, ihr Dasein *nur* über den Sport definieren könne. Sie könne nur nach extremer Anstrengung entspannen und dann käme oft Ekel. Ich dachte, oh jeh, eine Leistungssportlerin und ich mit meinen Problemen in diesem Bereich, Physiotherapeutin ist sie auch. Ich wusste nicht, ob ich dieser Frau gewachsen sei. In der dritten Stunde kam es dazu, dass wir in unseren großen Bewegungs-Körperpsychotherapieraum gingen. Frau L. konnte sich so mit den Möglichkeiten der Praxis bekannt machen. Für mich war irgendwie schon klar, die Therapie hat wahrscheinlich nur eine Chance mit einer Gruppentherapie und somit gemeinsam mit meinem Mann. Frau L. war positiv überrascht und gleich einverstanden und interessiert an verschiedenen Kontaktübungen mit dem Seil. Vor kurzem sagte sie mir dazu, dass es für sie und besonders für die inneren Kinder etwas ganz Erstaunliches, Berührendes war, dass die Therapeutin gemeinsam mit ihr am und im Seil stand. In dieser Stunde bemerkte sie auch, dass sie ihren linken Fuß nicht spürte. Sie erzählte mir noch nicht, dass sie oft ihren Körper nicht spüre und wie viele Verletzungen, Operationen und andere Gewalterfahrungen sie in ihren Leben machen musste.

Da Frau L. prinzipiell für eine Gruppentherapie war, dachte ich okay, ich versuche es. Der gesamte Zustand von Frau L. war so schlimm, aber ihre Motivation und ihr Leidensdruck so groß und ein gewisses Arbeitsbündnis war bereits entstanden, trotz aller Konkurrenz und Aggressionsthemen, die mir irgendwie schon schwanten. Ich dachte, ja hier muss etwas geschehen und ich kann mich nicht vor der Verantwortung drücken. Hier ist auch eine Traumatherapeutin gefragt und davon gab es bis dahin nur zwei andere in Leipzig.

Nun möchte ich an dieser Stelle etwas zur Lebensgeschichte berichten.

Frau L. wurde als erstes Kind ihrer Eltern geboren. Ihre Mutter war selbst Leistungssportlerin und wollte das Kind nicht. Sie trainierte weiter und versuchte andere Abtreibungen. Sie hatte Angst, ob der Mann, ebenfalls im Hochleistungssport Volleyball tätig, und verheiratet, sie dann noch wolle. Die Entbindung fand irgendwo in einer kleinen Klinik, wie in einem Versteck, statt. Das Kind kam, mit den Füßen zuerst zur Welt. Die Eltern der Mutter kamen und nahmen es relativ bald zu sich. Die Großmutter versorgte es. Es kam zu häufigen Betreuungswechseln zwischen Eltern und vielen anderen Personen und dabei auch zu sexueller Gewalt. Die Mutter schüttelte das Baby. Die Großmutter war einerseits bemüht aber sehr ambivalent und beschimpfte das Kleinkind auch als Bastard. Bis zum 5. Lebensjahr war das Kind dann relativ stabil bei den Großeltern und besuchte dort den Kindergarten.

Eine wichtige Szene, die uns auch mehrfach in der Therapie beschäftigte, war der Besuch der Mutter einmal bei den Großeltern. Das Mädchen ging mit der Oma und die sagte: »Schau, da kommt deine Mutti.« Das Mädchen rannte los und hoffte von der Mutter aufgefangen zu werden. Die Mutter öffnete ihre Arme nicht, dass Mädchen fiel und die Mutter sagte streng: »Steh auf!«

Mit fünf Jahren zog das Mädchen zu den Eltern in die Stadt, ihr Bruder wurde geboren und war fast ein Jahr im Krankenhaus. Die Eltern besuchten ihn, sie war Nebensache. Die Familie wohnte mit einer anderen Familie, in der der Alkohol eine große Rolle spielte, in einer Wohnung. Das Mädchen erlebte sexuelle Gewalt. Die Großeltern zogen in die Stadt, das Mädchen war

273

im Alter von 6 Jahren oft dort und spielte allein in wilden Gärten. Wiederum kam es zu sexuellen Übergriffen und Feuer durch große Jungen (ca. 16 Jahre). Das Mädchen wurde danach, als sie sich retten konnte, von der Oma ausgeschimpft, weil sie so schmutzig kam. Sie erzählte nichts.

Mit der Schule begann auch bald der Sport. Jeden Nachmittag war Training (Turnen) später dann Volleyball. Mit 13 Jahren kam sie zur KJS und wohnte in einem Durchgangszimmer bei den Großeltern. Sie war viel zu klein für den Volleyballsport. Aber sie setzte bald durch schnelles und ausdauerndes Training die Normen für die Mannschaft. Sie sagte zu mir in der Therapie: Wenn die anderen nicht mehr konnten, lief ich immer noch. Ich spürte keinen Schmerz und trainierte auch bei Fieber. Es gab ausgesprochen sadistische Trainer, die z. B. die Mädchen auf dem Schotterplatz trainieren ließen und die Wunden als Abhärtung für spätere Spiele drinnen betrachteten. Andere sadistische Trainingsmethoden waren z. B. das Kampftraining. Nach drei Stunden Training, musste man allein auf das Feld und der Trainer hat von erhobener Position absichtlich den Ball ins Gesicht gedroschen oder den Ball irgendwo in die Halle gedroschen und den letzten Ball kurz vor sich, dass man ihm zu Füßen lag. Die Mädchen wurden gegeneinander aufgehetzt und die Tochter des Schiedsrichters, bekam den Hass von allen Seiten zu spüren. Für sie selbst war das alles aber total normal, sie dachte »Mein Vater wird sich freuen und mich endlich sehen, wenn ich super Leistungen bringe.«

Während der gesamten Zeit beim Hochleistungssport verletzt sich das Mädchen, später die junge Frau sehr oft.

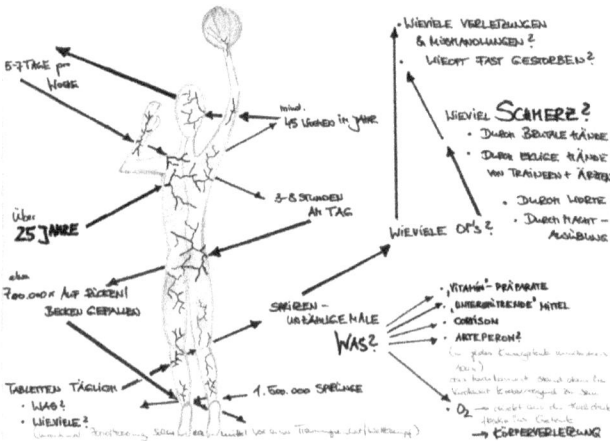

Bild der Verletzungen
Die Zeichnung wurde von der Patientin angefertigt

Mit 16/17 Jahren wurde sie eines Tages zu einer Sitzung von Funktionären und Ärzten geholt und ihr wurde gesagt, dass nun mit einer Spritze die Menstruation eingeleitet wird, damit später auch andere leistungssteigernde, unterstützende Mittel gegeben werden können. Dies sei auch mit ihrem Vater abgesprochen. Danach habe sie sich in dem Gebäude verkrochen und geweint, eine der Mädcheninnenpersonen war besonders entsetzt, sie hatte bis dahin immer noch die Hoffnung gehabt, noch mal richtig Mädchen sein zu können. Sie kam dann erst später zum Training und wurde vom Trainer angeherrscht, obwohl der ja wusste, wo sie war und als Strafe wurde ein verlängertes Training angeordnet. Es gab viele sexuelle Übergriffe durch Trainer.

Es fanden medizinische Experimente auf dem Laufband statt. Diese fanden mit freiem Oberkörper statt. Der Trainer stand da, schimpfte, 10–15 Blutabnahmen, im Mund die Beatmung, das Laufband lief immer schneller.

Ein weiteres sehr einschneidendes Erlebnis, was uns in der Therapie stark beschäftigte war folgendes: Frau L. spielte in der B-Nationalmannschaft der Frauen. Ein Spiel innerhalb eines Wettkampfes fand gegen die A-Mannschaft statt. Sie lief vorne am Netz zur Hochform auf. Ihre Mannschaft war am Gewinnen. Plötzlich machte ihr Trainer eine Pause und sagte zu ihr, »Hör auf damit, ihr dürft nicht gewinnen und Du schaffst es eh nicht (damit war der Wechsel in die A-Mannschaft gemeint). Erst viel später, wohl richtig erst während der Therapie verstand sie, dass sie nie in die A-Mannschaft gekommen wäre.

Sowohl ihre Mutter als Dolmetscherin für hohe Sportfunktionäre als auch ihr Vater (als internationaler Schiedsrichter) waren Reisekader der DDR und zwischen ihnen lief bereits ein Machtkampf; nur einer aus der Familie durfte immer im nichtsozialistischen Ausland sein. In der Therapie war das für mich auf allen Ebenen kaum auszuhalten.

Ein anderer Moment von extremer Leistung mit Doping und Ausbremsung war eine schwere Knieverletzung zu Beginn eines internationalen Wettbewerbes. Sie musste sofort ins Krankenhaus und operiert werden. Die Dopingmittel, der gesamte Zustand der Patientin ließen medizinisch eigentlich keine Narkose zu. Es kam bei der Operation auch zum Herzstillstand und zur Wiederbelebung. Der Arzt sagte sorgenvoll beim Erwachen zu ihr: »Na Kämpferin, *laufen* wirst Du wohl wieder können.« Schon sehr bald ging das Trainieren wieder los. In den letzten Wochen der Therapie beschäftigte uns diese Szene in der Traumaexposition. Frau L. leidet in den letzten Monaten unter extremen Schmerzen, die aufgrund der Minderung der dissoziativen Abwehr und der vielen Körpererinnerungen und der Beschwerden in den Gelenken sehr stark sind. Es gab als Körpererinnerung das Tubusgefühl im Hals. Und es gab sehr heftige ruckartige Switche zwischen den Innenpersonen, die mich irgendwie an Elektroschocks denken ließen. Langsam setzte sich das Erinnerungspuzzle durch die Informationen, der verschiedenen Innenanteile zusammen. Es handelte sich also wirklich um die Schocks zur Wiederbelebung. Frau L. war noch oft in Krankenhäusern. Von ihren Eltern gab es so gut wie keine Besuche. Während eines Krankenhausaufenthaltes kam es durch einen Arzt, der sie besonders »gut« mit Schmerzmitteln »versorgte,« zu sexuellen Übergriffen, zur sexuellen Gewalt.

Mit der politischen Wende war das Spielen in der Nationalmannschaftsauswahl vorbei, aber erst fünf Jahre später nach dem Suizid der Großmutter kam der richtige Zusammenbruch und das Spielen als Hochleistungskader wurde beendet.

Frau L. hatte bis dahin ein Lehrerstudium beendet und eine Ausbildung als Physiotherapeutin absolviert und arbeitete dann als Physiotherapeutin für die Männermannschaft hier in Leipzig. Sie versuchte sich über diesen helfenden Beruf innerhalb dieses Systems zu halten. Völlig ausgezehrt und abgemagert begann Frau L. dann 2000 eine Psychotherapie. Erst vier Jahre später ist gänzlich Schluss mit dem Volleyball und Frau L. wird berentet.

Ich habe nun bereits während der Lebensgeschichte stichpunktartig auf einige besonders wichtige, herausragende Momente in der Therapie verwiesen und sie konnten auch schon herauslesen, dass es sich diagnostisch um eine dissoziative Identitätsstörung handelt, unter der Frau L. leidet.

Ich möchte nun noch kurz einige weitere Aspekte aus dem gemeinsamen Therapieprozess etwas näher beleuchten.

Es gab ein langes Ringen um die Anerkennung dieser Diagnose. Kurz nach dem 11. September 2001 und Bezug nehmend darauf, sagte die Patientin damals zu mir, dass sie sich fühle, wie in viele Stücke zersplittert. Sie begann dann einige innere »Stückchen«, die sie besonders vordergründig spürte mittels Plüschtiere symbolisch darzustellen und langsam, vorsichtig berichtete sie über viele dissoziative Phänomene und dass sie sich selbst eigentlich nur als Hülle, als Funktionshülle fühle. Ein Jahr nach Beginn der Therapie brachte Frau L. diese Zeichnung mit und zeigte sie dann auch in der Gruppe, um den anderen mitzuteilen, wie sie sich fühle. Aber es sollte noch fast ein Jahr dauern, bis sie kontinuierlich und konsequent mit der Innenarbeit, der inneren Strukturarbeit begann und alle Anteile, sehr individuelle Karten bekamen. Diese Karten liegen zu jeder Therapiestunde auf dem Fußboden und zeigen somit die Struktur und die Themen an.

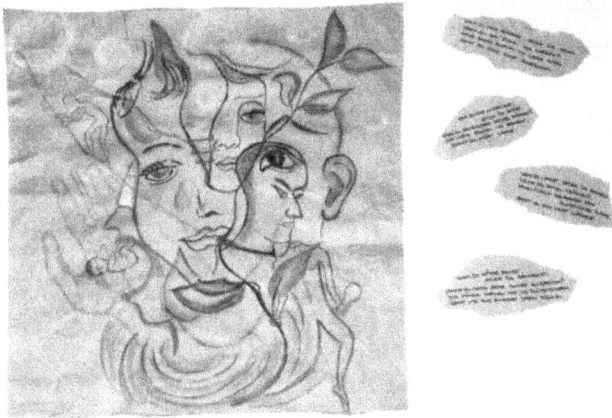

Zeichnung der Patientin

In dieser ersten Zeit beschäftigte uns in der Therapie die Idealisierung des Vaters und die große Hoffnung, wenigstens er könnte sie doch noch verstehen und sich vor ihrer Mutter auch einmal zu ihr bekennen.

Täterloyale und täteridentifizierte Anteile bestimmten das Therapiegeschehen mehr aus dem Hintergrund. Durch das Malen wurde eine starke Ressource deutlich und eine Innenperson, die damit zeigte, »he, wir können auch etwas Anderes, als nur ständig mit hohem Stresspegel hin und herpreschen, helfen oder Sporttreiben«. Langsam keimte Hoffnung, auch mit anderen Fähigkeiten möglicherweise Anerkennung zu bekommen und Geld zu verdienen. Eine andere Innenperson, die eigentlich die Physiotherapeutin ist, lernte schon seit einiger Zeit Tai Chi, Qi-Gong und fühlte sich von mir darin gesehen und wertgeschätzt und musste nun nicht mehr gegen mich konkurrieren. Etwas später zeigte eine jüngere Innenperson ihre Nähkünste. Dies war eine verschüttete Ressource aus der Begegnung mit der Großmutter väterlicherseits, die ein sehr karges Leben als Schneiderin hatte und bei der Frau L. manchmal in den Ferien zu Besuch war. Frau L. begann Puppen herzustellen. Diese Puppen können erworben werden.

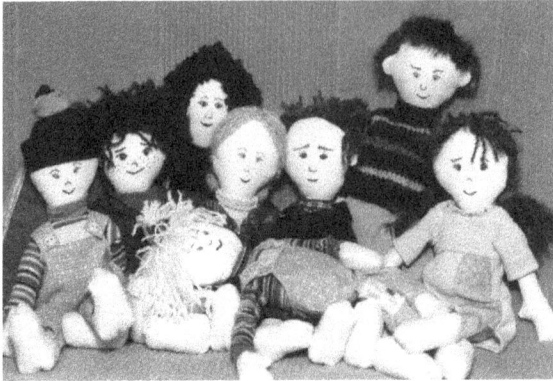

Hergestellte Puppen der Patientin

Viele, viele individuelle Puppen sind bereits entstanden. Durch das Erstarken der Ressourcen, die neuen Freunde, den Abschied und Ausstieg aus den Leistungssportkreisen und die Anerkennung der DIS-Störung zeigten sich die stark täteridentifizierten Seiten immer stärker und offener.

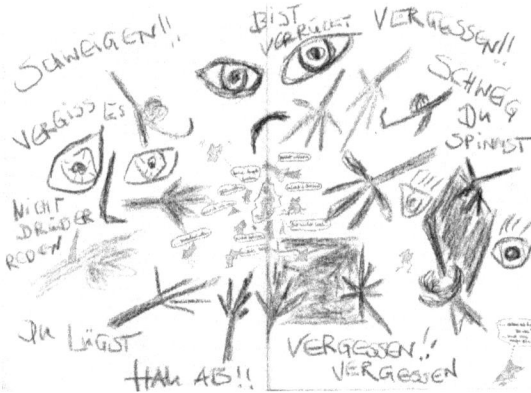

Zeichnung der Patientin

Lange Zeit quälte eine Stimme, die von außen gehört wurde, sehr stark. Sie konnte sie nicht als zu sich gehörig anerkennen. Eine andere pubertär anmutende Innenperson war sehr sehr mutterloyal und mit dieser Stimme einverstanden. Ihr Satz war »Wenn die Mutter nun kein Kind wollte, musst Du sie auch mal verstehen«. In Mischung mit der inneren Trainerin und Kämpferin waren das sehr erbitterte Gegnerinnen der Therapie und der Therapeutin.

Mittlerweile sind diese Innenpersonen zu starken Beschützerinnen geworden. Alle haben verstanden, dass ihr Verhalten notwendig war, um das Überleben zu sichern und sie haben verstanden, dass es gilt umzulernen und neue Umgangsformen miteinander zu finden, um aus dem Überlebensmodus in einen Lebensmodus zu kommen.

2.12 Ralf Vogt
Fallbeispiel einer trauma- und körperorientierten Psychotherapie nach dem SPIM-20-KT-Therapiemodell

1 Einleitung

Dieser Beitrag bezieht sich in seinen theoretischen Grundlagen auf die Konzeption des Somatisch-Psychologischen-Interaktiven-Modells-in der Standard-20-Version für Komplex-Traumatisierte u. a. Störungen (SPIM-20-KT – vgl. Vogt, 2007a sowie Vorläufer in Vogt, 2004).

In diesem trauma- und körperorientierten Vorgehen ist u. a. der Ansatz der Beseelbaren Therapieobjekte (vgl. ebenda) im Rahmen von strukturellen Handlungsinszenierungen ein zentraler Bestandteil. Auch bei der Psychotraumaexpositionsarbeit ist durch solcherart Interventionsstrategie m. U. ein wichtiger Neuzugang zum amnestischen Material möglich und sinnvoll (vgl. KSHP (Konzentrierte strukturierte Handlungsinszenierung zur Psychotraumaexposition) – Struktur in Vogt, 2007a).

Eine andere Erfahrung unserer jahrelangen einzel- und gruppenpsychotherapeutischen Arbeit in der ambulanten Gemeinschaftspraxis in Leipzig ist, dass dieserart handlungsorientiertes und psychoanalytisch-systemisches Vorgehen besonders in der *Symbolisierungsphase einer Psychotraumabearbeitung* – also in der Regel am Beginn einer Traumatherapieszenenbewältigung – sowie in der *Lösungsphase einer Psychotraumabearbeitung* – also in der Regel am Ende einer traumatherapeutischen Szenenbewältigung sehr nützlich ist.

In der Symbolisierungsphase kann durch das Gestalten von atmosphärischen Diagnostikräumen, die bei einem geschädigten komplextraumatisierten Kind dem früheren psychischen Erlebensraum des Patienten entsprechen, dezent antriggernde Assoziationsketten »in Gang« gebracht werden, weil durch die Wahrnehmungsverfremdung der Beseelbaren Therapieobjekte einerseits projektive Einstiege in das ungeordnete/fragmentierte/dissoziierte Geschehen geschaffen werden – andererseits aber immer so viel normalpsychologischer Realitätsabstand durch die »menschenfernen« Objektskulpturen gelassen wird, dass ein retraumatisierendes Abrutschen der Klienten nicht sehr wahrscheinlich oder durch die Therapeuten gut zu stoppen und zu objektivieren ist.

In der Expositionsphase einer Psychotraumatherapie kann durch den Einsatz von beseelbaren Bewegungsinszenierungen bzw. durch das Zulassen und Fördern von Spontanhandlungen des Klienten im geschützten Setting manchmal entscheidende Assoziationsdurchbrüche erreicht werden, die mit anderen Expositionsmethoden wie dem EMDR- (vgl. Hofmann, 1999) oder dem Screen-Verfahren (vgl. Huber, 2003) nicht möglich waren oder welche mit diesen kombiniert werden können (vgl. Vogt, 2007a). Hierzu sind aber umfangreiche körperpsychotherapeutrische Erfahrungen notwendig, weil die Expositionsgratwanderung zwischen der Retraumatisierungsgefahr und der Gefahr der Chronifizierung von Täterintrojekten einer intuitiv soliden therapeutischen Begleiterfahrung bedarf. Aber das ist beim EMDR- und Screen-Arbeiten im Grunde genauso, da auch hier diese Grunderfahrungen bestehen. Wenn eine der genannten psychotherapeutischen Expositionsbearbeitungen uneffektiv verläuft, bleibt letztlich immer der Patient im chronifizierten Psychotrauma zurück.

In der Lösungsphase der Psychotraumatherapie ist die Anwendung eines handlungsorientierten psychoanalytischen Vorgehens kaum mit anderen Verfahren zu ersetzen, weil es hier um die aktive Überwindung der traumatischen Ohnmacht und die Wiederherstellung der Handlungswirksamkeit des Subjekts geht.

Nach einer erfolgreichen Traumaexposition kommt naturgemäß die Empörung des Opfers über die Tat zurück. Und wenn dieses einmal nicht so sein sollte, wäre dieses dann ein nächster psychosozialer Entwicklungsschritt, der durch die Therapeuten u. U. zu fördern wäre, weil in der Regel zu einer gesunden menschlichen Psyche auch eine Selbstwertschätzung, Verteidigungsfähigkeit der Persönlichkeitsgrenzen und die aktive Gestaltungsfähigkeit der eigenen sozialen Lebensumstände gehört.

Hierzu sind also bestimmte handlungsorientierte Settings mit Beseelbaren Therapieobjekten (vgl. Vogt, 2004, 2007a) von großem Vorteil, da hier eine Phase der »vergeltenden Affektbewältigungen gegen den/die TäterIn« vollzogen werden können, um dem psychisch (punktuell) traumaretardierten Schädigungsopfer (z. B. Kind) einen Platz für die affektive Nachentwicklung einzuräumen. Diese affektiven Handlungssettings wirken außerdem sehr stabilisierend in der psychischen Selbstorganisation des Individuums. Denn nicht selten kommt es vor, dass wir eine gute Traumaexposition in der Psychotherapie erleben konnten und im nächsten Augenblick wird unser/e

KlientIn in der Außenwelt durch alte Täter oder neue Schädigergruppen auf eine simple und plumpe Art erneut traumatisiert.

Neben einer deshalb stets zu beachtenden »Retraumaprophylaxe« ist auch in der Innenstrukturarbeit die Arbeit mit Symbolisierungssettings zur Förderung des externalen Lernens sinnvoll.

Hier können verschiedene Settings zur Bearbeitung von Introjektstates durch Skulptur- oder Rollenschemaarbeit anschaulich gestaltet werden (vgl. Vogt, 2007 a).

Darüber hinaus sind auch Probesettings für Rollenspiele mit äußeren Realpersonen oder »rehabilitative Gerichtsverhandlungen« in der Lösungsphase der Psychotraumatherapie sehr effektive Settings für Probelösungen bzw. komplexe, soziale Enttraumatisierungserfahrungen der betroffen Patienten.

In dem nachfolgenden Fallbeispiel des Boris T. sollen aus allen genannten Phasen Settingbeispiele angeführt werden.

2 Fallbeispiel des Boris T. – handlungsorientierte, psychoanalytische Therapiesettings im Längsschnitt

2.1 Zur Familienanamnese

Als wichtige Bezugspersonen in der Kindheit hat Boris T. folgende Personen der südeuropäischen Mehrgenerationenfamilie aufgelistet:

1. Die Mutter gebar den Sohn mit Anfang 30. Sie war eine Akademikerin mit Heimarbeitsplatz. Emotional erlebte der Klient seine Mutter sehr gefühlsbrüchig – zwischen infantil-bedrängendem und hasserfüllt-gewalttätigen Zuständen schwankend. Sie wäre streng katholisch gewesen; habe aber trotzdem oft stark sexualisierend mit Reizwäsche nuttig provozierend dagesessen. Sie sei vor Beginn der zweiten Psychotherapie verstorben.

2. Der Vater wäre bei seiner Geburt ebenfalls Anfang 30 gewesen. Er habe als Ingenieur oft im Außendienst gearbeitet und dort viele Frauenbeziehungen als »notorischer Fremdgeher« gehabt. Er wäre zu Hause den Söhnen gegenüber machohaft aufgetreten, obwohl er in der familiären Frauendynastie nichts zu sagen hatte. Er habe den jüngeren Bruder idealisiert und zugleich abhängig von sich gemacht und den Klienten an die Mutter »abgetreten«.

   Im gestörten Familiensystem musste er bei der »Oma« sexuelle Dienste erfüllen als »Begattung auf Bestellung«. Der Vater ist in der Hochphase der zweiten Psychotherapie des Patienten verstorben.

3. Der jüngere Bruder sei Akademiker gewesen. Er wäre sehr vaterorien-

tiert, labil, leistungsschwach und abhängig gewesen. Der Klient habe dessen Diplomarbeit wegen o. g. Schwächen auf Anordnung schreiben müssen u. ä. Der Bruder habe zuletzt unter Heroinsucht und paranoider Psychose gelitten und sich 6 Monate nach dem Tod des Vaters suizidiert.

4. Eine ca. 50-jährige Tante habe ebenfalls dauerhaft als Akademikerin in der Familie gelebt. Sie wäre die Hüterin der südländischen »Familientraditionen« und dadurch auch Schützerin der kriminellen Machenschaften der Familie gewesen.

5. Die Oma der Familie sei ca. 75-jährig – aber rüstig gewesen. Sie habe das Machtzentrum der Familie dargestellt, obwohl sie eigentlich nur die Cousine des Vaters mütterlicherseits gewesen sei. Sie habe eine faschistoide, bösartige Herrschaft aufrechterhalten, die keinen Widerspruch geduldet habe. So habe sie den Vater auch zu ihrem Sexsklaven gemacht (und das Kinderbordell geleitet, wie sich erst später herausstellte s. u.).

6. Zur Familie gehörten auch viele Haushälterinnen zwischen 20 und 30 Jahren, die sehr umfangreiche Betreuungsaufgaben gegenüber den Kindern zu erfüllen hatten, was sie zum Teil widerwillig und schlecht machten. Sie hätten einen Faktor der ständigen Unberechenbarkeit dargestellt und eine wichtige Rolle in der Wahrung der familiären Geheimnisse eingenommen.

2.1.1 Zur Herrschaft des Frauenregimes in der Großfamilie

Die Frauen hatten so regiert, dass die älteren von ihnen grundsätzlich mehr zu sagen hatten als Mutter und Vater. Der Tagesablauf sei unstetig – ohne feste Mahlzeiten etc. gewesen. Gespielt wurde mit den Kindern nicht, Schulbesuche wurden nicht kontrolliert, Zensuren wurden zum Jahresende mit den Lehrern korrupt verhandelt.

Der Klient habe so als einsames Kind ohne besondere Entwicklungsperspektive gelebt. Er habe sich als Mutterkind gefühlt, weil er völlig von ihren Emotionen abhängig gewesen sei – ohne sie wirklich zu lieben. Nachdem der Vater die Familie verlassen hatte (als der Klient 7 Jahre alt gewesen sei), habe er im Ehebett an Vaters Stelle schlafen müssen. Er habe sich von der häufigen Nacktheit der Mutter sehr belastet und angeekelt gefühlt.

2.1.2 Traumaanamnese

Zu Beginn der Psychotherapie habe der Patient lediglich rational gewusst, dass er wohl einen Atemstillstand während der Geburt gehabt habe. Der Arzt habe ihn für klinisch tot erklärt, eine beherzte Hebamme habe ihn aber mit Heiß-Kalt-Duschen u. ä. Schnellreaktionen doch noch zurück ins Leben geholt.

Im Zusammenhang mit sexuellem Missbrauch war dem Patienten zu Therapiebeginn rational bewusst, dass er als 5-jähriger Junge von 13/14-jährigen Mädchen für orale Sexspiele missbraucht worden sei (was er zunächst als bekannt aber relativ belanglos einstufte).

In der ersten Psychoanalyse bei einer katholischen Analytikerin habe er im klassischen Couchsetting die depressiven Symptome reduzieren – inhaltlich aber keine neuen Erkenntnisse bekommen und seine Todesängste und Suizidfantasien behalten. Mehr wusste der Patient bzgl. Psychotraumata zu Beginn der Psychotherapie in Leipzig nicht (s. u.).

2.1.3 Situation zu Therapiebeginn

Der Patient litt zu Beginn seiner Psychotherapie bei mir (seine zweite Therapieetappe – s. o.) unter Bluthochdruck, Herzrhythmusstörungen, Übergewicht (105 kg bei BMI (Body Mass Index) von 80/85 kg), Schlafproblemen, Beziehungsproblematiken depressiver Natur inklusive seiner auffälligen Überangepasstheit sowie einer dauerhaften paranoiden Angst vor dunkelhäutigen Männertypen aus Südeuropa.

Er war wegen der Kriegsereignisse auf dem Balkan im Vorfeld nach Süddeutschland geflohen und hatte dort seinen Arbeitsplatz verloren, weshalb er in die Leipziger Region umzog, wo er ein neues Tätigkeitsfeld als Akademiker fand.

Zu Beginn seiner Psychotherapie bei mir arbeiteten wir im sitzenden und liegenden Setting, um grundlegende anamnestische Informationen zu ordnen und Beziehungserfahrungen zu sammeln, wie ich es vor Aufnahme von körperorientierten Settings für wichtig erachte.

Folgende belastende Informationen schätzte der Klient nach der Probetherapie von 25 Stunden als gesichertes Wissen ein:

1. Geburtstrauma mit Atemstillstand, war rational von der Mutter berichtet aber nicht therapeutisch bearbeitet worden.
2. Das sexuelle Missbrauchserleben mit jugendlichen Mädchen als 5-jähriger Junge war für den Patienten ein belastendes Ereignis aber nicht als Psychotrauma eingestuft.
3. Die eigenartige sexuelle Anziehung von hässlichen Frauen und seinem Drang nach Hardcore-Sex erlebte der Patient als abnormen Antrieb unklarer Genese.
4. Körperliche Psychotraumata hielt der Klient für möglich, weil er mehrmals von Jugendgruppen und Einzeltätern in der Heimat als Kind brutal zusammengeschlagen worden sei (krankenhausreif).
5. Eine Beziehungstraumatisierung durch die Mutter hielt der Klient für

möglich, da er durch sie emotional-affektiv völlig beherrscht wurde und ständig eine Beziehungsunsicherheit ihr gegenüber erlebte. So erpresste sie einerseits Zungenküsse vom Jungen und wollte ihn ein anderes Mal mit dem Küchenmesser abstechen. Morddrohungen kamen oft unter Alkohol und dem Einfluss religiös demagogischer Ideen (z. B. Gott straft plötzlich, unverhofft – aber sicher).

Als Arbeitsdiagnose habe ich zunächst mit Boris T. die Überschrift: Depressive Neurose mit psychosomatischen Beschwerdekomplex und komplexe Posttraumatische Belastungsstörung vereinbart.

Aus einem analytisch-körperorientierten Langzeittherapieverlauf sollen jetzt exemplarisch acht Szenen dargestellt werden, die nach Angaben des Klienten für ihn einen besonderen Stellenwert in seinem Selbsterleben über die insgesamt 4 Therapiejahre hatten.

2.2 Ausgewählte Therapieszenen nach Boris T. im Langzeitverlauf

2.2.1 Szene mit Kontaktstäben und Vertrauensseil

2.2.1.1 Szenenindikation

Wir befanden uns in der Psychoedukations- und Stabilisierungsphase oberhalb der 30. Therapiestunde von Boris T. Der Patient hatte anhand der Therapiematerialien (vgl. Manualblätter im SPIM-20-KT in Vogt, 2007a) und beispielhafter seminaristischer Therapiestunden die Begriffe von Übertragung, Introjektion, Handlungsinszenierung, Beseelbare Therapieobjekte u. ä. Begriffe der analytischen Psychotherapie ausreichend kennen gelernt. Jetzt ging es in den Behandlungsstunden darum, dass wir die rational diskutierten und empirisch in der aktuellen Therapiebeziehung wahrgenommenen Reinszenierungsthemen von Boris T. auch »weniger kontrollierte Beweise für diese Inszenierungsthemen« im handlungsaktiven Bewegen suchen wollten. Das hat zwei Hauptgründe: Erstens, bemerkt man in den bewegten Sequenzen sehr schnell, wie emotional stark ein bestimmtes Übertragungsproblem o. ä. etabliert ist. Für Klienten ist dieser »empirische Beweis« oft sehr wichtig, weil sie oft einen Widerstand, eine Abwehr oder eine traumatisch unterlegte Phobie (vgl. auch ANP-EP-Phobieerklärungen von van der Hart, Nijenhuis und Steele, 2005) in diesem Zusammenhang gegen die Aufdeckung solcher Beziehungskategorien haben und weil ein »trainierter Mehrfachbeweis auf den verschiedenen Wahrnehmungsebenen« zur anwachsenden Annahme und bestätigenden Erkenntnis in diesem Übertragungsfeld beiträgt. Im Bewegungsablauf ist eine selbst wahrgenommene Erkenntnis oft viel weniger demütigend annehmbar als im »sitzenden Reflexionsgespräch«, da Patienten hier nicht so »verbal überzeugt« werden, sondern die Einsichten »gemeinsam mit uns einsammeln« können.

Der zweite Vorteil zum Übergang in ein bewegungsorientiertes Setting ist das experimentelle *Aufspüren von Widersprüchen* zu den vorgenommenen Eingangshypothesen der beiden Interaktionspartner sowie das ebenso *spontane Auftauchen von neuen* – bisher nicht im Vorgespräch reflektierten – *Beziehungsthematiken*. Der Kontrollwiderstand ist in einer handlungsaktiven Szene nämlich oft geringer oder eben anders als in der verbalen Arbeit vorzufinden. Somit gibt es die Chance für eine auflockernde Hypothesenbestä-

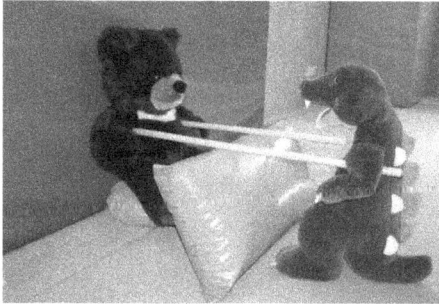

tigung oder eine fruchtbare Hypothesenneugewinnung. Dadurch waren in dieser Therapiephase handlungsorientierte Kontaktsettings zwischen Patient und Therapeut ein passender experimenteller Rahmen. Boris T. wählte in dieser ersten Auswahlszene in der körperorientierten Therapiesitzung die Kontaktstäbe.

Setting mit den Kontaktstäben
Alle Bilder stellen die Behandlungsszenen mit dem Patienten sinngemäß nach, wobei der Braunbär für den 5-jährigen Opferjungen steht, der Dino für den Therapeuten und der Grizzly für die Therapeutin (in den nächsten Bildern).

2.2.1.2 Szenenrealisierung

In Vogt (2004, 2007a) können die Instruktionen der drei verschiedenen Durchgangsinstruktionen mit den Kontaktstäben nachgelesen werden.

Der Patient bemühte sich anfangs sehr redlich sein gewünschtes Harmonieinteresse in der Beziehung zwischen uns (zwanghaft) umzusetzen. Diese abhängig-depressive Elternübertragung entsprach den vorausgetroffenen Interaktionshypothesen: Boris T. strebt prägungsbedingt immer wieder in eine schönfärbende Zwangsrolle und übernimmt die volle Verantwortung für eine positive Beziehungsgestaltung, weil er eine latente (andauernde) Furcht vor einem nahenden Bindungsverlust hatte und bis heute hat. Dann wurden aber trotz der Übertragung die Arme von Boris T. immer steifer und ungelenker. Auf meine Frage, was jetzt los wäre, antwortet der Klient, dass er plötzlich aufsteigende Wut in den Armen spüre und die Arme deshalb nur eckig fortbewegen könne. Meine Intervention daraufhin war, dass ich die »Harmonieaktion« stoppte und Boris T. nach einer anderen Ausdrucksform suchen ließ. Er entschied sich für das Schlagen eines mittleren roten Riesenklotzes, den wir zunächst gemeinsam schlugen (weil der Patient sich diese Durchführungsart zunächst zum Mutmachen wünschte). Nach einer abschließenden Sequenz des Alleinschlagens war der Klient sichtlich aufgelockert und nicht mehr depressiv gestimmt.

2.2.1.3 Szenenergebnis
In dieser körperorientierten Behandlungsstunde sowie der darauf folgenden verbalen Auswertungsstunde hatte der Patient die für ihn wichtigen Erkenntnisse.

Die negative Elternübertragung – d. h. die generalisierte Überangepasstheit – setzt sich immer wieder unbewusst durch. Im intuitiven Handlungsdialog treten aber alte ungelöste Übertragungen in den Vordergrund, die der Patient nicht kontrollieren konnte. Die gemeinsame Bewegungssequenz zwischen uns lockerte trotz dieser hemmenden Übertragung zugleich die lösende (positive) Übertragung auf mich aus (z. B. durch das solidarische Schlagen etc.).

In den Außenbeziehungen ist der Patient im Anschluss konfrontativer geworden. Er lernte außerdem seine spätere Ehefrau in den Nachfolgewochen kennen.

2.2.2 Spielszenen mit dem Tiger und dem Fuchs am Stundenende
2.2.2.1 Szenenindikation
Wir befanden uns zwischen der o. g. Psychoedukations- und Stabilisierungs- und der Durcharbeitungsphase – also zwischen der 30. und 50. Stunde. Die therapeutischen Hauptübertragungen zwischen ihm und mir waren wechselseitig positiver geworden, u. a., weil wir durchgängiger Bewegungssequenzen in die Psychotherapie einbauten, da das zur allgemeinen Entängstigung von Boris T. beitrug. Sehr wichtig wurden für seine umfangreichen kindlichen Persönlichkeitsanteile zunehmend kleinkindgemäße Spiels-

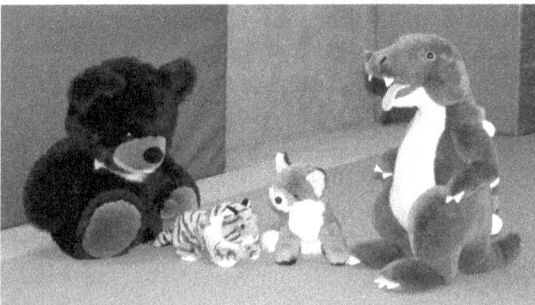

Setting Stofftierdialog (kleiner Tiger steht hier für Patient, kleiner Fuchs für Therapeut und Zeugen)

zenen mit Stofftieren. »Der eine kleine Boris« nahm sich zunächst einen »Zauseltiger« (eines von den lädierten alten Plüschtierunikaten, auf die komplextraumatisierte Patienten sehr oft zurückgreifen). Über diesen Tiger konnte Herr T. dann alle kindlichen Fragen altersadäquat stellen, die er sich sonst auszusprechen nicht getraut hatte. Ich bekam bei diesen Spielen immer den Fuchs zugeordnet.

2.2.2.2 Spielszenenrealisierung
Boris T. spielte mit seinem Zauseltiger alle kindlichen Gefühle seiner inneren Kindstrukturen am Ende der Stunde an. Meistens war er da traurig und erschöpft bezogen auf die soeben geleistete Therapiearbeit. Der Zauseltiger brauchte vom »unversehrten Fuchs« tröstende Worte, indem ich meist noch einmal wiederholen sollte, was alles Wichtiges in der Stunde passiert war (in 3 Sätzen Klarifizierungshilfe) sowie mehrmals emotional eindrücklich bestätigen sollte, dass solche »Gemeinheiten unter keinen Umständen mit kleinen Kindern jemals gemacht werden dürfen...«. Einige Worte der zuversichtlichen (nicht aufgesetzten) Anerkennung für die Kraft des kleinen Tigerjungen in dieser die Psychotherapiestunde beendeten oft die Stofftierdialogszenen am Stundenende.

2.2.2.3 Spielszenenergebnis
Boris T. konnte sich auf der kindlich-bedürftigen Ebene am Ende einer anstrengenden Therapiestunde gut kindlich sammeln und zugleich erwachsen reorganisieren. Der Patient konnte gezielt eine »positive Elternübertragung als nachnährendes Beziehungsäquivalent« herstellen und punktuell eine ideale kleine 5-Minuten-Welt genießen, die wie eine kleine Entschädigung für das Leid wirkte. Er prüfte dabei auch die sorgende mütterliche Kompetenz des Therapeuten. In der äußeren Lebenssituation konnte der Patient dadurch die regressiven Anhänglichkeitsbedürfnisse in der partnerschaftlichen sowie Freundesumwelt besser eingrenzen.

2.2.3 Szene mit Rückenüberstrecker und großem Lastsack
2.2.3.1 Szenenindikation
Wir befanden uns in der ersten Arbeitsphase der Psychotraumatherapie zwischen der 50. und ca. 80. Stunde. Boris T. war Schritt für Schritt zum intuitiven Arbeiten mit Körpersymptomen und -impulsen im Zusammenhang mit seinen traumatischen Panikgefühlen übergegangen, weil sich über rein verbal-kognitive Erinnerungen keine vertiefenden Erkenntnisse einstellten und auch imaginative Arbeitssettings zur Zeit blockierten. So war es in dieser Behandlungszeit seine Aufgabe, auf bestimmte Körperimpulse zu ach-

ten und dafür Inszenierungsvorschläge mit Beseelbaren Therapieobjekten in der nächsten Sitzung zu machen (wenn es kein anderes dringendes Anliegen gab).

2.2.3.2 Szenenrealisierung

Herr T. kam an einem Therapiemorgen aufgeregt in die Sitzung und zeigte auf Brustkorbsymptome, die er mit einem Rückenüberstrecker auf dem schwarzen Riesensack inszenierend in eine Darstellung brachte.

Als Atemnot und krampfartige Starre eintraten, unterbrach ich diese Darstellung und bat ihn doch einmal das Gegenteil von der Überstreckung einzurichten, wo-

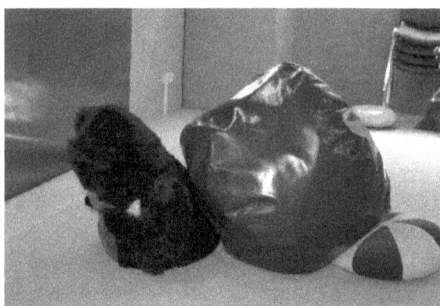

Teddyjunge im Rücküberstrecker

bei der schwarze Riesensack jetzt eine Rückenbeugelast darstellte.

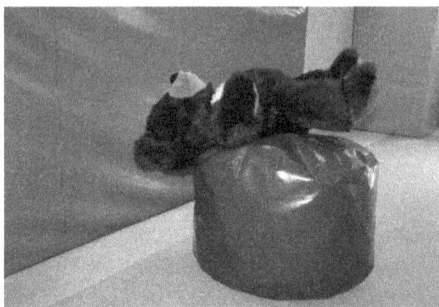

Teddyjunge mit großem Lastsack

Dieses löste sofort einen regressiven Weinanfall mit Nasenbluten und die Erinnerung bzw. die szenische Regression zu einem 3- bis 5-jährigen Jungen aus, der dissoziiert und apathisch abgestumpft vorm Haus an den Mülltonnen gesessen hatte und wegen seines unendlichen Leides erfrieren wollte. Erst viel später (vgl. Szene 6) sollte ich und der Patient erfahren, dass in diesen einfachen und bizarren Körperstarreerscheinungen die unbewussten Restsymptome eines sexuellen Foltermissbrauchs steckten, für die es zu diesem Zeitpunkt aber noch keinen Zugang beiderseits gab. Ich hatte es zunächst als »bioenergetischen Widerstand gegen entladende Gefühle« in einer inneren Assoziationskette (entsprechend meiner früheren neoreichianischen Ausbildung) wahrgenommen – ohne an doppelte und wichtige Bedeutungen denken zu können. Aber dennoch war das Selbsterleben des Patienten sehr intensiv, weil er den verdrängten Einsamkeits- und Verzweiflungsschmerz von sich als Junge wieder erinnern konnte.

2.2.3.3 Szenenergebnis

Boris T. lernte nach seinen Angaben durch diese experimentelle Phase, die in Richtung KSHP-Ansatz ging (vgl. KSHP-Ansatz in Vogt, 2007a), dass Körperimpulse zwar zunächst noch immer Angst auslösen können, dass sie aber bald zu Handlungsketten und Assoziationen generieren können, die einen echten Erkenntnisgewinn darstellen. Das Bewusstmachen solcher Impulse ist dabei immer von Momenten einer phobischen Panik gekennzeichnet, wenn es sich um traumatisch dissoziierte Erfahrungen dreht. Boris T. verstand auch, dass z. B. seine masochistischen Impulse und Einfälle wahrscheinlich immer mit Traumakompensationsmechanismen verbunden sind.

Als weiteres positives Resultat kaufte sich der Patient in der Stundennachgangszeit erstmals ein Herrenfahrrad (zuvor hatte er nur Damenfahrräder besessen).

2.2.4 Szene mit dem Geburtstraumaei
2.2.4.1 Szenenindikation

Die Psychotraumatherapie von Boris T. befand sich in der Arbeitsphase zwischen der 100. und ca. 130. Stunde. Körpertherapeutische Arbeitsinszenierungen (KSHP – vgl. Vogt, 2007a) war der Patient genauso als Psychotraumaexposition gewohnt wie EMDR- und Screen-Verfahren (vgl. Hofmann, 1999 und Huber, 2003). Trotz erheblicher Fortschritte in diesen bekannten Expositionstechniken waren die Herzrhythmusstörungen und die Todesängste als Symptom bei Boris T. sehr hartnäckig (vgl. auch Joraschky et al., 2005). Wir vermuteten zurecht, dass hier das Geburtstrauma eine Schlüsselstellung haben dürfte. Deshalb wählten wir auf dem Boden unserer gewachsenen therapeutischen Beziehung die nachgestellte Inszenierung mit dem Geburtsei aus, um den komplizierten Prozess mit todesnahen Assoziationen gezielt nachzustellen.

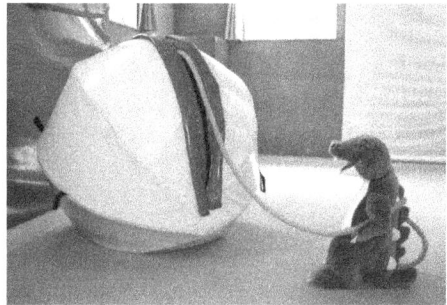

Teddyjunge bei der Geburt aus dem Ei mit Nabelschnur

2.2.4.2 Szenenrealisierung

Wir organisierten insgesamt drei Sitzungen nach dem KSHP-Konzept (vgl. Vogt, 2007a) zum Geburtsvorgang. Ziel war es in jedem Durchgang, die als bedrohlich erlebten Todesangst-, Luftnot- und Herzstillstandsängste nur soweit bei Herrn T. zuzulassen, dass er immer die parallelisierende Kontrolle über den panischen psychophysischen Interaktionsprozess behalten sollte (vgl. Hochauf u. Unfried, 2004).

Anfangs traten problematische Bilder bereits bei einer KSHP-Annäherung an das Geburtsei auf; danach, wenn der Patient still im Ei lag und ich für einige Sekunden meinen Reorientierungs-Begleit-Talk einstellte. Die symbolisierte Nabelschnur als Hanfseil war für den Klienten ein durchgehend notwendiger »Beweis«, dass ich niemals ganz weggehen würde, was er an der Seilspannung gemerkt hätte. Nach vielen Weinanfällen war dann beim dritten KSHP-Durchgang die Bewusstmachung des todesnahen Erlebnisses so gut gelungen, dass wir diese anstrengende aber effektive Gestaltungsform zunächst mit Erfolg beenden konnten.

2.2.4.3 Szenenergebnis
Die Auswirkungen dieser gefühlsintensiven handlungsaktiven Psychotraumabearbeitung waren sehr nachhaltig und eindrucksvoll. So waren zunächst für ¼ Jahr die Herzrythmussymptome erstmals in der Therapie völlig verschwunden; auch die Todesängste waren jetzt mit aufgelöst worden. Vorher hatte das beim EMDR und der Screen-Arbeit stets Kreiselschlaufen und Plateaus gegeben. Die Symptome kamen erst später in gewissen Maße wieder, wenn seine Ehefrau verreiste und sich der Patient regrediert alleine fühlte. Seine depressiven Symptome lernte er jetzt als Durchgangssymptome zum Psychotrauma deuten. Der Geburt seines Sohnes konnte Herr T. nunmehr ohne Projektionsangst entgegenschauen. Das Ehepaar hatte außerdem in dieser Zeit beschlossen in eine große, hellere Wohnung in einem schöneren Stadtteil zu ziehen, weil Herr T. seine vorherige schlechte Wohnungswahl auch als Fortsetzung seiner verinnerlichten (traumabedingten) Selbstabwertung verstand.

2.2.5 Szene mit dem depressiven Riesentonnenloch
2.2.5.1 Szenenindikation
Patient T. befand sich entsprechend unserer sozial integrativen Therapieangebotsstruktur in einer zweijährigen Langzeittherapiegruppe mit insgesamt 8 Treffen von je 2 ½ Tagen (vgl. Vogt, 2007a). Er hatte inzwischen 130 bis ca. 160 Therapiestunden absolviert und das Geburtstrauma hinreichend gut bearbeitet. Andere Psychotraumata meldeten sich aber im Schlepptau (vgl. Begriff »Traumalift« in Vogt, 2007a). So hatte Boris T. in der Gruppe plötzlich große Angst und Schamerleben, weil er durch Jugendgruppen in der Heimat mit brutalen Prügelszenen traumatisiert worden war. Diese Angsterfahrung übertrug sich folgerichtig auch auf das Gruppenerleben nach einer gewissen

Eingewöhnungsphase. Oftmals werden gerade wegen solcher Erscheinungen bei komplextraumatisierten Patienten keine Gruppentherapien angeboten. Wir sind als Psychotraumatherapeutenehepaar da inzwischen ziemlich anderer Auffassung, weil gerade die dosierte Überwindung eines Traumas der beste Schutz gegen neue Spontantraumatisierungen ist. In einer motivierten Gruppe von gleich gesinnten niveauvollen Klienten entsteht ein wesentlich besseres Wachstumsklima zur Nachnährung als in jeder spontanen Sozialgemeinschaft und erst recht als in den alten Störungsstrukturen, in denen die Mehrzahl unserer komplextraumatisierten Patienten am Anfang der Psychotherapie leider noch lebt.

Jeder Klient lernt in der Gruppe sein konkretes Therapieanliegen im Rahmen einer therapeutischen Teamarbeit vorzustellen (vgl. Vogt, 2004; Vogt, 2007a). Boris T. stellte so in einem konkreten Gruppendurchgang das Konzept vor, dass er mithilfe der Riesentonne das depressive Loch im Gefühlserleben in Inszenierung bringen wolle, weil er hier durch Unterstützung der Therapeutin als Mutterersatz einmal spüren wollte, ob er die erlernte Hilflosigkeit mit guter Zuwendung noch überwinden könnte.

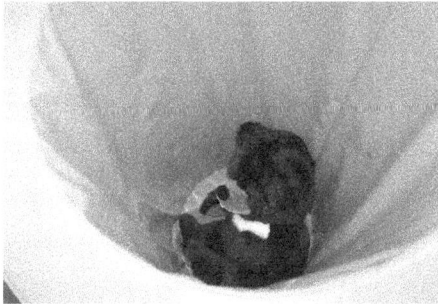

Teddyjunge im depressiven Tonnenloch

2.2.5.2 Szenenrealisierung

Boris T. kletterte mithilfe der Therapeutin in die Tonne und ließ sich depressiv sinken. Nach ca. 3 Minuten war er im kindlichen regressiven Gefühlsloch des dreijährigen Jungen angekommen. Nach einem kurzen freundlich-besorgten Dialog mit der Ersatzmutter (Therapeutin) durch die Tonnenwand hindurch, sprang der Patient wie durch eine Feder energetisiert plötzlich in schwungvollen Bogen aus der Tonne und saß im Schneidersitz plötzlich vor der Therapeutin und der Riesentonne auf dem Fußboden und wollte »einfach nur mit Mutti spielen« (vgl. Foto).

Es entstand ein lustiges Klein-

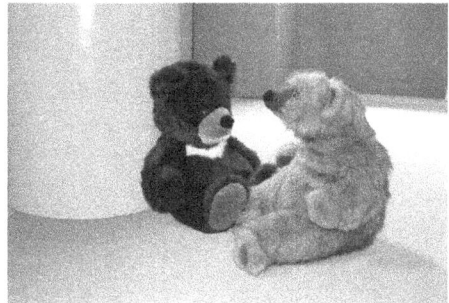

Teddyjunge vor der Tonne mit Grizzly-Therapeutenmutter

kind-Klatschespiel, dass sofort die ganze Gruppe zur Nachahmung ansteckte (was sonst in der Gruppenarbeit nicht üblich ist, weil die anderen Teilnehmer in der solidarischen Beobachterrolle bleiben sollten).

2.2.5.3 Szenenergebnis

Der Patient erkannte in dieser Tonneninszenierung seine riesige Muttersehnsucht. Er fühlte sich mit seinen Bedürfnissen deutlich versöhnt, was andere Angehörige durch eine größere Ausgeglichenheit über viele Tage bemerkten. Boris T. war deutlicher geworden, dass er für sein inneres vernachlässigtes Kind Spielnachmittage mit Gleichgesinnten brauchte, um eine neue und eigene Wachstumsetappe einzuleiten, wofür er jetzt bereit war, die organisatorische Verantwortung zu übernehmen.

Im äußeren Leben machte er nach dieser Inszenierungsarbeit seinen Autoführerschein und mit den Männern der Gruppe früh pubertäre Fahrradausflüge. Meine Frau und ich gewährten als Gruppentherapeuten ein Sonderanliegen von Herrn T., indem er uns mit seiner Ehefrau und dem einjährigen Sohn einen kurzen Besuch (als Ersatzeltern auf Gruppentherapiezeit) abstatten durfte, was ihn mit großem Stolz erfüllte, weil er seinen leiblichen Eltern nie etwas herzlich zeigen konnte.

2.2.6 Szene mit der Bückstellung des Körpers
2.2.6.1 Szenenindikation

Die nachfolgenden Szenen der Psychotherapie von Boris T. stammen aus seiner zweiten Psychotherapie bei mir, die er nach einer Wartezeit und einigen selbst finanzierten Therapiestunden angemeldet hatte. Im Rahmen der ersten 50 Therapiestunden der zweiten Behandlung wurden sehr viele Psychotraumaexpositionssitzungen mit Screentechnik, EMDR und KSHP-Arbeiten (vgl. Vogt, 2007a) durchgeführt. Der Patient konnte durch das therapeutische Training gezielt in ein traumatisches Erleben regredieren und danach fast ebenso konzentriert wieder progredieren. Dieser Selbstkontrollzuwachs ermöglichte ein sehr effektives Arbeiten im Netzwerk der Psychotraumatisierungen. Wir begannen in dieser Zeit öfter die Therapiestunde mit einer dis-

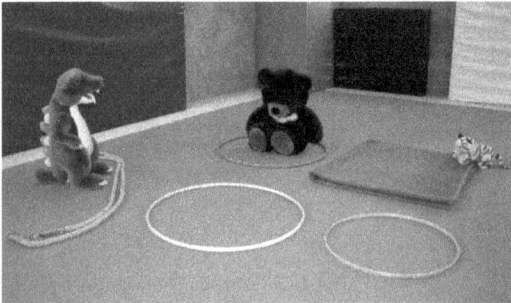

Teddypatient in Inselarbeit mit vier Selbstanteilen (blaue Decke gilt als Traumakindanteil)

soziativen Abwehrstruktur in Kontakt zu treten (Inselarbeiten – vgl. Vogt, 2007a).

2.2.6.2 Szenenrealisierung

Als wir in einer Inselarbeit mit einem hartnäckig abwertenden Vaterintrojekt gestartet waren, kippte der Klient plötzlich in den Traumakindstate und fiel wimmernd auf die blaue Decke (vgl. Introjekt-Übertragungsumkehr-Begriff in Vogt, 2007a). Ich bemühte mich zunächst um eine Parallelisierung in der Körperwahrnehmung. Dann bemerkte ich im Fortgang der Körperassoziation von Boris T. plötzlich, dass

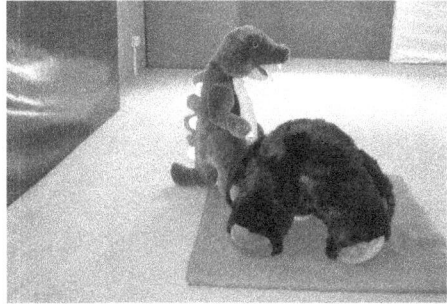

Teddyjunge mit spontaner Bückstellung auf der Traumakinddecke

dieser sein Gesäß aufrichtete und eine Bückstellung unbewusst einrichtete.

Auf mein Befragen hin, erinnerte Herr T. spontan und seit den damaligen Vorfällen erstmals, dass er in dieser Stellung als Kleinkind sehr oft anal sexuell vom Vater missbraucht worden war. Nach diesem Schlüsselerlebnis gab es eine Fülle von spontanen Wiedererinnerungen in dieser und den nächsten Sitzungen. So konnte Boris T. zusammenfügen, dass er zwischen dem zweiten bis fünften Lebensjahr vom Vater und anderen Männern, wofür die »Oma« Geld einkassierte, sexuell anal wie oral missbraucht worden war.

2.2.6.3 Szenenergebnis

Herr T. konnte durch die KSHP-Inszenierung (s. o.) eine wichtige Erinnerungskette in seinem traumatisch fragmentierten Gedächtnis wieder erschließen und Schritt für Schritt verfolgen. Unbewusste Körpererinnerungen hatten eine Handlungsabfolge gespeichert, die bei der *realen Körperhaltung eine konkrete szenarische Handlungsfolge und deren Kontext gespeichert* hatten, die aus bewussten Gedächtnisbereichen zuvor durch die Täter mit Gehirnwäsche und Quälfolter aus dem Bewusstsein gelöscht worden waren.

Der in der dritten Szene (s. o. 3.2.3) geschilderte Rückenüberstrecker hatte damals bereits mit dem sexuellen Missbrauch zu tun, weil der Junge durch erfolterte Erstickungsanfälle mit einem Kissen auch in Körperstarre versetzt wurde, welche dann bei deren Auflösung ein Körperzittern bewirkten, was weibliche Missbrauchspersonen im durch die »Oma« heimlich geführten Kinderbordell zu vaginalen Erregungsmissbrauch mit dem Gesicht des Kindes pervers genutzt hatten. All diese grauenhaften Erinnerungen setzten allmählich wieder nach diesen anstrengenden Körperarbeiten in der Traumatherapie ein. Sie konnten jetzt für den Patienten sehr evident in bruchstückhaften Szenen, Sätzen und Landschaftszuordnungen erinnert und betrauert werden.

2.2.7 Inselarbeiten mit EMDR
2.2.7.1 Szenenindikation

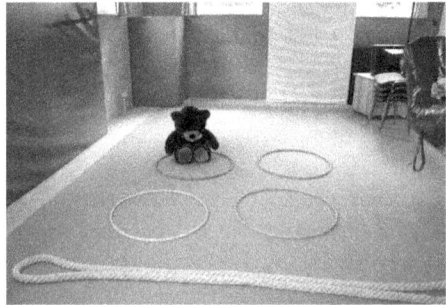

Teddypatient in Inselarbeit mit vier Selbstanteilen

Im Rahmen dieser emotional stark erschütternden Erinnerungsarbeit traten beim Patienten entsprechend der innendynamischen Hauptregel (vgl. Vogt, 2007a) immer nach einer guten Psychotraumaarbeit die »abwehrenden Retourkutschen« in Form von Introjekt- oder Implantatdurchbrüchen auf. Wir begannen diese Stunde also mit Inselarbeiten, wo sich diese »miesen Typen«, Fallensteller, Abwerter und faschistoiden Vernichter minutenweise melden konnten. Immer wieder war es wichtig, dass sich diese Anteile mit Boris neu verglichen, ihre Herkunft klärten und langsam umdenken lernten, damit sie nach und nach eine solidarische integrative Hilfe für Boris T. darstellen konnten.

Nach diesen dynamischen Neuorientierungsrunden war Herr T. wieder in der Lage eine nächste Szene mit dem EMDR u. ä. Techniken zu bearbeiten.

2.2.7.2 Szenenrealisierung

Herr T. hatte vier Kreise zur Darstellung der heutigen (erlebten) Regulationswechselwirkung ausgelegt. Die implantierte Vaterstimme fing sofort an: »Ja, da ist gar nichts! Du wirst sowieso umkommen!« usw. Eine andere Implantatsstruktur feuerte sofort weiter: »Du wirst nichts sagen! Du wirst sterben! Wir finden dich überall!« Daraufhin setzten Kopfschmerzen ein, die für die damaligen Schläge standen. Danach kam ein Hämorrhidenschmerz als Körperintrusion. Dann schalteten sich jammernde Kinderstimmen ein usw. Diese sprunghaften Dialoge der Anteile wurden von mir als therapeutische Hilfestruktur für den erwachsenen Boris abgefedert und mit aufklärenden

Interpretationen oder aufdeckenden Strukturfragen versehen, sodass ein integratives Nachdenken und Zögern im System des Boris T. begann.

Wenn die Regulationshoheit wieder in Boris T. erwachsener Hand lag, begannen wir sofort mit dem EMDR oder anderen Methoden, um die nächste Traumaerinnerung zutage zu fördern.

2.2.7.3 Szenenergebnis
Diese kombinierten Settings in den »Abwehr-Trauma-Sitzungen« haben trotz oder gerade wegen der oben geschilderten Innendynamik einen großen Fortschritt in der Psychotraumarbeit von Herrn T. bewirkt. Es gab keine langen Übertragungsverwicklungen zu mir als Therapeuten, weil die Anteilsinseln schnell klar machten, wer hier wieder einmal die Therapie zerstören will. Der Patient lernte mit diesen Anteilen schrittweise im Rahmen einer inneren Konferenz umzugehen und konnte sich so bald besser zu Hause stabilisieren.

Der Patient nahm dadurch auch die diagnostische Einschätzung, eine komplexe DDNOS mit Anteilen einer DIS als Behandlungsdiagnose zu führen aufgrund dieser Settingerfahrungen viel besser in der Erweiterung an. Er konnte sich aufgrund der Implantatsqualität von zwei Stimmen besser vorstellen, dass die »Vergessensfolter« wirklich in Todesnähe stattgefunden haben musste und dass dem Jungen nie eine Chance zum Überleben gelassen worden wäre, wenn er nicht so »gnadenlos vergessen gelernt hätte« (Aussage des Patienten).

2.2.8 Inszenierung mit der mörderischen Wut und der bürgerlichen Vergeltung
2.2.8.1 Szenenindikation
Die Bearbeitung von schwersten Traumatisierungen hinterlässt beim Patienten nach Überwindung der Traumaohnmacht und Opferparalyse (vgl. Vogt, 2007a) unserer Erfahrung nach regelmäßig Gefühle von mörderischer Wut und Bedürfnisse nach Vergeltung. Damit die Psychotraumatherapie erfolgreich in neues Wachstum überführt werden kann, müssen diese ernst genommen und therapeutisch abgearbeitet werden. Die therapeutische Rehabilitation wird ja oft genug nicht durch die Gesellschaft mitgetragen oder juristisch vereitelt. Gerade deshalb sollte wenigstens im Therapieraum dafür Platz geschaffen werden. Zumal die konkrete Bearbeitung dieser Themen oft ein unwillkürliches Verschieben von Stellvertreteraggressionen ins unbeteiligte (z. B. neufamiliäre) Feld dadurch vermieden sowie zu wenig stichhaltige bzw. nicht erfolgreiche Gerichtsprozesse durch die affektiv-emotionale Inszenierung im Therapieraum umgangen werden können. Ein gut trauma-

therapierter Klient wird im Nachgang keine selbstschädigenden oder mörderisch-kriminellen Handlungen begehen, sondern unter Abwägen seiner realistischen Klagechancen gut vorbereitet für sein Recht kämpfen bzw. bei nicht ausreichender Effektivität solcher Klagen wichtigere – z. B. politisch-gemeinschaftliche Ziele – zur Veränderung seiner Lebenssituation finden.

2.2.8.2 Szenenrealisierung

Herr T. setzte die o. g. Themen in der Einzel- und Gruppenpsychotherapie schrittweise um. Die anwachsende mörderische Wut auf die Täter, seinen Vater, die Mutter, die Oma und die vielen Bordelltäter, zeigte sich bei Boris T. mit zunehmender Stärke nach den Traumaexpositionssitzungen der zweiten Psychotherapie.

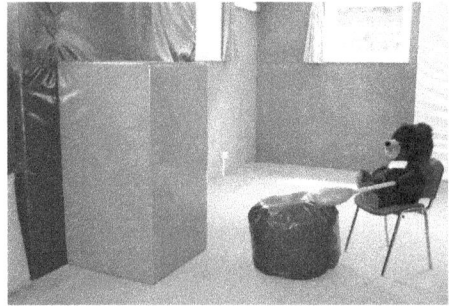

Teddypatient mit Keule und Wutsack in der Wutexpression

Meistens schlug er dazu mit der großen Keule auf den Riesensack oder den Riesenklotz, was Machtsymbole für diese Täter waren. Oder er schlug auf den Sack und stellte sich in dem gegenüber gestellten Riesenklotz oder der weißen Wand (vgl. Vogt, 2004) die übermächtige Täterperson oder Tätergruppe vor. Diese Settings waren zunächst von Weinanfällen unterbrochen und zaghaft; sie wurden immer stärker – bis der Klient abschließend wirklich von unverzeihlichem mörderischen Hass gegenüber den Täterbestien sprechen konnte. Danach flaute die gesamte Affektlage Woche um Woche ab.

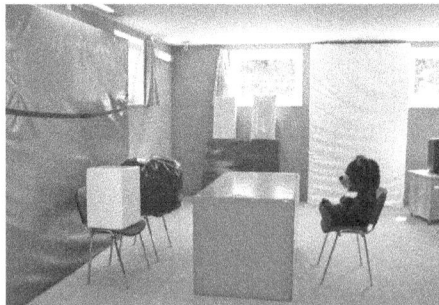

Teddypatient im Setting des Gerichtssaals mit Richtern und Angeklagten (gelbe Säcke am Fenster)

Das Projekt der therapeutischen Gerichtsverhandlung war viel schwieriger für Herrn T. umzusetzen. Hierzu brauchte er mehrere Gruppenanläufe bis er diese Inszenierung wirklich einmal durchführen konnte.

Boris T. wählte dazu in der Gruppe Unterstützer, Haltgeber, Schöffen, Richter und Publikum aus und sprach eine emotionale aber rational nachvollziehbare Anklage gegenüber den Tätern aus. Er setzte sich damit über alle Schweigetabus und Morddrohungen seiner früheren Täter wirkungsvoll hinweg und löste damit einen wichtigen Knoten seiner bisherigen Unfreiheit. Die Richter und Schöffen rehabilitierten den Opferklienten als solidarische Sozialgemeinschaft auf erwachsenem Wege und prangerten die abscheulichen Taten in der Urteilsbegründung an.

2.2.8.3 Szenenergebnis

Herr T. konnte mit diesen differenzierten Inszenierungsarbeiten einen wichtigen Teil seiner Psychotraumatherapie zu einem vorläufigen Abschluss bringen. Er hat sich gegen die alten Täter nachträglich wehren gelernt und ist jetzt, um so besser gerüstet etwaigen neuen Tätern energisch entgegen zu treten bzw. solche Tätergruppen frühzeitig zu erkennen und sich psychophysisch (z. B. lautstark) von diesen in der Öffentlichkeit abzusetzen. Außerdem kann er durch den gewachsenen Mut andere bürgerliche Organisationsformen finden oder ggf. gründen, mit denen solche Täterstrukturen enttarnt und wirkungsvoll zerschlagen werden. Herr T. ist deshalb Mitglied in einer Selbsthilfegruppe, wo Gleichgesinnte solcherart Ziele auf erwachsenem Wege verfolgen. In der Öffentlichkeit hat Boris T. seitdem auch vor südländischen Männern keine Angst mehr. Die alte Staatsbürgerschaft hat er außerdem abgelegt, um jetzt ein europäischer (deutscher) Staatsbürger zu werden. In seiner Freizeit hat Herr T. begonnen schriftstellerische Neigungen konsequenter zu verfolgen und einen begabungsfördernden Schreibkurs zu besuchen. Gegenüber therapiejüngeren Klienten hat Boris T. eine beispielgebende Ausstrahlung u. a. durch seine offene Mitteilungen über seinen Entwicklungsweg in Kursgruppen bekommen.

3 Zusammenfassung

Das Fallbeispiel der Langzeittherapie von Boris T. zeigt meines Erachtens auf anschauliche und beeindruckende Weise wie sich ein Patient mit einer Vielzahl von ernsten und schweren psychischen und psychosomatischen Symptomen über einen längeren Zeitraum im Sinne einer Persönlichkeitsstrukturänderung durch handlungsorientierte analytische Psychotherapie entwickeln kann.

Boris T. hat einen sehr engagierten Weg mit Selbstinitiativen und einer Vielzahl von differenzierten Behandlungssettings gewählt, um seine komplexe Psychotraumatisierung grundlegend zu bearbeiten. Die körperorientierten Settings und der beziehungsmutuelle Umgang mit dem Therapeuten sowie die Einbeziehung von Beseelbaren Therapieobjekten nutzten Boris T.

dabei besonders, um ein Plateau einer früheren analytischen Behandlungsstagnation zu überwinden.

Körperimpulse und Körperwahrnehmungsintrusionen waren dabei aber nicht immer gleich vollständig zu verstehen und im Kontext zu lesen. Dazu bedurfte es einer therapeutisch trainierten Begleitung, die die Selbsterfahrung der Therapeuten herausforderte. Nach meiner Ansicht hat sich aber der Erfolg sowohl für den Klienten als auch für den Therapeuten im Zusammenhang mit den gewonnenen Erkenntnissen und Symptomveränderungen des Klienten sehr gelohnt, was den großen Inszenierungsaufwand in der Relation rechtfertigen dürfte.

Letztlich glaube ich auch, dass fortgeschrittene Psychotraumatherapie ohne körperpsychotherapeutische Mittel und Settings fachlich im Grunde nicht mehr vertretbar ist. Denn die menschliche Psyche ist offenbar als ein sich selbstorganisierendes und auf Selbstreinigung ausgerichtetes System anzusehen, in welchem ein Behandeln eines Traumaknotens sofort die Verbindung zu anderen Systemerfahrungen hervorruft, deren Wechselwirkungskraft solange psychophysische Spannungen und Symptome produziert bis ein psychophysischer Gestaltbogen sowohl in einer körperlichen Handlung, einer heilsamen Beziehung als auch in einer sozialen Interaktion hinreichend gut vollzogen bzw. bewältigt ist.

3 Praxisbeiträge einer körper- und handlungsorientierten Psychotherapie anhand von Erfahrungsberichten von Behandlern und Klienten

3.1 Dagmar Bergmann, Franziska Schlensog, Beate Siegert
Körpertherapeutische Settings zur Kontaktaufnahme für Therapieneueinsteiger[*]

Die bewegungsorientierte Psychotherapie dient der Integration des Körpers und seiner teilweise unbewussten Bewegungen in die psychotherapeutische Arbeit. Kontaktübungen eruieren durch das Verlassen der kognitiven Ebene den aktuellen Stand der Therapeuten – Klienten – Beziehung und stellen einen einfachen Weg zur psychodynamischen Interaktionsanalyse dar. So werden bspw. unbewusste Probleme und Barrieren in der Kontaktaufnahme oder aber auch Sehnsüchte nach mehr Kontakt offenbart und können in die Bearbeitung gebracht werden (Vogt, 2004, 2007). Die Klienten können *aktiv erleben*, dass Übertragungen unabhängig von ihrer bewussten Einstellung existieren. Durch ein gleichberechtigtes mutuelles in Erscheinung treten, gutes Verhaltensspiegeln – im Sinne einer guten Mutter – Kind – Interaktion – und der aktiven Mitarbeit des Therapeuten an der Überwindung von Beziehungsspannungen können negative Übertragungen abgebaut, eine Beziehung gefördert und Ressourcen aktiviert werden. Kontaktsettings sind nicht als sportlicher Wettkampf zu sehen und deshalb bei stärkeren negativen Beziehungskonflikten, die nicht zuvor in der verbalen Bearbeitung gemeinsam benannt werden konnten, nicht als *Ersatz* sondern als *Ergänzung geeignet*.

Voraussetzung für alle körpertherapeutischen Aktionen sind: der Ausschluss von Selbst- und Fremdverletzungen, eine klare Absprache des Settingverlaufes, einschließlich eines klaren Stoppzeichens, sowie die vorherige therapeutische Sinnklärung. Das Einverständnis des Patienten stellt eine wichtige Grundlage dar. Der aktuelle State und der emotionale Grundzustand des Klienten müssen vor der körpertherapeutischen Arbeit eruiert und die Durchführbarkeit durch den Therapeuten eingeschätzt werden.

Im Rahmen dieses Beitrages werden körpertherapeutische Settings mit Objekten zur Kontaktaufnahme für Therapieneueinsteiger vorgestellt, die

---

[*] Die auf den Fotos abgebildeten Personen sind nicht mit den Personen im Text identisch. Alle Szenen sind ausschließlich zu Demonstrationszwecken nachgestellt.

als wichtiger Baustein in jeder verhaltenstherapeutischen oder tiefenpsychologischen Praxis zur Anwendung kommen können.

Es geht um Eröffnen des Kontaktes mit einfachen und sicheren Methoden auch für Kollegen, die noch nicht ganz so viel körpertherapeutisch gearbeitet haben.

Im Anschluss sollen drei einfache Einsteigersettings (vgl. Vogt, 2004) dargestellt werden.

Setting mit den Kontaktstäben

Durch die aktive Darstellung des Settings mit den Kontaktstäben sollte das Interesse an der gemeinsamen Bewegungsanalyse geweckt werden. Es ist als Aktionsangebot zu sehen, die kognitive Ebene zu verlassen und die experimentelle Neugier für die Bewegungsarbeit zu wecken.

Bei der Arbeit mit den Kontaktstäben findet meist ein sanfter Kontakt statt, es kann aber auch das Grundthema Aggression über schieben und drücken zum Ausdruck kommen.

Die Durchführung besteht aus drei Teilen von je einer Minute mit kurzer Auswertung des Erlebten nach jedem Abschnitt. Eine verbale Beschreibungshilfe durch den Therapeuten ist manchmal als weitere Unterstützung möglich bzw. hilfreich. In der Klientenrolle kann zwischen drei verschiedenen Stablängenpaaren gewählt werden, um die momentane Nähe zu erspüren und ins Bewegungsbild zu setzen.

Im ersten Teil übernimmt der Klient die Führung, im zweiten der Therapeut und im dritten Teil wird ohne Absprache eine spontane Entwicklung zugelassen.

Danach schließt sich eine kurze Auswertung des Gefühlten, eine Äußerung des leichtesten und des schwierigsten Teiles und eine Einschätzung des Prozentanteiles der geschätzten jeweiligen Führung im dritten Durchgang der Stabübung an.

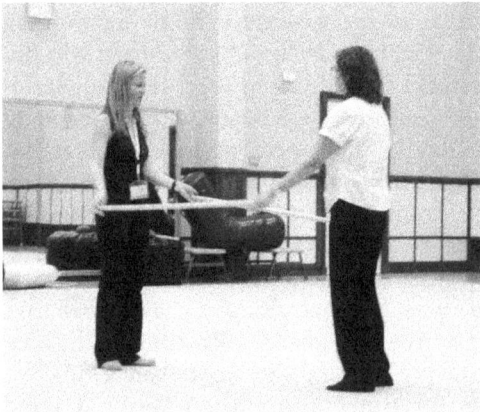

Setting mit den Kontaktstäben zwischen Klientin und Therapeutin

Kontakt-Regressions-Setting mit dem Sitzball

Auch mit diesem Setting wird ein behutsamer Weg der Kontaktaufnahme und -vertiefung gezeigt, durch den der aktuelle Stand der Klienten-Therapeuten-Beziehung auf den verschiedenen Ebenen der erlebten Regression zu erkennen sein bzw. den Klienten symbolisch nahegebracht werden kann.

In den verschiedenen Settingteilen kann sich der Klient in unterschiedlichen Regressionsstufen mit unterschiedlichen positiven und/oder negativen Übertragungen zum Therapeuten befinden, die sich aber in den verschiedenen Regressionswahrnehmungen der Patienten nicht widerspiegeln. Das können Regressions-Übertragungsdifferenzen sein, die sich auf bewusster Ebene nicht zeigen und dadurch nicht verbal ausgedrückt werden können, sondern sich erst in den unbewussten Bewegungen einer Wahrnehmung zugänglich machen.

Das Setting wird in drei Durchgängen vollzogen.

Zu Beginn kann der Klient zwischen verschiedenen Ballgrößen und -farben wählen sowie den Abstand für die Aktion bestimmen.

Die Klienten wissen psychologisch, dass Regressionen für die gemeinsame Diagnostik wichtig sind.

Die drei Settings sehen wie folgt aus:

1. Der Ball wird hin- und hergerollt. Das soll spontan, ohne nähere Strukturvorgabe erfolgen.

   Am Tempo und Richtung oder ob mit Hand oder auch Fuß gearbeitet wird, lassen sich z. B. Ängste, Aggressionen, spielerisches Verhalten etc. erkennen.

   In einem Fall wurde der Ball von der Klientin anfangs langsam herübergerollt, die Therapeutin spiegelte das, nach ca. drei Sequenzen wurde der Ball mit dem Fuß herübergestoßen und eine aggressivere Beziehungsaufnahme begann.

   Auf die kurze Befindlichkeitsbefragung reagierte die Klientin eher gleichgültig bis gelangweilt und meinte sich pubertär zu fühlen – wie ca. 14/15 Jahre.

2. Der Ball wird hin- und hergeworfen. Hier macht die Therapeutin (A) zunächst eine Aktion vor, die die Klientin (B) zunächst mit ihren Mitteln nachahmen sollte. Im zweiten Teil dieser Übung lässt B sich dann etwas Neues einfallen, was A wiederum nachmacht usw.

   In unserem Fallbeispiel wurde die Klientin lebendiger und mutiger. Sie hatte mehr Freude beim Vormachen einer Sequenz und fühlte sich so alt wie eine Schulanfängerin mit ca. sechs oder sieben Jahren und hatte plötzlich eine positive Übertragung erlebt. Das war eine unerwartet positive

Veränderung in der gemeinsamen Regressionsübung, die sie zuvor niemals erwartet hatte.

3. Klientin und Therapeutin knien beide am Ball und lassen die Finger beider Hände über den Ball laufen.

Das kann neugierig aufgenommen werden, aber auch ängstlich machen.

In unserem Fallbeispiel liefen alle 10 Finger der Klientin erst suchend und unsicher mit einer Spur Neugier über den Ball. Die Finger der Therapeutin boten denen der Klientin daraufhin zu schnell Kontakt an, was diese erst einmal mehr Abstand nehmen ließ. Trotzdem liefen dann alle Finger zunehmend spielerisch-neugierig über den Ball, bei einzelnen war auch ein Fingerkontakt mit Berührung möglich. Hier fühlte sich die Klientin ca. zwei Jahre alt und etwas verunsichert ambivalent in der Übertragung auf die Therapeutin. Somit war in diesem Fall experimentell ermittelt worden, dass eine Bewegungssequenz in der mittleren Regressionsstufe (ca. 6. Lebensjahr) momentan der beste Explorationszugang für Klientin und Therapeutin für den schrittweisen Aufbau einer positiven Neuübertragung (Mutter-Kind-Beziehung) wäre (bis andere Erfahrungen möglich sind).

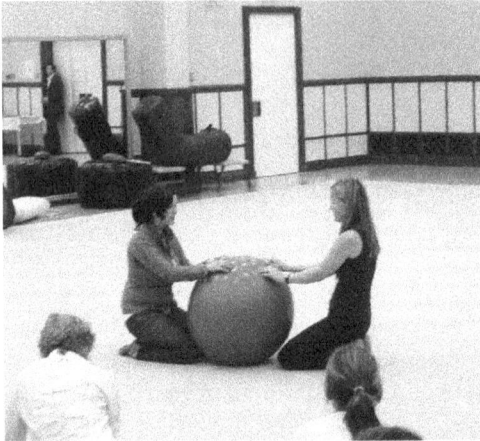

Kontaktübung Klientin und Therapeutin mit dem Fingerball

Dieses Setting ermöglicht demzufolge die Verminderung negativer Übertragungen im Klienten-Therapeuten-Verhältnis durch das Erleben spielerischer Settingsequenzen mit den Therapeuten.

Vertrauens-Halt-Setting mit dem »Tauwippenseil«

Die Arbeit mit der Tauwippe kann den aktuellen Stand der zwischenmenschlichen Beziehungssicherheit zwischen TherapeutIn und KlientIn verdeutlichen. In einem zeitlich genau strukturierten Rahmen ist es möglich, unbewusste Beziehungsthemen, – wünsche und – sehnsüchte über den Körper und dessen Bewegung auszudrücken. In einem Fallbeispiel wurden Klienten drei verschiedene Settingdurchgänge vorgestellt, die jeweils eine Minute umfassten. Anfangs konnten die Klienten zwischen den unterschiedlichen Längen und Dicken der Seile wählen. Allein diese beiden Informationen erlauben erste Interpretationen bezüglich der Stabilität der Beziehung und den noch notwendigen Abstand als Ausdruck von Angst vor zu engem Kontakt. Im ersten Durchgang sollte das Seil von außen angefasst werden und mit geschlossenen Beinen ein langsames Zurücklehnen stattfinden. Hier ist besonders darauf zu achten, dass beide Teilnehmer 50% des Schwergewichtes dem Beziehungsseil anvertrauen und mit den restlichen 50% sich selbst verantwortlich halten. Das »Vertrauensseil« soll solange gemeinsam ausbalanciert werden bis das »Beziehungspaar« ruhig – mit gemeinsamen »Fallrisiko« – sich durch das Seil haltend schräg stehen kann.

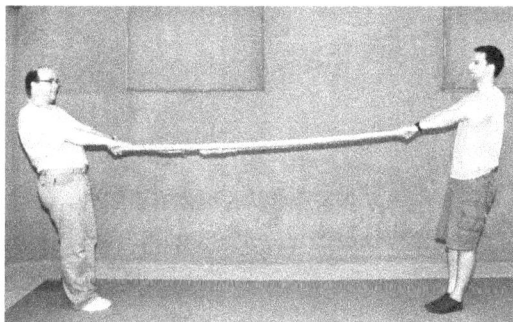

Vertrauensübung Klient und Therapeut mit dem Tau in Handhalte

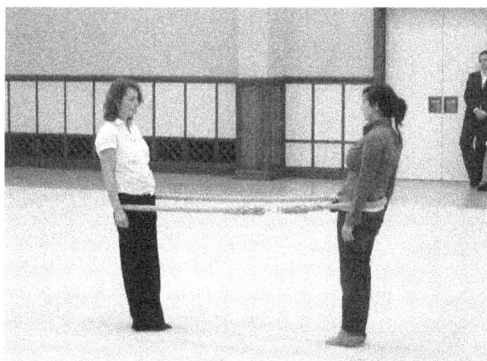

Vertrauensübung Klientin und Therapeutin mit dem Tau in Hüftposition

Danach erfolgt der zweite Settingdurchgang, in dessen Rahmen beide Teilnehmer in das Seil steigen und das Seil auf den Beckenkamm legen, sodass die Handkontrolle aufgegeben wird. Anschließend beginnt wieder das langsame Zurücklehnen in das Seil ohne dieses mit den Händen zu berühren. Bei stabilen Gleichgewichtsverhältnissen ist ein leichtes Schaukeln möglich, wonach die Übung auch seinen Namen »Tauwippe« erhalten hat.

Der letzte Settingdurchgang umfasst den eher spielerischen Umgang mit dem Seil. Der Therapeut und der Klient sitzen auf dem Boden, berühren sich mit den Fußsohlen und halten das Seil gespannt in den Händen. Durch das wechselseitige Absenken und gleichzeitige Halten mit Hilfe des Seils entsteht ein spielerisches Erlebnis ähnlich einer Spielplatzwippe. Der letzte Teil der Übung kann besonders zur Ressourcenaktivierung und Nachnährung genutzt werden (Vogt R., 2007).

Diese drei Vertrauensseilübungen zeigen sehr schnell, wie gut, sicher und direkt eine Vertrauensatmosphäre untersucht oder neu geschaffen werden kann.

Dieses widerspricht nicht selten den verbalen Vorausgesprächen und ist deshalb so wertvoll für Klienten, die ihre unbewussten Ängste, Bedürfnisse und Widersprüche kennenlernen sollen.

Ist eine bestimmte Vertrauenssituation als nützlich erkannt, so kann der Klient sie später auch einmal selbst vorschlagen, um die intuitive Beziehungsatmosphäre aktuell neu zu erforschen.

Klienten erhalten durch solche kleinen »Vertrauensbeweise« auch eine Momentaufnahme der inneren psychischen Situation oder einen Beleg, dass der Therapeut »wirklich etwas Konkretes« zum Vertrauensausgleich tut, was eventuell erstmals eine positive Übertragung zwischen beiden einrichten hilft.

3.2 Wiebke Bruns, Meike Martens
Spielerisches Arbeiten mit Objekten in
körpertherapeutischen Settings*

Eine ganze Reihe von beseelbaren Therapieobjekten (vgl. Vogt, 2004) wie Plüschtiere, Schwarzer Riesensack, oder Roter Riesenklotz (s. Abb. unten) sind nach unserer Ansicht sowohl für eine spielorientierte *Körperpsychotherapie* als auch für eine bewegungsorientierte *Körpertherapie* im Kinder- und Erwachsenenbereich sehr gut geeignet, um das klassische Gesprächssetting für die Körperarbeit zu öffnen. Dabei können sie die Sicht auf das Therapiethema diagnostisch und ressourcenorientiert begleiten und differenzieren helfen. Ist es bspw. eventuell der Patientin möglich, Wut adäquat körperlich durch Schläge mit der Keule auf den Schwarzen Sack auszudrücken? Oder inwieweit ist es einem Patienten möglich, zu regredieren und sich auf ein kindliches Rollenspiel einzulassen oder Spielen als Ressource zu erleben?

Dieser Beitrag möchte auch Neueinsteigern/innen Mut machen, einen Schritt in Richtung *körpertherapeutische* bzw. *körperpsychotherapeutische* Settings zu wagen - mit dem Wissen, dass unbedingt ein hohes Maß an Selbsterfahrungskompetenz auf therapeutischer Seite notwendig ist. Es gilt, das

---

* Die auf den Fotos abgebildeten Personen sind nicht mit den Personen im Text identisch. Alle Szenen sind ausschließlich zu Demonstrationszwecken nachgestellt.

Setting gemeinsam mit den Patienten zu erarbeiten, therapeutisch einzuleiten, zu begleiten, zu beobachten, zu unterstützen, sprachlich zu kommentieren, das Setting im Anschluss gemeinsam auszuwerten und Therapieschlüsse aus dem Erlebten zu ziehen. Genauso wichtig ist es indikationsgerecht aber auch, einmal eine Übung vorzeitig zu stoppen, um eine wichtige Sequenz im aktuellen Fall zu besprechen bzw. einen sichtbaren »Fehler« gerade nicht zur Wiederholung bringen zu lassen.

Die Übungen sind grundsätzlich für alle fortgeschrittenen Patienten/innen in einer stabilen therapeutischen Beziehung bei entsprechender Indikation geeignet. Besonders profitieren von ihnen allerdings durch die körpernahe Verarbeitung Traumapatienten/-patientinnen, bspw. solche mit einer dissoziativen Störung.

Aufgrund der gesellschaftlichen Relevanz von Gewalt und der hohen Prävalenz des Themas Aggression im therapeutischen Kontext haben wir uns den Roten Riesenklotz und den Schwarzen Riesensack als Demonstrationsobjekte ausgesucht, weil wir gerade hier auf gute eigene Erfahrungen zurückgreifen können. Das gilt auch für die Plüschtiere, mit denen unserer Meinung nach die lebendigen, kreativen, verspielten Anteile eines jeden Menschen angesprochen werden können, was oft als sehr Kraft spendend und stabilisierend erlebt wird und dementsprechend in vielen verschiedenen Variationen in den therapeutischen Prozess integriert und genutzt werden kann. So sind die Plüschtiere zur Innenanteilsarbeit in Dialogform, zur Annäherung an das Innere Kind oder zur Nachnährung gut geeignet (vgl. Vogt 2007).

Plüschtiere

Vor einer Plüschtierübung im Gruppensetting bieten wir an, ein Tier auszuwählen und mit diesem mit den anderen in Kontakt zu gehen (s. Abb.).

Die Übung, sich aus einem Pool von Tieren jeweils eins herauszugreifen, das für eine positive und eine negative Projektion (Übertragung) steht, arbeitet auch zunächst mit der Anmutung. Die beiden Plüschtiere = Anteile können sich dann mitteilen, vorstellen, da sein. In der Nachbereitung kommen oft bisher nicht formulierbare Erkenntnisse zum Vorschein.

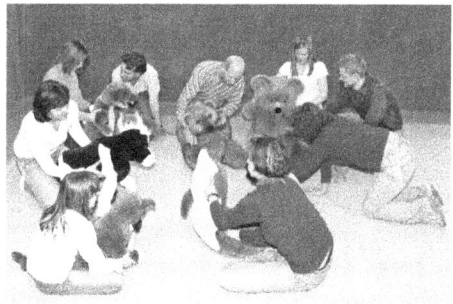

Stofftierdialog im Gruppensetting

Schwarzer Riesensack

Eine Inszenierung ist das gemeinsame »Auf-den-Boden-Werfen« des Schwarzen Riesensacks (s. Abb.). Hier könnte das Gruppenthema exemplarisch »seine eigene Kraft spüren und gemeinsam mit anderen in die Kraft kommen« sein, wobei sowohl »Lernen am Modell mit Geschwistern« als auch Solidarisierung oder Differenzerleben einen Therapiegewinn ausmachen, was sich immer durch die Reflexion am Ende der Übung zeigt. Im allgemeinen trägt die Übung zur Kräftemobilisierung bei und energetisiert die Klienten/Klientinnen spürbar.

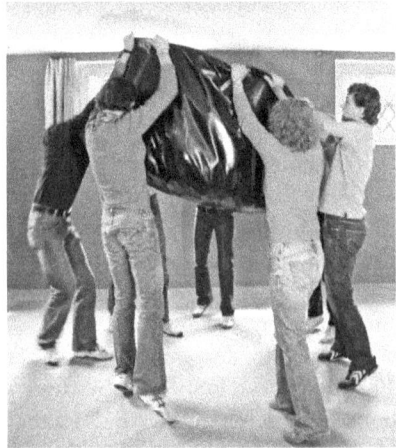

Gemeinsames, solidarisches Sackwerfen im Gruppensetting

Bei dem Beispiel mit dem Sack könnte dieser für die lähmenden und schweigenden und duldsamen Anteile in jeder teilnehmenden Person stehen, die wachgerüttelt werden – schon alleine durch das gemeinsame Atmen, die Muskelaktivität, die sprachliche oder Laut gebende Unterstützung.

Roter Riesenklotz

Als ein weiteres Beispiel möchten wir auf eine Konkurrenzübung mit dem Roten Riesenklotz hinweisen (s. Abb., zeigt eine Konkurrenzsituation zwischen zwei Gruppen). Dabei spielt, wie in allen Übungen, die optimale Kraft statt der maximalen die therapeutisch entscheidende Rolle. Diese Übung kann z. B. eingesetzt werden, wenn in der Gruppentherapie zwischen zwei Teilnehmerinnen eine ungeklärte Schwesternkonkurrenz besteht, die körpertherapeutisch inszeniert werden soll. Dabei sind die anderen Gruppenteilnehmer/innen aufmerksame Beobachter/innen und geben im Anschluss an die Selbstreflexion der beiden ihre Rückmeldungen. Hier sind klare Regeln (Stopp-Regel, 60 % der Kraft, klarer Beginn und klares Ende) wichtig, genauso wie die immer existente, strukturelle Einbettung in den therapeutischen Prozess (warum, was, wie, wann, wo, wer, welche persönliche Indikation besteht usw.). Eine andere Variante ist die Auseinadersetzung zwischen Therapeut/in und Patient/in über dieses Setting.

Der Große Rote Klotz wird in seiner Anmutung oft als übermächtig, unnahbar und aggressiv erlebt (vgl. Vogt 2004). Damit findet also auch hier eine projektive »Beseelung des Objekts« statt, auf die sich ganz bewusst ein- und wieder ausgelassen wird, entsprechend der zuvor geübten Regressionserfahrung. Diese Be- und Entseelung wird durch die Objekte angeboten nach dem ausreichend persönliche Vorerfahrung besteht.

Die Anmutung des Riesenklotzes kann u. a. in der direkten Konfrontation mit dem Objekt genutzt werden, so dass die Aggressionen der Klienten/Klientinnen stellvertretend zunächst an den Klotz gerichtet werden, bis die Auseinandersetzung u. U. auch mit den realen Kontrahenten im Rollenspiel oder später mit äußeren Konfliktpartnern bewältigt werden kann.

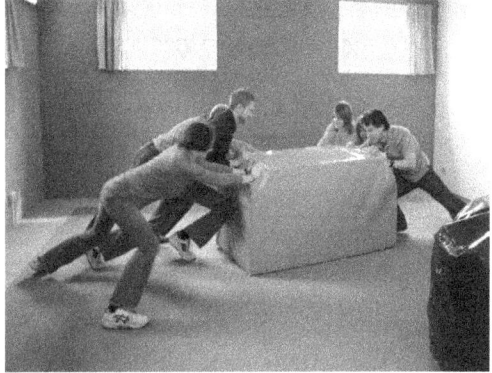

Kämpferisch-spielerisches Klotzschieben mit zwei Kleingruppen

Den dahinter stehenden theoretischen Rahmen können wir an dieser Stelle leider nicht ausführen und verweisen deswegen freundlich auf unsere Bezugsliteratur (s. u.). Besonders erwähnenswert sind uns jedoch, dass die Arbeit mit Objekten die Gefahr von schweren Projektionen und Sexualisierung umgehen hilft. Der bewusste Umgang mit dem Übergangs-Übertragungs-Objekt ermöglicht außerdem ein trianguläres Arbeiten mit der Therapeutin / dem Therapeuten und damit ein Arbeiten *an der* statt *in der* Übertragung.

3.3 Beate Siegert, Anne-Sophie Wetzig Körperorientierte Nachnährung in der Psychotherapie*

Nachnährungssettings sind ein wichtiger Bestandteil in der Psychotraumatherapie.

Schon Anfang der 30er Jahre begann die Bewegung in der Psychoanalyse mit Ferenczi, der in wechselseitigen Interaktionen mit den Klienten körperliche, haltgebende und elterliche Berührungen im therapeutischen Setting verwendete (vgl. Ferenczi, 1931,1932).

Dieser analytische Körpertherapieansatz bleibt lange vergessen.

Tilmann Moser und Günter Heisterkamp ist es u. a. als Pioniere der neu-

---

* Die auf den Fotos abgebildeten Personen sind nicht mit den Personen im Text identisch. Alle Szenen sind ausschließlich zu Demonstrationszwecken nachgestellt.

en analytischen Körperpsychotherapie zu verdanken, dass haltgebende Körper – und Interaktionssettings wieder in die Psychoanalyse Einzug hielten (vgl. Moser, 1987; Heisterkamp, 1993).

Sie förderten durch nachnährende gute Erlebnisse im Hier und Jetzt eine Weiterentwicklung und Reifung der Klienten, die oft aus Lebensumfeldern mit familiären Defiziten stammen, in denen sie wenig Zuwendung, Liebe und bedürfnisgerechte Interaktion erleben mussten.

Im Rahmen einer körperorientierten Psychotherapie erhalten Patienten nun die Möglichkeit, diese Defizite in Interaktion mit den Therapeuten aufzuarbeiten und gute Erfahrungen nachzuholen. Darüber hinaus werden Nachnährungssettings auch nach intensiver Psychotrauma- Expositionsarbeit angewendet, um dem Klienten Trost und Halt im Sinne der Stabilisierung zu geben (vgl. Vogt, 2007).

Für nachnährende Handlungsinszenierungen ist es ganz entscheidend, dass die ausführenden Therapeuten genügend Selbsterfahrung für eine solche Settinggestaltung haben, um mit den eigenen Ängsten vor Kontrollverlust und der damit verbundenen Verunsicherung umgehen zu können und außerdem die Reife und Ruhe besitzen wohlwollende Wärme abzugeben.

Die Arbeit mit Nachnährungssettings ist erst indiziert, wenn sich der Klient in einem fortgeschrittenen Therapiestadium befindet. Das bedeutet:

1. Nachnährungssettings erst dann, wenn eine ausreichend stabile und vertrauensvolle Beziehung zwischen Klient und Therapeut aufgebaut und die Indikation zur Nachnährung hinreichend erarbeitet ist.

2. Es ist wichtig, dass der Klient ganz zielgerichtet in ein nachnährendes Setting geht und sich seiner emotionalen Defizite im Klaren ist. Sonst kann die ganze Arbeit schnell ineffektiv werden, da der Klient in seiner neurotischen Regression stecken bleibt anstatt seinen eigentlichen kindlichen Bedürfnissen nachzugehen. Außerdem besteht in der neurotischen Motivlage auch die Gefahr, dass er nur noch diese Form der Therapiegestaltung »erleben will«, was dann eher einem Widerstand entspricht und womit andere wichtige Therapieerfahrungen vermieden werden können.

Die jeweiligen Themen der Nachnährung sind immer subjektiv und können von Klient zu Klient sehr variabel sein.

Das Besondere an körperorientierter Nachnährung ist, dass sie eine ressourcenorientierte therapeutische Interventionsmöglichkeit darstellt und stabilisierend wirkt. Sehr wichtig ist das vor, während und nach intensiver Traumaexpositionsarbeit.

Des weiteren kann eine große kindliche Sehnsucht, die sich sonst im Alltagsleben behindernd auf die Beziehungsgestaltung mit anderen Menschen auswirken kann bzw. diese sehr belastet, etwas gestillt und somit gesunde kindliche Anteile gefördert werden.

Versagungen aus der Kindheit, die bis in die Gegenwart wirken, können im Hier und Jetzt in bewusster Regression auf die jeweilige Stufe bzw. den jeweiligen Lebensabschnitt (in dem Anteile des Klienten steckengeblieben sind) nachgeholt werden. Eine gesündere Weiterentwicklung ist so viel besser möglich.

Ein weiterer Vorteil ist, dass diese Arbeit auch ein diagnostisches Element sein kann. Wenn bspw. während des Settings spontan anderes Erlebensmaterial antriggert, kann es später ebenso gut bearbeitet werden. Während der Durchführung sollte man deutende Gespräche nicht forcieren, um den Klienten in der guten und wohlwollenden beelternden Atmosphäre nicht mit schwerer Traumaarbeit zu belasten. Das wäre dann keine Stabilisierung und das Nachnährungssetting wäre in Zukunft negativ besetzt.

Insgesamt ist die nachnährende Arbeit relativ einfach, wenig zeitaufwendig, aber nachhaltig und wirkungsvoll.

Sie ist anwendungsorientiert und für den Klienten leicht reproduzierbar, d. h. er kann durch die Vorbildwirkung guter Beelterung eigene beelternde Innenanteile entwickeln, mit denen er seine bedürftigen kindlichen Innenanteile versorgen kann.

Auf die Klienten-Therapeutenbeziehung wirken sich auch positive, spielerische Erfahrungen als verbessernd und intensivierend aus. Negative Übertragungen können so vermindert werden, was sich im klassischen analytischen Setting schwieriger gestaltet.

In der praktischen Ausführung gibt es für die Nachnährungsarbeit verschiedene Möglichkeiten der Handlungsinszenierung, von denen der Klient passend zu seinem aktuellen Thema auswählen kann.

Diese können sehr unterschiedlich wirken. In einer Stunde erlebt der / die Betroffene eine bestimmte Arbeit mit einem Nachnährungsobjekt vielleicht als lustig und spielerisch, zu einem anderen Zeitpunkt der Therapie erscheinen die Sequenzen eventuell eher ruhiger, das nächste Mal fröhlich und scherzhaft oder auch tröstend. Das kann sehr variieren.

Prinzipiell ist dabei darauf zu achten, dass die Ausführung eines Settings immer im Tempo und im Inhalt dem Klienten folgt.

Insgesamt gibt es eine große Vielfalt an Nachnährungsangeboten. Diese beinhalten einfache Settings wie zum Beispiel den Dialog zwischen Therapeut/in und Klient/in mit Kuscheltieren; es gibt Fingerspiele mit dem Gymnastikball und zahlreiche andere Möglichkeiten, um spielerisch und mit Körpergefühl miteinander in Kontakt zu kommen.

Jetzt sollen exemplarisch zwei ausgewählte Nachnährungssettings mit beseelbaren Therapieobjekten (vgl. Vogt, 2004, 2007) dargestellt werden, die wir selbst als sehr wertvoll in der Selbsterfahrung erlebt haben.

1 Arbeit mit der Riesentonne

Zunächst werden die Patienten an das Objekt herangeführt und können von ihren spontanen Anmutungen erzählen. Für die meisten symbolisiert die Tonne einerseits einen guten Mutterbauch, auf den man sich legen und die Augen schließen kann. Auf der anderen Seite sehen einige Klienten eine spielerische Höhle, in die sie hineinkrabbeln und drin rollen oder liegen möchten.

Nach der einleitenden Vorführung einer möglichen Settinggestaltung durch die Therapeuten erhält der Patient die Möglichkeit zum Ausprobieren.

Dabei werden immer ganz subjektive und verschiedene Empfindungen wahrgenommen und geäußert. Für die meisten Patienten löst das Liegen auf der Tonne im Kontakt mit einer begleitenden Handberührung ein Gefühl von Geborgenheit und Sicherheit aus, was zur Herstellung einer kindgemäßen Bindung überaus wichtig ist und auf Grund einer emotional gestörten biologischen Mutter vormals bei einer Reihe von Patienten nicht auf natürliche Weise möglich war.

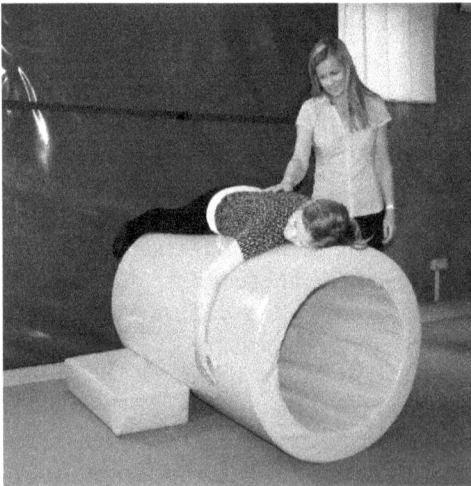

Liegen des Säuglings bzw. des Kleinkindes auf der Mutterbauchtonne mit stützendem Handkontakt durch die Therapeutin

Andere Klienten krabbeln stattdessen zielstrebig in die Tonne und wollen zum Teil durch den Raum gerollt werden. Für sie stehen ganz anders die kindlich-spielerischen Emotionen im Vordergrund.

Man kann also erkennen, wie unterschiedlich die Bedürfnisse von Klienten sein können und wie vielseitig einsetzbar ein solches beseelbares Therapieobjekt sein kann, weil die Patienten intuitiv und zielgerichtet auch ihre Erfahrungs- und Sehnsuchtslücke finden, wenn die anderen Beziehungsstrukturen zwischen Klient und Therapeut stimmen.

2 Arbeit mit dem Kuschel- / Riesenei

Auch hier wird zu Beginn nach den Anmutungen der Patienten gefragt. Spontan äußern die meisten ihren Eindruck als Ähnlichkeit mit einer Gebärmutter und einer schützenden Höhle. Bei einigen gibt es eine anfängliche Befangenheit, bei anderen wiederum dominiert die Neugier.

Die Settingdemonstration wird zu Beginn durch die Therapeuten vorgenommen. Dann folgt das patienteneigene Erkundungsexperiment.

Eine Erlebnismöglichkeit mit diesem beseelbaren Objekt ist das Kuscheln im Uterus. Dies ist für die Patienten eine überaus aufregende und zugleich beruhigende Angelegenheit. Ängste, Sehnsüchte und andere Fantasien stehen dabei ganz dicht beieinander.

Manche Klienten brauchen dazu aber auch ein Kontaktseil als eine stabile Verbindung nach draußen, andere wollen nur Blick – oder Wortkontakt mit der begleitenden Therapeutin.

Das Eintauchen in eine nachnährende, entspannende Tiefenregression löst bei vielen Patienten spontan wohltuende Tränen oder ein »summendes Grummeln« aus. Diese Höhle kann durch unsere Therapeutenkörper niemals so unkompliziert ersetzt werden.

Insgesamt ist gut zu spüren, dass sich die manchmal vorher da gewesene Skepsis einiger Patienten nach dem Ausprobieren gelegt hat und sie erstaunt darüber sind, wie beruhigend oder spielerisch dieses Setting wirkt und wie nachhaltig diese geborgenen Erfahrungen andauern und Transfererleben ermöglichen können. Auch dieses fortgeschrittene Nachnährungssetting muss natürlich in eine gewachsene Klient-Therapeut-Beziehung indikationsgerecht eingebunden sein.

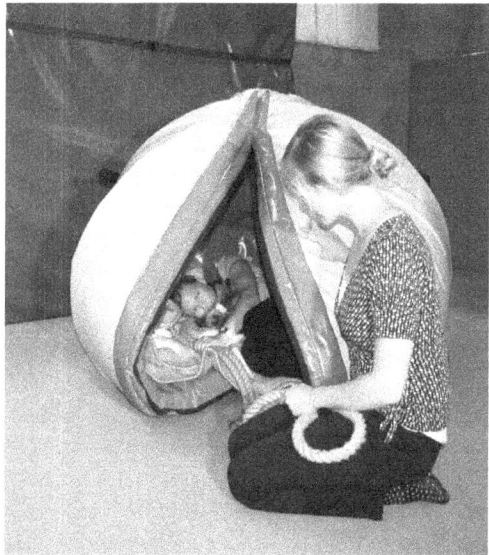

Liegen im Kuschelei mit Decken, Kissen und Kuscheltieren sowie einem Verbindungsseil zur Therapeutin

Abschließend möchten wir bei diesen kurzen Ausführungen nur noch einmal betonen, dass die Nachnährungssettings in der professionellen Be-

gleitung durch Therapeuten sowohl in der naiven und bedürftigen Anfangsphase einer traumaorientierten Psychotherapie ihren Platz haben – als auch
mit anderen tieferen Settingbestimmungsstücken in einer späteren Therapiephase. Was ein Klient zu erleben vermag, wird durch den jeweils aktuellen
Stand seiner Begriffe bestimmt, begrenzt bzw. erst dann ermöglicht.

3.4 Franziska Schlensog, Sebastian Schuster Patientenzentrierte körpertherapeutische Lösungs- ansätze in Arzt-Patienten-Interaktionen*

Dieser Beitrag untersucht speziell neue Interaktionszugänge zwischen Patient und Arzt im Kontext zu den bevorzugten Arzt – Patienten – Modellen,
welche im Rahmen einer im Jahr 2004 durchgeführten Studie in Zusammenarbeit mit der Selbstständigen Abteilung für Medizinische Psychologie und
Soziologie der Universität Leipzig untersucht worden sind.

Während der letzten zwei Jahrzehnte zeichnen sich immer wieder Diskussionen über die Rolle des Patienten im ärztlichen Entscheidungsprozess
ab. Dieser Konflikt wird oft als Konflikt zwischen Autonomie und Gesundheit oder als Konflikt zwischen den Werten des Patienten und den Werten des jeweiligen Arztes charakterisiert (vgl. Ezekiel, Linda, 1992), wobei
Selbstbestimmung und Eigenverantwortung des Patienten zunehmen. Der
Rahmen des Modells wurde erstmalig durch Charles et al. (2003) beschrieben. Er identifiziert verschiedene analytische Stadien im Entscheidungsprozess und definiert drei verschiedene Behandlungsentscheidungsmodelle (paternalistic, informes und shared mode – vgl. ebenda), welche durch Scheibler
et. al. (2003) weiterführend bearbeitet und in dieser Studie als Basis verwandt
worden sind.

Das *paternalistische Modell* (paternalistic model) geht von allgemein gül-
tigen, feststehenden und objektiven Gesundheitszielen aus, die für beide Parteien (Arzt und Patient) dieselben sind. Deshalb entscheidet der Arzt nach
seinem Wissen und Gewissen als Stellvertreter des Patienten eigenständig.
Der Arzt verfügt alleinig über die Kontrolle bezüglich der Information und
auch bezüglich der Entscheidungen. Bryne und Long belegten in ihrer Untersuchung von 2000 Arztbesuchen, dass dieses Modell am häufigsten benutzt wird (vgl. Bryne u. Long, 1976).

Beim *professional as agent model (weicher Paternalismus)* erfragt der Arzt
die Präferenzen des Patienten, um mit deren Hilfe die optimale Therapie-

* Die auf den Fotos abgebildeten Personen sind nicht mit den Personen im Text identisch.
Alle Szenen sind ausschließlich zu Demonstrationszwecken nachgestellt.

alternative zu wählen. Dabei wird der Zugang zu den Informationen zwar geteilt, aber der Arzt besitzt dennoch die alleinige Entscheidungsgewalt.

Im *shared decision making model (partnerschaftliches Modell)* werden die Präferenzen des Patienten einbezogen und beide Parteien teilen sich die Information und die Entscheidungen. Das Modell sieht eine gleichberechtigte Zusammenarbeit zwischen Arzt und Patient vor. Charles et. al. (1999) sieht in diesem Modell einen interaktiven Prozess, wo Arzt und Patient simultan partizipieren in allen Phasen des Entscheidungsprozesses und zusammen über die Behandlung entscheiden (vgl. ebenda). Besonders bei lebensbedrohlichen (onkologischen) Erkrankungen, wo keine »beste« Therapie existiert, müssen die Vorteile und Risiken der einzelnen Therapieoptionen in Abwägung der Werte des Patienten besprochen werden (vgl. Charles et al., 2003).

Das *Dienstleistungs – oder Konsumentenmodell* umfasst den höchsten Grad der Autonomie des Patienten.

Die Präferenzen sind genau definiert und festgelegt sowie nur dem Patienten bekannt. Der Arzt dient lediglich der Versorgung des Patienten mit notwendigen Informationen, um danach die Entscheidung des Patienten abzuwarten. In diesem Modell liegt die Kontrolle sowohl über die gesamte Information als auch über die Behandlungsentscheidung in den Händen des Patienten (vgl. Scheibler et al., 2003).

Im Rahmen der Promotionsarbeiten »Persönlichkeitsbesonderheiten von Chirurgen und Kinderärzten im Vergleich zur Allgemeinbevölkerung« wurden Datensätze von insgesamt 153 Chirurgen sowie 98 Kinderärzten des mitteldeutschen Raumes im ambulanten und stationären Sektor erhoben und mittels numerischer Auswertung grafisch dargestellt.

Diagramm 1: Verteilung der Wahl des Arzt-Patienten-Modells der Chirurgen

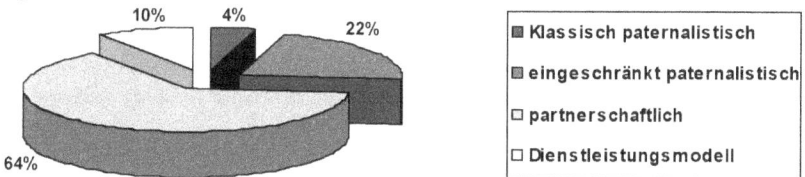

In der Gruppe der Chirurgen haben sich 4,5 Prozent (n=7) für das klassisch paternalistische Modell, für das eingeschränkt paternalistische 21,6 Prozent (n=33), für das partnerschaftliche Modell 64,1 Prozent (n=98) sowie für das Dienstleistungsmodell 9,8 Prozent (n=15) entschieden.

Damit überwiegt das partnerschaftliche Modell bei der Wahl des Arzt-Patienten-Verhältnisses.

Diagramm 2: Auswertung Arzt-Patienten-Modell für Kinderärzte

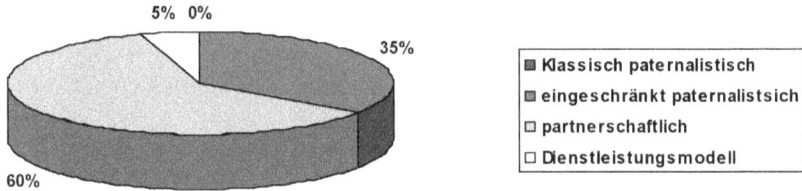

Legende:
- Klassisch paternalistisch
- eingeschränkt paternalistsich
- partnerschaftlich
- Dienstleistungsmodell

In der Gesamtgruppe der Kinderärzte (n=98) entschieden sich 34,7% (n=34) für das eingeschränkt paternalistische Modell, 60,2% (n=59) für das partnerschaftliche und 5,1% (n=5) für das Dienstleistungsmodell. Für das klassisch paternalistische Modell, bei dem keine Entscheidungsgewalt beim Patienten liegt, fanden sich keine Sympathisanten (n=0).

Insgesamt lassen sich bei der Entstehung einer Arzt-Patienten-Beziehung drei konstituierende Strebungen (Bewegungsmodi) beschreiben, welche sich in wechselnden Verhältnissen zueinander auf das Wohl des Patienten zentrieren :

1. »Aus einer Bewegung des *Hinzutretens*, der genauen Beobachtung und Anamneseerhebung, der körperlichen Untersuchung, diverser Leistungsprüfungen und Labortests wird in methodischen Schritten Datenmaterial gewonnen.

2. In einer Bewegung des *Zurücktretens* muss das Material zu sinnvollen, das heißt handlungsrelevanten Mustern verknüpft, auf Ursachenhypothesen überprüft, zu einer Diagnose synthetisiert und in den Bezugsrahmen des individuellen Patienten integriert werden.

3. Danach hat sich eine *neue Zuwendung* zum Kranken anzuschließen, die der Erläuterung von Befund und Beurteilung sowie Darlegung des weiteren Vorgehens (Behandlung) dienen soll (vgl. Böker, 2003, A24).«

Aus dem Wechselspiel dieser drei Bewegungsmodi zwischen Arzt und Patient sollte eine Beziehung zwischen beiden Partnern entstehen, die den Patienten als kooperierendes Subjekt einbezieht.

Aus persönlichen Erfahrungen im ärztlichen Klinikalltag zeigen Patienten mit verbalen, psychischen, körperlichen und sexuellen Gewalterleben schon im Eingangsgespräch verschiedene Symptome wie z. B. verstärkte Ängstlichkeit, affektive Labilität, psychomotorische Erregungszustände und Wechseln der emotionalen Zustände. Nach Vogt sind Patienten mit massiven Gewalterfahrungen allgemein bindungsschwach, ängstlich und latent misstrauisch, was den Aufbau stabiler Beziehungen behindert (vgl. Vogt, 2007).

Böker und Schröder (2006) konnten zeigen, dass instabilen Arzt – Patienten – Beziehungen (fehlendes Vertrauen birgt die Gefahr einer lückenhaften Anamnese und unzureichenden Symptomnennung der Erkrankung/ Aufbau einer Gegenübertragung) den Arbeitsprozess belasteten und damit den objektiv medizinischen Behandlungserfolg sowie die Patientenzufriedenheit und Compliance einschränken (vgl. ebenda).

In diesem Kontext hat sich gezeigt, dass Patienten (in Abhängigkeit des Schweregrades der Erkrankung), welche sich aktiv in Entscheidungsprozesse einbringen konnten, zufriedener mit ihrer Behandlung waren, eine bessere Compliance besitzen und weniger psychosoziale Belastungen wie Ängstlichkeit oder Depressivität aufweisen (vgl. Ernst, Schröder u. Schwarz, 2006).

In unserem Beitrag wollen wir auf die Möglichkeit der Integration von Körpertherapie in den ärztlichen Alltag aufmerksam machen. Dazu wurden u. a. zwei Settings vorgestellt, die zur schrittweisen Reduktion von Angst und Regression sowie der Darstellung von Aggressionen in der Arzt – Patienten – Beziehung dienen und nachfolgend ausführlich beschrieben werden sollen.

1 Aggressionssetting mit dem Kampfsack

Das gelbe Kissen ist ein Medium des Fühlbar - und Sichtbarmachen der Aggression, vorhandener Konkurrenzen und dem Austesten von Belastbarkeiten. Es ermöglicht gleichzeitig Kontakt und Nähe zwischen Arzt/Therapeut und Patient/Klient.

Drei verschiedene Settings

1. Kraftschieben von Klient und Therapeut mit dem gelben Kampfsack

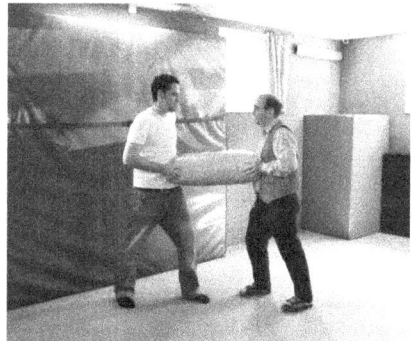

315

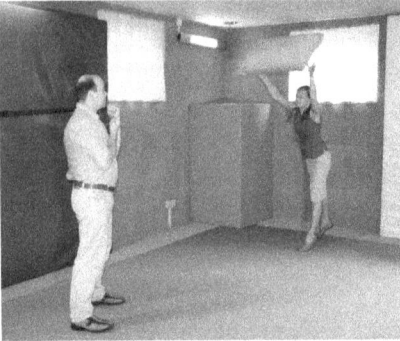

2. *Aggressives Werfen des gelben Kampfsackes mit Lautgebung oder Wutsätzen*

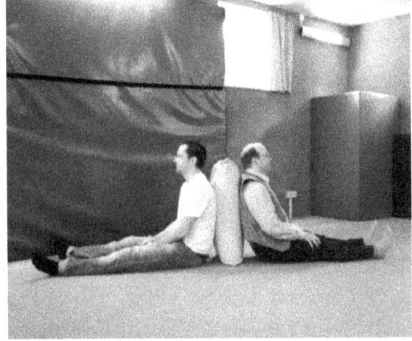

3. *Gelber Sack als Distanzierungsobjekt zwischen beiden anlehnenden Körpern*

2 Regressions – bzw. Nähe/Nachnäherungssetting (Setting mit der Decke)

Die Übungen mit der Decke dienen dem Verdeutlichen von möglicher Nähe, Vertrauen, Sehnsucht, Kontakt sowie zum Abbau negativer Übertragungen. Besonders bei schwer traumatisierten Klienten stellt sich der medizinisch notwendige Körperkontakt (z. B. ärztliche Untersuchung) meist als schwierig dar. Mithilfe der Decke kann schrittweise Vertrauen und Kontakt aufgebaut werden und so vorhandene Ängste schrittweise reduzieren.

Drei verschiedene Settings

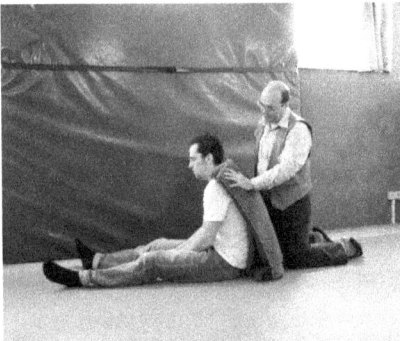

1. *Vorsichtige Berührungen durch die Therapeutenhand mit dem Distanzierungsobjekt Decke*

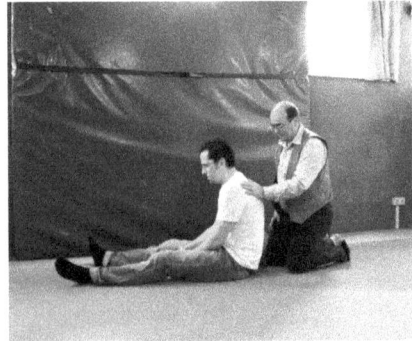

2. *Allmähliches Reduzieren der Berührungsdistanz durch Objekte bis zum Handauflegen durch den Therapeuten*

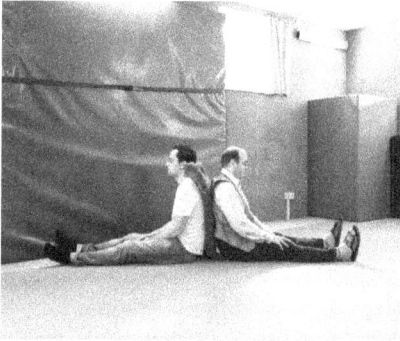

3. Rücken an Rücken lehnen mit und ohne Distanzierungsobjekt Decke etc.

Bei allen körpertherapeutischen Settings möchten wir darauf hinweisen, dass vorher das genaue Setting erklärt und dessen Sinn erläutert werden und das gleichzeitige Einverständnis des Patienten dazu eingeholt werden müssen. Außerdem müssen der aktuelle State und emotionale Grundzustand des Patienten vor der körpertherapeutischen Arbeit eruiert und mit der Einschätzung der Durchführbarkeit der Übung durch den Behandler verglichen werden. Genaue Erläuterungen dazu findet man in Vogt (2004, 2007). Wichtig ist unserer Ansicht nach der erste Schritt des Arztes aus der klassischen Sitzkonstellation heraus und dessen Mut zu einer neuen, kreativen Form von Kommunikation, die die Patienten meist noch nicht kennen. Die o. g. Settings bringen auch oft Wahrnehmungen und Einsichten in Gang, die im üblichen ärztlichen Gespräch so bisher nicht möglich sind und eventuell den Klienten ihren Ausdrucksrahmen deutlich erweitern helfen, sodass partnerschaftlichere Beziehungswege per körpertherapeutischen »Türöffner« wirken können.

3.5 Irina Vogt, Ralf Vogt
Selbstberichte von Klienten über ihre Erfahrungen in einer einzel- und gruppentherapeutischen körper- und traumaorientierten Psychotherapie

Einleitung

In diesem Beitrag werden kurze Selbsterfahrungsberichte von Patienten vorgestellt, die mindestens eine zweijährige tiefenpsychologisch-analytische Einzel- und Gruppenpsychotherapie durchlaufen haben.

Diese Klienten haben wir mit unserem trauma- und körperorientierten Behandlungskonzept therapeutisch betreut. Das bedeutet, dass ein Teil der Patienten bei Frau Vogt in einzeltherapeutischer Behandlung war und ein anderer Teil bei Herrn Vogt. Im gruppentherapeutischen Ansatz wurden alle Klienten dann von uns gemeinsam behandelt, so wie es im Therapiekonzept des Somatisch-Psychologisch-Interaktivem Modell in der Standard 20-Version für Komplex-Traumatisierte u. a. Störungen beschrieben ist (vgl. SPIM-20-KT-Ansatz in Vogt, 2007).

Alle ehemaligen Patienten hatten sich zuvor freiwillig und mit hoher Motivation dazu entschlossen, auf dem Kongress Körperpotenziale (s. Vorwort) diesen Selbsterfahrungsbericht vorzustellen und auch in diesem Sammelband drucken zu lassen. Ein gemeinsames Motiv dieser Klienten zu diesem Schritt war, dass sie den Wert ihrer psychotherapeutischen Behandlung hoch einschätzten und große positive Veränderungsfortschritte in ihrem Erleben und Verhalten sichtbar geworden waren. Das wollten sie gern anderen Klienten und Behandlern auf einem Forum mitteilen und zur Diskussion einladen.

Ein weiteres gemeinsames Motiv dieser ehemaligen Patienten war, dass sie sehr den Gedanken der Psychoprophylaxe fördern wollten, weil nach ihrer Ansicht noch viele ihrer Bekannten, Freunde sowie andere Menschen ihrer Lebensumwelt althergebrachte Vorurteile gegenüber psychischen Schwächen und deren Behandlung haben und sie diesen durch persönliche Beispiele Mut machen wollten, alte Tabus zu überwinden. Außerdem sind einige dieser sich vorstellenden Klienten in einem selbst gegründeten Psychotraumaselbsthilfeverein tätig, wo sie in ihrer Satzung das Ziel vertreten, ehrenamtliche Aufklärungsarbeit in der Öffentlichkeit zu leisten.

Wir wollten als Psychotherapeuten diese Anliegen gern unterstützen und haben deshalb angeboten, diese Selbstberichtsforen auf dem Kongress zu betreuen, sodass wir einen professionellen Rahmen und Schutz für diese mutigen Darstellungen geben konnten.

Nach unserer therapeutischen Ansicht, sind sich selbst organisierende Individuen langfristig am besten in der Lage, ihre Lebensumstände psychohygienisch und psychoprophylaktisch mitzubestimmen und so solidarische Gegengewichte gegenüber Tätergruppen – wie z. B. Skinheads – sowie Gegengewichte gegenüber älteren gesellschaftlichen Scripten – wie z. B. seelisch krank machenden Durchhalteintrojekten oder bindungsgestörten alten Erziehungsregeln für Kinder mit bürgerlich couragierten Strukturen entgegen zu wirken.

Wir wussten dabei, dass einige unserer Kollegen in diesem Zusammenhang Klienten wenig analytische Qualität zutrauen bzw. dass klassische Auffassungen von Beziehungsabstinenz zwischen Patient und Therapeut solcher offenen Darstellung widersprechen. Nun meinen wir als Psychotherapeuten mit 20-jähriger klinischer Erfahrung jedoch, dass gute Behandlungserfolge für sich sprechen, wie die unten angeführten Selbstberichte zeigen. Zum anderen teilen wir mit Worm (2005) und Moser (1987) aber die Auffassung, dass therapeutische Abstinenz bedeutet, nichts zu fördern, was der Chronifizierung von neurotischen Bedürfnissen von Patienten wie Therapeuten dient. Insofern haben wir hier mit allen kritische analytische Bestandsaufnahmen ihrer Motivlagen vorgenommen, um solche Tendenzen aufzuspüren. Zum anderen möchten wir mit den Argumenten unserer avantgardistischen Berufskollegen (Worm, 2005; Heisterkamp, 2002; Moser, 2002, 1987) entgegenhalten, dass Patienten und Therapeuten, deren Behandlungsziel nur darin besteht, die Arbeits- und Funktionsfähigkeit im alten gesellschaftlichen System zu reorganisieren im Grunde schwerwiegend gegen das Abstinenzprinzip verstoßen, weil sie die persönliche Neurose der Patienten und die gesellschaftliche Neurose ihrer Lebensumwelt in Kauf nehmen, um eventuell dadurch auch eigene neurotische Selbsterfahrungsdefizite zu kompensieren, die sie als Therapeuten selbst zur unkritischen Anpassung an seelisch krank machende Normen unbewusst verinnerlicht haben.

Wir hoffen also, dass mit diesen Selbstberichten auch Fachkollegen in die Diskussion einsteigen, um eine wichtige gesellschaftliche Reform unserer Behandlungsaufträge einzuleiten.

Letztlich geht es uns in unserer zunehmend auf Qualitätsmessung ausgerichteten Arbeit als Psychotherapeuten auch darum, dass wirkliche Erlebens- und Verhaltensänderungen nicht nur mit psychophysiologischen Testvariablen und verhaltenstherapeutischen oder psychiatrischen Fragebogen und Symptomlisten abzubilden sind, sondern inhaltliche Kriterien in der tiefenpsychologisch-analytischen Psychotherapie gefunden werden müssen, die die Dinge aufdecken, die Klienten wirklich bewusst als Strukturänderung ihrer Persönlichkeit erleben.

Der Selbstbericht der Klienten ist ein Weg dazu, damit auch die Aufsuchenden einer Psychotherapie wirklich eine partnerschaftliche Stimme bzgl. des Produkts von Psychotherapie erhalten. Falls sie als Leser gern etwas zu den unten angeführten Selbstberichten äußern oder mitteilen möchten, so können sie uns das als Herausgeberautoren zusenden; wir werden es den entsprechenden ehemaligen Klienten auf dem Postweg zukommen lassen.

Die Klienten haben ihre Berichte jeweils so gegliedert, dass sie zunächst ihre psychophysische Ausgangssymptomatik und –situation skizziert haben. Im Anschluss hat jeder der KlientInnen eine oder zwei Therapiesituationen ausgewählt und beschrieben, denen nach ihrer heutigen Ansicht eine therapeutische Schlüsselstellung zukommt. Abgerundet wird der jeweilige Bericht mit einer Selbsteinschätzung nach der Therapie.

Selbstberichte von ehemaligen Klienten

1 Selbstbericht Daniel B.*

Ich bin Ende Zwanzig und arbeite als Informatiker in einer ostdeutschen Großstadt.

Es ist für mich neu in dieser Form aus meiner Biografie zu berichten, was auch einige Überwindung kostet. Aber der Mut dazu ist für mich auch als ein Reifungsgewinn zu meinem Entwicklungsprozess zu sehen. Zunächst möchte ich kurz erläutern, wie ich dazu kam, therapeutische Hilfe für die Bearbeitung meiner Probleme aufzusuchen.

Vor ungefähr fünf Jahren begann ich mit Psychotherapie. Davor litt ich unter großen Depressionen, Angstzuständen, Schamgefühlen und dissoziativen Zuständen, für die ich keine Erklärung hatte. Diese Symptome schränkten mich in meinem frühen Erwachsenenalter so stark ein und lösten so einen Leidensdruck aus, dass ich mich entschied professionelle Unterstützung zu suchen. Die Ursache meiner damaligen Not lag größtenteils darin begründet, dass ich ein schwieriges Elternhaus hatte. Mein Stiefvater war »stiller« Alkoholiker und sorgte sich kaum um und für mich. Meine Mutter litt selber jahrelang unter ähnlichen Symptomen wie ich und es kam aufgrund der fehlenden emotionalen Zuwendung meines Stiefvaters zu starken neurotischen Abhängigkeiten zu meiner Mutter, welche bis vor ungefähr drei Jahren andauerten.

In diesem Beitrag möchte ich exemplarisch und auszugsweise über eine eigens ausgewählte, besondere Therapiearbeit im Rahmen einer Gruppentherapiesitzung berichten, welche mir enorm dabei half die Häufigkeit des Auftretens meiner dissoziativen Zustände zu verringern und diese auch selbstständiger bearbeiten zu können. Meine Behandlungsdiagnose lautete: Dissoziative Störung im Rahmen einer Komplextraumatisierung mit Somatisierungsstörungen.

Zuerst möchte ich Ihnen gern Übungen und Arbeiten erläutern, welche wir vorbereitend auf die Arbeit in der Gruppentherapie durchgeführt haben, um zu verdeutlichen, welche Ressourcen fördernden und stabilisierenden Maßnahmen erforderlich sind oder waren um spätere Traumaarbeiten durchzuführen.

Im Anschluss daran berichte ich von dem besonderen Setting der erwähnten Einzelarbeit.

Abschließend werde ich die Verbesserungen für mich im Alltag und bei

---

* Die auf den Fotos abgebildeten Personen sind nicht mit den Personen im Text identisch. Alle Szenen sind ausschließlich zu Demonstrationszwecken nachgestellt.

der Bearbeitung weiterer Themen darstellen, welche sich für mich aus der Therapie ergeben haben.

Vor einiger Zeit nahm ich an einer Kursgruppe (vgl. Vogt, 2004, 2007) teil.

Mit meinem Therapeuten vereinbarten wir im Vorfeld, dass wir eine Arbeit von Tilmann Moser mit dem Namen »Fleisch fressende Pflanze« (die wir in Schlingpflanze umbenannt hatten) durchführen wollten, weil es bei mir in letzter Zeit sehr um das offene Thema der unzureichenden seelischen Nachnährung als Kleinstkind ging, die jetzt im begrenzten Maße Beispiellösungen finden sollte.

Mit dieser Übung wollten wir versuchen, den bereits erreichten Stand der Therapie mit Techniken wie EMDR, Screening oder katathymen Bilderleben zu erweitern.

In Vorbereitung auf diese Arbeit war es für mich zunächst wichtig, anhand einer Traumlandkarte alle Traumata auf ihre Schwere hin zu überprüfen. Ich kennzeichnete deshalb alle bewusst erlebten Ereignisse und bewerte dann diese auf ihre Schwere auf einer Skala.

Als wir dann die einzelnen Ereignisse von Ihrer Priorität der Bearbeitung gewichtet hatten, begannen wir mit Anteilsarbeit (vgl. Vogt, 2007). Anteilsarbeit ist für mich die Arbeit mit meinen inneren Strukturen um mein Gesamt-Ich im Rahmen einer Selbstanalyse in einzelne, überschaubare und identifizierbare Verhaltens- und Persönlichkeitsmuster aufzugliedern.

Ich identifizierte also mir alle bekannten Innenanteile und beschrieb sie mit ihren Eigenschaften. Das hatten wir in vorangegangenen Arbeiten auch schon getan, es ging hierbei aber um eine erneute Verifizierung auf Ausprägung und Verhalten der Anteile.

Die Anteilsarbeit stellte sich so dar, dass ich Anteilsreifen nahm und diese entsprechend meiner Innenwahrnehmung auf den Boden legte. Steht man voll in einem Ring ist man ganz in diesem Anteil, mit einem Fuß draußen hat man zur Hälfte eine Beobachterposition eingenommen und mit Füßen in zwei Ringen kann man mit zwei Anteilen gleichzeitig kommunizieren (vgl. Vogt, 2007).

Diese Arbeit half mir dabei, die Verhaltensstruktur meiner Innenanteile besser zu verstehen und eine innere Kommunikation zu entwickeln. Widerstände behinderten mich oft bei der Bearbeitung meiner traumatischen Erlebnisse. Durch innere Gespräche und die verbesserte Zusammenarbeit zwischen meinen Innenanteilen konnte ich meine Traumasitzungen nun ohne größere Widerstände durchführen. Unterstützt habe ich dies durch die Installation eines Beobachter- und Helferanteils.

Dieser Helfer- und Beobachteranteil ist, wenn ich ihn benötige präsent und blickt aus einer Metaebene auf den Zustand oder die Situation, in der ich mich befinde. Er kann unabhängig zu allen anderen Anteilen Bewertungen abgeben und gibt mir mitunter wichtige Impulse zur Auflösung von inneren Konflikten.

Dieser Anteil wirkt auch beschützend für meine Innenkinder, wenn destruktive Innenanteile diese in irgendeiner Form bedrohen.

Ziel der Förderung dieses Helfer- und Beoachteranteils in der Vorbereitung war das Training der Verbesserung der Parallelisierung meiner Zustände.

Diese Parallelisierung sollte mir bei der Übung am Gruppentherapiewochenende helfen, bessere Rückkopplung durch die Helferinstanz über das Erlebte während der Traumaarbeit zu geben.

Ich hatte also mehrere Stunden Anteilsarbeit gemischt mit EMDR-Sitzungen gemacht und ich empfand mich nun als ausreichend vorbereitet auf die Arbeit mit der »Schlingpflanze«.

Die eigentliche Arbeit gestaltete sich zunächst so, dass wir in der Gruppe die Rahmenbedingungen der Übung besprachen. Ich stellte die Arbeit vor und beschrieb, weshalb ich diese Arbeit durchführen wollte und wie sie aufgebaut sein sollte.

Im Vorfeld der Durchführung erbat ich mir noch Unterstützung von den einzelnen Gruppenteilnehmern für dieses Setting.

Wir richteten das Setting so ein, dass mein Therapeut vor mir auf dem Boden saß und ich hinter ihm lag. Meine Therapeutin setzte sich zirka einen halben Meter hinter mich und nahm die Rolle der externen Befragerin ein.

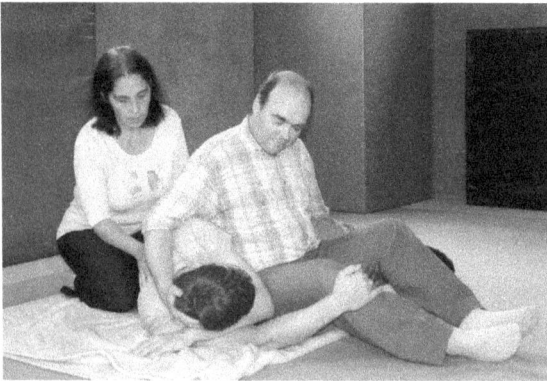

Setting: Die Schlingpflanze in der Anfangsphase mit Körperkontakt zum Therapeuten und Handkontakt von der Therapeutin

Ich rückte ganz nah an meinen Therapeuten heran und konnte nun deutlich seine Körperwärme spüren. Ich fühlte Wärme, Geborgenheit und Halt.

Ich lies mich sukzessive in die Übung ein und schloss langsam die Augen.

Die Therapeutin befragte mich nun in kurzen Abständen, in

welchem Zustand ich mich befände und ob sich irgendwelche Bilder oder Emotionen einstellten.

Langsam begannen sich erste negative Gefühle einzustellen. Vor mir öffnete sich ein großes schwarzes Loch, in welches ich drohte hineingezogen zu werden. Es fühlte sich an, als könnte ich in dem Loch meine letztendliche Erlösung finden und endlich sterben.

Ich kannte dieses Gefühl schon aus der Kindheit und Jugend, wo ich häufiger in diese schwarzen Löcher gefallen bin und vollkommen in diesen depressiven und trostlosen Zuständen verharrte.

In dieser Übung merkte ich nun, wie ich drohte in den Abgrund zu fallen. Diesmal kam aber anders als früher eine Stimme, die mit mir von außen sprach.

Meine traumatisierten Innenkinder waren nicht in der Lage nach außen zu sprechen, aber meine Hilfs- und Beobachterinstanz konnte das für mich tun. Meine Therapeutin fragte mich immer wieder, was ich fühlte und erlebte. Ich gab ihr ständig Rückkopplung über meinen Zustand und über Veränderungen.

Durch meine Helferinstanz war ich auch in der Lage mich von außen zu sehen und die Situation aus einer Metaebene zu erfassen.

Ich spürte, wie mich die Anziehungskraft des »inneren Loches« verschlingen wollte, aber durch die ständige Rückkopplung an meine Therapeutin wurde ich nicht wie früher hineingezogen. Ich hielt mich am Rande des Loches und konnte mich somit langsam den traumatischen Erinnerungen annähern, ohne von ihnen überwältigt zu werden.

Zunehmend vernahm ich das innere Weinen eines traumatisierten Kindes und gleichzeitig die abwertenden Kommentare des »Großen Patriarchen« (eine eigene Bezeichnung für mein Stiefvaterintrojekt). Diese Wahrnehmung gab ich durch meinen Helferanteil nach außen an meine Therapeutin weiter. Den körperlichen Halt und die Stabilität während der Übung bekam ich von meinem Therapeuten, der mich immer noch fest in seinen Armen

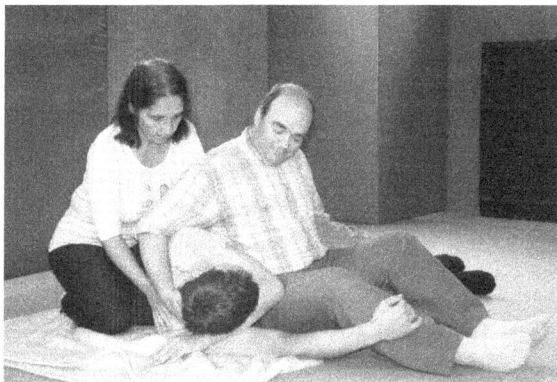

Setting: Die Schlingpflanze in der Endphase mit Körperkontakt zu bzw. von beiden Therapeuten

hielt. Dieses Gefühl der Geborgenheit hatte ich von meinem Stiefvater nie erlebt. Es löste in mir tiefe Trauer aus, was wiederum dazu führte, dass ich in besseren Kontakt mit dem inneren traumatisierten Kind kam.

Die Übung dauerte ungefähr zehn Minuten an und ich berichtete in kurzen Abständen über das Erlebte. Wenn ich drohte wie früher in das »schwarze Loch« gezogen zu werden, dann spannte sich durch den erlebten Kontakt zwischen meiner Therapeutin und meinem Beobachteranteil ein neuer imaginativer Rettungsring, welcher mich in der heutigen Realität stabilisierte. Ich konnte während dieser Übung meine wahrgenommenen Zustände parallelisieren und über diese berichten.

Als die Übung zum Ende kam, öffnete ich langsam wieder die Augen. Ich orientierte mich im Raum sah meine Therapeuten an und spürte das angenehme Gefühl der Geborgenheit und Sicherheit.

Diesen Moment hielt ich durch einen tiefen Atem fest um dies in mir als neue Ressource imaginativ fest zu verankern.

Ich löste mich langsam aus dem körperlichen Kontakt mit meinem Therapeuten. Dies stellte für mich mitunter auch den gesunden Abnabelungsprozess dar, den ich von meinen leiblichen Eltern nie kannte.

Im Anschluss der Übung setzte ich mich mit einem Gruppenteilnehmer an eine Seite des Therapieraumes. Er legte eine Decke um mich und spendete mir Trost und Zuneigung. Diese Nachnährung tat mir sehr gut. Nachdem meine Bedürfnisse befriedigt waren, werteten wir die Arbeit in der Gruppe aus. Im Vergleich zu früheren Arbeiten, spürte ich dieses Mal eine geringere Nachbelastung. Es fühlte sich wohldosiert an und meine Regenerationszeit belief sich auf gerade mal wenige Stunden.

Mit heutigem Rückblick auf diese Übung kann ich sagen, dass sich seither meine dissoziativen Zustände stark verringert haben. Meine Lebenseinstellung und meine Lebensqualität hat sich aufgrund von Änderungen in meinem sozialen Umfeld, besserer Selbstwahrnehmung und gesünderer Lebensweise wesentlich verbessert.

Die Konzentrationsschwierigkeiten und kurzfristigen Amnesien, unter denen ich früher litt, sind aufgrund der Traumaarbeiten heute kaum noch vorhanden. Meine komplexen Phobien habe ich weitestgehend abgebaut. Manchmal leide ich noch ein wenig unter Flugangst, aber alle anderen Ängste und deren Ursachen habe ich vollständig bearbeiten können. Ich habe mit meinem Stiefvater, meinem leiblichen Vater und meiner Mutter Kontakt aufgenommen und Klärungsgespräche durchgeführt und sie mit ihren Fehlhandlungen konfrontiert. Mich abzugrenzen und eine eigene Meinung zu bilden hatte ich in meiner Kinder- und Jugendzeit nicht gelernt und konnte dies in den Konfrontations- und Klärungsgesprächen nachholen. Diese

Entwicklung half mir auch in meinem sozialen Umfeld und im Berufsleben große Reifungsschritte nach vorn zu machen.

Beruflich konnte ich mich in den letzten Jahren sehr gut entwickeln und leite derzeit eine Entwicklungsabteilung in einem Softwareunternehmen. Der gute zwischenmenschliche Kontakt mit meinen Kollegen ist mir dabei sehr wichtig. Ohne die Bearbeitung meiner sozialen Phobie im Rahmen einer Langzeitgruppe (siehe Vogt, 2004) und der Traumatherapie wäre ich nicht in der Lage gewesen, diese Veränderungen im Leben in so kurzer Zeit zu erreichen.

Daniel B.

2 Selbstbericht Ute H.[*]

Mit diesem Bericht stelle ich Etappen aus meiner Selbsterfahrung öffentlich dar und zeige sehr verkürzt die Situation innerhalb der Therapie auf. Diese Therapie half mir aus einer für mich unlösbaren Lebenssituation heraus und ermöglicht mir heute ein Leben in vollkommen neuer Qualität.

In meiner Notsituation folgte ich dem Rat eines Bekannten und entschloss mich zu dieser analytisch, tiefenpsychologischen Therapie.

Der körpertherapeutische Ansatz war für mich nicht der ausschlaggebende Punkt diese Therapie aufzunehmen. Dieser Aspekt zeigte sich für mich erst im Verlauf der Therapie als grundlegende Voraussetzung für meinen Therapieerfolg. Als komplex traumatisierte Patientin konnte ich über die Erfahrung meines Körpererlebens Zugang zu meinem Bewusstsein finden. Ohne diesen Bezug auf meinen Körper wäre dies nicht möglich gewesen.

Der Verlauf meiner Therapie wurde maßgeblich von den Erfahrungen aus den körperorientierten Arbeiten an und mit den beseelbaren Therapieobjekten der Behandlungspraxis bestimmt. Immer wieder war das eigene Körperempfinden der Impuls für mich das Erlebte in das Empfinden zu bringen.

Ich möchte mit diesem Bericht Klienten und auch Psychotherapeuten darin bestärken, sich mit den Möglichkeiten der körperorientierten Arbeit zu befassen und damit die Chancen von komplex traumatisierten Patienten auf Hilfe zu verbessern.

2.1 Ausgangssituation vor der Therapie

Mit knapp 40 Jahren suchte ich Hilfe in der Therapie. Als Angestellte war ich am Tag ungefähr 12 Stunden auf Arbeit und absolvierte außerdem ein

---

[*]   Die auf den Fotos abgebildeten Personen sind nicht mit den Personen im Text identisch. Alle Szenen sind ausschließlich zu Demonstrationszwecken nachgestellt.

BWL –Studium. Ich hatte keine sozialen Kontakte außerhalb der Arbeit, ich zog mich zurück, ich war eine Einzelgängerin, lebte von meinem Ehepartner getrennt und konnte keine Beziehung zu meiner Tochter halten. Mein Rückzugsverhalten erreichte mit Suizidversuchen den Höhepunkt und in dieser Situation suchte ich Hilfe in der Therapie.

Ich hatte Depressionen und litt auf Arbeit unter Dauerstress.

Weitere Symptome waren häufige Krankenhausaufenthalte mit psychosomatischen Beschwerden und schwere Krankheitsverläufe. So zum Beispiel der zeitweilige Verlust der Sehkraft beider Augen, es wurde kurzzeitig eine Restsehfähigkeit von 20% auf beiden Augen festgestellt. Weiterhin verlor ich für eine Woche die Kontrolle über meinen linken Gesichtsnerv, sodass die linke Gesichtshälfte gelähmt war.

Meine tiefenpsychologisch-analytische Einzeltherapie dauerte 2 ½ Jahre. Zur Intensivierung nahm ich in dieser Zeit an einer selbst finanzierten Gruppentherapie teil. Diese umfasste 8 Durchgänge zu je 2 ½ Tagen und erstreckte sich über 2 Jahre.

2.2 Der Anfang der Therapie

Am Anfang der Therapie wurden die familiären Umstände und Beziehungen, in denen ich aufgewachsen bin, erfasst und analysiert.

Meine Mutter ist schwer kriegstraumatisiert und stark depressiv. Sie war nicht in der Lage eine Partnerschaft zu führen. Nach der Trennung von ihrem Mann unternahm sie einen Selbstmordversuch. Sie vermittelte mir das Gefühl an dem Scheitern ihrer Ehe eine Mitschuld zu tragen. Kontakte zur Familie hielt sie nur bedingt, vermied aber bewusst das Zusammensein mit anderen Menschen. Sie zog sich zurück und ließ bei mir kaum die Entwicklung von Selbstständigkeit zu.

Ich erinnere mich an die Zeit mit meiner Mutter als eine Zeit ohne Freude und mit sehr viel Weinen und Traurigkeit. Ich sah mich in der Rolle der Trösterin und Unterstützerin.

Mein Vater ist narzisstisch und manipulativ und aggressiv.

Er kann seine Bedürfnisse nicht denen der Familie anpassen. Mein Vater versuchte das Umfeld zu organisieren und zu manipulieren, um alles unter Kontrolle zu haben und seine Interessen, die immer auf wirtschaftliche Dinge gerichtet waren, durchzusetzen. Er maß den Wert der Familienmitglieder an deren Arbeit und Leistung.

Nach meiner Geburt wurde ich von meiner Mutter getrennt. Meine angeborene Fußfehlstellung wurde sofort operativ in einer Spezialklinik behandelt. Infolge der massiven Eingriffe erkrankte ich lebensbedrohlich an Ernährungsstörung. Kurz vor dem vorausgesagten Tod und auf Drängen einer Tante von mir und unter Unterzeichnung eines Revers holten mich meine Eltern nach 10 Wochen nach Hause. Dies half die Ernährungsstörung zu überwinden und sicherte mein Überleben.

Zur Familie gehörte meine 8 Jahre ältere Schwester, die jedoch mit der Scheidung der Eltern, zu diesem Zeitpunkt war ich 5 Jahre alt, mit zu meinem Vater ging. Ich blieb bei meiner Mutter. An meine ersten 5 Lebensjahre kann ich mich nicht bewusst erinnern. Die Scheidung meiner Eltern war für mich ein traumatisches Ereignis.

Von Geburt an bestand keine sichere Bindung zu einem Familienmitglied und die Familienstruktur bot weder Halt noch Sicherheit.

2.3 Beispiele zur körperorientierten Arbeit

Zu Beginn war meine Einzeltherapie von den Elternübertragungen zum Therapeuten geprägt. Ich war leistungsorientiert, konnte kein Vertrauen fassen und sprach nicht über meine ablehnende Haltung. Ich verschwieg meine Selbstaggressionen und unterstellte Desinteresse des Therapeuten und geriet ständig unter Leistungsdruck. Ich zweifelte jedes Angebot an, wobei ich dies nie aktiv tat, sondern nach außen hin abwartend reagierte.

Mein erster Kontakt zu Objekten für die körperorientierte Arbeit wurde durch den Therapeuten lange vorbereitet. Wichtig waren die Kontaktübungen zum Beispiel mit den Stäben und vor allem die genaue Erklärung des Sinns und Zweckes der entsprechenden Arbeit. Die genaue Schilderung des Settings war sehr wichtig für mich. Dadurch konnte ich den Widerstand und die Abwehr gegenüber der körperorientierten Arbeit abbauen, die für mich nach und nach immer wichtiger im Sinne der Selbstöffnung und Problemlösung wurde.

Mit Beginn der Gruppentherapie wurde die Arbeit mit den beseelbaren Therapieobjekten noch umfassender und dadurch intensiver und anschaulich.

Ein wichtiges Beispiel für die Arbeit in der Gruppe ist die Vertrauensübung mit dem Gruppenseil und ein ebenso bedeutsames Beispiel aus der Einzeltherapie ist das Setting mit dem »Thronbett«.

a) Vertrauensübung mit Gruppenseil
Am Anfang der Arbeit stand eine Kontakt- und Vertrauensübung.

Die Gruppenmitglieder stehen im Kreis, welcher durch ein Seil umschlossen wird. Das am Rücken in Höhe Hüftbereich verlaufende Seil wird anfänglich mit den Händen gehalten. Später werden die Hände gelöst und der Halt ergibt sich aus dem Druck des Körpers an das Seil. Durch Gewichtsverlagerung nach außen wird dieser Druck erhöht oder entsprechend reduziert.

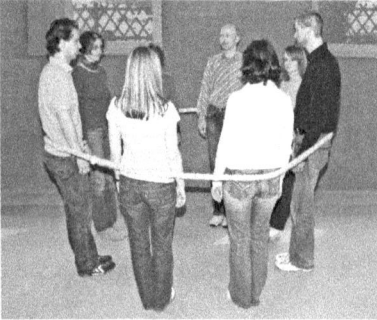

Vertrauensübung in der Gruppe mit dem Ringseil

Bei dieser Übung geht es um Halt und Vertrauen.

Ich konnte anfangs nur wenig Gewichtsverlagerung zulassen. Im weiteren Verlauf der Gruppentherapie wurde diese Aufstellung mehrfach wiederholt und ich konnte meine geänderte Beziehung zur Gruppe an meinem Verhalten feststellen.

Mit Intensivierung der Kontakte zu den Mitgliedern der Gruppe und dem wachsenden Vertrauen, konnte ich mich mehr in das Seil lehnen und außerdem Blickkontakt aufnehmen, erwidern und beenden. Ich spürte an meiner veränderten Reaktion innerhalb dieser Übung meine geänderte Wahrnehmung.

Die beim ersten Durchführen auftretenden Gefühle von Ablehnung, Misstrauen bis hin zur Selbstaufopferung wurden im Verlauf der Therapie abgebaut.

Ich spürte ein Zusammengehörigkeitsgefühl.

Der Tatsache, dass ich keine vernichtende Ablehnung erfuhr, wenn meine Probleme bekannt wurden, sondern mir Solidarität, konstruktive Kritik und sehr viel Halt und Unterstützung entgegengebracht wurde konnte ich mich in der Seilübung rückversichern. Da war die Grundlage mich in der Gruppe mehr zu öffnen.

Abschied nehmen und Vertrauen halten ist eine neue Erfahrung für mich. Ich stehe heute in engen Kontakt zu ehemaligen Gruppenmitgliedern. Es haben sich für mich auf Grundlage dieser Vertrauenserfahrung neue Beziehungen entwickelt.

b) Thronbett
Die folgende körperorientierte Arbeit mit Objekten ist Bestandteil meiner Einzeltherapie gewesen und erfolgte erst im fortgeschrittenen Therapieverlauf.

Ich saß erhöht auf einem imaginären »Thronbett« (vgl. Foto). Der Therapeut, im Abstand und tiefer sitzend, nahm Kontakt zu mir auf.

Im Therapieverlauf stellte ich fest, dass ich nicht in der Lage war, meine Situation als Kind zu reflektieren. Ich schilderte die ersten Ereignisse nach meiner Geburt teilnahmslos und hatte Mitgefühl mit meinen Eltern in der Situation, statt die verzweifelte Lage des Kindes zu reflektieren. Ich konnte das innere Kind nicht annehmen.

Innerhalb dieses Setting konnte ich endlich eine bessere Erfahrung machen. Ich fühlte die Wertschätzung des Kindes sehr deutlich.

Ich erlebte das Bett als sicheren Ort. Ich spürte diese exemplarische Sicherheit sehr einprägsam und konnte in diesem Setting die väterliche Gegenwart des Therapeuten ausgesprochen gut zulassen.

In meiner Regression nahm ich die Anwesenheit und Aufmerksamkeit des

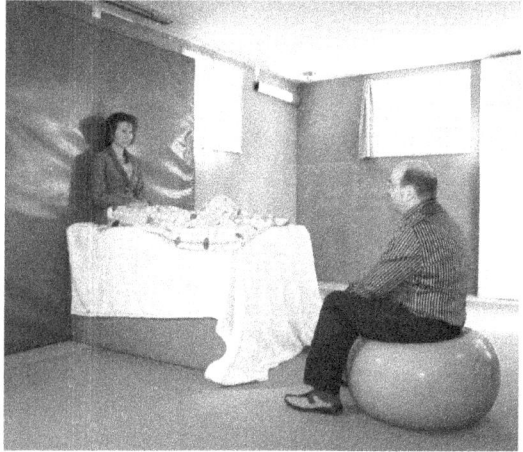

Thronbett im Kontakt mit dem Therapeuten

Therapeuten als positiv wahr. Ich fühlte mich nicht mehr allein und stattdessen beachtet, geachtet, akzeptiert und angenommen. Ich schwankte zwischen Freude und Traurigkeit.

Der Therapeut veränderte seine Stellung zum Thronbett und damit zu mir mehrmals experimentell. Ich bestimmte das Maß der Annäherung in sehr anschaulicher Art und Weise. Daraufhin spürte ich bei mir Veränderungen in der Wahrnehmung, die ich bewusst regulieren konnte.

Ich konnte den Moment des Überganges von gefühlter Wahrnehmung in einen dissoziativen Zustand, ein Zustand ohne Körperempfinden, erspüren.

Diese Erfahrung war für mich von großer Bedeutung, da ich an mir direkt diese Wahrnehmungsveränderung spürte.

Es war ein Gefühl von Ruhe in mir.

Dieses Setting war für die Vertrauensbildung zwischen mir und dem Therapeuten sehr wichtig, ich war nicht allein und hatte am einfachen Beispiel gelernt, Distanzen bewusst zu regulieren.

2.4 Nach der Therapie

Heute habe ich freiwillig verschiedene Kontakte zu ehemaligen Gruppenmitgliedern und halte diese als individuelle Freundschaften.

Ein wesentlicher Erfolg der Therapie ist der Zuwachs von Lebensfreude und Begeisterungsfähigkeit. Ich habe jetzt Dinge, die ich sehr gern mache und auf die ich sehr viel Wert lege, obwohl diese Dinge nichts mit Arbeit und Leistung, sondern etwas mit Freude zu tun haben.

Akute Suizidgedanken sind seit Beginn der Therapie nicht wieder aufgetreten.

Ich plane bewusst die Freizeit und halte meine Arbeitszeit ein.

Ein Ergebnis der Therapie ist, dass ich seit 2 Jahren in einer Partnerschaft lebe, also erstmals beziehungsfähig bin.

Mein Selbstwertgefühl ist dauerhaft gewachsen und introjizierte Selbstvorwürfe sind reduziert. Dadurch bin ich selbstbewusster und der Traumastress von früher ist deutlich reduziert.

Ich weiß, dass ein Lösen meiner Erstarrung vor der Therapie ohne die Nutzung körpertherapeutischer Methoden nicht möglich gewesen wäre, weil mein inneres Kind gerade solche Umgangsformen brauchte.

Ute H.

3 Selbstbericht Beate S.*

Ich bin über 40 Jahre alt und betreibe seit Jahren selbstständig ein kleines Geschäft.

Ich möchte Ihnen im folgenden Text Einblicke in meinen Therapieverlauf geben, der sich mit Unterbrechungen insgesamt über 8 Jahre mit zwei tiefenpsychologischen Psychotherapien bei einem Therapeuten und einer Therapeutin inclusive zwei Jahren Wartezeit erstreckte.

Nach einer kurzen Einleitung werde ich zum besseren Verständnis auf die Familienanamnese eingehen, danach kurz auf mein Leben vor der Therapie und den Auslöser für die Symptomatik, wegen der ich eine Therapie begonnen habe.

Es folgen die verschiedenen Therapieetappen, was hat geholfen, wo hakte es und warum.

Zum Schluß ein paar Worte zu meinem Leben nach der Therapie, was ist jetzt möglich, was geht noch nicht.

Rückblickend und von außen gesehen ist es für mich unglaublich, 40 Jahre meines Lebens die typischen Symptomen für schwere frühe Traumatisierungen zu haben und alles für ein ganz normales Lebensgefühl zu halten.

Kurz die Familienanamnese:

Mein Vater war Psychiater, immer in leitenden Positionen, vorzeitig invalidisiert wegen Depressionen. Er war Flüchtlingskind, Einzelkind, sein Vater beging Suizid als die Russen die Sudetendeutschen vertrieben (ich habe heute noch das Gefühl, dass »Sudeten«oder »Sudetenland« verbotene Wörter sind,

---

* Die auf den Fotos abgebildeten Personen sind nicht mit den Personen im Text identisch. Alle Szenen sind ausschließlich zu Demonstrationszwecken nachgestellt.

so sehr wurde das hinter vorgehaltener Hand besprochen). Seine Mutter hat mit ihm allein die Flucht überstanden.

Meine Mutter war Lehrerin, wurde ebenfalls vorzeitg invalidisiert, weil ihr im Unterricht die Stimme wegblieb. Sie war das jüngste von 4 Geschwistern, einziges Mädchen, hat die Flucht aus Berlin vor den Bombenangriffen mit der Mutter und den Brüdern überlebt bevor ihr Vater nachkam.

Sie war 14, als sie meinen Vater kennenlernte und er blieb der einzige Partner in ihrem Leben.

Ich wurde Mitte der 60er Jahre geboren, meine Schwester ein Jahr später und mein Halbbruder, von dem ich lange nichts wusste, ein weiteres Jahr später.

Mein Leben bis Anfang 30 möchte ich wie folgt skizzieren: Verheiratet seit Anfang 20, kurz darauf meinen Sohn geboren, mit meiner kleinen Familie in das mir überschriebene Haus und Grundstück von den Eltern eingezogen. Diese sind Ende der 80er Jahre ohne Vorankündigung in den Westen geflüchtet und mein Vater hatte mir damit noch seine Mutter mit lebenslangem Wohnrecht in dem Haus aufgebürdet, sie ging aber ein Jahr später ebenfalls in den Westen. Ich hatte 4000 m² Land voller Arbeit, Hausarbeit, kaum Urlaub,Vollzeitjob und zweite Ausbildung, Streß, Streß, Streß, aber immer perfektes Äußeres, ausgeglichene Fassade, nach außen habe ich alles toll und perfekt erscheinen lassen und versteckt.

Nach Streit und Abgrenzung meinerseits von meinen Eltern kam es Ende der 90-er Jahre zum Kontaktabbruch. Ich bekam darauf folgende Symptome:

Es begann mit Misstrauen in die physikalischen Gesetze, Angst, die Erdanziehungskraft lässt nach und wir müssen alle hilflos im Weltall schweben, Angst, die Erde gerät aus ihrer Umlaufbahn und treibt uns in sonst was für ein Universum oder fällt auseinander, bis zur Todesangst, sowie Angst vorm Sterben, meistens nachts, in schlimmsten Zeiten sogar tagsüber.

Dazu hatte ich Herzrhythmusstörungen, Herzstillstandsangst, ständiges Angetriebenheitsgefühl, Überreizbarkeit und Übererregbarkeit (dies kannte ich aber schon von mir, auch die Angst vorm Sterben hatte ich ab und zu in meiner Kindheit).

Ein Jahr nach dem Kontaktabbruch mit den Eltern kam der Zusammenbruch, 10 Tage Psychiatrie, anschließend Psychopharmaka.

Ich hatte das dringende Bedürfnis, eine Therapie zu machen, obwohl meine Angst vor psychischer Manipulation durch die Erfahrungen mit meinem Vater groß war, auch sprach er nur abwertend von seinen Patienten und machte sich oft lustig. Aber ich wollte damals unbedingt unabhängig von den Medikamenten werden und die Symptome wieder loswerden, am besten ohne mein Leben zu ändern, denn dass es alles andere als in Ordnung war, konnte ich erst rückblickend sehen.

Meinen ersten Versuch machte ich bei einer Psychiaterin.

Gleich in der ersten Stunde sagte ich, dass meine Eltern mich nicht lieben würden und wahrscheinlich auch nie geliebt hätten und dass ich das Gefühl hätte, verrückt zu werden, wenn ich weiter mit ihnen Kontakt hätte. Die Therapeutin sagte darauf, dass alle Eltern ihre Kinder lieben würden.

Ich sagte ihr am Ende der Stunde, dass ich keinen neuen Termin bei ihr möchte, weil ich zu ihr nicht noch einmal kommen würde und wendete mich an einen männlichen psychologischen Psychotherapeuten (aufgrund meiner Vatergeschichte war mir wichtig, dass er kein Psychiater war).

Ich erklärte, dass ich nur meine Symptome loswerden, aber mein Leben nicht ändern möchte, denn es ginge mir sonst doch gut.

In den ersten beiden Jahren einer tiefenpsychologisch fundierten körperorientierten Therapie mit Hilfe von Übergangsübertragungsobjekten kam ich an Wut und Trauer und große Einsamkeitsgefühle heran, die ich nicht für möglich gehalten hatte, da ich mit den Glaubenssätzen einer glücklich behüteten und sicheren Kindhcit aufgewachsen bin (meine Eltern sehen das heute noch so).

Ich merkte, wie sehr die lebenslustige, andere mitreißende und perfekte Außen- Beate nur eine Hülle war und was für traurige und verzweifelte Innenleben ich unter großem Energieaufwand versteckt hielt.

Über dieses Stadium kam ich nicht hinaus, ich erlebte meinen Therapeuten als Mutmacher zu meinem Vorhaben, mich als Augenoptikerin selbstständig zu machen und als Unterstützer in der Abgrenzung von meinen Eltern z. B. auch darin, mein Haus, das mal Familiengrundstück war, zu verkaufen und damit mehr Abstand zu meiner Ursprungs-Familie zu gewinnen. Und überhaupt als Verbündeten gegen meine schädigenden Eltern.

Die Therapie erlebte ich insgesamt als zu konfrontativ für mich, in meiner Vaterübertragung hatte ich dabei rückblickend ständig Angst vor Gewalt und Angst vor »Gedankenlesen«, was mich dazu brachte, Gedanken und Phantasien teilweise gar nicht erst zuzulassen. Ich hatte den Satz meines Vaters im Ohr: Egal, was Du sagst, ich sehe sowieso, was Du denkst, das ist mein Beruf!

All das merkte ich aber erst, nachdem das bei einer Frau anders war, denn dann begann meine Therapiezeit bei einer Traumatherapeutin.

Was ging durch den Wechsel zu einer Traumatherapeutin jetzt besser?

Ich mußte nicht so viel gegen Vorgaben kämpfen wie vorher in meiner Vaterübertragung.

Ich fühlte mehr Freiraum und Entfaltungsmöglichkeiten.

Trotzdem zog ich in den ersten Jahren erst mal alle Register von Abwehr und Vermeidungsverhalten, bevor es zu Stabilisierung und Traumaexposition kommen konnte.

Vermeidungsverhalten waren zum Beispiel ständiges Schlafdefizit, Dauer-Extrem-Stress mit Überlastung in Beruf, Freizeit und in der Traumaarbeit, kranke, stressige und anstrengende Beziehungen, für die ich ständig meine Therapiestunden brauchte, Alkohol- und Nikotinmissbrauch, Raserei im Straßenverkehr.

Meine Therapeutin war in der ganzen Zeit eine geduldige, behutsame, aufmerksame und achtsame Begleiterin.

Ich konnte in dieser Zeit nachholen, was Vertrauen ist, mich ernst genommen fühlen, gutes Bemuttertwerden erleben, Geheimnisse mit Mutter haben, gute Nähe mit Mutter haben, auch gute körperliche Nähe, Beistand, Schutz und Unterstützung durch Mutter haben, Dinge, die ich nie erlebt habe.

Möglich war das nur durch ständige Beziehungsklärungen (da flogen auch manchmal die Fetzen), durch die ich immer wieder aus Übertragungen kam und die neue gute Beziehung annehmen konnte im Gegensatz zur Beziehung in der früheren Ursprungsfamilie.

Das machte mir Mut, mich meinem Abwehr- und Vermeidungsverhalten zu stellen:

Ich legte ein alkoholfreies Jahr ein.

Ich fuhr 2 Jahre so verkehrsberuhigt bis alle Punkte abgebaut waren.

Ich versuchte, allein sein zu können und legte zweimal ein beziehungs- und sex freies Jahr ein.

Immer kam etwas Neues zum Vorschein: Essstörungen, Selbstverletzungen, Schlafdefizit bis fast zur Ohnmacht.

Ich versuchte, zwei mal pro Woche um 22 Uhr im Bett zu sein, um mein Schlafdefizit abzubauen.

Immer und immer hatte ich mit meinen eigenen boykotteurischen Innenanteilen zu kämpfen. Es war eine Quälerei.

Dann kamen immer mehr Bilder und Körpersymptome.

Und es meldeten sich immer wieder neue Innenanteile.

Vom Symptom bis zur Traumaexposition hat es insgesamt 7 Jahre gedauert.

Ich musste erkennen, dass ich in meiner Kindheit u. a. schwerste sexuelle Gewalt und schwerste psychische Kontrolle erlebt habe, welche ich erst jetzt in konkreten Bildern erinnern konnte.

Ich lernte mein System mit verschiedenen Innenanteilen (z. B. Traumakinder, Täterintrojekte, Täter-Implantat, täterloyale Anteile, Alltags-Ich, Beobachter-Anteil) kennen und mit ihnen umgehen.

Für meine Entwicklung empfand ich es als besonders hilfreich, während meiner Klientenzeit Fach-Vorträge zu Traumatherapiethemen und Psychohygienethemen an einer Abendvortragsakademie zu besuchen und mich mit Fachliteratur zu den Themen zu beschäftigen. Das machte mich im Umgang mit meinen Störungen unabhängiger und übertragungsfreier meiner Therapeutin gegenüber und kompetenter mir selbst gegenüber.

Ich möchte noch auf die Übergangsübertragungsobjekte eingehen, die mir in den jeweiligen Therapieetappen die Therapiearbeit erleichtert haben bzw. geholfen haben, an mir nicht bewusste Gefühle heranzukommen.

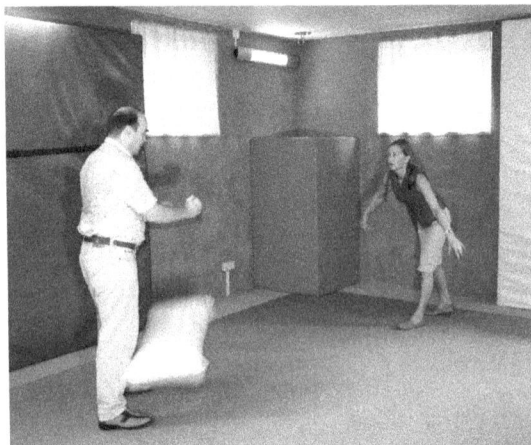

Am Anfang der ersten Therapiephase ist bei mir der »Wutknoten geplatzt«, als mein Therapeut mir (nach Settinggabsprache) den »gelben Wurfsack« vor die Füße warf und ich ihn wütend zurückwerfen konnte. Daraus entstand ein Wutausbruch bei mir, der mir auf Kopf- bzw. verbaler Ebene nicht zugänglich war und mir den Kontakt zu meinem Therapeuten erleichtert hat. Ich fühlte mich viel befreiter und

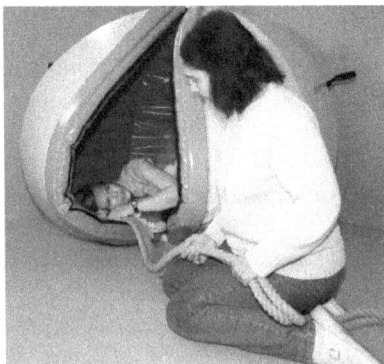

Wutsack dem Übertragungsvater entgegen werfen

mir wurde dadurch bewusst, dass die Starre, in die ich damals oft ging und die Kontakt verhinderte, steckengebliebene Wut war.

In meiner zweiten Therapiephase, der Traumatherapie, war für mich unter den Übergangsübertragungsobjekten das »Riesenei« am wichtigsten. Es bedeutete Schutz und Geborgenheit in sicherer Höhle. Auch das Gefühl nachzuholen, mich darin Verstecken zu können, war besonders wichtig wegen der extremen Kontrolle, unter der ich aufgewachen bin.

![Schutzei als sichere Höhle mit Verbindungsseil zur Therapeutin](image)

Schutzei als sichere Höhle mit Verbindungsseil zur Therapeutin

Nun möchte ich abschließend meine wichtigsten Therapieerfolge aufzählen:

Ich fühle mich heute wirklicher, zwar oft trauriger, aber wahrer und lebendig, habe ein gutes soziales Umfeld, kann gute Frauenfreundschaften haben, was früher nie ging (obwohl meine Verlustangst immer noch ganz schön groß ist) und habe inzwischen eine bessere Mutter-Sohn-Beziehung.

Mein Sohn hat vor einigen Wochen eine Therapie angefangen.

Bereits vor vier Jahren habe ich nach 15 Jahren Ehe meine Scheidung durchgesetzt, was in mir eine neue Reifephase auslöste.

Ich habe schöne Hobbys wie Klettern (obwohl man sich dabei so sehr auf seinen Kletter-Sicherungspartner verlassen muß und ich auch unter Höhenangst litt), Tango tanzen (obwohl das nur geht, wenn man sich als Frau vom Mann führen lassen kann) und kann auch mal nichts tun (obwohl das immer noch erst mal mit viel Traurigkeit verbunden ist).

Tendenziell habe ich aber immer noch etwas zu viel vor.

Was ich noch nicht geschafft habe, ist, eine gute und beständige Partnerschaft zu haben.

Seit vier Jahren habe ich mich aus dem mich triggernden Dorf-und Kleinstadtmilieu befreit und wohne in der Großstadt.

Meine Myopie=Kurzsichtigkeit hat sich nach der Traumaexposition um fast eine Dioptrie vermindert.

Und ich habe mit anderen engagierten Menschen zusammen einen Verein gegründet, der sich um traumageschädigte Menschen kümmert und diese ggf. an Therapeuten vermittelt.

Beate S.

4 Selbstbericht Katharina W.[*]

Mit dem folgenden Beitrag möchte ich einen kleinen Einblick in meine persönliche Entwicklung im Verlauf meiner Selbsterfahrung in der Psychotherapie geben, die sich auf einen Ausschnitt aus meinem Leben bezieht.

Ich habe mich freiwillig entschlossen darüber zu schreiben, um besonders den Unterschied von den allgemein üblichen Therapieverfahren im Vergleich zur körperorientierten Psychotherapie aufzeigen zu können. Mir ist das besonders wichtig, da ich erst durch die Etappe mit der integrierten Körperarbeit in meiner Psychotherapie Veränderungen in meinem Leben erreichen konnte, durch die ich jetzt ein zufriedenes und selbstbestimmtes Leben führen kann und die ich vorher nicht für möglich gehalten hätte.

---

[*] Die auf den Fotos abgebildeten Personen sind nicht mit den Personen im Text identisch. Alle Szenen sind ausschließlich zu Demonstrationszwecken nachgestellt.

1 Ausgangssituation vor der Therapie

In meiner 2½-jährigen tiefenpsychologischen Einzeltherapie nahm ich ebenfalls zur Intensivierung meiner Selbsterfahrung an einer selbst finanzierten Gruppentherapie über zwei Jahre mit 8 Therapiedurchgängen zu je 2½ Tagen teil.

Zu Beginn meiner Therapie litt ich unter starken Konzentrationsschwierigkeiten in meinem Medizinstudium, konsumierte ca. 1½ Zigarettenschachteln täglich und hatte Probleme im Umgang mit Alkohol. Zudem fühlte ich mich durch meine Affektlabilität mit Impulsdurchbrüchen in Kombination mit meiner depressiven Verstimmung in der Bewältigung meines Alltagslebens stark eingeschränkt.

Ich hatte öfters plötzliche Anfälle mit diffuser Angst vor einer unbestimmten existenziellen Bedrohung, die ich aber nicht genau zuordnen konnte.

Dazu fühlte ich mich gefangen in einer abhängigen Familienkonstellation zu meinen Eltern, hatte ständig Probleme in Partner- und Wohngemeinschaften, welche mich dazu brachten, dass ich in 3 Jahren sieben Mal umgezogen bin und ich mich auch in Beziehungen trotzdem allein und einsam fühlte.

Abgesehen davon hatte ich kein Gefühl für mich und meinen Körper und demzufolge sexuelle Erlebensschwierigkeiten.

2 Der Anfang der Therapie

Ich wurde als Säugling schwer vernachlässigt. Mein Vater studierte noch und hatte viele andere Dinge nebenbei gemacht. Er war dadurch kaum zu Hause. Meine Mutter war auch ständig unterwegs.

Dazu kam, dass sie nach meiner Geburt gleich wieder schwanger wurde und meine Schwester somit zur Welt gekommen ist, als ich gerade 10 Monate alt war.

In den Zeiten, wenn meine Eltern nicht zu Hause waren, leistete ein unbekannter Student aus dem Hochhaus zu festgelegten Zeiten die »Baby-Grundversorgung« (füttern, windeln).

Demzufolge gab es für mich keine kindgerechte Bedürfnisanpassung und keine (gute) Interaktion, sondern nur monatelanges, quälendes Alleinsein.

Ich habe daraufhin eine schwere Bindungsstörung entwickelt, die durch nachfolgende Krankenhausaufenthalte noch verstärkt wurde, weil ich ständig krank geworden bin und meine Eltern mit der Pflege überfordert waren.

Als ich 9 Jahre alt war, ließen sich meine Eltern scheiden.

Ich flüchtete mich dann in die Magersucht, weil ich das ewige Hin und Her zwischen Vater und Mutter nicht ausgehalten habe.

Das brachte mich nach einem gescheiterten Versuch mit einer ambulanten Psychotherapie in eine stationäre Therapie, die damals mein körperliches Leben rettete, aber nichts an meiner schwierigen Persönlichkeitsstörung ändern konnte. Meine Affektschwankungen und Störungsmuster im emotionalen Bereich waren immer noch riesig.

3 Beispiele zur körperorientierten Arbeit

Meine drei vorangegangene Therapien (ambulant und stationär) hatten für mein Verhältnis zu meinen Eltern kaum Veränderungen gebracht. Die Eltern sahen Therapie nicht als Bedrohung für sich und den starken, manipulierenden Einfluss, den sie weiterhin auf mich ausübten.

Deswegen hatte ich in meiner negativen Elternübertragung Angst vor Manipulation und Missbrauch durch den Therapeuten und war der Annahme, dass wieder keine wirkliche Ablösung aus der zerstörerischen Familienstruktur möglich wird. Ich fragte mich, ob dieses Mal der Bezug zu meinem schädigenden Elternhaus und meinen frühen Kindheitserlebnissen hergestellt werden kann.

Im Rahmen meiner tiefenpsychologisch – analytischen Einzeltherapie war ich verbal bald wieder in meinen Verhaltenszirkeln gefangen. Deshalb ging ich mit meinem Therapeuten auch zu mehr körperorientierten Settings über, weil ich hier andere Beziehungsstrukturen erleben konnte, die an sich wenig Aufwand verlangten.

Davon möchte ich im Anschluss zwei für mich emotional wichtige Settings exemplarisch hervorheben:

a) Schwarzer Riesensack und Keule

Zunächst war es für mich ganz wichtig, dass ich meine Wut auf meine Eltern spürte, die mich so nachhaltig geschädigt hatten. Sonst richtete ich meine Aggressionen immer gegen mich und konnte sie nicht an die richtige Adresse schicken.

Dafür war für mich der schwarze Riesensack als Übergangs – Übertragungsobjekt ideal. Der Riesensack symbolisierte dabei die Wut auf meine Eltern. Trotzdem hatte ich anfangs noch Angst vor dem Objekt, meine Haut begann zu jucken (als Zeichen meiner Anspannung), dennoch fühlte ich mich ohnmächtig, traute mich nicht, meine Wut rauszulassen.

Mein Therapeut nahm das wahr und bot sich als Unterstützer an. Damit fiel es mir leichter. Wir nahmen uns die Keulen und schlugen gemeinsam auf den Sack ein. Ich fühlte plötzlich, welche Kraft ich hatte und dass ich meinen Eltern nicht »ohne Macht« gegenüber stand.

Das gab mir Zuversicht und ich konnte nach einer Reihe von Aggressionssettings mit dem Riesensack tatsächlich mein selbstschädigendes Verhalten beenden und im Umgang mit anderen klarer ansagen, was mich störte und meine Grenzen setzen. Das war zuvor in der rein verbalen Therapie trotz Einsicht nicht möglich geworden.

b) Nachnährungssetting
mit der Hängematte
In meiner Kindheit habe ich es nie bewusst erlebt, dass mich jemand auf seinem Arm hält, mich vorsichtig und liebevoll anguckt und ich so ein Gefühl von sicherer Geborgenheit und Halt empfinden kann. Das gab es leider nicht für mich.

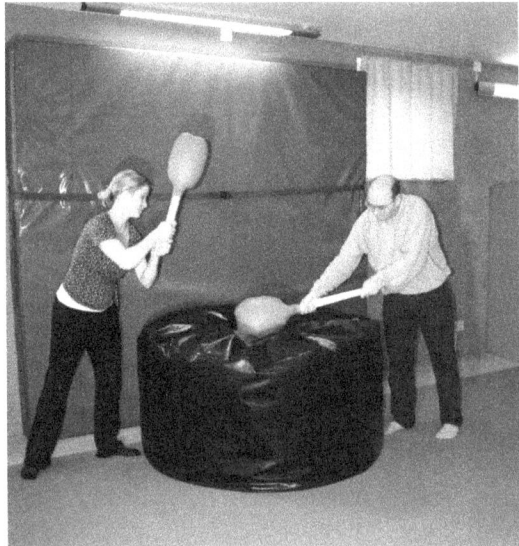

Solidarisches Schlagen von Klientin und Therapeut mit Keulen auf den schwarzen Riesensack

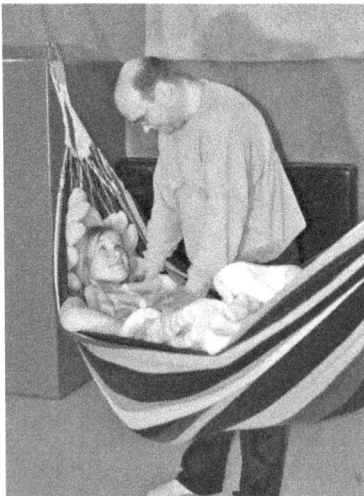

Liegen in der Hängematte als Kleinkindsetting

Ich fühlte mich deshalb auch im Alltag und in Beziehungen zu anderen Menschen oft haltlos und allein, woran auch freundliche Worte nichts zu ändern vermochten.

Um daran etwas zu verändern, wählte ich in einer Gruppentherapieeinheit das Setting mit der Hängematte, weil ich das bereits bei anderen Klienten als wohltuend miterlebt hatte.

Ich durfte mich mit meiner Lieblingsdecke, einem Kissen und Kuscheltier in die Hängematte legen. Die beiden Therapeuten standen an meinem Kopfende und die anderen Gruppenmitglieder versammelten sich an den Seiten. Dann begannen sie, mich in der Hängematte ganz behutsam zu schaukeln. Zu Beginn war ich sehr aufgeregt und hatte Angst, aber dann konnte ich das Gefühl von Geborgenheit und Fürsorge annehmen. Ich fühlte mich auf einmal wie ein ganz kleines Baby, dass auf dem Arm gehalten und liebevoll angesehen wird. Und ich hatte erstmals wirklich keine Angst, dass ich gleich wieder fallen gelassen werde. Das hat mir sehr gut getan und ein echt neues Bindungsgefühl ins Rollen bringen können, was ich im Grunde bis dahin meist stets angezweifelt hatte.

4   Nach der Therapie

Durch die nachhaltigen Erlebnisse und Körpererfahrungen konnte ich mein selbst zerstörerisches Suchtverhalten aufgeben. Ich habe aufgehört zu rauchen und es gibt auch keinen Alkoholmissbrauch mehr.

Meine Leistungsfähigkeit im Studium und auf Arbeit sind enorm gestiegen; ich kann mich und meinen Alltag gut strukturieren und in meinen Tätigkeiten sowohl meine körperlichen als auch geistigen Potenziale neu abrufen und entfalten.

Weiterhin konnte ich mich von meinen abhängigen Beziehungen zu meinen Eltern, früheren WG- Mitbewohnern und Lebenspartnern lösen und lebe seit einiger Zeit sogar gut für mich allein. Jetzt fühle ich mich sehr wohl mit meiner neu gewonnenen Unabhängigkeit und führe mein selbstbestimmtes Leben, in dem Freunde einen viel festeren Platz haben.

Abgesehen davon habe ich endlich die Fähigkeit entwickelt meinen Körper zu spüren und meine Bedürfnisse wahrzunehmen, auf die ich dann adäquat reagieren und mir das gönnen kann, was ich wirklich seelisch brauche.

Zudem bin ich meiner Meinung nach fähig zu einer besseren Partnerschaftsgestaltung, da ich meine große Sehnsucht nach Zuwendung mithilfe der Nachnährungssettings größtenteils stillen konnte und auch weiterhin an meiner Stabilität im Leben arbeite.

Abschließend möchte ich sagen, dass ich sehr stolz bin auf meine persönliche Entwicklung und dass mir besonders durch die körpertherapeutische Arbeit in meiner Selbsterfahrung viel positives Wachstum möglich wurde, was durch die verbale Arbeit vorbereitet und nachträglich gut integriert werden konnte.

Katharina W.

5 Selbstbericht Joachim W.*

Einleitung:

Ich möchte über meine Erfahrungen aus meiner Therapie über einen Zeitraum von 2 ½ Jahre berichten. Ich weiß auch aus anderen Zusammenhängen, dass es für mich oft wichtig und heilsam war, mit anderen Menschen über meine Erlebnisse zu sprechen. Dabei habe ich sehr feinfühlige und interessierte Menschen kennen gelernt.

Daher nutze ich jetzt auch die Gelegenheit, hier zu veröffentlichen. Ich möchte mit diesem Beitrag auch viele Klienten und Therapeuten erreichen um sie zu motivieren neue Therapieformen auszuprobieren, damit auch weitere Klienten davon profitieren können.

Ich berichte hier über 2 ½ Jahre tiefenpsychologisch fundierte und körperorientierte Einzeltherapie. Ich hatte in dieser Zeit ca. 1-mal pro Woche eine Stunde Einzeltherapie. Parallel dazu nahm ich an einer 2-jährigen Langzeitgruppe teil, die sich einmal im Quartal für 2 ½ Tage traf.

1 Ausgangssituation vor der Therapie

Vor der Therapie gab cs zwei Bereiche meines Lebens in denen ich besonders unzufrieden war: einerseits meine Partnerschaft und andererseits mein Beruf, in welchen ich beiderseits unter chronisch gekränkten Seelenzuständen litt.

a) In der Partnerschaft

Ich zeigte wenig Gefühle, grübelte und war häufig in mich gekehrt. Oft war ich gefangen in inneren Dialogen. Gegenüber meiner Partnerin wirkte ich distanziert, aber gleichzeitig auch abhängig und bedürftig. Das führte dazu, dass ich von meiner Partnerin nicht als erwachsener Mann wahrgenommen und respektiert wurde. Letztendlich wurde ich von meiner damaligen Partnerin verlassen. Das führte wiederum zu einer großen Unzufriedenheit und starken Selbstzweifeln. Ich war erschüttert und suchte nach einem Ausweg.

b) Im Berufsleben.

Im Berufsleben traten Probleme im Umgang mit Vorgesetzten auf. Es bereitete mir Schwierigkeiten Weisungen anzunehmen. Ich nahm die Vorgesetzten als übermächtig wahr, fühlte mich schnell bedrängt.

Ich hatte Angst zu versagen und spürte einen großen inneren Leistungsdruck, der mich häufig blockierte. Ein Leitsatz war: »Du musst alles können und richtig machen!« Mit diesen hohen Ansprüchen fiel es mir besonders

---

* Die auf den Fotos abgebildeten Personen sind nicht mit den Personen im Text identisch. Alle Szenen sind ausschließlich zu Demonstrationszwecken nachgestellt.

schwer neue Aufgaben und Herausforderungen anzunehmen. Auch bei wenig Arbeit stand ich ständig unter innerem Druck etwas leisten zu müssen. Nach außen wirkte ich unsicher und war auch wenig leistungsfähig. Das führte dazu, dass ich nicht befördert wurde und trotz meines Alters und meiner Berufserfahrung mir keine verantwortungsvollen Posten zugetraut wurden.

2   Der Anfang der Therapie

Zunächst hatte ich große Widerstände mich mit meinen Problemen einem Therapeuten anzuvertrauen. Ich verdrängte gerne meine Probleme. Erst durch den Hinweis meiner ehemaligen Freundin überwand ich meine Skepsis gegenüber Therapie und meldete mich zunächst zur Einzeltherapie an. Es dauerte mehrere Wochen bis ich etwas Vertrauen zu meinem Therapeuten gewonnen hatte.

In der Therapie fand ich heraus, dass es zwei besonders prägende Einflüsse in meiner Kindheit gab:

a) Mutter

Ich hatte eine Mutter, die mich emotional nicht gut versorgte. Sie ließ mich als Baby häufig allein, reagiert nicht adäquat auf meine Grundbedürfnisse nach körperlicher Nähe und Kommunikation. Meine Mutter starb an Krebs, als ich 9 Jahre alt war. Ich konnte um den Tod meiner Mutter nicht trauern, weil mich in dieser Situation niemand unterstützte. Es gab keine Bezugsperson, die mich in den Arm nahm und mir sagte: »Es ist sehr traurig, dass deine Mutter gestorben ist.« Vater erklärte mir nur die Funktion der Spülmaschine. Er sagte: »Du kannst dir das Frühstück jetzt selber machen, das Müsli steht dort und da ist die Milch.«

b) Vater

Mein Vater arbeitete viel und war dadurch nicht für mich da. Zusätzlich zeigte sich mein Vater mir gegenüber unberechenbar aggressiv. So fand ich bei ihm keinen Halt. Seine unvorhersehbaren Launen machten mir große Angst. Mein Vater ging nach dem Tod meiner Mutter keine langfristige, gesunde Partnerschaft mehr ein. Es gab dadurch keine neue Mutter, die sich um mich kümmerte. Er führte nur kurzfristige oder sehr problematische Beziehungen, wo er obendrein noch seelische Stütze durch uns Kinder brauchte.

Ich bekam also von meinen Eltern keinen Halt und entwickelte bereits früh eine Bindungsstörung. Dazu kamen dissoziative Zustände, weil ich u. a. schon als Baby häufig allein gelassen wurde und mich an das »Abschweifen« gewöhnt hatte.

Meine Eltern berichteten mir, ohne schlechtes Gewissen, dass Sie mich im Badezimmer einsperrten, damit sie mein Schreien nachts nicht hörten.

3 Beispiele zur körperorientierten Arbeit

a) Nachnährung und Diagnostik mit der großen Tonne

Durch die unsichere Bindung und den frühen Tod meiner Mutter fehlten mir Geborgenheit und Halt. Ich machte ein Nachnährungssetting, um von dieser nicht ausreichend erfahrenen Geborgenheit etwas nachzuholen.

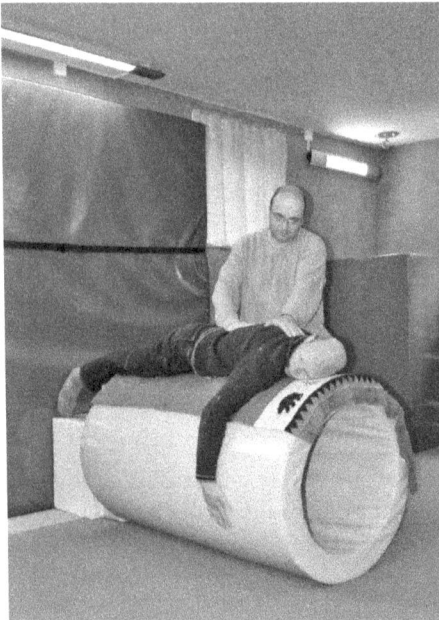

Die Riesentonne als »Mutterbauch«:

Ich legte mich auf die große Tonne. Nun versetzte ich mich gedanklich in die Situation zurück, auf dem Bauch meiner Mutter zu liegen. Ich spürte die Wärme und den Halt. Ich konnte mich festhalten. Der Therapeut unterstützte das positive Gefühl durch das Auflegen seiner Hand auf meinem Rücken. Ich konnte bestimmen, wo ich mir Berührung wünschte. Es kamen mir Tränen, als ich diese Geborgenheit spürte, die ich so sehr vermisst hatte. Meine Empfindungen schwankten zwischen Freude und Trauer. Diese beiden Gefühle bewusst zu spüren, war sehr wichtig für mich. Nach dieser relativ einfachen Symbolisierungsarbeit erlebte ich mich viel stabiler und konnte von diesem Nachnährungsbild noch lange zehren. Insgesamt habe ich dem »Mutterbauch« ca. 3–4 Mal zur haltgebenden Stabilisierung benötigt, was die Voraussetzung für weitere Entwicklungsschritte war.

b) Vater-Angst abbauen - schwarzer Riesensack

Ich baute in mehreren Etappen die Ängste, die durch meinen Vater entstanden sind ab:

- Zunächst konnte ich die lange zurückgehaltene Aggression spüren, die ich als Kind nicht zulassen durfte. Das Objekt schwarzer Riesensack half mir dabei. Der schwarze Riesensack symbolisierte die aggressiven und mir Angst machenden Anteile meines Vaters. Um diesen Eindruck zu unterstützen, stand der Therapeut hinter dem schwarzen Riesensack und sagte auf mein Geheiß ähnliche Sätze wie mein Vater. Dadurch kam meine bisher unterdrückte Wut zutage und wir konnten daran körperpsychotherapeutisch arbeiten.

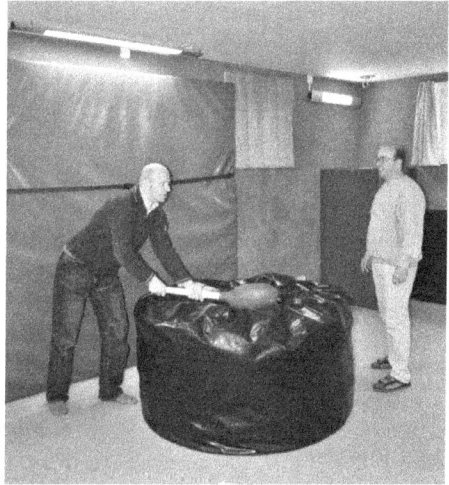

Wutstatement vor dem symbolisierten Übertragungsvater mit Keule und Riesensack

- Ich konnte diese Wut durch Schläge auf den schwarzen Riesensack dosiert und bewusst partiell ausagieren. Ich konnte bspw. über den schwarzen Sack besser meine Meinung sagen. Beides war sehr wichtig, weil ich dies als Kind nicht konnte.
- Dann schrieb ich meinem Vater einen Brief, in dem ich klar sagte, was mir an seiner Erziehung nicht gefallen hat, was ich zuvor jahrelang nicht vermocht hatte.
- Nach dem Brief bereitete ich mich auf ein Gespräch mit meinem Vater vor. In dieser Zeit war es für mich sehr gut, den Halt und die Unterstützung von Freunden aus der Langzeitgruppe zu spüren. Mit dem Therapeuten und in der Gruppe hatte ich auch die Möglichkeit das Gespräch in Rollenschemata zu üben.
- Als letzten Schritt führte ich das Gespräch mit meinen Vater live.

Nach diesem Gespräch habe ich ein Stück meiner Vergangenheit besser verstanden und bewältigt.

Das machte sich auch im Alltag bemerkbar. An meiner Arbeitsstelle hatte ich weniger Probleme mit den Vorgesetzten.

4   Nach der Therapie

Heute fühle ich mich in meinem Handeln sicher, selbstbewusst und habe weniger Angst. Ich bin leistungsfähiger und kann mich besser konzentrieren. Mir passieren weniger Unfälle, es gibt deutlich weniger Momente, in denen ich »abwesend« bin. Meine Rechtschreibschwäche hat nachgelassen. Beruflich erlangte ich mehr Erfolg. Ich bin auf Arbeit souveräner und kann neue Herausforderungen gut annehmen. Ich kann mich mit meinen Vorgesetzten und Arbeitskollegen besser verständigen und habe eine gute soziale Kompetenz. Auf Arbeit und im privaten Umfeld kann ich gut mit Konfliktsituationen umgehen.

Seit zwei Jahren lebe ich in einer festen Partnerschaft. Durch die Therapie ist es mir gelungen meine Gefühle meiner Freundin besser und intensiver mitzuteilen. Ich erlebe dadurch zwischen uns eine bessere emotionale Verständigung. Wir nehmen uns regelmäßig die Zeit, um uns in Ruhe über Gedanken und Probleme auszutauschen und Meinungsverschiedenheiten zu klären.

In der Therapie hat mir die gute Zusammenarbeit mit meinem Therapeuten besonders geholfen. So konnte ich ein positives Bindungserlebnis erfahren und damit ist für mich eine neue emotionale Stabilität entstanden. Das merke ich besonders in Situationen, die mir früher große Probleme bereiteten wie zum Beispiel das Halten einer Rede oder der Aufenthalt in großen Menschenmengen. Diese Momente kann ich heute ohne Ängste gut bewältigen.

Weiterhin fand ich das Arbeiten mit beseelbaren Therapieobjekten sehr wichtig, wie ich es heute hier exemplarisch mit der großen Tonne und dem schwarzen Sack vorgestellt habe. Es war mir dadurch möglich verstummte Gefühle zu wecken und in den Ausdruck zu bringen.

Von ganz großer Bedeutung war die intensive Zusammenarbeit in der Langzeitgruppe.

Ich hatte die Möglichkeit mit anderen Klienten in Gedankenaustausch und Auseinandersetzungen zu gehen, die mich für den Alltag stärkten. Ein Beispiel dafür ist, dass ich heute als Nordic Walking Trainer arbeite und mit Selbstbewusstsein und Freude mein Wissen an andere Menschen weitergeben kann.

Ich wünsche vielen anderen Klienten auch diese vielseitigen Möglichkeiten, um ihre Vergangenheit zu integrieren und frei zu werden von dem Zwang die Vergangenheit zu wiederholen.

Joachim W.

3.5.6 Selbstbericht Dušan H.

Einleitung und Hintergrundinformationen zu meiner Deformierung in der Familie

Die Psychotherapie begann ich im März 1999 auf Anraten meiner damaligen Hausärztin, die bei mir große Unruhe, Ängstlichkeit, psychosomatisch bedingte Herzrhythmusstörungen, Bluthochdruck infolge des Übergewichts, Todesangst und damit verbundene Panikattacken feststellte.

Geboren wurde ich 1960 in Jugoslawien als Sohn einer Angestellten und eines Ingenieurs. In unserem Haushalt wohnte noch die »Oma«, Vormund meines Vaters und seiner Schwester und Kindererzieherin von Beruf. Ich wurde durch Geburtskomplikationen klinisch tot geboren, erst durch Schläge und Wechselbäder der Hebamme kam ich zurück ins Leben.

Am Anfang der Psychotherapie ahnte ich nichts von den Zusammenhängen, die im Verlauf der körperorientierten Psychotherapie nach und nach aufgedeckt wurden und wähnte mich damals nahezu psychisch »kerngesund«, zumal ich einige Jahre davor wegen derselben Symptome eine mühsame analytische Psychotherapie im klassischen Setting durchschritten hatte, die ich in einem noch desolateren und depressiveren Zustand beendete. Aber trotzdem glaubte, ich sei jetzt geheilt und funktionsfähig und habe in einer neuen Psychotherapie nichts verloren. Entsprechend groß waren meine Widerstände und meine Aversionen.

Nichtsdestotrotz gab es in mir eine innere Stimme der Hoffnung, dass der nächste Psychotherapeut dennoch bei mir nicht aufgeben würde und ich endlich zur tiefen Ursache meiner Probleme durchdringen könne. Diese innere Gewißheit hielt mich noch am Leben und hat sich nach Jahren der Therapie gelohnt. Viele Situationen und Ereignisse, die ich hier anschneiden werde, können aufwühlend und schockierend anmuten. Genauso wirkten sie zunächst auch auf meinen Therapeuten, der bestimmt schon so manches gehört hat.

Bereits mit wenigen Monaten wurde ich durch »Oma« und meinem Vater für eine spätere Kinderprostitution mit grausamen Foltermethoden abgerichtet. Er legte mir bspw. gewaltsam ein Kopfkissen aufs Gesicht und wartete, dass mein Körper sich im Erstickungs- und Todeskampf verkrampfte und zu zittern begann. Unter Omas Anleitung brachte er später einige Männer nach Hause und missbrauchte mich sexuell nach dieser Gefügigmachung zusammen mit ihnen oral und anal. Von allen Missbräuchen, habe ich mir bruchstückhafte Erinnerungen in der Psychotherapie erarbeitet bzw. diese traumatischen Mosaiksteine nach und nach mühsam zusammengefügt. Vor der Therapie waren sie nur unstrukturierte und undifferenzierte Körpererinnerungen, die mich lange begleiteten.

Sexuelle Missbräuche fanden im sogenannten »kleinen Zimmer« unseres Hauses unter der Aufsicht von Oma und auch im Beisein meiner Mutter statt, die mich auch sexuell missbrauchte durch eine ekelhafte reibende Stimulation ihrer Vagina an meinem kindlichen Gesicht. Bei Orgien waren neben der zahlenden Kundschaft auch die von Oma ausgewählten Kinder- und

Hausmädchen anwesend. Danach wurde ich von der Oma in den Garten gebracht und versorgt. Meine Erinnerung setzte in der zweiten Therapie mit der grünen Farbe der Blätter ein, sie bedeuteten Rettung und eine kurze Verschnaufpause im Elend.

Der Verlauf meiner zweiten analytischen Psychotherapie

Meine Körpertherapie begann mit dem Strampeln auf der riesigen grünen Matte im Therapieraum meines Therapeuten. Damals jedoch ganz intuitiv. Die endgültige Aufdeckung der größtenteils körperlich gespeicherten und abgespaltenen Zusammenhänge dauerte mit Unterbrechungen von mehreren Jahren Therapiepause insgesamt acht Jahre.

Die sexuellen Missbräuche dauerten von der Geburt bis etwa in das Säuglingsalter. Als ich etwa 3–4 Jahre alt war, rückte mein damals gerade geborener Bruder in den Mittelpunkt des Missbrauchs. Er wurde als Omas und Vaters Liebling vermutlich viel härter »ran genommen«. Und nach etwa 20-jähriger Drogenabhängigkeit hat er sich 39-jährig kurz nach dem Tod des Vaters durch einen tiefen Schnitt in die Halsader das Leben genommen und seine Lebensgefährtin mit zwei Kindern zurückgelassen.

Meine seelischen Schmerzen waren ganz tief verborgen und um an das Gefühl wieder heran zu kommen, mußte ich vollends auf oder unter dem schwarzen Riesensack liegen. Erst wenn sich der Therapeut auf mein Geheiß vehement dagen lehnte, kam hinter meinem Körperpanzer das Winseln und ein Tränenmeer der Assoziationen in Fluss – ohne dass ich damals bereits genauere Details der Orgien gekannt hätte.

Der Vater missbrauchte mich sexuell auch nachts. Diese Erinnerung setzte ein mit der Angst vor dem Einschlafen, mit dem sich oft wiederholenden Traum im Traum, dass von der Tür ein riesiger Schatten zu mir kommt und sich auf mich legt, mit dem verwirrenden Gefühl, dass der Vater dies aus Liebe zu mir tat und mich danach sogar fürsorglich zudeckte.

Die von der »Oma« organisatorisch und finanziell geleitete und von der ganzen Familie betriebene Kinderprostitution, in die auch andere Menschen involviert waren, fand auch im Sommer an der montenegrinischen und kroatischen Küste statt. In Montenegro war auch »Oma« dabei, auch andere Jungs und viele Männer. Ich wurde vom Strand in ein zweistöckiges, langes Plattenhaus gebracht, wo ich, schon gut abgerichtet, mehrere Kunden bediente, während Vater dies mit Anerkennung begleitete und fotografierte. Die Mutter war oft entblößt, kam später auch mit meinem Bruder, der sich alles erst angewöhnen und aneignen sollte. Die Splitter meiner Erinnerung riefen bei mir viele Jahre später noch erhebliche Ängste vor ähnlichen Häusern und einer mir zunächst unerklärlichen Wahnvorstellung, von erbarmungslosen schwarzen Männern (in der Stadt, am Bahnhof) verfolgt zu werden, die sich in den Krisenzeiten ins unermessliche steigern konnten.

Nachdem viele psychotherapeutische Themen in der Einzel- und Gruppentherapie von mir aufgearbeitet wurden, kam nach einer Therapiepause eine neue Therapieetappe, in die der Tod des Vaters und der unmittelbar folgende Selbstmord des Bruders fielen. Danach nahm ich auch an den therapeutisch geleiteten Gruppentherapien und an einer selbstorganisierten nachnährenden Spielgruppe für Erwachsene teil. In der Therapie gab es bald eine entscheidende Schlüsselszene zu meiner frühen Missbrauchserinnerung:

Nach strukturierenden Introjektarbeiten mit Anteileinseln (die entweder durch verschiedenfarbige Ringe oder bunte Decken symbolisiert wurden, vgl. Vogt, 2007), wählte ich eine dunkelblaue Decke als Raum des Traumakindes und eine hellbraun-weiße Decke mit Tigermotiv als Raum des aggressiven und abwertenden Vaterintrojektes und begab mich in den letztgenannten Anteil, mit dem ich sofort einen guten Kontakt herstellte. Abwertende, laute und abweisende Bemerkungen fielen mir bis zum gewissen Grad sehr leicht. Ich fühlte mich in dem Anteil abgetrennt von der Außenwelt, so dass ich Fragen oder Vorschläge des Therapeuten entweder nicht wahrnahm oder sofort abwies. Der Therapeut war jedoch sehr beharrlich in seinen wiederholenden Behauptungen, dass dieser Anteil in einer lebensbedrohlichen Zeit entstanden sei, damals für das Überleben notwendig gewesen wäre, einige wichtige Informationen gespeichert habe usw. Zum Teil verwirrt durch die vernünftigen Bemerkungen des Therapeuten wurde der Anteil immer unsicherer und es stellten sich beim Anteil immer längere Redepausen ein bzw. seine Aussagen wurden allmählich weniger niederschmetternd. Mich erfasste plötzliche Müdigkeit und Schwäche im ganzen Körper und ich fiel seitlich auf die blaue Decke des Traumakindes im Rahmen des Inselsettings. Der Therapeut kam von meiner linken Seite, da ich mich, um mein Herz besorgt, an der Brust hielt und legte seine Hand vorsichtig auf meinen Rücken. Mein Körper bzw. ich fühlte mich in diesem Moment als 2–3-jähriges Kind, richtete mich unerwartet und wie von selbst auf. Der Kopf lag auf der Decke und der Hintern ragte nach oben. Ich röchelte und stöhnte. Der Therapeut bückte sich besorgt zu mir herunter, noch immer mit der Hand auf meinem Rücken und vermutend, dass es sich um die Reinszenierung der schweren Geburt handelte. Er versuchte, mich zu begleiten, worauf ich wieder seitlich fiel und mich im gleichen Moment fast wie ein Automat wieder aufrichtete, röchelte, stöhnte, wieder seitwärts fiel, mich wieder wie von unsichtbaren Federn gezogen aufrichtete. Auf die Frage des Therapeuten sagte ich, dass ich in dieser Position unbedingt bleiben muss, für den Pappa und die anderen Männer. Große Angst und Elend erfüllten mich zugleich, ich spürte starke

Schmerzen im Anusbereich, aus dem Mund lief mir Spucke, die nach Sperma roch. Ich glaubte in diesem Zustand wieder, dass ich den Mund nicht zumachen und nicht beissen dürfe.

Durch die körpertherapeutische Inszenierung hatte ich unerwartet wieder erstmals Zugang zu meinem jahrelangen frühkindlichen Missbrauch bekommen! Dann nahm ich von außen die Situation war, den Therapeuten als Zeugen des erinnerten Missbrauchs und fiel seitlich in einen langen Weinkrampf als Erlösung. Wie gewohnt, ließ diese Traumaarbeit viele Bilder in mir aufsteigen, Erinnerungen an die Umstände und Querverweise auf andere, damit verbundene Splitterbilder. Danach spürte ich Euphorie, aber dann kam bleierne Müdigkeit und schon auf dem Nachhauseweg verneinende und abwertende innere Stimmen.

Bei dieser und bei den darauffolgenden Traumaarbeiten spürte ich aber zunehmend wie die inneren Widerstände nachließen und merkte wie ich ohne kontrollierende und mit im Introjektsetting abgeschwächten Instanzen über mein Leiden in der Kindheit erstmals frei berichten konnte. Ich war auch selbst darüber auf eine neue Art überrascht und zutiefst berührt im doppelten Erleben als neu erinnerungsfähiges Kind sowie als therapeutisch geschulter Erwachsener.

Nach erholenden und strukturierenden Sitzungen begann eine Reihe EMDR-Behandlungen. Ihnen folgte das für mich sehr wichtige katathyme Bilderleben. Die bei der EMDR gewonnenen, aufgearbeiteten und integrierten Erkenntnisse und Gefühle wurden durch das katathyme Bilderleben vertieft, ausgeweitet und noch besser integriert. Zwei davon sind ganz frisch und darüber möchte ich hier kurz berichten:

Im inneren Bild befinde ich mich als vierjähriger Junge vor dem einstöckigen, länglichen Steinhaus mit der Kneipe im Erdgeschoß in einem kleinen Ort bei Split. Es ist Frühherbst. Die mit Bäumen gesäumte kopfsteinbepflasterte Gasse ist in das orangene Licht der schwachen Straßenlaternen eingetaucht. Kurz davor war ich im Haus, am Fuß der Treppe, verblüfft habe ich die herum sitzenden und wie auf etwas wartenden Leute im Restaurant betrachtet und konnte mich nicht erinnern, wie ich hier gelandet bin, was ich bis dahin gemacht habe und warum wir alle – meine Eltern, mein Bruder, der Inhaber der Kneipe, seine Frau und andere mir unbekannte Personen – zu dieser späten Stunde hier sind. Mit dem Blick verfolgte ich eine schöne, rothaarige Frau, die sich auf dem Weg zum Auto bei einem großen, schwarz gekleideten Mann eingehakt hatte und erkenne in ihr eine bekannte Sängerin, weswegen vielleicht diese Erinnerung so lange in dieser Form gespeichert wurde. Meine Verwirrung steigert sich, wieder bin ich auf dem Fuß der Treppe.

Ich liege also im Therapieraum auf der hellgrünen Decke mit einem flachen Kopfkissen unter dem Nacken, bedeckt mit »meiner blauen Traumadecke«. Der Therapeut liegt in meiner Nähe und hält seine Hand bereit, falls ich seine Unterstützung brauche und erinnert mich ab und zu an meine erwachsenen Instanzen und daran, wo wir sind und was für ein Datum ist, um meinen Realitätsbezug nachhaltig zu stärken.

Ich steige die Treppe hoch als Beobachter, das Zimmer im ersten Stock ist lichtüberflutet. Ich sehe die rothaarige Frau – stehend und nackt, mit gespreizten Beinen, ein Mann in Schwarz schiebt ihr vorsichtig den zitternden Körper eines Kindes zwischen die Beine, im Hintergrund macht der Vater die Fotoaufnahmen. Ich sehe mich und fühle mich zugleich als das Kind, atme ganz schwer, falle fast in Ohnmacht, verkrampfe und zittere mit dem ganzen Körper nicht mehr so intensiv wie in früheren Jahren, bin halt nicht mehr in einen tranceartigen Zustand zu versetzen, was die Täter ärgert. Bin also »unbrauchbar« geworden für den weiteren Missbrauch, »gerettet durch Abnutzung« aber entlassen aus der Rolle des gefolterten und begehrten »Prinzen«. Dieses Gefühl macht mir zunächst schockierende Angst. Was wird man mit mir »unbrauchbaren Jungen« jetzt tun? Und wieder bin ich am Fuß der Treppe.

Mein Körper bauscht sich auf, der Krampf erschüttert die schmerzende Brust, der Weinkrampf erlöst mich, der Blick auf den Therapeuten lässt mich in die Realität zurückkommen.

Nach zwei Wochen Erholung, Integration und Zu-Sich-Kommen kehre ich in einer anderen Therapiesitzung imaginativ in das Restaurant im Erdgeschoss zurück. Fühle mich nackt, erniedrigt, als Versager. Jemand, der sich fragt, was jetzt folgt – Strafe, Tod? Zwei spindeldürre Männer schütteren Haares oder vielleicht nur einer, ja, nur einer sitzt auf dem Stuhl und weist meine Eltern und unsere Gastgeber ein, was zu tun ist, auf dass die Kinder jetzt alles vergessen »lernen« sollten.

Der Therapeut ahnte bestimmt, dass wir uns einem Folterprogramm nähern und wir vereinbaren wie immer, dass ich mich in das Bild nur so weit begebe, wie ich aushalten und integrieren kann aber noch immer so viel, dass ich das traumatische Erlebnis noch optimal durchzuarbeiten in der Lage sein würde.

Der Peiniger mit schütterem Haar und einer Adlernase beginnt in der Folterprozedur mich ohrzufeigen und mit ununterbrochenen Fragen zu überschütten, ob ich ihn kenne, ob etwas passiert ist. Er zwickt mich schmerzlich überall, er hantiert an meinem Körper, schlägt mich weiter und dehmütigt mich mit zynischen Worten. Plötzlich schlägt er heftigst mit der Faust, wiederholt laut »Tötungsabsichten«. Dann setzt er die Folter abermals bis ich

349

in einem Zustand der vollständigen Aufgabe bin fort, um mich zu brechen. Durch diese Schockfolter bin ich zunächst bereit, alles für immer zu vergessen, weil es meine einzige Überlebenschance ist.

Ich drücke die Hand meines Therapeuten und er drückt meine. Ich merke, dass ich dieses Mal bei der Aufarbeitung sehr weit gegangen bin und das Ausmaß der Programmierung erst jetzt richtig begreife. Als ich die Augen aufmache, merke ich wie das Programm in mir gewütet hat und ich für einen Augenblick zwischen ihm und der Realität schwer unterscheiden kann.

Eine Art diesem Schweigeprogramm engegenzutreten war sicherlich die Öffentlichmachung und Verurteilung der durch die Eltern als Hauptverantwortliche und auch der durch andere Menschen erfolgten Missbräuche. Sie fand zunächst im Kreis einer vertrauten, kleinen Öffentlichkeit von Klienten einer therapeutischen Kursgruppe statt, an der ich teilnahm und mich somit von der Gruppentherapie verabschiedete. Hier möchte ich diese Therapiesequenz kurz umreissen.

Ähnlichen Settings wohnte ich bereits bei und war natürlich sehr aufgeregt darüber, ob und wie andere Menschen mein leidvolles Schicksal annehmen werden, gleichzeitig wünschte ich mir das sehr um mich nicht mehr so allein zu fühlen. Im Gruppentherapieraum für Trauma- und Körperarbeiten stellte ich zur psychodramatischen Inszenierung eines therapeutischen Gerichtsprozesses den roten Riesenklotz in der Mitte des Raumes als Gerichtssaaltisch auf und postierte den kleinen, schlaffen blauen Sack als Symbol für den Vater und den kleinen gelben Sack als Symbol für die Mutter. Soweit waren meine Eltern in meinem Bewusstsein während der Therapie symbolisch »zurückgeschrumpft«. Ich wählte dann eine Klientin als Richterin sowie zwei Schöffenrichter aus dem Kliententeam, die ihr in heiklen Situationen zur Seite stehen sollten. Hinter meinem Rücken standen andere GruppenteilnehmerInnen, meine kleine Öffentlichkeit, geschützt in Obhut der Therapeuten. Als Staatsanwalt habe ich selbst die Anklage gegen die symbolisierten Eltern hervorgebracht, zunächst mit etwas unsicherer Stimme, dann viel entschiedener, nachdem der Therapeut seine Hand auf meinen Rücken legte und mich bei der Anklage bestärkte. Ich beantragte auch ein m. E. ganz hohes Strafmaß für die Täter, dass sie nämlich lebenslang schuldig im Gefängnis sitzen müssten. In der Verhandlung konnten sich die Richter ihrer Bestürzung und ihrer Tränen schwer erwehren. Die Vorsitzende folgte weitestgehend meinem Antrag und verkündete laut und deutlich, dass die Straftaten meiner Eltern nicht vergessen werden dürfen und ihnen die Elternschaft über mich entzogen werden wird. Ich dürfe die Eltern jetzt vergessen. Ich brach in Tränen aus und auf Hinweis des Therapeuten drehte ich mich zum »Publikum«. Weinende aber offene und wohlwollende Blicke empfingen mich und bevor ich weiter weinen konnte, spürte ich die Hände des Therapeuten und anderer Menschen und fand mich schon in einem neuen Familienkreis freundlich und liebevoll empfangen. Mitgefühl, leichte Berührungen und bestürzte Kommentare über meine Vergangenheit strömten mir entgegen und ich fühlte mich von den Menschen angenommen, was meine Schamgefühle verminderte und ein rehabilitiert-selbstbewusstes Auftreten förderte.

Abschließende Bemerkungen und Ausblick

Erst jetzt nach der Beendigung der Psychotherapie verstehe ich allmählich ihre tiefe Folgen für meine Persönlichkeit. Ich begreife, dass das, was ich früher für meinen unveränderbaren Charakter hielt, eigentlich übergroße Anpassung an die für mich äußerst widrigen Umstände war und dass ich mir überhaupt nicht bewusst war, was eigentlich wirklich mit mir los war. Die trauma- und körperorientierte Psychotherapie hatte sich umfangreich bewährt, weil die meisten Folgen der frühkindlichen Missbräuche im Körper gespeichert waren und durch das Bewußtsein wie Erinnerungssplitter herumgeisterten und meine erheblichen Gemütsschwankungen hervorriefen. Das hat nicht nur zum Rückgang meiner jahrelang andauernden Symptome geführt, sondern mein Weltbild und meine Selbstorganisation gründlich umgekrempelt.

Seit Jahren habe ich mein Gewicht reduziert und geschafft, dies über lange Zeit hinweg aufrechtzuerhalten und das Essen nicht mehr in mich hineinzustopfen. Dies und die Reduktion des inneren Stresses hat zur Normalisierung des Blutdrucks und zum deutlichen Mindern der blutdrucksenkenden Medikation geführt. Seit einigen Jahren bin ich deshalb frei von Herzrhythmusstörungen, da die Ursachen für innere Unruhe, Panikattacken und Todesängste psychotherapeutisch weitgehendst aufgearbeitet wurden. All dies sind sehr wichtige und auf den ersten Blick wahrnehmbare positive Veränderungen und Therapiefolgen.

Ich kann nicht sagen, dass ich ein *anderer* Mensch geworden bin. Durch die Psychotherapie bin ich überhaupt *ein* Mensch geworden und habe mich aus der bisherigen Opferrolle und der gezwungenermaßen erlernten Hilflosigkeit verabschiedet. Ich bin nicht mehr fremdbestimmt und kann mich wehren, bin viel belastbarer geworden, konfliktfähiger, kommunikativer, direkter. Es ist nicht mehr das Gefühl da, dass mein Leben an mir vorbeirauscht. Die Gedanken, dass ich nichts tauge und mich sehr abmühen, anbiedern oder opfern muß, um Liebe und Anerkennung zu kriegen, sind passé. Ich kann jetzt mein Leben und meine Vergangenheit annehmen, muss nicht mehr an den vergangenen Fronten innerlich kämpfen und kann auch meine durch die Krankheit hervorgerufene und durch Umstände ab und zu hervorzurufende Gemütsschwankungen besser verstehen und meistern. Jetzt darf ich die Wahrheiten über die Missbräuche elternseits vollständig zulassen und auch darüber reden, wovon dieser Beitrag zeugt, da er auch ein Teil der Genesung ist. Darüber hinaus nehme ich an einer selbstorganisierten Männertraumagruppe teil, was mich sehr stärkt und wo ich mich mit meinen Ressourcen und Problemlösefähigkeiten gut einbringen kann.

Dušan H.

4 Autorenverzeichnis

Herausgeber

Dr. rer. nat. Dipl.-Psych. Ralf Vogt (Leipzig) – Psychotraumatologe, Psychoanalytiker, Körperpsychotherapeut, Systemischer Familientherapeut
Psychologischer Psychotherapeut in einer Niederlassung als Gemeinschaftspraxis.
Leitet zusammen mit seiner Frau die Akademie für Ganzheitliche Psychotherapie und die daran angegliederte Fortbildungsinstitution: Trauma-Institut-Leipzig.
Entwicklung des Somatisch-Psychologisch-Interaktiven Modells zur Behandlung Komplextraumatisierter u. a. Störungen (SPIM-20-KT)
info@ralf-vogt.com

Autoren

Prof. Dr. med. Joachim Bauer (Freiburg i. Breisgau) – Hirnforscher, Internist und Facharzt für Psychosomatische Medizin, Facharzt für Psychiatrie und Psychotherapie
Ambulanzleiter der Abteilung Psychosomatische Medizin des Uniklinikums Freiburg
joachim.bauer@uniklinikum-freiburg.de

Dagmar Bergmann (Leipzig) – Physiotherapeutin, Traumafachberaterin am Trauma-Institut-Leipzig. Eigene Praxis, Abschluss in Osteopathie (D.O.B.T.) und Kinesiologie (TfH)
Fortbildungen in trauma- und körperorientierter Psychotherapie
PT.D.Bergmann@freenet.de

Privatdozent Dr. med. habil. Karl-Heinz Brisch (München) – Bindungsforscher, Psychotraumatologe und Psychoanalytiker
Facharzt für Kinder- und Jugendpsychiatrie und Psychotherapie, Psychiatrie und Psychotherapie, Leiter der Abteilung Pädiatrische Psychosomatik und Psychotherapie an der Kinderklinik und Kinderpoliklinik im Dr. von Haunerschen Kinderspital der LMU München
karl-heinz.brisch@med.uni-muenchen.de

Dipl.-Psych. Wiebke Bruns (Leipzig) – Körpertherapeutin, Sport- und Gymnastiklehrerin
Fortbildung zur Traumapsychotherapeutin und Psychologischen Psychotherapeutin. Vorsitzende des Vereins Psychotraumazentrum Leipzig e.V.
wiebke-bruns@web.de

Dipl.-Psych. Dagmar Eckers (Berlin) – Psychotraumatologin
Verhaltens-, Gesprächs-, Familien-, Hypno- und EMDR-Therapie in eigener Praxis.
Mitbegründerin des Traumaforums Berlin
trauma_forum_berlin@hotmail.com

PD Dr. med. Dr. phil. Peter Geißler (Wien) - Köperorientierter Psychoanalytiker
Psychotherapie in freier Praxis. Obmann des Arbeitskreises für analytische körperbezogene Psychotherapie (Wien). Viele analytische Publikationen sowie Herausgeber der Zeitschrift: Psychoanalyse und Körper (Psychosozial-Verlag Gießen)
geissler.p@aon.at

Prof. Dr. med. Michael Geyer (Leipzig) - Psychoanalytiker
Direktor der Universitätsklinik für Psychotherapie und Psychosomatische Medizin
und Leiter der Akademie für Psychotherapie Erfurt, 1. Vorsitzender vom Säch-
sischen Weiterbildungskreis für Psychotherapie, Psychoanalyse und Psychosomatische Medizin e.V.
m.geyer@t-online.de

Prof. Dr. Onno van der Hart (Utrecht) – Dissoziationsforscher, Psychotraumatologe, Honorary Professor of Psychopathology of Chronic Traumatization
Department of Clinical and Health Psychology, Utrecht University, Utrecht, Nie-
derlande.
o.vanderhart@uu.nl.

Dipl.-Psych. Christoph Hübener (Güstrow) – Psychologischer Psychotherapeut,
Verhaltenstherapeut und Psychoanalytiker in eigener Praxis
Analytischer Körperpsychotherapeut (mit Einbeziehung von Ausdauersportarten)
chhuebener@t-online.de

Dr. phil. Dipl.-Psych. Renate Hochauf (Altenburg) – Psychotraumatologin
Niederlassung als Psychologische Psychotherapeutin, Spezialistin für frühe Traumatisierungen und Geburtstraumata
03447861906@t-online.de

Dipl.-Psych. Michaela Huber (Göttingen) – Dissoziationsforscherin, Psychotrau-
matologin
Niederlassung als psychologische Psychotherapeutin
1. Vorsitzende der deutschen Sektion der internationalen Traumafachgesellschaft
(ISSTD) Viele Publikationen zum Thema der schweren traumatischen, dissoziativen
Störungen
Huber_Michaela@t-online.de

Prof. Dr. rer. nat. Dr. med. habil. Gerald Hüther (Göttingen) – Hirnforscher, Neurobiologe, vielfältige Fachpublikationen zu diesen Themen
Leitet die Abteilung für Neurobiologische Grundlagenforschung an der Psychiatrischen Klinik der Universität Göttingen
ghuethe@gwdg.de

Prof. Dr. med. Peter Joraschky (Dresden) – Psychoanalytiker
Direktor der Klinik und Poliklinik für Psychotherapie und Psychosomatik am Universitätsklinikum Carl Gustav Carus Dresden
Leitung der Dresdner Körperbildwerkstatt
peter.joraschky@tu-dresden.de

Dr. phil. Dipl.–Päd. Alfred Köth (Frankfurt/Main) – Körperpsychotherapeut, Paartherapeut
Freie Praxis, Publikationen zum eigenen Konzept der Standortaufstellungen
Vorstandsarbeit im Deutschen Dachverband für Psychotherapie (DVP)
alfred.koeth@gmx.de

Dipl.-Psych. Doris Lange (Gießen) – Psychologische Psychotherapeutin, Kinder- und Jugendlichen-Psychotherapeutin, Publikationen zur KBT
Tätigkeit an Kinderkliniken und in Kinderheimen
mail@dorislange.de

Dr. med. Hans-Joachim Maaz (Halle/Saale) – körperorientierter Psychoanalytiker
Direktor der Klinik für Psychotherapie und Psychosomatik des Diakoniewerkes Halle/Saale
Vorsitzender der Deutschen Gesellschaft für analytische Psychotherapie und Tiefenpsychologie (DGAPT)
dr.maaz@gmx.de

Meike Martens – Traumadozentin am Trauma-Institut-Leipzig
Selbstständige Dokumentarfilmproduzentin
Fortbildungen in trauma- und körperorientierter Psychotherapie
mm@blinkerfilm.de

Dr. phil. Tilmann Moser (Freiburg i. Breisgau) – körperorientierter Psychoanalytiker
Autor zahlreicher Fachpublikationen zum Thema Psychoanalyse und Körperpsychotherapie sowie seelischer Nachwirkungen der NS-Zeit und repressiver Religiosität
tilmann.moser@gmx.de

Dr. med. Frank Röhricht MD (London) – Psychiater, Körperpsychotherapeut
Klinischer Direktor für Erwachsenenpsychiatrie in Newham/London
Viele deutsch- und englischsprachige Publikationen zum Thema der körperorientierten Psychotherapie, Forschungsschwerpunkt über internationale Standards in der Evaluation
Mitbegründer der Dresdner Körperbildwerkstatt
f.rohricht@ntlworld.com

Dr. phil. Hartmut Roloff (Neustrelitz) – Psychoanalytiker
Psychologischer Psychotherapeut in eigener Praxis. Ansatz einer sinnlich-multimodalen, analytisch-körperpsychotherapeutischen Therapie.
drhartmutroloff@aol.com

Dr. med. Franziska Schlensog-Schuster (Leipzig) – Ärztin in Weiterbildung für Kinder- und Jugendmedizin
Traumadozentin am Trauma-Institut-Leipzig
Vorsitzende des Psychotraumazentrums Leipzig e.V.
franziska.schlensog@medizin.uni-leipzig.de

Dr. med. Sebastian Schuster (Leipzig) – Arzt in Weiterbildung in Chirurgie
Forschungsarbeit zur Arzt-Patient-Beziehung
Fortbildungen in trauma- und körperorientierter Psychotherapie
bastschu@web.de

Beate Siegert (Leipzig) – Traumafachberaterin am Trauma-Institut-Leipzig
Selbstständige Augenoptikermeisterin im eigenen Geschäft
Gründungsmitglied vom Psychotraumazentrum Leipzig e.V.
beatesiegert@web.de

Dr. phil. Dipl.-Psych. Manfred Thielen (Berlin) – Integrativer Biodynamiker
Körperpsychotherapeut in freier Praxis, Tiefenpsychologe
Vorsitzender der Deutschen Gesellschaft für Körperpsychotherapie (DGK)
ma.thielen@gmx.de

Dr. phil. Sabine Trautmann-Voigt (Bonn) – Tiefenpsychologische Tanz- und Bewegungstherapeutin (ADTR, USA), Psychologische und Kinder- und Jugendlichenpsychotherapeutin in eigener Praxis
Leitet als Geschäftsführerin zusammen mit ihrem Mann die Köln-Bonner-Akademie für Psychotherapie (Ausbildungsinstitut)
Gründung und Leitung des DITAT (Dt. Institut für tiefenpsychologische Tanz- und Ausdruckstherapie)
kbap@t-online.de

Dipl.-Psych. Irina Vogt (Leipzig) – Psychotraumatologin, Tiefenpsychologin, Körperpsychotherapeutin, Einzel- und Gruppenpsychotherapeutin
Psychologische Psychotherapeutin im Erwachsenen- und Kinderbereich in einer Gemeinschaftspraxis. Leitet zusammen mit ihrem Mann die Akademie für Ganzheitliche Psychotherapie und das Trauma-Institut-Leipzig.
info@irina-vogt.com

Anne-Sophie Wetzig (Leipzig) – Traumafachberaterin am Trauma-Institut-Leipzig
Humanmedizinerin mit Interessenschwerpunkt in Kinder- und Jugendpsychotherapie
Fortbildungen in trauma- und körperorientierter Psychotherapie
a.s.wetzig@web.de

Dr. phil. Anita Wilda-Kiesel (Leipzig) – Tiefenpsychologische Bewegungstherapeutin
Physiotherapeutin, Diplomsportlehrerin
Entwickelte die Konzeption der Kommunikativen Bewegungstherapie mit Dr. Christa Kohler
a.wilda-kiesel@space-web.de

Prof. Dr. habil. Dipl.-Psych. Hans-Jürgen Wirth (Gießen) – Psychoanalytiker
Psychologischer Psychotherapeut in eigener Praxis
Zusammen mit seiner Frau Gründer und Verleger des Psychosozial-Verlages Gießen
Herausgeber von Fachzeitschriften mit der Ausrichtung Psychoanalyse, Politik, Sozialwissenschaften
hjw@psychosozial-verlag.de

5 Literaturanhang

ABRAHAM, K. (1907): Das Erleiden sexueller Traumen als Form infantiler Sexualbetätigung. In: Abraham, K.: Psychoanalytische Studien II, herausgegeben und eingeleitet von Johannes Cremerius. Neuausgabe der Ausgabe von 1971 aus dem S. Fischer Verlag, Gießen (Psychosozial-Verlag) 1999, S. 165–181

ACHENBACH, T. (1991): Manual for the Child Behavior Checklist/4–18 and 1991 profile. Burlington, VT: University of Vermont, Department of Psychiatry

AINSWORTH, M. D. S. (1977): Feinfühligkeit versus Unempfindlichkeit gegenüber Signalen des Babys. In: K. E. Grossmann (Hrsg.), Entwicklung der Lernfähigkeit in der sozialen Umwelt (Bd. Geist und Psyche, S. 98–107). München: Kindler

AINSWORTH, M. D. S.; & WITTING, B. (1969): Attachment and the exploratory behavior of One-Year-Olds in a strange situation. In B. M. Foss (Hrsg.), Determinants of infant behavior (S. 113–136). New York: Basic Books

AKOLUTH, M. (2004): Unordnung und spätes Leid. Bericht über den Versuch, eine misslungene Analyse zu bewältigen. Königshausen & Neumann, Würzburg

ALBANI, C.; BLASER, G.; GEYER, M.; KÄCHELE, H. (1999): Die »Control Mastery«-Theorie. Forum Psychoanal (15): 224–236

ALBANI, C.; VOLKART, R.; HUMBEL J.; BLASER, G.; GEYER, M.; KÄCHELE, H. (2000): Die Methode der Plan Formulierung – Erste deutschsprachige Reliabilitätsstudie zur »Control Master Theorie« von Joseph Weiss. Psychotherapie Psychosomatik Medizinische Psychologie (50): 470–471

ALEXANDER, F.; FRENCH, P.M. ET AL. (1946): Psychoanalytic Therapy. Lincoln, London: University of Nebraska Press

AMELN, F. V. (2004): Konstruktivismus. Die Grundlagen systemischer Therapie, Beratung und Bildungsarbeit. Tübingen und Basel: Francke

ARBEITSKREIS OPD (2006): Operationalisierte Psychodynamische Diagnostik OPD-2. Das Manual für Diagnostik und Therapieplanung. Bern: Huber

ARNIM, A. V. ; JORASCHKY, P.; LAUSBERG, H. (2007): Körperbild-Diagnostik. In: Geißler, P.; Heisterkamp, G. (Hrsg.): Psychoanalyse der Lebensbewegungen – Zum körperlichen Geschehen in der psychoanalytischen Therapie. Ein Lehrbuch. Wien, New York: Springer Verlag, S. 165–196

Attachment and Developmental Psychopathology – Sonderheft der Zeitschrift »Development and Psychopathology«. (1991)

BAUER, J. (2005): Warum ich fühle, was du fühlst. Intuitive Kommunikation und das Geheimnis der Spiegelneurone. Hamburg: Hoffmann u. Campe

BAUER, J. (2006): Prinzip Menschlichkeit. Hoffmann und Campe, Hamburg

BAURIEDL, T. (2003): Macht und Ohnmacht. Hellingers Vorstellungen über die Psychodynamik in Familien. In: Goldner 2003; 39–52

BAXA, G. L. ; ESSEN, C.; KRESZMEIER, A. H. (Hrsg., 2002): Verkörperungen. Systemische Aufstellung, Körperarbeit und Ritual. Heidelberg: Carl Auer

BEAUMONT, H. (2000): Morphische Resonanz und Familien-Stellen. In: Praxis der Systemaufstellung ; 2:23–31

BECKER-STOLL, F. (2002): Bindung und Psychopathologie im Jugendalter. In: Strauß, B.; Buchheim, A.; Kächele, H. (Hrsg.): Klinische Bindungsforschung (S. 196–213). Stuttgart, New York: Schattauer

BEEBE, B.; JAFFE, J.; LACHMANN, F.; FELDSTEIN, S.; CROWN, C.; JASNOW, M. (2002): Koordination von Sprachrhythmus und Bindung – Systemtheoretische Modelle. In: Brisch, K. H.; Grossmann, K. E.; Grossmann, K.; Köhler, L. (Hrsg.): Bindung und seelische Entwicklungswege – Grundlagen, Prävention und klinische Praxis (S. 47–85). Stuttgart: Klett-Cotta

BEIRLE, G.; SCHIEPEK, G. (2002): Psychotherapie als Veränderung von Übergangsmustern zwischen »States of Mind«. Psychother. Psych. Med. 52: 214–225

BERGIN A. E.; GARFIELD S. L. (Hrsg., 1994): Handbook of Psychotherapy and Behaviour Change. New York: John Wiley and Sons, 4. Aufl.

BERGMANN, B.; GUMZ, A., VILLMANN, T. (2006): Synergetische Effekte sprachlicher Interaktion im Therapieprozess. Psychother. Psychosom. Med. Psychol. (56): 81

BERGMANN, B.; GUMZ, A., VILLMANN, T. (2007): Von Chaos und Neuordnung – Die Charakterisierung der Dynamik therapeutischer Veränderungsprozesse mittels textanalytischer Untersuchung von Verbatimprotokollen. Psychologische Medizin (18): 74

BERGMANN, M. (1998): Die Interaktion zwischen Trauma und intrapsychischem Konflikt in der Psychoanalyse. In: Schlösser, A.-M. & Höhfeld, K. (1998): Trauma und Konflikt. Gießen (Psychosozial-Verlag), S. 113–130

BERGMANN, M. S.; JUCOVY, M. E.; KESTENBERG, J. S. (Hrsg., 1982): Kinder der Opfer, Kinder der Täter. Psychoanalyse und Holocaust. Frankfurt/M.: Fischer

BERMAN, J. S. (1997, 04.12.–07.12.97). Researchers alligiance and the findings of psychotherapy outcome studies: A brief history o past reviews

BEUTEL, M. (1995): Verarbeitung von Spontanabort und Totgeburt in der Partnerschaft. Psychotherapeut, 40, 291–297

BEUTEL, M.; ARENZ, S.; WEINER, H. (1997): Verarbeitung des Plötzlichen Kindstods in Partnerschaft, Familie und Selbsthilfegruppe. Monatsschrift für Kinderheilkunde(145), 626–632

BEUTEL, M.; DECKARDT, R.; SCHAUDIG, K.; FRANKE, S.; ZAUNER, R. (1992): Trauer, Depressivität und Angst nach einem Spontanabort – Eine Studie über systematische Erfassung und Einflußfaktoren. Psychotherapie, Psychosomatik, Medizinische Psychologie, 42, 158–166

BEUTEL, M.; WILL, H.; VÖLKL, K.; RAD, M. V.; WEINER, H. (1994): Erfassung von Trauer am Beispiel des Verlustes einer Schwangerschaft: Entwicklung und erste Ergebnisse zur Validität der Münchner Trauerskala. Psychotherapie, Psychosomatik, Medizinische Psychologie, 45, 295–302

BEUTLER, L. E. (2000): David and Goliath: When empirical and clinical standards of practice meet. In: Z. Am. Psychologist, 55, 997–1007

BOADELLA, D. (1997): Körperpsychotherapie: Ihre Wirksamkeit, Zweckmäßigkeit und Wirtschaftlichkeit. Energie & Charakter, 15, 57–61

BOHLEBER, W. (1997): Zur Bedeutung der neueren Säuglingsforschung für die psychoanalytische Theorie der Identität. In: Keupp, H.; Höfer R. (Hrsg.): Identitätsarbeit heute. Klassische und aktuelle Perspektiven der Identitätsforschung. Frankfurt/M.: Suhrkamp, S. 93–119

BOHLEBER, W. (2000): Die Entwicklung der Traumatheorie in der Psychoanalyse. In: Psyche – Z Psychoanal. 54, 797–839

BÖKER, W. (2003): Der fragmentierte Patient. Deutsches Ärzteblatt, 1–2: A24–A27

BOKHORST, C. L.; BAKERMANS-KRANEMBURG, M. J.; FEARON, R. M. P.; VAN IJZENDOORN, M. H.; FONAGY, P.; SCHUENGEL, C. (2003): The importance of shared environment in mother-infant attachment security: A behavioral genetic study. Child Development, 74(6), 1769–1782

BOON, S.; HART, O. VAN DER (1996): Stabilisatie en symptoomreductie in de behandeling von patienten mit een dissociatieve identiteitsstoornis. Tijdschrift voor Psychiatrie, 38, 159–172

BORN, M. (1966): Physik im Wandel meiner Zeit. Braunschweig: Verlag Vieweg, Bd. 111, Reihe Die Wissenschaft

BOWLBY, J. (1969): Attachment and loss,vol.1: Attachment. New York: Basic Books. Dt. 1975: Bindung. Eine Analyse der Mutter-Kind-Beziehung. München: Kindler

BOWLBY, J. (1990): Virginia Hunter interviews John Bowlby. In: Hunter, V. (1994): Psychoanalyst talk. New York: The Guilford Press, S. 111–127

BOYESEN, G. (1987), Über den Körper die Seele heilen. Biodynamische Psychologie und Psychotherapie. München: Kösel

BOYESEN, G.; BERGHOLZ, P. (2003): Dein Bauch ist klüger als du. Hamburg: Miko-Edition

BRAUN, K. (1996). Synaptische Reorganisation bei frühkindlichen Erfahrungs- und Lernprozessen: Relevanz für die Entstehung psychischer Erkrankungen. Zeitschrift für Klinische Psychologie, Psychiatrie und Psychotherapie, 44, 253–266

BRAUN, K.; LANGE, E.; METZGER, M.; POEGGEL, G. (2000): Maternal separation followed by early social isolation affects the development of monoaminergic fiber systems in the medial prefrontal cortex of Octodon degus. Neuroscience, 95 (Nr. 1), 309–318

BRAZELTON, T. B. (1992): Touchpoints. Your Child`s emotional and behavioural development. Mass.: Addison-Wesley Pub. Comp.

BRETHERTON, I. (2002): Konstrukt des inneren Arbeitsmodells – Bindungsbeziehungen und Bindungsrepräsentationen in der frühen Kindheit und im Vorschulalter. In: Brisch K. H.;Grossmann, K. E.; Grossmann, K.; Köhler, L. (Hrsg.), Bindung und seelische Entwicklungswege – Grundlagen, Prävention und klinische Praxis (S. 13–46). Stuttgart: Klett-Cotta

BRETHERTON, I.; MUNHOLLAND, K. A. (1999): Internal working models in attachment relationships: A construct revisited. In J. Cassidy & P. R. Shaver (Hrsg.), Handbook of Attachment – Theory, Research and Clinical Applications (S. 89–114). New York, London: Guilford Press.

BRISCH, K. H. (1999): Bindungsstörungen – Von der Bindungstheorie zur Therapie. Stuttgart: Klett-Cotta

BRISCH, K. H. (2002): Bindungsorientierte psychosomatisch-psychotherapeutische Behandlung von somatoformen Störungen. In: U. Lehmkuhl (Hrsg.), »Seelische Krankheit im Kindes- und Jugendalter – Wege zur Heilung«. 27. Kongress der Deutschen Gesellschaft für Kinder- und Jugendpsychiatrie und Psychotherapie, Berlin (S. 33). Göttingen: Vandenhoeck & Ruprecht

BRISCH, K. H. (2002): Bindungsstörungen – Theorie, Psychotherapie, Interventionsprogramme und Prävention. In: Brisch, K. H.; Grossmann, K. E.; Grossmann, K.; Köhler, L. (Hrsg.): Bindung und seelische Entwicklungswege. Grundlagen, Prävention und klinische Praxis (S. 353–373). Stuttgart: Klett-Cotta

BRISCH, K. H. (2002): Hyperaktivität und Aufmerksamkeitsstörung aus der Sicht der Bindungstheorie. In Bovensiepen, G.; Hopf, H.; Molitor, G. (Hrsg.): Unruhige und unaufmerksame Kinder. Psychoanalyse des hyperkinetischen Syndroms (S. 45–69). Frankfurt/M.: Brandes & Apsel

BRISCH, K. H. (2002a, 30. Mai): Attachment disorders and trauma. Paper presented at the European Conference of Psychotherapy with EMDR – EMDREA, Frankfurt/M.

BRISCH, K. H. (2002b, 17. Juli): Neonatal risks, neurological outcome and attachment quality in very low birthweight preterms. Paper presented at the 8th World Conference World Association for Infant Mental Health – WAIMH. The baby birth to three: Prevention, parents, poverty and policy, Amsterdam / NL

BRISCH, K. H. (2003): Bindungsstörungen und Trauma. Grundlagen für eine gesunde Bindungsentwicklung. In: Brisch, K. H.; Hellbrügge, T. (Hrsg.): Bindung und Trauma. Risiken und Schutzfaktoren für die Entwicklung von Kindern (S. 105–135). Stuttgart: Klett-Cotta

BRISCH, K. H. (2003): Bindungsstörungen und Trauma. Zeitschrift für Individualpsychologie, 28(1), 10–19

BRISCH, K. H. (2005): Das Wechselspiel von Genetik, Verhalten und Psychodynamik. In: Thun-Hohenstein, L. (Hrsg.): Übergänge – Wendepunkte und Zäsuren in der kindlichen Entwicklung (S. 13–38). Göttingen: Vandenhoeck & Ruprecht

BRISCH, K. H. (2006): Bindung und Trauma. Schutzfaktoren und Risiken für die Entwicklung von Kindern. Psychotherapie im Dialog. Psychoanalyse, Systemische Therapie, Verhaltenstherapie, Humanistische Therapien, 4(7), 382–386

BRISCH, K. H. (2007): Sleep and attachment disorders in children. In Pandi-Perumal, S. R.; Kramer, M.; Ruoti, R. R. (Hrsg.): Sleep and psychosomatic medicine (S. 219–230). Boca Raton: Taylor & Francis

BRISCH, K. H. (2007a): Prävention durch prä- und postnatale Psychotherapie. In: Brisch, K. H.; Hellbrügge, T. (Hrsg.): Die Anfänge der Eltern-Kind-Bindung. Schwangerschaft, Geburt und Psychotherapie (S. 271–303). Stuttgart: Klett-Cotta

BRISCH, K. H. (2007b): Unterbrechung der transgenerationalen Weitergabe von Gewalt: Primäre Prävention durch »SAFE« – Sichere Ausbildung für Eltern«. Psychologie in Österreich, 1, 62–68

BRISCH, K. H. (2007c): Traumata: Der Alltag nach dem Trauma muss nicht zu einer Höllenfahrt werden. Was aber bleibt, sind Narben. In: Süddeutsche Zeitung: Wochenende(184), VIII. München: Süddeutsche Zeitung

BRISCH, K. H. (im Druck): Eltern-Säuglings-Therapie. Prävention, Beratung, Psychotherapie. In Brisch, K. H.; Hellbrügge, T. (Hrsg.): Der Säugling – Bindung, Neurobiologie und Gene. Grundlagen für Prävention, Beratung und Psychotherapie. Stuttgart: Klett-Cotta

BRISCH, K. H.; GROSSMANN, K. E.; GROSSMANN, K.; KÖHLER, L. (Hrsg., 2002): Bindung und seelische Entwicklung. Grundlagen, Prävention und klinische Praxis. Stuttgart: Klett-Cotta

BRISCH, K. H.; HEINEMANN, H.; BETZLER, S.; BECHINGER, D. (in Druck): Maternal attachment representations and quality of infant attachment in very low birthweight premature infants: Results of an early intervention program. Infant Mental Health Journal

BRISCH, K. H.; HELLBRÜGGE, T. (Hrsg., 2003): Bindung und Trauma. Risiken und Schutzfaktoren für die Entwicklung von Kindern (2. Aufl. 2006). Stuttgart: Klett-Cotta

BROWN, D., SCHEFLIN, A.W., & HAMMOND, D.C. (1998): Memory, trauma treatment, and the law. New York: Norton

BROWN, T. A.; CASH, T. F.; MIKULKA, P. J. (1990): Attitudinal body-image assessment: Factor analysis of the Body-Self Relations Questionnaire. Journal of Personality Assessment, 55, 135–144

BRUCH, H. (1962): Falsification of bodily needs and body concept in schizophrenia. Arch. Gen. Psychiat. 6: 18–24

BRYNE, P. S.; LONG, B. E. L. (1976): Doctors talking to patient. London: HMSO

BUCCI, W. S. (1985): Dual coding a cognitive model for psychoanalytic research. Journal of the American Psychoanalytic Association (33): 571–607

BUCCI, W. S. (1997): Psychoanalysis and cognitive science: A multiple code theory. New York: Guilford Press

BUSCH, T. (2006): Therapeutisches Berühren als reifungsfördernde Intervention. In: : Marlock, G.; Weiss, H. (Hrsg.): Handbuch der Körperpsychotherapie, S. 517 ff. Schattauer, Stuttgart, New York

BUSCH, T. (2007): Den Körper beseelen, die Seele verkörpern. In: Zschüttig, C.; Heimert, B.; Schirpke, M. (Hrsg.): Polariatäten. 6. Berliner Gestalttage. Berlin, Milow: Schibri-Verlag

CASH, T. F.; BROWN, T. A. (1987): Body image in anorexia nervosa and bulimia nervosa: A review of the literature. Behavior Modification, 11, 487–521

CASH, T. F.; GREEN, G. K. (1986): Body weight and body image among college women: Perception, cognition, and affect. Journal of Personality Assessment, 50, 290–301

CASH, T. F.; HENRY, P. E. (1995): Women's body images: The results of a national survey in the U.S.A. Sex Roles, 33, 19–28

CASH, T. F.; WINSTEAD, B. W.; JANDA, L. H. (1986): The great American shape up: Body image survey report. Psychology Today, 20, 30–37

CASPAR, F. (1998): A connectionist view of psychotherapy. In: Stein, D. J. (1998): Neural Networks and Psychopathology. Cambridge: University Press

CHAMBLESS, D. L.; OLLENDICK, T. H. (2001): Empirically supported psychological interventions: Controversies and evidence. Ann Rev Psychol, 52, 685–716

CHARLFS, C.; GAFNI, A.; WHELAN, T. (1999): Decision – making in the physician – patient encounter : Revisting the shared treatment decision-making model. Soc. Sci. Med.; 49: 651–666

CHARLES, C.; GAFNI, A.; WHELAN, T. ET AL. (2003): Shared treatment decision making: What does it mean to physicians? Journal of clinical Oncology; 21, Angabe 5: 932–936

CHU, J. A. (1998): Rebuilding shattered lives: The responsible treatment of complex posttraumatic stress and dissociative disorders. New York: Guilford

CICCHETTI, D.; TOTH, S. L. (1995): Child maltreatment and attachment organization: Implications for intervention. In Goldberg, S.; Muir, R.; Kerr, J. (Hrsg.): Attachment theory: Social, developmental, and clinical perspectives (S. 279–308). Hilldale, NJ: Analytic Press

CIOMPI, L. (1982): Affektlogik. Stuttgart: Klett-Cotta Verlag

CIOMPI, L. (1997): Die emotionalen Grundlagen des Denkens. Entwurf einer fraktalen Affektlogik. Göttingen: Vandenhoeck & Ruprecht Verlag

CLEMENT, U.; LÖWE, B. (1996): Fragebogen zum Körperbild (FKB-20). Göttingen: Hogrefe

CLOITRE, M.; COHEN, L. R.; KOENEN, K.C. (2006): Treating survivors of childhood abuse: psychotherapy for the interrupted life. New York/London: Guilford

COURTOIS, C. A. (1999): Recollections of sexual abuse: Treatment principles and guidelines. New York: Norton

CRITTENDEN, P. M. (1981): Abusing, neglecting, problematic, and adequate dyads: Differentiating by patterns of interaction. Merrill-Palmer Quarterly, 27, 201–218

DAHLENBERG, C. J. (2000): Countertransference and the treatment of trauma. Washington, DC: American Psychological Association

DAMASIO, A. (2000): Ich fühle, also bin ich. München: List

DAMASIO, A. (2001): Ich fühle, also bin ich. Die Entschlüsselung des Bewusstseins. München: List

DAVIES, J. M.; FRAWLEY, M.G. (1994): The psychoanalytic treatment of adult survivors of childhood sexual abuse. New York: Basic Books

DE WOLFF, M. S.; VAN IJZENDOORN, M. H. (1997): Sensitivity and attachment: A meta-analysis on parental antecedents of infant attachment. Child Development, 68(4), 571–591

DENNISTON, C.; ROTH, D.; GILROY, F. (1992): Dysphoria and body image among college women. International Journal of Eating Disorders, 12, 449–452

DEUSINGER, I. M. (1998): Die Frankfurter Körperkonzeptskalen (FKKS). Göttingen: Hogrefe

DEVEREUX, G. (1953): Why Oedipus Killed Laios. A Note on the Complimentary Oedipus-Complex in Greek Drama. In: Intern. J. Psycho-Anal., 132–141

DIETER, S.; WALTER, M.; BRISCH, K. H. (2005): Sprache und Bindungsentwicklung im frühen Kindesalter. Logos Interdisziplinär, 13(3), 170–179

DITFURTH V., H. (1976): Der Geist fiel nicht vom Himmel. Hamburg: Hoffmann und Campe

Dolto, F. (1985): Das unbewusste Bild des Körpers. Weinheim: Quadriga

DÖRING-MEIJER, H. (Hrsg., 2004): Systemaufstellungen. Geheimnisse und Verstrickungen in Systemen. Ein neuer dynamischer Beratungsansatz in der Praxis. Paderborn: Junfermann

DORNES, M. (1992): Der kompetente Säugling. Frankfurt/M.: Fischer

DORNES, M. (1993): Der kompetente Säugling. Die präverbale Entwicklung des Menschen. Frankfurt/M.: Fischer

DOWNING, G. (1996): Körper und Wort in der Psychotherapie. Leitlinien für die Praxis. München: Kösel

DOWNING, G. (2003): Video-Mikroanalyse-Therapie: Einige Grundlagen und Prinzipien. In Scheuerer-Englisch, H.; Suess, J. G.; Pfeifer, W.-K. P. (Hrsg.): Wege zur Sicherheit: Bindungswissen in Diagnostik und Intervention. (S. 51–68). Gießen: Psychosozial-Verlag

DOWNING, G. (2006): Frühkindlicher Affektaustausch und dessen Beziehung zum Körper. In: Marlock, G.; Weiss, H. (Hrsg.): Handbuch der Körperpsychotherapie, S. 333 ff. Schattauer, Stuttgart, New York

DOWNING, G.; ZIEGENHAIN, U. (2001): Besonderheiten der Beratung und Therapie bei jugendlichen Müttern und ihren Säuglingen – die Bedeutung von Bindungstheorie und videogestützter Intervention. In: G. J. Suess, Hermann-Scheuerer-Englisch & W.-K. P. Pfeifer (Hrsg.): Bindungstheorie und Familiendynamik (S. 271–295). Gießen: Psychosozial-Verlag

EBERSPÄCHER B.; EBERSPÄCHER, E.: Der Zugang über die körperliche Ebene als Hilfe beim Familienstellen. In: Weber 1998; 142–148

EKMAN, P. (1992): Facial expressions of emotion: new findings, new questions. Psychological Science, 3, S. 34–38

ENDRES, M.; HAUSER, S. (Hrsg., 2000): Bindungstheorie in der Psychotherapie. München, Basel: Ernst Reinhardt Verlag

ENGELS, F. (1976): Dialektik der Natur. Peking: Verlag Für Fremdsprachige Literatur

ERNST, J.; GÖTZE, H.; WEISSFLOG, G.; SCHRÖDER, C.; SCHWARZ, R. (2006): Patientenbeteiligung bei medizinischen Entscheidungen. Propraxis Onkologie/ Hämatologie, 4: 18–19

EYSENCK, H. J. (1952): The effects of psychotherapy: an evaluation. In: Z. Consult Psychol, 16: 19–324

EZEKIEL, J. E.; LINDA, L. E. (1992): Four model of physician-patient relationship. JAMA; 267: 2221–2226

FABIAN, L. J.; & THOMPSON, J. K. (1989): Body image and eating disturbance in young females. International Journal of Eating Disorders, 8, 63–74

FALZEDER, E. (1998): Freud, Ferenczi, Rank und der Stammbaum der Psychoanalyse. In: Psychosozial 73, 39–52

FEDERN, P. (1956; dt. Hrsg. Weiss, E.): ICH-Psychologie und die Psychosen. Bern: Huber

FERENCZI, S. (1931) : Kinderanalysen mit Erwachsenen. In: Ferenczi, S. (1964). Bausteine zur Psychoanalyse. Bd. III, Stuttgart: Huber, 2. Aufl.

FERENCZI, S. (1932): Sprachverwirrung zwischen den Erwachsenen und dem Kind. In: Ferenczi, S. (1964) Bausteine zur Psychoanalyse. Bd. III, Stuttgart: Huber, 2. Aufl.

FERENCZI, S. (1933): Sprachverwirrung zwischen den Erwachsenen und dem Kind. In: Ferenczi, S.: Schriften zur Psychoanalyse, Bd. II. Herausgegeben und eingeleitet von Michael Balint. Neuausgabe der Ausgabe von 1972 aus dem S. Fischer Verlag, Gießen (Psychosozial-Verlag) 2004, S. 303–313

FERENCZI, S. (1985): Ohne Sympathie keine Heilung. Das klinische Tagebuch von 1932. Frankfurt/M.: Fischer

FERENCZI, S. (1999): Ohne Sympathie keine Heilung: Das klinische Tagebuch von 1932. Frankfurt/M.:Fischer

FISCHER G., RIEDESSER P. (1998): Lehrbuch der Psychotraumatologie. München/Basel: UTB Reinhard

FISCHER, G. (2000): Mehrdimensionale psychodynamische Traumatherapie. Heidelberg: Mptt Asanger

FISHER (1970): Body Experience in fantasy and behaviour. New York: Appleton-Century-Crofts

FITZPATRICK, M. J.; GOLDBERG, W. A.; CLARKE-STEWART, A. (1996): Maternal sensitivity and the stability of infant temperament

FLEMING, A. S.; O'DAY, D. H.; KRAEMER, G. W. (1999): Neurobiology of mother-infant interactions: Experience and central nervous system plasticity across development and generations. Neuroscience and Biobehavioral Reviews, 23, 673–685

FOA, E. B.; ROTHBAUM, B. O. (1998): Treating the trauma of rape: Cognitive-bhavioral therapy for PTSD. New York: Guilford

FONAGY, P. (1998a): Frühe Bindung und Bereitschaft zu Gewaltverbrechen. In: Streeck-Fischer, A. (Hrsg.): Adoleszenz und Trauma (S. 91–127). Göttingen: Vandenhoeck & Ruprecht

FONAGY, P. (1998b): Metakognition und Bindungsfähigkeit des Kindes. Psyche, 52(4/98), 349–368

FONAGY, P. (2003): Das Verständnis für geistige Prozesse, die Mutter-Kind-Interaktion und die Entwicklung des Selbst. In Frühe Bindung und psychische Entwicklung (S. 31–48). Gießen: Psychosozial

FORD, J. D.; KIDD, T. P. (1998): Early childhood trauma and disorders of extreme stress as predictors of treatment outcome with chronic posttraumatic stress disorder. Journal of Traumatic Stress, 11, 743–761

FORD, J. D.; RUSSO, E. (2006): A trauma-focused, present-centered, emotional self-regulation approach to integrated treatment for post-traumatic stress and addiction: Trauma Adaptive Recovery Group Education and Therapy (TARGET). American Journal of Psychotherapy, 60, 335–355

FRAIBERG, S.; ADELSON, E.; SHAPIRO, V. (1975): Ghosts in the nursery. A psychoanalytic approach to the problems of impaired infant-mother relationship. Journal of the American Academy of Child and Adolescent Psychiatry, 14(3), 387–422

FRANCIS, D.; DIORIO, J.; LIU, D.; MEANEY, M. J. (1999): Nongenomic transmission across generations of maternal behavior and stress responses in the rat. Science, 286, 1155–1158

FRANK, J. D. (1971): Therapeutic factors in psychotherapy. In: Z. Am. Psychother 25, 101–111

FREUD, S. (1896/1986): Briefe an Wilhelm Fließ. Frankfurt/Main: Fischer

FREUD, S. (1914): Zur Geschichte der psychoanalytischen Bewegung. GW, Bd. X, S. 43–113

FREUD, S. (1928): Dostojewski und die Vatertötung. G. W. Bd. XIV. S. 397–418

FREUD, S. (1933): Neue Folge der Vorlesungen zur Einführung in die Psychoanalyse. G. W. Bd. XV

FUCHS, T.: Familienaufstellungen aus phänomenologischer Sicht. In: Praxis der Systemaufstellung 2000; 1:13–16

FUHRER, U.; MARX, A.; HOLLÄNDER, A.; MÖBES, J. (2000): Selbstentwicklung in Kindheit und Jugend. In: Greve, W. (Hrsg.): Psychologie des Selbst, S. 39–57

FÜRSTENAU, P. (1979): Zur Theorie psychoanalytischer Praxis. Stuttgart: Klett-Cotta

GAST, U.; RODEWALD, F.; HOFMANN, A.; MATTHESS, H.; NIJENHUIS, E.; REDDEMANN, L.; EMRICH, H. M. (2006): Die dissoziative Identitätsstörung – häufig fehldiagnostiziert. Deutsches Ärzteblatt, 103(47), A 3193–200

GEISSLER, P. (1996/1997): Ergebnisse der empirischen Säuglingsforschung in ihrer Auswirkung auf Grundannahmen der Psychoanalyse: Folgerungen für die analytische körperbezogene Psychotherapie. Teil 1 in: Pulsationen Nr. 19, 1996, S 5–21. Teil 2 in: Pulsationen Nr. 20, 1996, S 4–20. Teil 3 in: Pulsationen Nr. 21, 1996, S 4–20. Teil 4 in: Pulsationen Nr. 22, 1997, S. 4–30

GEISSLER, P.; HEISTERKAMP, G. (Hrsg., 2007): Psychoanalyse der Lebensbewegungen. Zum körperlichen Geschehen in der psychoanalytischen Therapie. Wien: Springer

GEORGE, C.; KAPLAN, N.; MAIN, M. (1984): Adult Attachment Interview (Unveröffentlichtes Protokoll). Department of Psychology. University of California, Berkeley

GEORGE, C.; KAPLAN, N.; MAIN, M. (1985): The Attachment Interview for Adults. Berkeley, University of California: Unveröffentlichtes Manuskript

GEORGE, C.; SOLOMON, J. (1989): Internal working models of caregiving and security of attachment at age six. Infant Mental Health Journal, 10(3), 222–237

GEUTER, U.; SCHRAUTH, N. (2006): Die Rolle des Körpers bei seelischen Abwehrprozessen – Körperpsychotherapie und Emotionstheorie. In: Marlock, G.; Weiss, H. (Hrsg.): Handbuch der Körperpsychotherapie, S. 554 ff. Stuttgart: Schattauer

GEYER, M.; REIHS, R. (2000): Zur Wirksamkeit stationärer Psychotherapie – Ergebnisse einer Langzeit-Katamnesestudie. In: Tress, W.; Wöller, W.; Horn, E. (Hrsg.): Psychotherapeutische Medizin im Krankenhaus – State of the Art. Frankfurt: VAS. 12–29

GLÖCKNER, A. (2000): Lieber Vater, liebe Mutter … Sich von den Schatten der Kindheit befreien. Freiburg: Herder

GOLDNER, C. (Hrsg., 2003): Der Wille zum Schicksal. Die Heilslehre des Bert Hellinger. Wien: Überreuter

GOLYNKINA, K.; RYLE, A. (1999): The identification and characteristics of the partially dissociated states of patients with borderline personality disorder. British Journal of Medical Psychology, 72, 429–445

GRAWE, K. (1998): Psychologische Therapie, Göttingen: Hogrefe

GREENWALD, R. (2001): EMDR in der Psychotherapie mit Kindern und Jugendlichen. Paderborn: Junfermann Verlag

GROCHOWIAK, K. (2006): Das Aufstellungsphänomen … und warum der Konstruktivismus damit Probleme hat. In: Praxis der Systemaufstellung; 1:78–89

GRODDECK, G. (2003): Das Buch vom Es. Psychoanalytische Briefe an eine Freundin. Frankfurt/M.: Stroemfeld Verlag

GROSSE-PARFUSS, A. (2003): Familienstellen und Psychoanalyse. In: Praxis der Systemaufstellung; 2, 41–50

GROSSMANN, K. E.; BECKER-STOLL, F.; GROSSMANN, K.; KINDLER, H.; SCHIECHE, M.; SPANGLER, G. ET AL. (1997): Die Bindungstheorie. Modell, entwicklungspsychologische Forschung und Ergebnisse. In: Keller, H. (Hrsg.): Handbuch der Kleinkindforschung (2. Aufl., S. 51–95). Bern: Huber

GROSSMANN, K. E.; GROSSMANN, K.; ZIMMERMANN, P. (1999): A wider view of attachment and exploration: Stability and change during the years of immaturity. In Cassidy, J.; Shaver, P. R. (Hrsg.): Handbook of Attachment – Theory, Research and Clinical Applications (S. 760–786). New York, London: Guilford press

GROSSMANN, K.; GROSSMANN, K. E. (2004): Bindungen – das Gefüge psychischer Sicherheit. Stuttgart: Klett-Cotta

GROSSMANN, K.; GROSSMANN, K. E.; SPANGLER, G.; SUESS, G.; UNZNER, L. (1985): Maternal sensitivity and newborns' orientation responses as related to quality of attachment in Northern Germany. In Bretherton, I.; Waters, E. (Hrsg.): Growing points of attachment theory and research (Nr. 209, Bd. 50, S. 231–256). Chicago: University of Chicago Press

GROSSMANN, K.; GROSSMANN, K. E.; WATERS, E. (Hrsg., 2005): Attachment from infancy to adulthood: The major longitudinal studies. Guilford: New York

GRUBRICH-SIMITIS, I. (1979): Extremtraumatisierung als kumulatives Trauma. In: Psyche – Z Psychoanal. 33, 991–1023

GRUBRICH-SIMITIS, I. (1998): Es war nicht der »Sturz aller Werte«. Gewichtungen in Freuds ätiologischer Theorie. In: Schlösser, A.-M. & Höhfeld, K. (1998), S. 97–112

GRUNBERGER, B. (1982): Von der Analyse des Ödipus zum Ödipus des Analytikers. Psyche – Z Psychoanal. 36 (6), 515–540

HAAS, W (2005): Familienstellen – Therapie oder Okkultismus? Das Familienstellen nach Hellinger kritisch beleuchtet. Kröning: Asanger

HADDENBROCK, S.; MEDERER, S. (1960): Tänzerische Gruppenausdrucksgymnastik in der Psychosebehandlung. Diese Übungen erfordern auch Mut und Risikobereitschaft. In: Z. Psychotherapie u. Med. Psychologie

HAKEN, H. (2000): Information and Self-Organization. 2nd ed., Berlin: Springer Verlag

HARGREAVES, D.; TIGGEMANN, M. (2003): Longer-term implications of responsiveness to »thinideal« television: Support for a cumulative hypothesis of body image disturbance. Eur Eat Dis Rev, 11, 465–477

HAYNAL, A. (2000): Die Technik-Debatte in der Psychoanalyse. Freud, Ferenczi, Balint. Gießen: Psychosozial

HEINZMANN, R. (1999): Gestalttherapie, Familientherapie, Hellinger, ... und was kommt danach? In: Gestaltzeitung 12. Ausgabe

HEISENBERG, W. (1969): Gespräche im Umkreis der Atomphysik, München/Zürich: Piper Verlag

HEISTERKAMP, G. (1993): Heilsame Berührungen. München: Pfeiffer

HELLINGER B.; TEN HÖVEL; G. (1996): Anerkennen, was ist. Gespräche über Verstrickung und Lösung. München: Kösel

HELLINGER, B. (1998a): Einsicht durch Verzicht. Der phänomenologische Erkenntnisweg in der Psychotherapie. In: Praxis der Systemaufstellung; 1:16/17

HELLINGER, B. (1998b): Erkenntnis dient dem Leben. In: Praxis der Systemaufstellung; 2:10–17

HERMAN, J. L. (1992): Trauma and Recovery. New York: Basic Books. Deutsche Ausgabe: Herman, J. L. (2003): Die Narben der Gewalt: Traumatische Erfahrungen verstehen und überwinden. Paderborn: Junfermann

HESSE, E.; MAIN, M. (1999): Second-generation effects of unresolved trauma in non maltreating parents: Dissociated, frightened, and threatening parental behavior. Psychoanalytic Inquiry, 19(4), 481–540

HESSE, E.; MAIN, M. (2002): Desorganisiertes Bindungsverhalten bei Kleinkindern, Kindern und Erwachsenen – Zusammenbruch von Strategien des Verhaltens und der Aufmerksamkeit. In Brisch, K. H.; Grossmann, K. E.; Grossmann, K.; Köhler, L. (Hrsg.): Bindung und seelische Entwicklungswege – Grundlagen, Prävention und klinische Praxis (S. 219–248). Stuttgart: Klett-Cotta

HEYER-GROTE, L. (1959): Bewegungs- und Atemtherapie; in Handbuch der Neurosenlehre und Psychotherapie, Band IV, S. 299–309

HILLEBRANDT, R. (2004): Das Trauma in der Psychoanalyse. Eine psychologische und politische Kritik an der psychoanalytischen Traumatheorie. Gießen: Psychosozial-Verlag

HIRSCH, M. (2002): Schuld und Schuldgefühl. Göttingen: Vandenhoeck & Ruprecht

HIRSCH, M. (2004): Psychoanalytische Traumatologie. Das Trauma in der Familie. Stuttgart: Schattauer

HOCHAUF, R. (2004): Körpererfahrung im Trauma. Psychoanalyse und Körper, Nr. 5, Heft II, S. 61, Gießen: Psychosozial-Verlag

HOCHAUF, R.; UNFRIED, N. (2004): Frühe Traumata und Strukturentwicklung. unveröffentl. Arbeitsscript. Altenburg: Eigenverlag

HOELSCHER, T. (2004): »Wissende Felder« bei Sheldrake und Dawkins. In: Döring-Meijer, 39–48

HOFMANN, A.; FISCHER, G.; GALLEY, N.; SHAPIRO, F. (1998): EMDR – Memory Reprocessing. European Journal of Clinical Hypnosis, 4, 206–213

HOFMANN, A. (1999): EMDR in der Therapie psychotraumatischer Belastungssyndrome. Stuttgart: Thieme

HOFMANN, A. (2005): EMDR – Therapie psychotraumatischer Belastungssyndrome. Stuttgart/New York: Thieme Verlag

HOFMANN, A.; BESSER, L.-U. (2003): Psychotraumatologie bei Kindern und Jugendlichen. Grundlagen und Behandlungsmethoden. In Brisch, K. H.; Hellbrügge, T. (Hrsg.): Bindung und Trauma. Risiken und Schutzfaktoren für die Entwicklung von Kindern (S. 172–202). Stuttgart: Klett-Cotta

HOFMANN, A.; SACK, M. (2006): EMDR in der Behandlung von Patienten mit chronische komplexer PTBS und schweren dissoziativen Störungen. In F. Lamprecht, Praxisbuch EMDR (S. 172–194). Stuttgart: Klett-Cotta

HONERMANN, H. (2002): Selbstorganisation in psychotherapeutischen Veränderungsprozessen. Dissertation Bamberg

HOREVITZ, R.; LOEWENSTEIN, R. J. (1994): The rational treatment of multiple personality disorder. In S.J. Lynn & J.W. Rhue (Hrsg.), Dissociation: Clinical and theoretical perspectives (S. 289–316). New York: Guilford

HUBER, M. (1993a): Trauma und die Folgen, Paderborn: Junfermann

HUBER, M. (1993b): Wege der Traumabehandlung, Paderborn: Junfermann

HUBER, M. (2003): Trauma und die Folgen. Bd. I, und Wege der Traumabehandlung. Bd. II, Paderborn: Junfermann

HÜTHER, G. (1995): The central adaptation syndrome: Psychosocial stress as a trigger for adaptive modifications of brain structure and brain function. Progress in Neurobiology Bd. 48, S. 569–612

HÜTHER, G. (1996): The central adaptation syndrom: Psychosocial stress as a trigger for adaptive modifications of brain structure and brain function. Progress in Neurobiology, 48, 569–612

HÜTHER, G. (1997): Biologie der Angst. Göttingen: Vandenhoeck & Ruprecht

HÜTHER, G. (1998): Stress and the adaptive self-organization of neuronal connectivity during early childhood. International Journal of Developmental Neuroscience, 16, 297–306

HÜTHER, G. (1999): Stress und die Selbstorganisation verhaltenssteuernder neuronaler Netzwerke. Bildung und Erziehung, 52(3), 273–289

HÜTHER, G. (2004): Die Macht der inneren Bilder. Wie Visionen das Gehirn, den Menschen und die Welt verändern. Göttingen: Vandenhoeck & Ruprecht

HÜTHER, G. (2006): Wie Embodiment neurobiologisch erklärt werden kann. In: Storch, M.; Cantieni, B.; Hüther, G.; Tschacher, W.: Embodiment. Die Wechselwirkung von Körper und Psyche verstehen und nutzen. S. 73 ff., Bern: Verlag Hans Huber

HÜTHER, G.; RÜTHER, E. (2003): Die nutzungsabhängige Reorganisation neuraler Verschaltungsmuster im Verlauf psychotherapeutischer und psychopharmakologischer Behandlungen. In: Schiepek, G. (Hrsg.): Neurobiologie der Psychotherapie. Stuttgart/New York: Schattauer, S. 224–234

INGWERSEN D. (2004): Methodenswitching und die Nutzung des Phänomens der »verkörperten Gegenübertragung«. In: Döring-Meijer; 136–146

JANET, P. (1889): L'automatisme psychologique. Parijs: Félix Alcan

JANET, P. (1898): Névroses et idées fixes, Aufl. 1. Paris: Félix Alcan

JANET, P. (1901): The Mental State of Hysterical. New York: Putnam & Sohn

JANET, P. (1919/25): Psychological healing. New York: Macmillan

JANUS, L. (1997): Die Stellung Otto Ranks im Prozeß der psychoanalytischen Forschung. In: Werkblatt. Zeitschrift für Psychoanalyse und Gesellschaftskritik 38, 83–101

JANUS, L. (1998): Die Kulturpsychologie Otto Ranks – Eine legitime psychoanalytische Kulturtheorie. In: Psychosozial 73, 157–167

JANUS, L. (2007): Einleitung zu Otto Ranks »Technik der Psychoanalyse«. Gießen: Psychosozial-Verlag

JANUS, L.; WIRTH, H.-J. (2005): Otto Rank und das Unbewusste. In: Buchholz, M. B.; Gödde, G. (Hrsg., 2005): Macht und Dynamik des Unbewussten. Auseinandersetzungen in Philosophie, Medizin und Psychoanalyse. Bd. 1. Gießen: Psychosozial-Verlag, S. 425–463

JELLOUSCHEK, H. (1999): Was geschieht eigentlich in Aufstellungen? In: Praxis der Systemaufstellung; 2:17–18

JOHNSON, J. G.; MCGEOCH, P. G.; CASKEY, V.; ABHARY, S. G.; SNEED, J. R. (2005): Persönlichkeitsstörungen und frühe Stresserfahrungen. In: Egle, U. T.; Hoffmann, S. O.; Joraschky, P. (Hrsg.): Sexueller Missbrauch, Misshandlung, Vernachlässigung. Stuttgart: Schattauer, S. 445–469

JORASCHKY, P. (1996): Körperbild und Sprache. In: Inhetveen, R.; Kötter, R. (Hrsg.): Betrachten – Beobachten – Beschreiben, Beschreibungen in Kultur- und Naturwissenschaften. München: Fink, S. 171–191

JORASCHKY, P. (2005): Bedeutung von Traumatisierungen in Kindheit und Jugend für die Entstehung psychischer und psychosomatischer Erkrankungen – Versuch einer Bilanz. S. 699–706. In Egle, U. T.; Hoffmann, S. O.; Joraschky, P.: Sexueller Missbrauch, Misshandlung, Vernachlässigung. Stuttgart: Schattauer

JOTZO, M. (2001): Elterliche Traumatisierung durch die Frühgeburt des Kindes. Psychotraumatologie, 2(1), 34

KEETON, W. P.; CASH, T. F.; BROWN, T. A. (1990): Body image or body images?: Comparative, multidimensional assessment among college students. Journal of Personality Assessment, 54, 213–230

KLANN-DELIUS, G. (2002): Bindung und Sprache in der Entwicklung. In: Brisch, K. H.; Grossmann, K. E.; Grossmann, K.; Köhler, L. (Hrsg.): Bindung und seelische Entwicklungswege – Grundlagen, Prävention und klinische Praxis (S. 87–107). Stuttgart: Klett-Cotta

KLEIN, M. (1975): Gesammelte Schriften. Stuttgart, Bad Cannstatt: Frommann-Holzboog

KLUFT, R. P. (1997): On the treatment of traumatic memories: Always? Never? Sometimes? Now? Later? Dissociation, 10, 80–90

KLUFT, R. P. (1984): An introduction to multiple personality disorder. In: Psychatric Anuals, 14, S. 19–24

KLUFT, R. P. (2005): The forensic assessment of DID: Reflection on recent cases. Unveröffentl. Vortrag, 22nd international fall conference of ISSD, Toronto (Kanada), 6.–8.11.2005

KNAUTH, K. (1965): Ausdrucksgymnastik im therapeutischen Einsatz; Lehrmaterialien für die Aus- und Weiterbildung, DDR

KOEMEDA–LUTZ, M.; KASCHKE, M.; REVENSTORF, D. ET AL. (2006): Evaluation der Wirksamkeit von ambulanten Körperpsychotherapien – EWAK. Eine Multizenterstudie in Deutschland und der Schweiz. Psychother Psych Med, 56, e6–e19

KOHLER, C. (1972): Bewegungstherapie für funktionelle Störungen und Neurosen; Leipzig: J. A. Barth Verlag

KOHONEN, T. (1997): Self-Organizing Maps. 2nd ed. New York: Springer-Verlag

KOLK, B. V. D.; PELCOVITZ, D.; ROTH, S.; MANDEL, F.; McFARLANE, A.; HERMAN, J. L. (1996): Dissociation, somatization, and affect dysregulation: The complexity of adaptation to trauma. American Journal of Psychiatry, 153(7 (Festschrift Supplement)), 83–93

KÖNIG, O. (2004): Familienwelten. Theorie und Praxis von Familienaufstellungen. Stuttgart: Pfeiffer bei Klett-Cotta

KÖTH, A. (2004): Die Standortaufstellung als eine Form der Strukturaufstellung. In: Systemische Aufstellungspraxis; 1:34–37

KÖTH, A. (2005a): »Nur das Bild selbst wirkt.« Weiß Wilfried Nelles, was er tut? Über Prognosen, Phantasien und Phänomenologie. In: Systemische Aufstellungspraxis; 2:14–16

KÖTH, A. (2005b): Phänomenologie und Konstruktivismus. Wird die Wirklichkeit gefunden oder erfunden? In: Systemische Aufstellungspraxis; 3:33–37

KÖTH, A. (2006a): Standort-Aufstellungen als »diagnostisches« Hilfsmittel. In: Psychodynamische Psychotherapie; 1:32–39

KÖTH, A. (2006b): Von den »Ordnungen der Liebe« und dem »ordo amoris«. Eine Auseinandersetzung mit den Ordnungsbegriffen von Hellinger und Scheler im Kontext der modernen Psychotherapie. In: Systemische Aufstellungspraxis; 2:37–39

KÖTH, A. (2007a): Zur Wirkungsweise von »Standort-Aufstellungen« als pädagogisch-therapeutische Interventionstechnik. Eine katamnestische Studie aus einer ambulanten Psychotherapiegruppe. Hamburg: Verlag Dr. Kovac

KÖTH, A. (2007b): Aufstellungen als Navigationssystem. Vom Wirkfaktor zum Lerntransfer. Frankfurt: VAS

KÖTH, A. (2007c): Standort-Aufstellungen. In: Trautmann-Voigt, S.; Voigt, B. (Hrsg.): Körper und Kunst in der Psychotraumatologie. Psychodynamische integrative Therapie. Stuttgart, New York: Schattauer

KOWALIK, Z. J.; SCHIEPEK, G.; KUMPF, K. ET AL. (1997): Psychotherapy as a Chaotic Process II: The Application of Nonlinear Analysis Methods on Quasi Time Series of the Client-Therapist-Interaction: A Nonstationary Approach. Psychotherapy Research (7) 197–218

KRAUSE, R. (1981): Sprache und Affekt. Stuttgart: Kohlhammer

KRAUSE, R. (1997): Allgemeine psychoanalytische Krankheitslehre. Band 1 – Grundlagen. Stuttgart: Kohlhammer

KRAUSE, R. (2000): Störungen der Emotionalität. In: Otto, J. H. et al. (Hrsg.): Emotionspsychologie. Weinheim: Psychologie-Verlags-Union

KRAUSE, R. (2002): Affekte und Gefühle aus psychoanalytischer Sicht. Psychotherapie im Dialog (3) 120–127

KRAUSE, R. (2006): Emotionen, Gefühle, Affekte. Ihre Bedeutung für die seelische Regulierung. In: Remmel, A.; Kernberg, O. F.; Vollmoeller, W.; Strauß, B. (2006): Handbuch Körper und Persönlichkeit. Entwicklungspsychologie, Neurobiologie und Therapie von Persönlichkeitsstörungen. Stuttgart, New York: Schattauer

KRAUSE, R.; BENECKE, C.; DAMMANN, G. (2006): Affekt und Borderline-Pathologie, einige empirische Daten. Stuttgart: Schattauer Verlag

KRIS, E. (1956): The recovery of childhood memories in psychoanalysis. Psa. Study Child 11, S. 54–88

KRÜLL, M. (1979): Freud und sein Vater. Die Entstehung der Psychoanalyse und Freuds ungelöste Vaterbindung. Gießen: Psychosozial-Verlag, 2004

KRUTZENBICHLER, H. S.; ESSERS, H. (2002): Muss denn Liebe Sünde sein? Zur Psychoanalyse der Übertragungs- und Gegenübertragungsliebe. Gießen: Psychosozial-Verlag

KÜCHENHOFF, J. (2007): Körperinszenierungen. In: Geißler, P.; Heisterkamp, G. (Hrsg.): Psychoanalyse der Lebensbewegungen – Zum körperlichen Geschehen in der psychoanalytischen Therapie. Ein Lehrbuch. Wien, New York: Springer Verlag, S. 23–38

LABAN, R. v. (1981): Der moderne Ausdruckstanz in der Erziehung. 2. Aufl. Wilhelmshaven: Heinrichshofen's Verlag

LAKATOS, K.; NEMODA, Z.; BIRKAS, E.; RONAI, Z.; KOVACS, E.; NEY, K. ET AL. (2003): Association of D4 dopamine receptor gene and serotonin transporter promoter polymorphisms with infants' response to novelty. Molecular Psychiatry, 8, 90–97

LAKATOS, K.; NEMODA, Z.; TOTH, I.; RONAI, Z.; NEY, K.; SASVARI-SZEKELY, M. ET AL. (2002): Further evidence for the role of the dopamine D4 receptor (DRD4) gene in attachment disorganization: Interaction of the exon III 48-bp repeat and the -521 C/T promoter polymorphisms. Molecular Psychiatry, 7, 27–31

LAKATOS, K.; TOTH, I.; NEMODA, Z.; NEY, K.; SASVARI-SZEKELY, M.; GERVAI, J. (2000): Dopamine D4 receptor (DRD4) gene polymorphism is associated with attachment disorganization in infants. Molecular Psychiatry(5), 633–637

LAMPRECHT, F. (2002): Erfolgreiche Traumatherapie mit EMDR und nachfolgende Traumatisierung. In Sachsse, U.; Özkan, I.; Steeck-Fischer, A. (Hrsg.): Traumatherapie – Was ist erfolgreich? (S. 161–173). Göttingen: Vandenhoeck & Ruprecht

LANGLOTZ-WEIS, M. (2003): Familienaufstellungen in der Verhaltenstherapie – Erweiterung des Repertoires oder Modeerscheinung. In: Verhaltens-therapie; 13: 299–302

LAZROVE, S.; FINE, C. G. (1996): The use of EMDR in patients with dissociative identity disorder. Dissociation, 9, 289–299

LEHTONEN, J. (1994): From dualism to psychobiological interaction. A comment on the study by Tenari and his co-workers. The British Journal of Psychiatry, 164, 27–28

LEIBOWITZ, J. (1994): Gespräche über Gott und die Welt. Frankfurt/M., Leipzig: Insel Verlag

LEITNER, M. (1998b): Der Einfluss Ranks auf die Entwicklung der Technik in der Psychoanalyse. In: psychosozial 73, 53–69

LEITNER, M. (2000): Ein gut gehütetes Geheimnis. Die Geschichte der psychoanalytischen Behandlungstechnik von den Anfängen in Wien bis zur Gründung der Berliner Poliklinik im Jahr 1920. Gießen: Psychosozial-Verlag

LICHTENBERG, J. D.; LACHMANN, F. M.; FOSSHAGE, J. L. (2000): Das Selbst und die motivationalen Systeme. Zu einer Theorie psychoanalytischer Technik. Frankfurt/M.: Brandes Apsel

LIEBERMANN, E. J. (1997): Otto Rank – Leben und Werk. Gießen: Psychosozial

LINEHAN, M. M. (1996): Dialektisch-Behaviorale Therapie der Borderline-Störung. München: CIP-Medien

LIOTTI, G. (1999): Disorganization of attachment as a model for understanding dissociative psychopathology. In: J. Solomon; C. George (Hrsg.), Attachment disorganization (S. 297–317). New York: Guilford

LIPSEY, M. W.; WILSON, D. B. (1993): The efficacy of psychological, educational, and behavioral treatment: Confirmation from meta-analysis. Am Psychologist, 48, 1181–1209

LIU, D.; DIORIO, J.; TANNENBAUM, B.; CALDJI, C.; FRANCIS, D.; FREEDMAN, A. ET AL. (1997): Maternal care, hippocampal glucocorticoid receptors, and hypothalamic-pituitary-adrenal responses to stress. Science (277), 1659–1662

LOEW, T.; TRITT, K.; LAHMANN, C.; RÖHRICHT, F. (2006): Körperpsychotherapien – wissenschaftlich begründet? Eine Übersicht über empirisch evaluierte Körperpsychotherapieverfahren. Psychodynamische Psychotherapie, 5, 6–19

LOFTUS, E. F.; YAPKO, M. D. (1995): Psychotherapy and the recovery of repressed memories. In: T. Ney (Hrsg.): True and false allegations of child sexual abuse (S. 176–191). New York: Brunner/Mazel

LOHAUS, A.; KELLER, H.; BALL, J.; ELBEN, C. E.; VÖLKER, S. (2001): The conception of maternal sensitivity: Components and relation to warmth and contingency. Parenting: Science and Practice, 1, 267–284

LOVETT, J. (2000): Kleine Wunder – Heilung von Kindheitstraumata mit Hilfe von EMDR (H. H. Theo Kierdorf, Trans.). Paderborn: Junfermann

LOWEN, A. (1980): Bioenergetik. Therapie der Seele durch Arbeit mit dem Körper. Reinbek bei Hamburg: Rowohlt Taschenbuch Verlag

LUBORSKY, L.; SINGER, B.; LUBORSKY, L. (1975): Comparative studies of psychotherapies: is it true that everyone has won and all must have prizes? Arch. Gen. Psychiatry, 32, 995–1008

LYONS-RUTH, K.; MELNICK, S.; BRONFMAN, E. (2002): Desorganisierte Kinder und ihre Mütter – Modelle feindselig-hilfloser Beziehungen. In Brisch, K. H.; Grossmann, K. E.; Grossmann, K.; Köhler, L. (Hrsg.): Bindung und seelische Entwicklungswege – Grundlagen, Prävention und klinische Praxis (S. 249–276). Stuttgart: Klett-Cotta

MACHOVER, K. (1953): Human figure drawings of children. J. Project. Techn. 17: 85–91

MAHLER, M. (1968): On Human Symbiosis and the Vicissitudes of Individuation, Bd. 1 Infantile Psychosis. New York: International University Press

MAHR, A. (Hrsg., 2003): Konfliktfelder – Wissende Felder. Systemaufstellungen in der Friedens- und Versöhnungsarbeit. Heidelberg: Carl Auer Systeme

MAIN, M. (2002): Organisierte Bindungskategorien von Säugling, Kind und Erwachsenen – Flexible bzw. unflexible Aufmerksamkeit unter bindungsrelevantem Streß. In Brisch, K. H.; Grossmann, K. E.; Grossmann, K.; Köhler, L. (Hrsg.): Bindung und seelische Entwicklungswege – Grundlagen, Prävention und klinische Praxis (S. 165–218). Stuttgart: Klett-Cotta

MAIN, M.; HESSE, E. (1990): The insecure disorganized/disoriented attachment pattern in infancy: Precursors and sequelae. In Greenberg, M. T.; Cicchetti, D.; Cummings, E. M. (Hrsg.): Attachment during the preschool years: Theory, research, and intervention. (S. 161–182). Chicago: University of Chicago Press

MAIN, M.; MORGAN, H. (1996): Disorganization and disorientation in infant strange situation behaviour: Phenotypic resemblance to dissociative states? In: L. K. Michelson; W. J. Ray (Hrsg.): Handbook of dissociation (S. 107–138). New York: Plenum

MAIN, M.; SOLOMON, J. (1990): Procedures for identifying infants as disorganized/disoriented during the Ainsworth Strange Situation. In Greenberg, M. T.; Cicchetti, D.; Cummings, E. M. (Hrsg.): Attachment in the preschool years (S. 121–160). Chicago: University of Chicago Press

MARLOCK, G.; WEISS, H. (Hrsg., 2007): Handbuch Körperpsychotherapie (S. 243–253). Stuttgart: Schattauer

MASSON, J. M. (1994): Was hat man dir, du armes Kind, getan? Oder: Was Freud nicht wahrhaben wollte. Freiburg: Kore

MATTHESS, H.; NIJENHUIS, E. (2006a): Strukturelle Dissoziation der Persönlichkeit. In: W. Wöller (Hrsg.): Trauma und Persönlichkeitsstörungen (S. 84–99). Stuttgart: Schattauer

MATTHESS, H.; NIJENHUIS, E. (2006b): Wie behandeln wir Patienten mit schwerer struktureller Dissoziation der Persönlichkeit? In: W. Wöller (Hrsg.): Trauma und Persönlichkeitsstörungen (S. 465–482). Stuttgart: Schattauer

MEANEY, M. J.; AITKEN, D. H.; BHATNAGAR, S.; BODNOFF, S. R.; MITCHELL, J. B.; SARRIEAU, A. (1990): Neonatal handling and the development of the adrenocortical response to stress. In Gunzenhauser, N. (Hrsg.): Advances in touch: New implications in human development (Bd. Summary Publications in the Johnson & Johnson Pediatric Round Table Series, S. 11–23). Skillman, NJ: Johnson & Johnson Consumer Products

MEANEY, M.; AITKEN, D.; BERKEL, C. v.; BHATNAGAR, S.; SAPOLSKY, R. (1988): Effect of neonatal handling on age-related impairments associated with the hippocampus. Science, 239(239), 766–768

MOENE, F. (2003): Aanvalsgewijs optredende dissociatieve klachten. In: O. van der Hart (Hrsg., 2003): Trauma, dissociatie en hypnose (4e gewijzigde druk) (S. 335–355). Lisse: Swets & Zeitlinger

MERGENTHALER, E. (1997): Emotions-Abstraktionsmuster in Verbatimprotokollen. Frankfurt/M.: VAS-Verlag für akademische Schriften.

MERGENTHALER, E. (2002): Das Zyklusmodell: Ein Weg zur Ausbildungsorientierten Forschung. Psychologische Medizin (13): 3–8

METZINGER, T. (2003): Being No One, The Self-Model Theory of Subjektivity, Cambridge: MIT Press

MOSER, T. (1987): Der Psychoanalytiker als sprechende Attrappe. Frankfurt/Main: Suhrkamp

MYERS, C. S. (1940): Shell shock in France: 1914-18. Cambridge: Cambridge University Press

NICKEL, M.; CANGOEZ, B.; BACHLER, E. ET AL. (2006): Bioenergetic exercises in inpatient treatment of Turkish immigrants with chronic somatoform disorders: A randomized, controlled study. J Psychosom Res, 61, 507–513

NICOLAI, N. J. (1991): Incest als trauma: Implicaties en consequenties voor de behandeling. Tijdschrift voor Psychotherapie, 17, 12–30

NIJENHUIS, E. R. S.; HART, O. VAN DER (1999a): Forgetting and reexperiencing trauma: From anesthesia to pain. In: J. M. Goodwin; R. Attias (Hrsg.): Splintered reflections: Images of the body in trauma (S. 39–65). New York: BasicBooks

NIJENHUIS, E. R. S.; HART, O. VAN DER (1999b): Een theoretisch perspectief op fasengerichte behandeling. In: P. G. H. Aarts; W. D. Visser (Hrsg.): Trauma: Diagnostiek en behandeling (S. 257–272). Houten: Bohn Stafleu Van Loghum

NIJENHUIS, E. R. S.; HART, O. VAN DER; KRUGER, K. (2002): The psychometric characteristics of the Traumatic Experiences Checklist (TEC): First findings among psychiatric outpatients. Clinical Psychology and Psychotherapy, 9, 200–210

NIJENHUIS, E. R. S.; VAN DER HART, O.; STEELE, K. (2004): Strukturelle Dissoziation der Persönlichkeitsstruktur, traumatischer Ursprung, phobische Residuen. In: L. Reddemann, A. Hofmann, U. Gast (Hrsg.): Psychotherapie der dissoziativen Störungen (S. 47–69). Stuttgart: Thieme

OGDEN, P.; MINTON, P.; PAIN, C. (2006): Trauma and the body: A sensorimotor approach to psychotherapy. New York/London: W. W. Norton & Co.

OPP, G.; FINGERLE, M. (Hrsg., 1999): Was Kinder Stärkt. Erziehung zwischen Risiko und Resilienz (2. Aufl. 2007). München, Basel: Ernst Reinhardt Verlag

ORLINSKY, D. E.; GRAWE, K.; PARKS, B. K. (1994): Process and outcome in psychotherapy – noch einmal. In: Bergin, A. E.; Garfield, S. L. (Hrsg.): Handbook of psychotherapy and behavior change (Ausg. 4, S. 270–376). New York: Wiley

PAPOUŠEK, H. (2000): Intuitive parenting. In: Fitzgerald, H. E.; Osofsky, J. D. (Hrsg.): Handbook of infant mental health (Ausg. 3). New York: Wiley

PAPOUŠEK, M.; SCHIECHE, M.; WURMSER, H. (2004): Regulationsstörungen der frühen Kindheit. Frühe Risiken und Hilfen im Entwicklungskontext der Eltern-Kind-Beziehungen. Bern Göttingen Toronto: Verlag Hans Huber

PARENS, H. (1989): Toward a reformulation of the psychoanalytic theory of aggression. In: Greenspan, S. I.; Pollock, G. H. (Hrsg.): The course of life (Bd. Early Childhood, S. 83–127). Madison, Connecticut: International Universities Press, Inc.

PARENS, H. (1993a): Does prevention in mental health make sense? In Parens, H.; Kramer, S. (Hrsg.): Prevention in mental health (S. 123–148). Northvale, New Jersey, London: Jason Aronson Inc.

PARENS, H. (1993b): Neuformulierungen der psychoanalytischen Aggressionstheorie und Folgerungen für die klinische Situation. Forum der Psychoanalyse, 9, 107–121

PARENS, H.; KRAMER, S. (Hrsg., 1993): Prevention in mental health. Northvale NJ, London: Jason Aronson

PARENS, H.; SCATTERGOOD, E.; SINGLETARY, W.; DUFF, A. (1995): Kindliche Aggressionen. München: Kösel

PEARCE, J. W.; PEZZOT-PEARCE, T. D. (1997): Psychotherapy of abused and neglected children. New York, London: The Guilford Press

PERKINS, B.; ROUANZION, C. C. (2002): A Critical Evaluation of Current Views Regarding Eye Movement Desensitization and Reprocessing (EMDR) Clarifying Points of Confusion. Journal for Clinical Psychology, 58(1), 77–97

PERRY, B. D. (2001): The neurodevelopmental impact of violence in childhood. In: Schetky, D.; Benedek, E. (Hrsg.): Textbook of child and adolescent forensic psychiatry (S. 221–238). Washington, D.C.: American Psychiatric Press

PERRY, B. D.; POLLARD, A. R.; BLAKLEY, T. L.; BAKER, W. L.; WIGILANTE, D. (1995): Childhood trauma, the neurobiology of adaptation and use dependant development of the brain: How states become traits. Infant Mental Health Journal, 16(4), 271–291

PESSO, A. (2006): Dramaturgie des Unbewußten und korrigierende Erfahrungen. In: Marlock, G.; Weiss, H. (Hrsg.): Handbuch der Körperpsychotherapie. Stuttgart, New York: Schattauer; 455–468.

PLANCK, M. (2001): Vorträge, Reden und Erinnerungen, Springer Verlag

POHLEN, M. (2006): Freuds Analyse, Die Sitzungsprotokolle Ernst Blums. Reinbek bei Hamburg: Rowohlt

PRIGOGINE, I. (1981): Dialog mit der Natur. Neue Wege wissenschaftlichen Denkens (4. Aufl.). München: Piper Verlag

RABENBAUER, J. (2004): Familienstellen und Gegenübertragung. In: Praxis der Systemaufstellung; 2:20–23

RANK, O. (1907): Der Künstler (erw. Aufl.). Leipzig, Wien, Zürich: Internationaler Psychoanalytischer Verlag

RANK, O. (1912): Das Inzest-Motiv in Dichtung und Sage. Leipzig, Wien: Franz Deuticke, 1926

RANK, O. (1924): Das Trauma der Geburt und seine Bedeutung für die Psychoanalyse. Neuausgabe mit einem Vorwort von Ludwig Janus und einer Einführung von James Lieberman. Gießen Psychosozial-Verlag, 1998

RANK, O. (1927): Grundzüge einer genetischen Psychologie. Leipzig, Wien: Franz Deuticke

RANK, O.; FERENCZI, S. (1924): Entwicklungsziele der Psychoanalyse. Wien: Turia u. Kant

REICH, W. (1987): Die Entdeckung des Orgons. Die Funktion des Orgasmus. Köln: Kiepenheuer & Witsch

REICH, W. (1989): Charakteranalyse. Köln: Kiepenheuer & Witsch

REIK, T. (1920): Ödipus und die Sphinx. Imago VI, S. 95–131

RICHTER, H.-E. (1963): Eltern, Kind und Neurose. Reinbek bei Hamburg: Rowohlt

ROHEIM, T. (1934): The Riddle of the Sphinx. London: Hogarth Press

RÖHRICHT, F. (2000): Die körperorientierte Psychotherapie psychischer Störungen. Ein Leitfaden für Forschung und Praxis. Göttingen-Bern-Toronto-Seattle: Hogrefe

RÖHRICHT, F.; PRIEBE, S. (2006): Effect of body oriented psychological therapy on negative symptoms in schizophrenia: a randomised controlled trial. Psychol. Med., 36, 669–678

ROSSI, E. (2000): Dreams and the Growth of personality: Expanding Awareness in Psychotherapy. New York: Pergamon Press. Updated in the 3ed edition as Dreams, Consciousness and Spirit. Phoenix, Arizona (Zeig, Tucker, Theisen)

ROTH, G. (2001): Denken, Handeln. Wie das Gehirn unser Verhalten steuert. Frankfurt/M.: Suhrkamp

SACHSSE, U. (2004): Traumazentrierte Psychotherapie. Stuttgart/New York: Schattauer

SANDER, A. (2001): Max Scheler zur Einführung. Hamburg: Junius

SCHÄFER, T. (1998): Was die Seele krank macht und was sie heilt: Die psychotherapeutische Arbeit Bert Hellingers. München: Droemer Knaur

SCHARFF, J. M. (2007): Innere und äußere Faktoren bei psychischem Trauma. In: Geißler, C.; Geißler, P.; Hofer-Moser, O. (Hrsg.): Körper, Imagination und Beziehung in der Traumatherapie. Gießen: Psychosozial (im Druck)

SCHEIBLER, F.; JANSSEN, C.; PFAFF, H. (2003): Shared decision making: ein Überblicksartikel über die internationale Forschungsliteratur. Soz.- Präventivmed., Birkhäuser Verlag, 48: 11–24

SCHELER, M. (2000): Grammatik der Gefühle. Das Emotionale als Grundlage der Ethik. München: Dt. Taschenbuch

SCHIECHE, M. (2001): Störungen der Bindungs-Explorationsbalance und Möglichkeiten der Intervention. In Bindungstheorie und Familiendynamik (S. 297–313). Gießen: Psychosozial-Verlag

SCHIEPEK, G. (1999): Die Grundlagen der Systemischen Therapie. Theorie – Praxis – Forschung. Göttingen: Vandenhoeck & Ruprecht

SCHIEPEK, G. (2003): Neurobiologie der Psychotherapie. Stuttgart-New York: Schattauer-Verlag

SCHIEPEK, G.; ECKERT, H.; HONERMANN, H.; WEIHRAUCH, S. (2001b): Ordnungswandel in komplexen dynamischen Systemen: Das systemische Paradigma jenseits der Therapieschulen. Hypnose & Kognition (18) 89–117

SCHIEPEK, G.; KOWALIK, Z. J. (1994): Dynamik und Chaos in der psychotherapeutischen Interaktion. Verhaltenstherapie und psychosoziale Praxis (26) 503–527

SCHIEPEK, G.; KOWALIK, Z. J.; SCHÜTZ, A. ET AL. (1997): Psychotherapy as a Chaotic Process I. Coding the Client-Therapist- Interaction by Means of Sequential Plan Analysis and the Search for Chaos: A Stationary Approach. Psychotherapy Research (7) 173–194

SCHIEPEK, G.; WEIHRAUCH, S.; ECKERT, H. ET AL. (2003): Datenbasiertes Real-Time-Monitoring als Grundlage einer gezielten Erfassung von Gehirnzuständen im psychotherapeutischen Prozess. In: Schiepek, G. (Hrsg): Neurobiologie der Psychotherapie. Stuttgart, New York: Schattauer, S. 235–272

SCHIEPEK, G.; WEIHRAUCH, S.; ECKERT, H.; TRUMP, T.; DROSTE, S.; PICHT, A.; SPRECKELSEN, C. (2003). Therapieprozess- und Therapieergebnis. In: Schiepek, G. (Hrsg.): Neurobiologie der Psychotherapie. Stuttgart, New York: Schattauer, S. 235–272

SCHIEPEK, G.; WEIHRAUCH, S.; HONERMANN, H. ET AL. (2001a): Macht die Natur Sprünge? Diskontinuität und kritische Fluktuationen auf dem Weg zum therapeutischen Erfolg. Verhaltenstherapie und Verhaltensmedizin (22) 7–25

SCHLEE, J. (2002): Veränderungswirksamkeit unter ethischer Perspektive – Zur Umkonstruktion Subjektiver Theorien in Familien- und Organisationsaufstellungen nach Bert Hellinger. In: Mutzeck, W.; Schlee, J.; Wahl, D. (Hrsg.): Psychologie der Veränderung. Subjektive Theorien als Zentrum nachhaltiger Veränderungsprozesse. Weinheim, Basel: Beltz

SCHLEE, J. (2003): Hinters Licht geführt. So funktioniert Familienaufstellung nach Hellinger. In: Goldner; 23–38

SCHLESKE, G. (2007): Schwangerschaftsphantasien von Müttern und ihre psychoanalytische Bedeutung für die frühe Mutter-Kind-Beziehung. In Brisch, K. H.; Hellbrügge, T. (Hrsg.): Die Anfänge der Eltern-Kind-Bindung (S. 13–39). Stuttgart: Klett-Cotta

SCHLÖSSER, A.-M.; HÖHFELD, K. (1998): Trauma und Konflikt. Gießen: Psychosozial-Verlag

SCHLÖTTER, P. (2005): Vertraute Sprache und ihre Entdeckung. Systemaufstellungen sind kein Zufallsprodukt – der empirische Nachweis. Heidelberg: Carl Auer

SCHNEIDER, C. (2005): Erpresste Versöhnung. In: Kursbuch 160. Berlin: Rowohlt

SCHNEIDER, J. (2001): Beobachtungen zur Rolle des Stellvertreters. In: Praxis der Systemaufstellung; 1:23–27

SCHORE, A. N. (1996): The experience-dependent maturation of regulatory system in the orbital prefrontal cortex and the origin of developmental psychopathology. Development and Psychopathology(8), 59–87

SCHORE, A. N. (1997): Early organization of the nonliniar right brain and development of a predisposition to psychiatric disorders. Development and Psychopatholgy, 9(4), 595–631

SCHORE, A. N. (2001a): The effects of early relational trauma on right brain development, affect regulation, and infant mental health. Infant Mental Health Journal, 22(1–2), 201–269

SCHORE, A. N. (2001b): Effects of secure attachment relationship on right brain development, affect regulation, and infant mental health. Infant Mental Health Journal, 22(1–2), 7–66

SCHUENGEL, C.; VAN IJZENDOORN, M. H.; BAKERMANS-KRANENBURG, M. J.; BLOM, M. (April 18–21, 1996). Unresolved loss, parental behavior, and infant disorganization, Providence, R. I.

SELIGMAN, M. (2000): Erlernte Hilflosigkeit, Weinheim: Beltz

SHAHAR-LEVY, Y. (2001): The Visible Body reveals the Psyche's Hidden Secrets: a Psychomotor Paradigm for the Analysis of Emotive Movement (in Hebrew). Jerusalem: Author's Publication

SHENGOLD, L. (1995): Soul Murder. Seelenmord – Die Auswirkungen von Missbrauch und Vernachlässigung in der Kindheit. Frankfurt/M.: Brandes & Apsel

SILVERMAN, R. C.; LIEBERMAN, A. F. (1999): Negative maternal attributions, projective identification, and the intergenerational transmission of violent relational patterns. Psychoanalytic Dialogues, 9, 161–186

SLADE, M.; PRIEBE, S. (2001): Are randomised controlled trials the only gold that glitters? Br J Psychiatry, 179, 286–287

SLOTERDIJK, P. (1998): Sphären I. Blasen. Frankfurt/M.: Suhrkamp

SLOTERDIJK, P. (1999): Sphären II. Globen. Frankfurt/M.: Suhrkamp

SMITH, M. L.; GLASS, G. V. (1977): Meta-analysis of psychotherapy outcome studies. Am Psychol, 32, 752–760

SMITH, M. L.; GLASS, G. V.; MILLER, T. I. (1980): The benefits of psychotherapy. Baltimore, MD: Johns Hopkins University Press

SOUTHWELL, C. (1988): Biodynamische Psychologie. Gerda Boyesens Theorie und Methoden. Berlin. Deutsche Übersetzung von Johannes Petri, aus: Innovative Therapies in Britain, Open University Press

SPAEMANN, R. (2001): Grenzen, Zur ethischen Dimension des Handelns. Stuttgart: Klett-Cotta

SPAEMANN, R. (2005): Zeitung »Die Welt«, Artikel erschienen am 26.03.2005

SPANGLER, G.; ZIMMERMANN, P. (Hrsg., 1995): Die Bindungstheorie. Grundlagen, Forschung und Anwendung. Stuttgart: Klett-Cotta

SPARRER, I. (2000): Varga von Kibéd M. Ganz im Gegenteil ...Tetralemmaarbeit und andere Grundformen systemischer Strukturaufstellungen – für Querdenker und solche, die es werden wollen. Heidelberg: Carl Auer

SPARRER, I. (2001): Wunder, Lösung und System. Lösungsfokussierte Systemische Strukturaufstellungen für Therapie und Organisationsberatung. Heidelberg: Carl Auer Systeme

SPARRER, I. (2004): Familienstrukturaufstellungen. Was die Familienstrukturaufstellungen vom Familienstellen unterscheidet. In: Döring-Meijer; 79–88

SPITZER, M. (2000): Das hast Du von der Mutter – aber nicht geerbt. Nichtgenetische Weitergabe von Charaktereigenschaften über mehrere Generationen im Tierexperiment. Nervenheilkunde, 19(1), 48–87

STACK, D. M.; LEPAGE, D. E. (1996): Infants' sensitivity to manipulations of maternal touch during face-to-face interactions. Social Development, 5(1), 41–55

STEELE, H.; STEELE, M.; FONAGY, P. (1996): Associations among attachment classifications of mothers, fathers, and their infants. Child Development, 67(2), 541–555

STEELE, K.; VAN DER HART, O.; NIJENHUIS, E. R. S. (2004): Phasenorientierte Behandlung komplexer dissoziativer Störungen: Die Bewältigung traumabezogener Phobien. In: A. Eckhart-Henn, S. O. Hoffman (Hrsg.): Dissoziative Störungen des Bewußtseins (S. 357–394). Stuttgart: Schattauer

STEIMER-KRAUSE, E. (1996): Übertragung, Affekt und Beziehung – untersucht am Beispiel des nonverbalen Interaktionsverhaltens schizophrener Patienten. Bern: Peter Lang

STERN, D. (1992): Die Lebenserfahrung des Säuglings. Stuttgart: Klett Cotta

STERN, D. (1998): Die Mutterschaftskonstellation. Eine vergleichende Darstellung verschiedener Formen der Mutter- Kind –Psychotherapie. Stuttgart: Klett-Cotta

STEY, G. (2003): Systemaufstellung. Überlegungen auf dem Weg zu einer Theorie der Aufstellungsarbeit. In: Praxis der Systemaufstellung; 1:74–78

STORCH, M.; CANTIENI, B.; HÜTHER, G; TSCHACHER, W. (2006): Embodiment. Die Wechselwirkung von Körper und Psyche verstehen und nutzen. Bern: Verlag Hans Huber

STRAUSS, B. (2002): Störungsspezifische versus Allgemeine Therapie aus der Sicht der Psychotherapieforschung. In: Mattke, D.; Hertel, G.; Büsing, S.; Schreiber-Willnow, K. (Hrsg.): Störungsspezifische Konzepte und Behandlung in der Psychosomatik, S. 50–58. Frankfurt/M.: VAS-Verlag

STRAUSS, B.; BUCHHEIM, A.; KÄCHELE, H. (2002): Klinische Bindungsforschung. Theorien, Methoden, Ergebnisse. Stuttgart, New York: Schattauer

STRAUSS, B.; RICHTER-APPELT, H. (1996): Fragebogen zur Beurteilung des eigenen Körpers (FBeK). Göttingen: Hogrefe

STRUNK, G.; SCHIEPEK, G. (2006): Systemiale Psychologie – Eine Einführung in die komplexen Grundlagen menschlichen Verhaltens. München: Spektrum Akademischer Verlag

STUMM, G., PRITZ, A. (Hrsg., 2000): Wörterbuch der Psychotherapie. Wien: Springer Verlag, Lizenzausgabe für Verlag Zweitausendeins, Frankfurt/M.

SUESS, G. J. (1987): Auswirkungen frühkindlicher Bindungserfahrungen auf Kompetenz im Kindergarten. Unpublished Dissertation, Universität Regensburg

SUESS, G. J.; GROSSMANN, K. E.; SROUFE, L. A. (1992): Effects of infant attachment to mother and father on quality of adaptation in preschool: From dyadic to individual organization of self. International Journal of Behavioral Development, 15, 43–65

TEICHER, M. H. (2002): Wounds that time won't heal: The neurobiology of child abuse. Scientific American, 2, 50–67

TEIXEIRA, J. M. A.; FISK, N. M.; GLOVER, V. (1999): Association between maternal anxiety in pregnancy and increased uterine artery resistance index: Cohort based study. British Medical Journal(318), 153–157

THIELEN, M. (1984): Sowjetische Psychologie und Marxismus. Geschichte und Kritik. Frankfurt/New York: Campus Verlag

THIELEN, M. (1994): Zwischen Röhrentierchen und Bewusstseinswesen – das Menschenbild in der Körperpsychotherapie. In: VIB e.V. (Hrsg.), Körperpsychotherapie zwischen Lust- und Realitätsprinzip. Oldenburg: Trans Form Verlag

THIELEN, M. (Hrsg., 2002): Narzissmus. Körperpsychotherapie zwischen Energie und Beziehung. Berlin: Ulrich Leutner Verlag

THIELEN, M. (2005): Trauma, Krise, Chance, Entwicklung, Neubeginn: Körperpsychotherapie bei narzisstischen Selbstwertkrisen. In: Gesellschaft für Biodynamische Psychologie/Körperpsychotherapie (GBP e.V.; Hrsg.): Trauma und Kränkung. Beiträge der 9. Fachtagung der Gesellschaft für Biodynamische Psychologie/Körperpsychotherapie (GBP e.V.) in Schermau 1.–3.10.2004. S. 7–33, GBP E.V., Linden

THIELEN, M. (2006): Körperpsychotherapie bei narzisstischen Persönlichkeitsstörungen. In: Marlock, G; Weiss, H. (Hrsg.): Handbuch der Körperpsychotherapie, S. 749 ff. Stuttgart, New York: Schattauer

TINKER, R. H.; WILSON, S. A. (1999): Through the eyes of a child. New York: Norton

Trautmann-Voigt, S. (2001): Bewegungsanalyse, Bindungsverhalten und Handlungsdialoge. Fragen zu einem Projekt. Vortrag anlässlich der Tagung: Sprechen vom Körper- Sprechen mit dem Körper. 9. Arbeitstreffen Qualitative Forschung in der Psychotherapie 29.–30. Juni 2001, Krankenhaus Tiefenbrunn

Trautmann-Voigt, S. (2001): Tiefenpsychologische Aspekte der Körpertherapie und der Tanztherapie. In: Psychotherapeut, 2001, 46:60–74, S. 68

Trautmann-Voigt, S. (2003a): Zur Integration von Körpersprache und Bewegungsanalyse in eine Psychotherapie mit einem Angstpatienten. In: Psychotherapie im Dialog (PID) 1/ 2003, 4. Jg., 42–45

Trautmann-Voigt, S. (2007): Zur Kritik der Kategorien im FST aus einer bewegungsanalytischen Perspektive In: Zeitschrift für Tanztherapie – Körperpsychotherapie 26, 2007, (im Druck)

Trautmann-Voigt, S.; Kissgen, R. (2003): Bewegungsanalyse, Bindungsverhalten und Handlungsdialoge – Kooperationsprojekt DITAT und Uni Köln, HP Fakultät – erste Ergebnisse. In: Zeitschrift für Tanztherapie, 10. Jg. / H. 18, 34–40

Trautmann-Voigt, S.; Shahar-Levy, Y.; Eisenlauer, U.; Gerdes-Hermann, M.; Himmelrath, S.; Hummel, M.; Kissgen, R.; Kröger, K.; Moll, M.; Sahm, S.; Schönberg, M. (2003): Forschungsprojekt am DITAT in Zusammenarbeit mit der Universität Köln, Heilpädagogische Fakultät: Bewegungsanalyse und Bindungsforschung. In: Zeitschrift für Tanztherapie Heft 17, 10 Jg. 2003, 39–42

Trautmann-Voigt, S.; Voigt, B. (2005a): Entwicklung – Abstimmung – Regulation. Tiefenpsychologisch fundierte Psychotherapie im rhythmisch-dynamischen Handlungsdialog. In: Wöller, W.; Kruse, J. (2005): Tiefenpsychologisch fundierte Psychotherapie. Basisbuch und Praxisleitfaden (2. Aufl.) Stuttgart: Schattauer, 221–232

Trautmann-Voigt, S.; Voigt, B. (2005b): Körpertherapeutische Interventionen im tiefenpsychologischen Setting. In: Wöller, W.; Kruse, J. (2005):Tiefenpsychologisch fundierte Psychotherapie., Basisbuch und Praxisleitfaden. Stuttgart, New York: Schattauer, 376–388

Trautmann-Voigt, S.; Voigt, B. (2007): Körper und Kunst in der Psychotraumatologie. Methodenintegrative Therapie. Stuttgart: Schattauer

Trautmann-Voigt, S.; Voigt, B. (2008 i. V.): In: Hirsch, M. (Hrsg): Die Gruppe als Container – analytische Gruppentherapie traumatisierter Patienten, Göttingen: Vandenhoeck und Ruprecht

Trautmann-Voigt, S.; Voigt, B (2008 i.V.): Grammatik der Körpersprache. Stuttgart: Schattauer.

Trautmann-Voigt, S.; Zander, D. (2006): Passung, Abstimmung und Bindungsrepräsentation im Bewegungsverhalten von Müttern mit ihren Kindern im ersten Lebensjahr. Vortrag: 2nd International Research Colloquium in Dance/Movement Therapy. 10.–11.2. 2006 in Pforzheim

Trautmann-Voigt, S.; Zander, D. (2007): Interaktionsanalyse des Körperverhaltens – Entwicklung eines Instruments sowie eine erste bewegungsanalytische Studie zum Passungsverhalten von Müttern mit ihren Säuglingen im Verlauf des ersten Lebensjahres. In: Trautmann-Voigt, S.; Voigt, B. (2007): Körper und Kunst in der Psychotraumatologie. Methodenintegrative Therapie. Stuttgart: Schattauer, 189–219

Tschacher, W.; Grawe, K. (1996): Selbstorganisation in Therapieprozessen. Die Hypothese und empirische Prüfung der »Reduktion von Freiheitsgraden« bei der Entstehung von Therapiesystemen. Zeitschrift für Klinische Psychologie (25): 55–60

TSCHACHER, W.; SCHIEPEK, G. (1997): Eine methodenorientierte Einführung in die synergetische Psychologie. In: Schiepek, G.; Tschacher, W.: Selbstorganisation in Psychologie und Psychiatrie. Braunschweig: Vieweg-Verlag

TSCHAN, W. (2001): Missbrauchtes Vertrauen – Grenzverletzungen in professionellen Beziehungen: Ursachen und Folgen: eine transdisziplinäre Darstellung. Basel, Freiburg, Paris, London u. a.: Karger

TWOMBLY, J. H. (2000): Incorporating EMDR and EMDR adaptations into the treatment of clients with dissociative identity disorder. Journal of Trauma & Dissociation, 1(2), 61–80

ULSAMER, B. (2000): Das »wissende Feld«. In: Praxis der Systemaufstellung; 1:53

ULSAMER, B. (2001): Das Handwerk des Familienstellens. Eine Einführung in die Praxis der systemischen Hellinger-Therapie. München: Goldmann

UNFRIED, N. (2005): Bilder als Halt und Bindemöglichkeit am Abrisspunkt dem Fokus höchsten Schmerzes und größter Einsamkeit. In: Reiter, A. (Hrsg.): Vorgeburtliche Wünsche der Individuation. Heidelberg: Mattes, S. 89–96

UYNA-MOBERG, K. (2003): The Ocydocin Factor: Tapping the Hormone of Calm, Love, and Healing. New York: Perseus Publishing

VAN DER HART, O. (Hrsg, 2003): Trauma, dissociatie en hypnose (4e gewijzigde druk). Lisse: Swets & Zeitlinger

VAN DER HART, O.; NIJENHUIS, E. R. S. (1999a): Fasengerichte behandeling van posttraumatische stress. In: P. G. H. Aarts; W. D. Visser (Hrsg.): Trauma: Diagnostiek en behandeling (S. 245–256). Houten: Bohn Stafleu Van Loghum

VAN DER HART, O.; NIJENHUIS, E. R .S. (1999b): Bearing witness to uncorroborated trauma: the clinician´s development of reflective belief. Professional Psychology, 30, 37–443

VAN DER HART, O.; NIJENHUIS, E. R. S. (1999c): Psychotherapie en hervonden herinneringen, deel 1: Fasegerichte traumabehandeling tegenover recovered memory therapy. Tijdschrift voor Psychotherapie, 25, 387–405

VAN DER HART, O.; NIJENHUIS, E. R. S. (1999d): Psychotherapie en hervonden herinneringen, deel 2: Richtlijnen voor de praktijk. Tijdschrift voor Psychotherapie, 25, 406–421

VAN DER HART, O. ET AL. (1995): Traumabehandlung: Synthese, Bewusstwerdung und Integration. In: Hypnose und Kognition. Bd. 12, Heft 2, S. 34–67

VAN DER HART, O.; NIJENHUIS, E. R. S.; STEELE, K. (2005): Dissociation: An Insufficiently Ecognized Major Feature of Complex Posttraumatic Stress Disorder. In: Journal of Traumatic Stress, Bd. 18, Nr. 5; October 2005, S. 413–423

VAN DER HART, O.; NIJENHUIS, E. R. S.; STEELE, K. (2006): The haunted Self: Structural Dissociation and the Treatment of Chronic Traumatization. New York/London: Norton

VAN DER HART, O.; STEELE, K.; BOON, S.; BROWN, P. (1993): The treatment of traumatic memories: Syntheses, realization, and integration. Dissociation, 6, 162–180

VAN DER HART, O.; STEELE, K.; NIJENHUIS, E. R. S.; MATTHESS, H. (2006): Strukturelle Dissoziation der Persönlichkeit und die Behandlung traumatischer Erinnerungen. In: A. Maercker; R. Rosner (Hrsg.): Psychotherapie der posttraumatische Belastungsstörungen: Krankheitsmodelle und Therapiepraxis – störungsspezifisch und schulenübergreifend (S.156–173). Stuttgart/New York: Georg Thieme Verlag

VAN DER KOLK, B. A.; MC FARLANE, C.; WEISAETH, L. (Hrsg., 2000): Traumatic Stress – Grundlagen und Behandlungsansätze (Bd. 62): Paderborn: Junfermann Verlag

VAN IJZENDOORN, M. (2002, 17. Juli): Intergenerational transmission of attachment and trauma: The case of the Holocaust. Paper presented at the 8th Congress World Association for Infant Mental Health, Amsterdam / NL

VAN IJZENDOORN, M. J.; KROONENBERG, P. M. (1988): Cross-cultural patterns of attachment: A meta-analysis of the strange situation. Child Development, 59, 147–156

VANDERLINDEN, J.; VANDEREYCKEN, W.; VAN DYCK, R. (1995): Trauma en dissociatie bij patienten met eetstoornisen. In: O. van der Hart (Hrsg.): Trauma, dissociatie en hypnose, 3e druk (S. 373–391). Lisse: Swets & Zeitlinger

VANDERLINDEN, J.; VANDEREYCKEN, W.; AN DYCK, R. (2003): Trauma en dissociatie bij patiënten met eetstoornissen. In: O. van der Hart (Hrsg., 2003): Trauma, dissociatie en hypnose (4e gewijzigde druk) (S. 379–397). Lisse: Swets & Zeitlinger

VARGA VON KIBÉD, M. (1995): Ganz im Gegenteil ... Querdenken als Quelle der Veränderung. München: Graphic Consult. Reihe Edition (Nr. 9)

VARGA VON KIBÉD, M. (2004): Grundzüge der Familienstrukturaufstellungen. In: Döring-Meijer; 71–78

VILLMANN, T.; HERMANN, W.; GEYER, M. (2000): Variants of Self-Organizing Maps for Data Mining and Data Visualization in Medicine. Neural Network World 10(4) 751–762

VILLMANN, T.; HERMANN, W.; GEYER, M. (2001): Data mining and knowledge discovery in medical applications using self-organizing maps. In: Brause, R.; Hanisch, E. (Hrsg.): Medical Data Analysis, Berlin: Springer-Verlag, 138–151

VILLMANN, T.; LIEBERS, C.; GEYER, M. (2003): Untersuchung der psycho-physiologischen Interaktion von Patient und Therapeut im Rahmen für psychodynamische Einzeltherapien und informationstheoretische Auswertung. In: Geyer et al. (Hrsg.): Psychotherapeutische Reflexionen gesellschaftlichen Wandels. Frankfurt/M.: VAS, 305–319

VOGT, RALF (2004): Beseelbare Therapieobjekte. Strukturelle Handlungsinszenierungen in einer körper- und traumaorientierten Psychotherapie. Gießen: Psychosozial-Verlag

VOGT, RALF (2007a): Psychotrauma, State, Setting. Gießen: Psychosozial-Verlag

VOGT, RALF (2007b): Psychodynamische Dimensionen in der körperorientierten Psychotraumatherapie. S. 95–108, in Geißler, C.; Geißler, P., Hofer-Moser, O. (Hrsg.): Körper, Imagination und Beziehung in der Traumatherapie. Gießen: Psychosozial-Verlag

VOGT, ROLF (1986): Psychoanalyse zwischen Mythos und Aufklärung oder Das Rätsel der Sphinx. Frankfurt: Qumran

VOIGT, B.; TRAUTMANN-VOIGT, S. (2007): Wenn die Augen tanzen – Multimodales zu EMDR und Tanztherapie. In: Trautmann-Voigt, S.; Voigt, B. (2007): Körper und Kunst in der Psychotraumatologie. Methodenintegrative Therapie. Stuttgart. Schattauer, 93–116

WADEPUHL, B.; WADEPUHL, H. (1994): Der Körperbildtest – ein dreidimensionaler Nachweis von Körperbildstörungen. In: Hahn, T.; Werner, A. (Hrsg): Modell und Methode in der Psychosomatik. Weinheim: Deutscher Studien Verlag

WAMPOLD, B. E. (2001): The great psychotherapy debate. Mahwah: Erlbaum

WAMPOLD, B. E.; MONDIN, G. W.; MOODY, M. ET AL. (1997): A meta-analysis of outcome studies comparing bona fide psychotherapies: »empirically, all must have prizes«. Psychol Bull, 122, 203–215

WATKINS, G. J.; WATKINS, H. H. (2003): Ego-States. Theorie und Therapie. Heidelberg: Carl-Auer-Systeme Verlag

WEBER, G. (2000): Zum Stand der Aufstellungsarbeit. In: Praxis der Systemaufstellung; 1:7–10

WEBER, G.; SCHMIDT, G.; SIMON, F. (2005): Aufstellungsarbeit revisited. ...nach Hellinger? Heidelberg: Carl Auer

WEISS, J.; SAMPSON, H. (1986): The psychoanalytic process: Theory, clinical observations and empirical research. New York: Guilford Press

WELTER-ENDERLIN, R.; HILDENBRAND, B. (Hrsg., 2004): Rituale – Vielfalt in Alltag und Therapie. Heidelberg: Carl Auer, 2. Aufl.

WERNER, E. E. (2000): Protective factors and individual resilience. In: Shonkoff, J. P.; Meisels, S. J. (Hrsg.): Handbook of early childhood intervention (Ausg. 2, S. 115–132). Cambridge: Cambridge Press

WERNER, E. E. (2001): Protective factors in high-risk families: Perspectives from a 40-year longitudinal study. Pediatrics and Related Topics, 40, 411–422

WILDA-KIESEL, A. (1986): Kommunikative Bewegungstherapie. Leipzig: Barth Verlag

WILHELM, R. (1961): Elsa Gindler – eine große Pädagogin besonderer Art; in Z. Heilkunde –Heilwege, 5

WILLKE, H. (1996): Systemtheorie. Grundlagen, Interventionstheorie, Steuerungstheorie. Stuttgart: Lucius und Lucius

WIRTH, H.-J. (2000): Spaltungsprozesse in der psychoanalytischen Bewegung und ihre Auswirkungen auf die Theoriebildung. In: Schlösser, A.-M.; Höhfeld, K. (Hrsg.): Psychoanalyse als Beruf. Gießen: Psychosozial-Verlag, S. 177–192

WIRTH, H.-J. (2001): Das Menschenbild der Psychoanalyse: Kreativer Schöpfer des eigenen Lebens oder Spielball dunkler Triebnatur? In: Schlösser, A.; Gerlach, A. (Hrsg.): Kreativität und Scheitern. Gießen: Psychosozial-Verlag, S. 13–40

WIRTH, H.-J.; HALAND-WIRTH, T. (2003): Emigration, Biografie und Psychoanalyse. Emigrierte PsychoanalytikerInnen in Amerika. In: Bruder, H.-J. (Hrsg.): Die biografische Wahrheit ist nicht zu haben. Psychoanalyse und Biografieforschung. Gießen: Psychosozial-Verlag, S. 221–248

WOLF, M. (1998): Der traumatisierte Ödipus. Zum Verhältnis von Trauma und Trieb in Ödipuskomplex und Ödipusmythos. In: Schlösser, A.-M.; Höhfeld, K., S. 77–93

WÖLLER, W. (2003): EMDR in der Psychotherapie von Persönlichkeitsstörungen. Zeitschrift für Psychotraumatologie und Psychobiologische Medizin, H 3, Behandlung psychotraumatischer Belastungsstörungen mit EMDR, 1, 73–78

WÖLLER, W. (2006): Trauma und Persönlichkeitsstörungen. Stuttgart: Schattauer

WÖLLER, W.; HOFMANN, A (2006): EMDR und Alternativen: Schonende Formen der Traumabearbeitung. In: W. Wöller (Hrsg.): Trauma und Persönlichkeitsstörungen (S. 385–402). Stuttgart: Schattauer

WÖLLER, W.; KRUSE, J. (2005): Übertragungsphänomene erkennen. In: W. Wöller; Kruse, J. (Hrsg.): Tiefenpsychologisch fundierte Psychotherapie. 2. Aufl. (S. 185–190). Stuttgart: Schattauer

WORM, G. (2007): Der Körper lügt nicht? – Zur Widerstandsanalyse in der körperlichen Interaktion. In: Geißler, P.; Heisterkamp, G. (Hrsg.): Psychoanalyse der Lebensbewegungen. Zum körperlichen Geschehen in der psychoanalytischen Therapie. Wien: Springer, S. 259-289

ZLOTNIC, C.; SHEA, T. M.; ROSEN, K.; SIMPSON., E.; MULENEN, K.; BEGIN, A.; PEARLSTEIN, T. (1997): An affect-management group for women with PTSD and histories of childhood sexual abuse. Journal of Traumatic Stress, 10, 425-436

Psychosozial-Verlag

Peter Geißler, Günter Heisterkamp
Einführung in die analytische Körperpsychotherapie

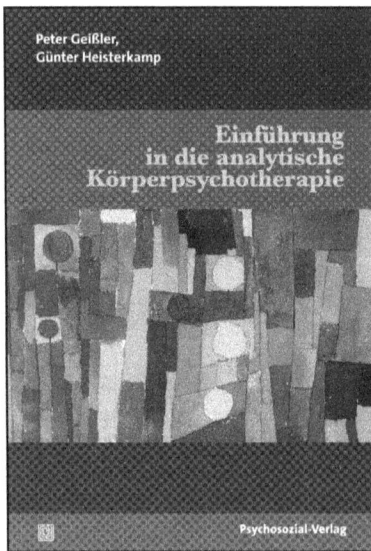

Peter Geißler,
Günter Heisterkamp

Einführung
in die analytische
Körperpsychotherapie

Psychosozial-Verlag

2013 · 211 Seiten · Broschur
ISBN 978-3-8379-2239-4

nachdem sie geschehen sind – durch unmittelbare Handlungen ergänzt, wobei psychische Vorgänge implizit erfasst und verändert werden.

In der vorliegenden Einführung werden die Grundlagen der analytischen Körperpsychotherapie herausgearbeitet und konkrete Behandlungsmethoden vorgestellt. Darüber hinaus werden spezielle Settingvarianten und Indikationsbereiche von renommierten Körperpsychotherapeuten praxisnah dargestellt. Ein Überblick über den aktuellen wissenschaftlichen Diskurs, Weiterbildungsmöglichkeiten und zukünftige Entwicklungspotenziale runden den Band ab.

Unter Mitarbeit von Siegfried Bettighofer, Rudolf Maaser, Tilmann Moser, Gabriele Poettgen-Havekost, Thomas Reinert, André Sassenfeld, Robert Ware und Jutta Westram

Analytische Körperpsychotherapie erweitert das klassische psychoanalytische Setting um die körperliche Interaktion zwischen Patient und Therapeut.

Mit Blick auf körperliche Prozesse wird das Prinzip der Nachträglichkeit – das verbale Durcharbeiten von Vorgängen,

Walltorstr. 10 · 35390 Gießen · Tel. 0641-969978-18 · Fax 0641-969978-19
bestellung@psychosozial-verlag.de · www.psychosozial-verlag.de

www.ingramcontent.com/pod-product-compliance
Lightning Source LLC
Chambersburg PA
CBHW030635270326
41929CB00007B/90